“十四五”时期国家重点出版物出版专项规划项目

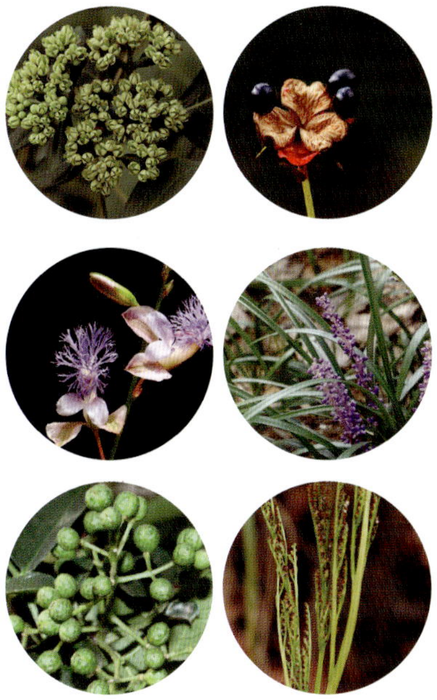

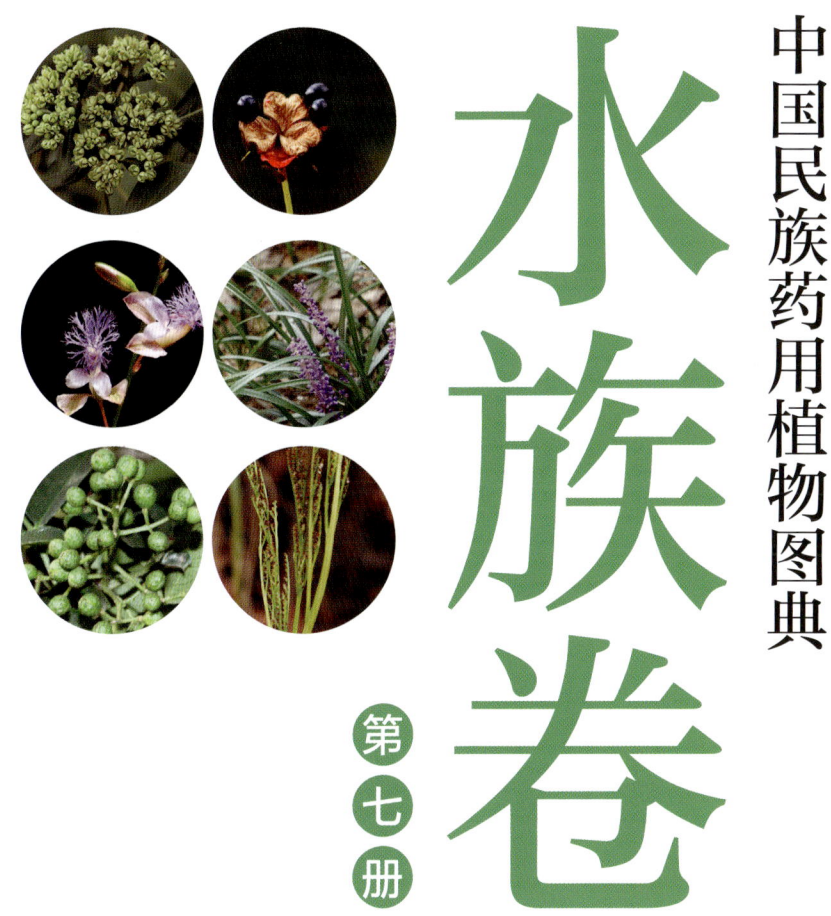

中国民族药用植物图典

水族卷

第七册

总 主 编： 肖培根　诸国本

主　　编： 司有奇

副 主 编： 司岚清　司勤国

编　　委： 姜　雷　司高飞　马永春　司勤元　杨光海　杜　蓉　袁树华

图片摄影： 周重建　谢　宇　裴　华　邬坤乾　袁井泉　孙骏威　谢　言　钟炯平　司有奇　夏云海

湖南科学技术出版社 · 长沙

国家一级出版社　全国百佳图书出版单位

“十四五”时期国家重点出版物出版专项规划项目

《中国民族药用植物图典》丛书编委会

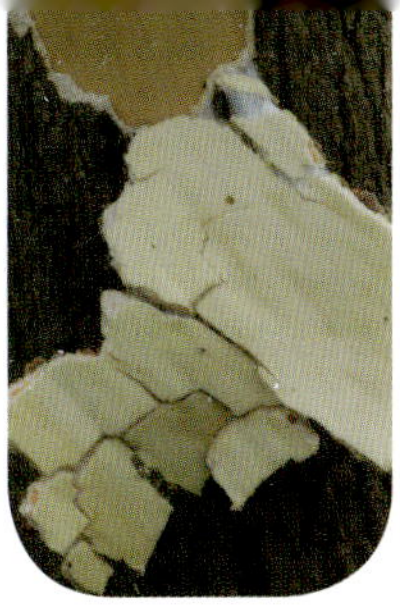

目录

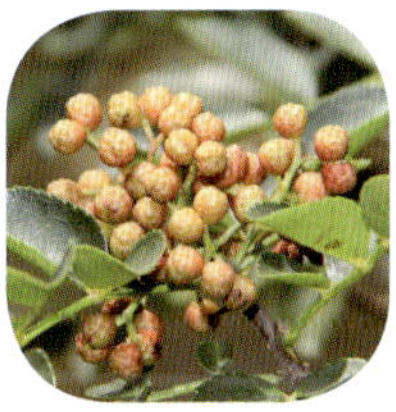

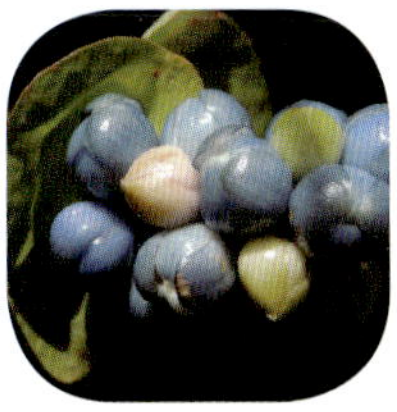

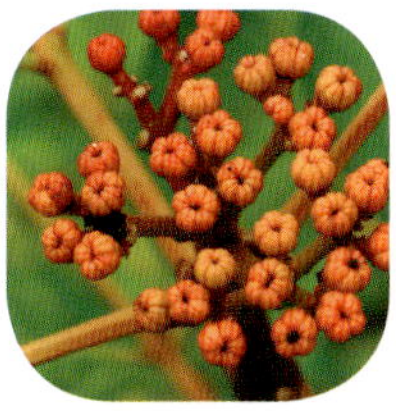

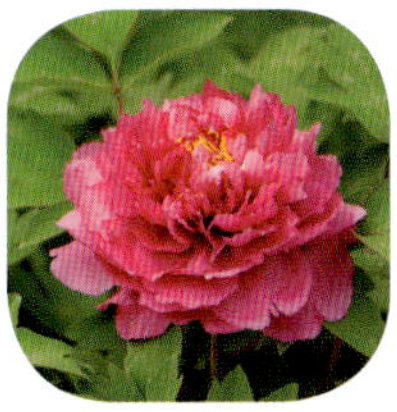

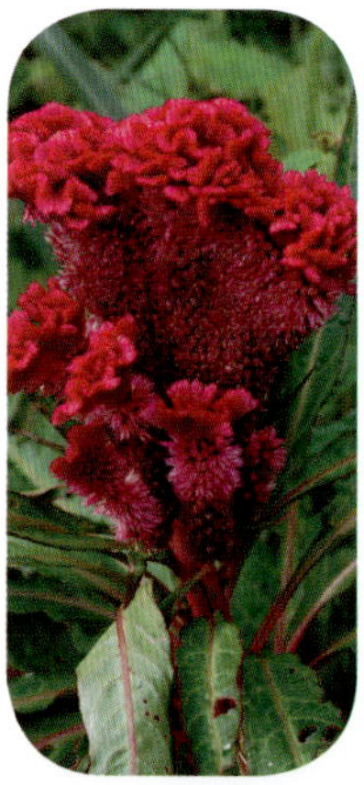

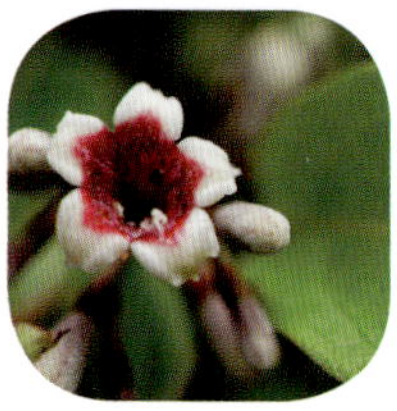

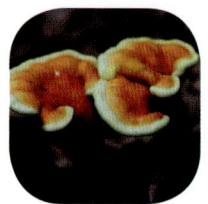

中国民族药用植物图典（第一辑）

水族卷（第七册）

中国民族药用植物图典·苗族卷
中国民族药用植物图典·壮族卷
中国民族药用植物图典·藏族卷
中国民族药用植物图典·蒙古族卷
中国民族药用植物图典·水族卷
中国民族药用植物图典·维吾尔族卷

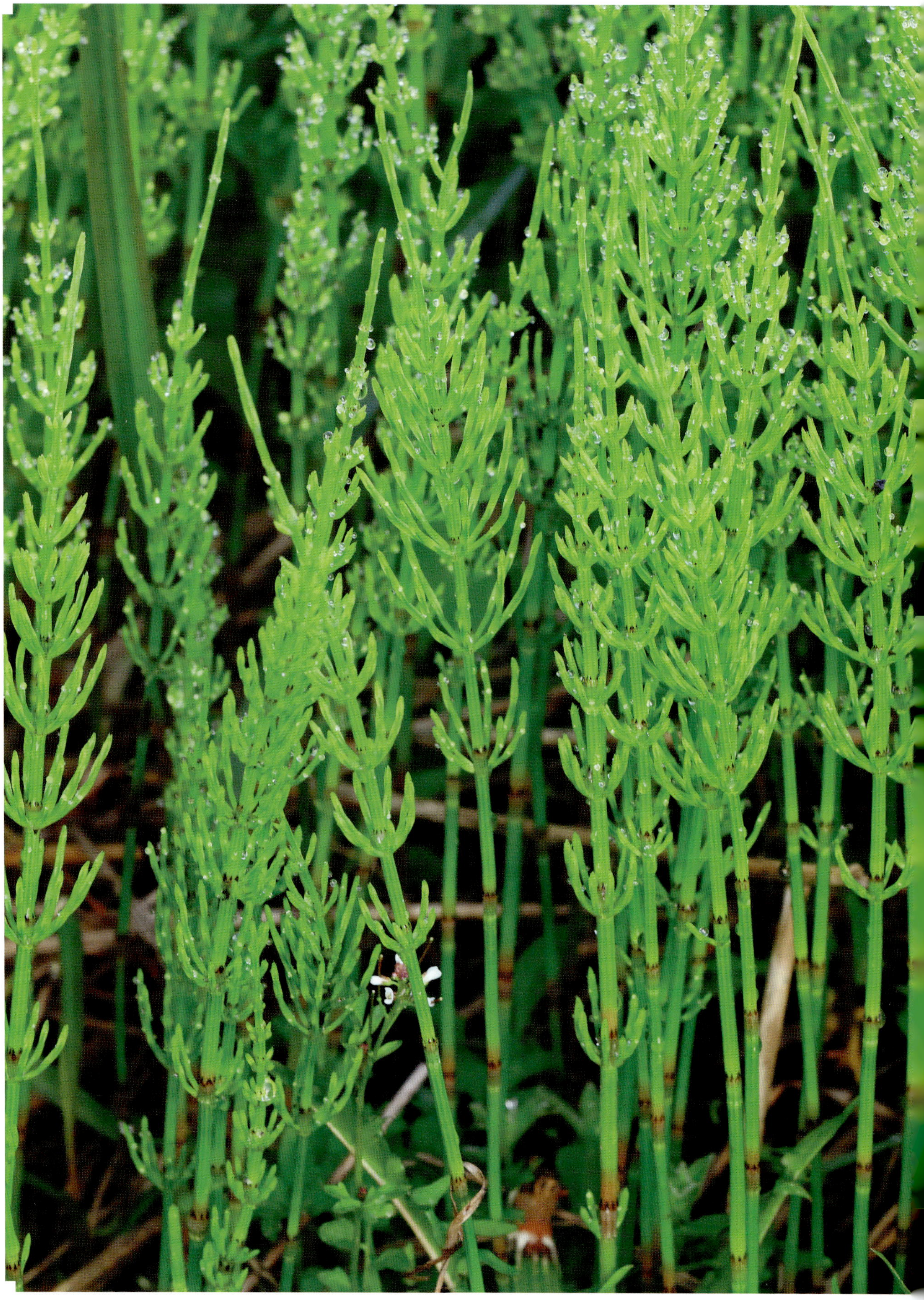

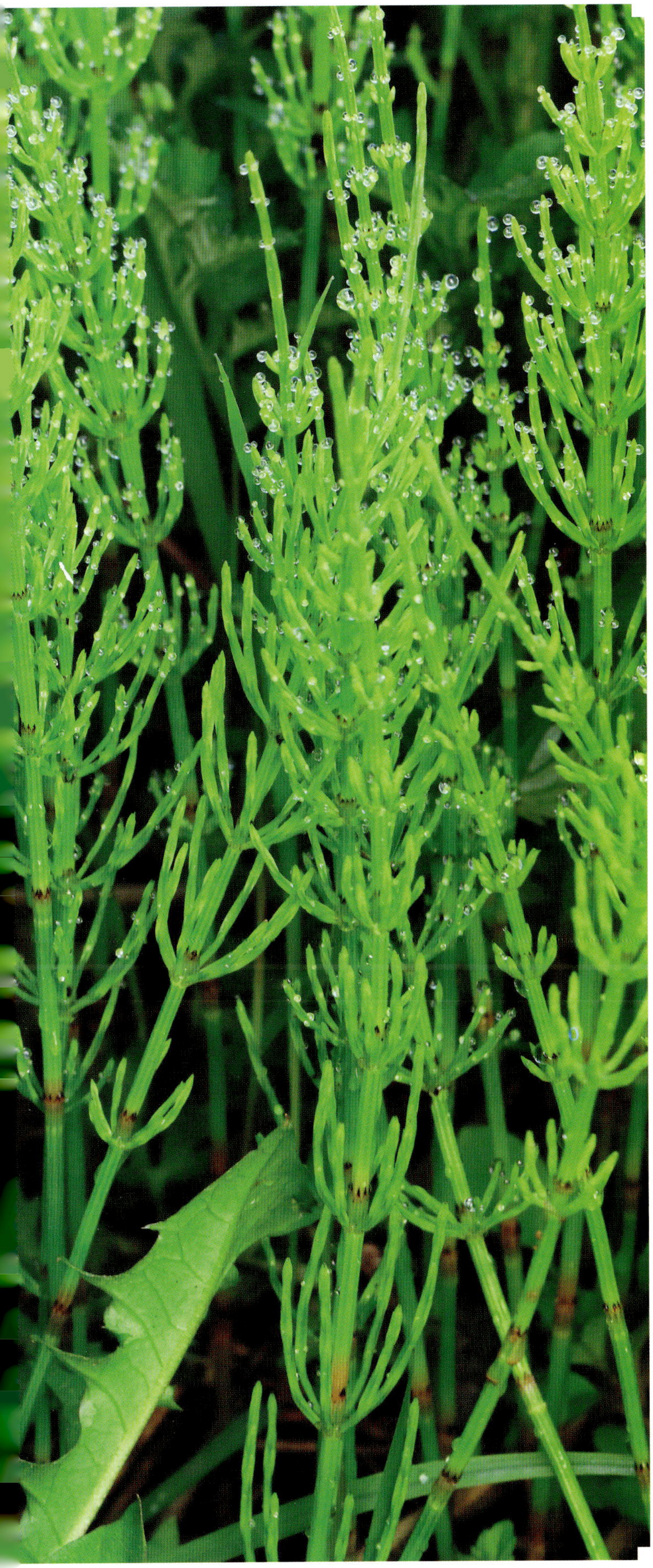

问荆

【水药名】所骂蒂。

【别　名】接续草、公母草、空心草、节节草。

【来　源】本品为木贼科植物问荆 *Equisetum arvense* L. 的全草。

【性味归经】味苦，性凉。归肺、胃、肝经。

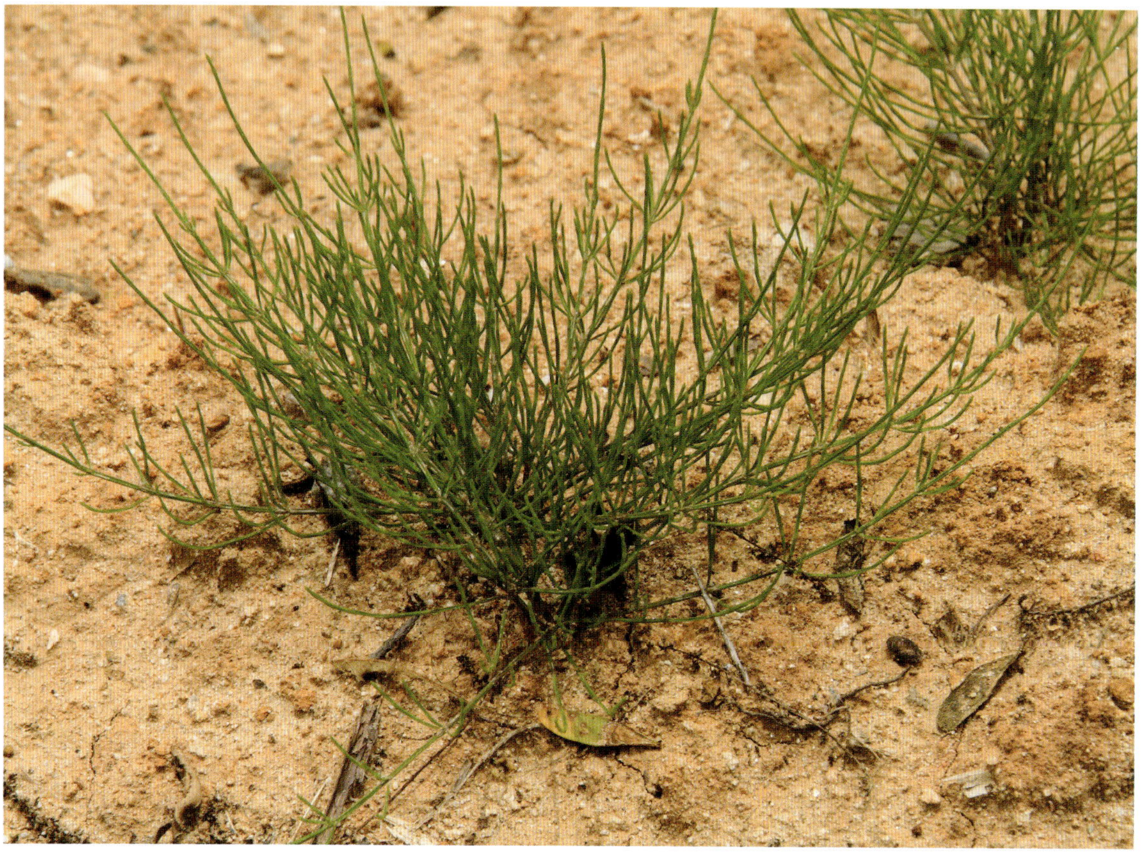

问荆

识别特征

多年生草本。根茎匍匐生根，黑色或暗褐色。地上茎直立，2 型。营养茎在孢子茎枯萎后抽出，有棱脊。叶退化，下部联合成鞘，鞘齿披针形，黑色，边缘灰白色，膜质；分枝轮生，中实，有棱脊，单一或再分枝。孢子茎早春先发，常为紫褐色，肉质，不分枝；孢子囊穗顶生，钝头。

生境分布

生长于溪边或阴谷。分布于江西、安徽、贵州、四川、西藏、新疆、陕西、山东、河北及东北等地。

采收加工

夏、秋二季采收，割取全草，置通风处阴干，或鲜用。

药材鉴别

本品为干燥全草，长约 30 cm，外形与生长时相近，但多干缩，或枝节脱落。茎略扁圆形或圆形，浅绿色，有纵纹，节间长，每节上有退化的鳞片叶，呈鞘状，先端有齿裂，硬膜质。小枝干生，梢部渐细。基部有时带有部分的根，作黑褐色。以干燥、色绿、不带根及杂质者为佳。

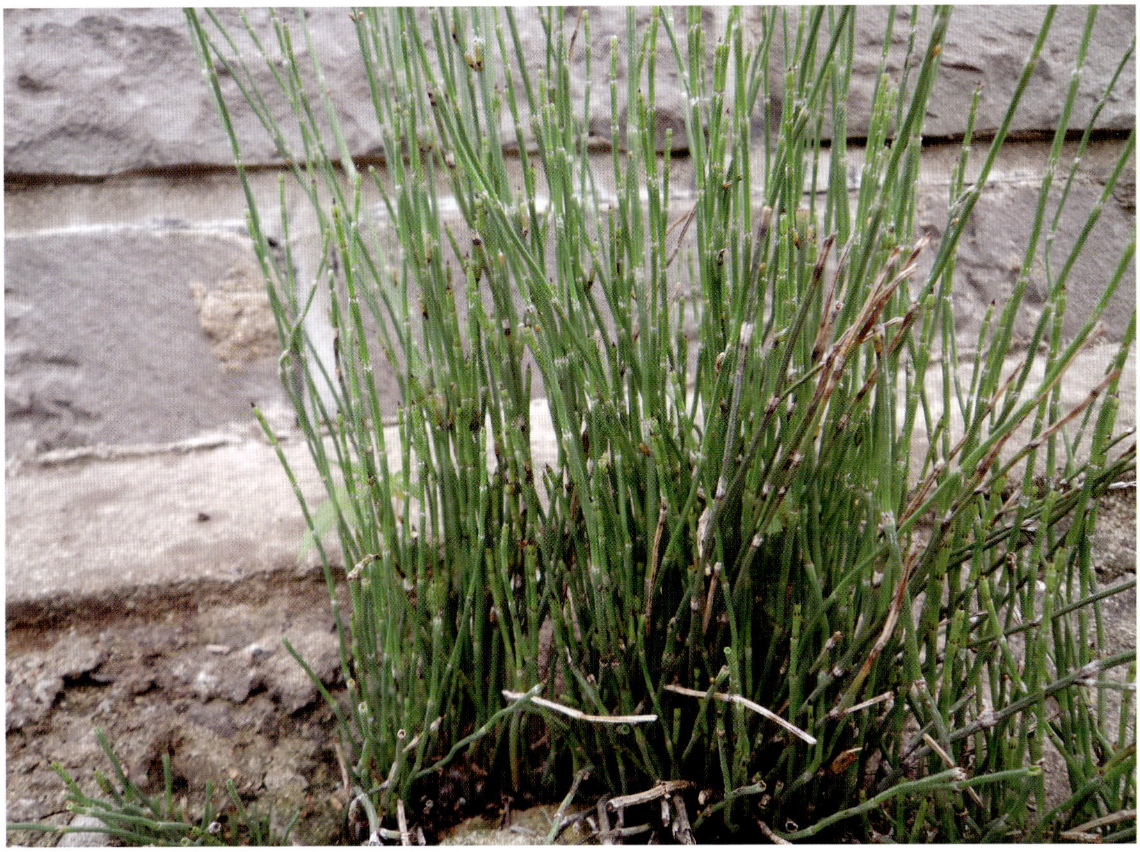

问荆

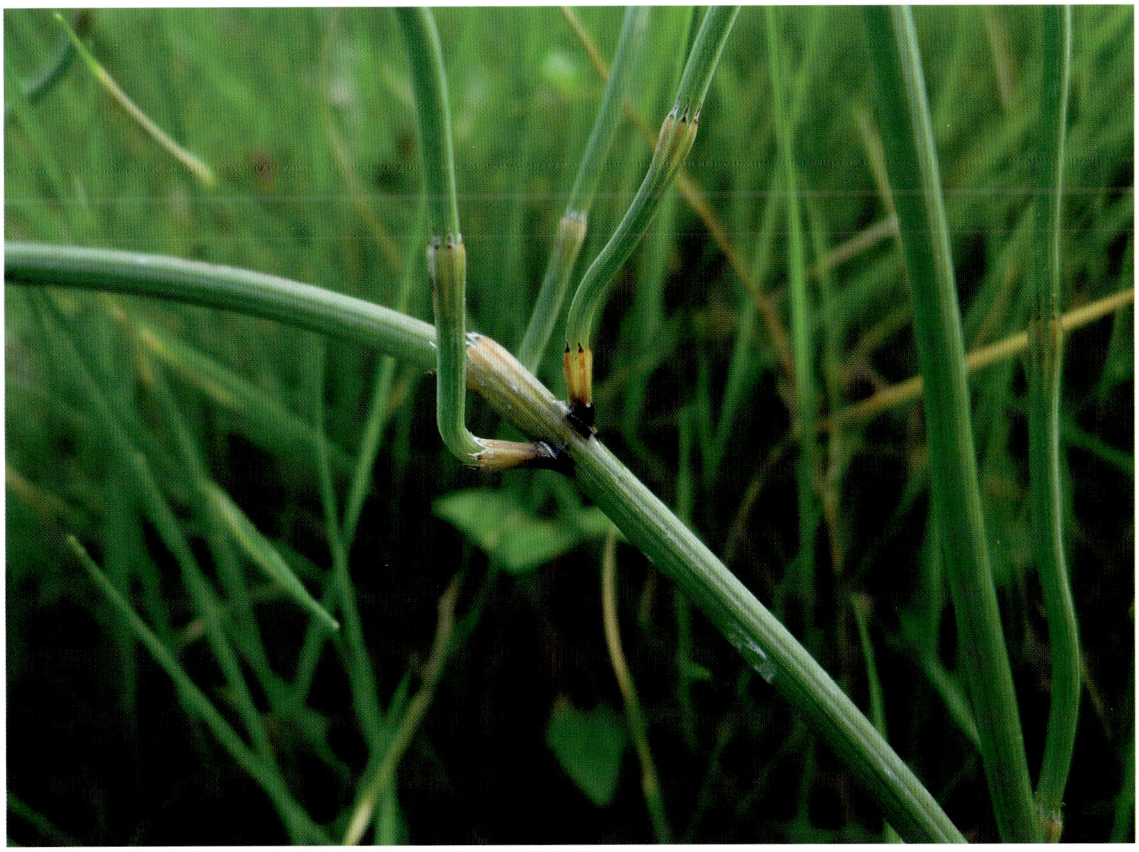

问荆

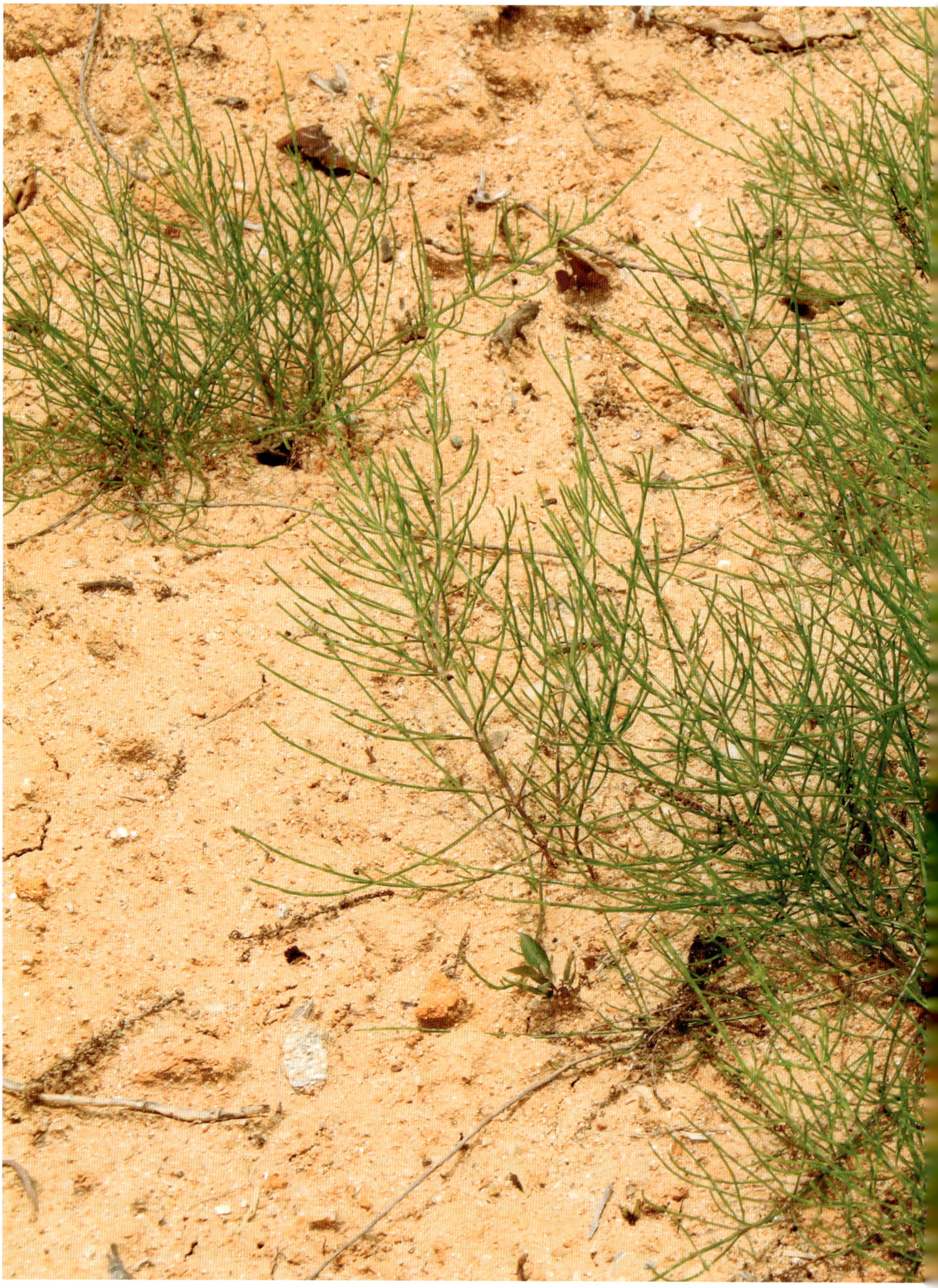

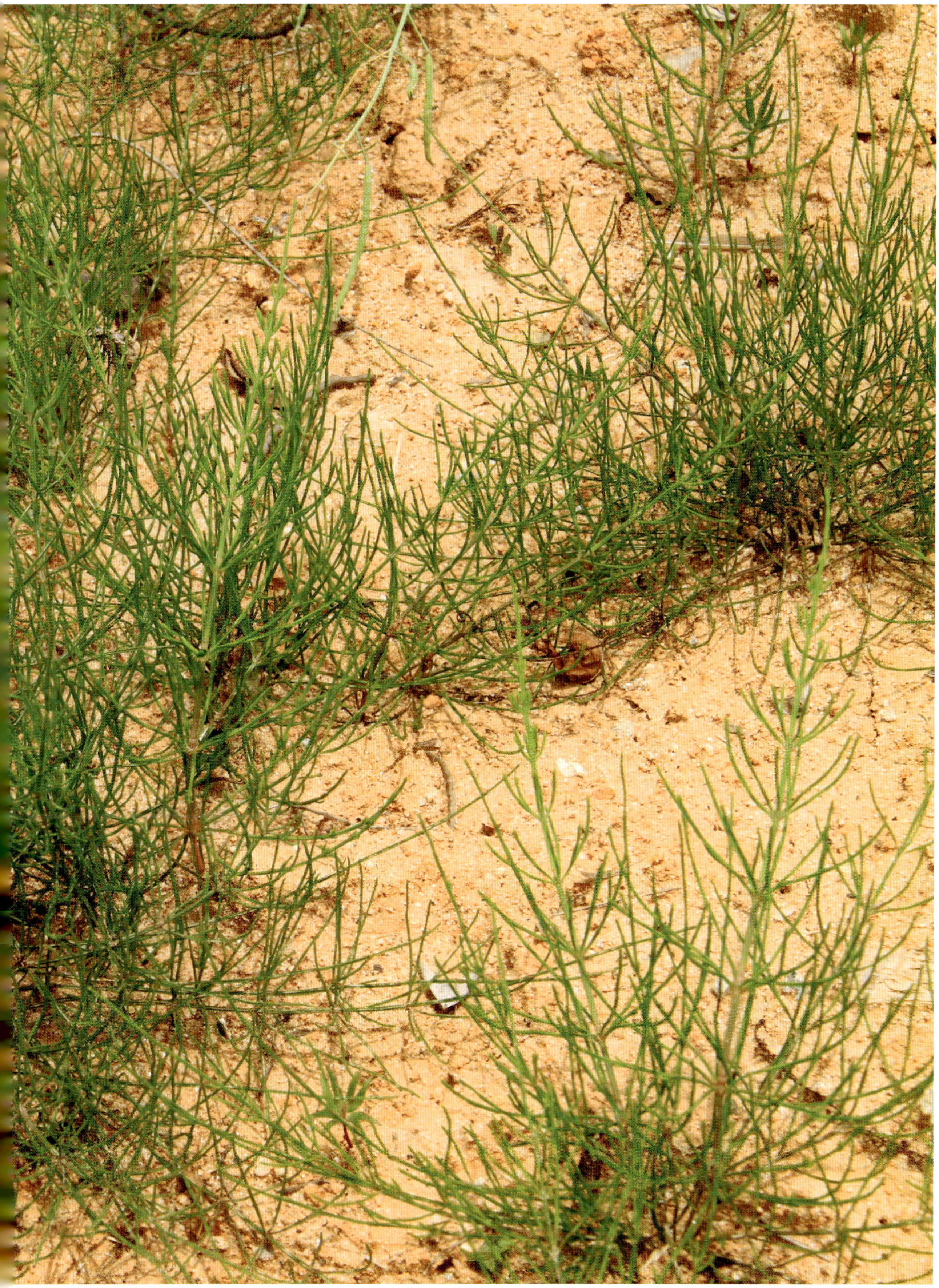

问荆

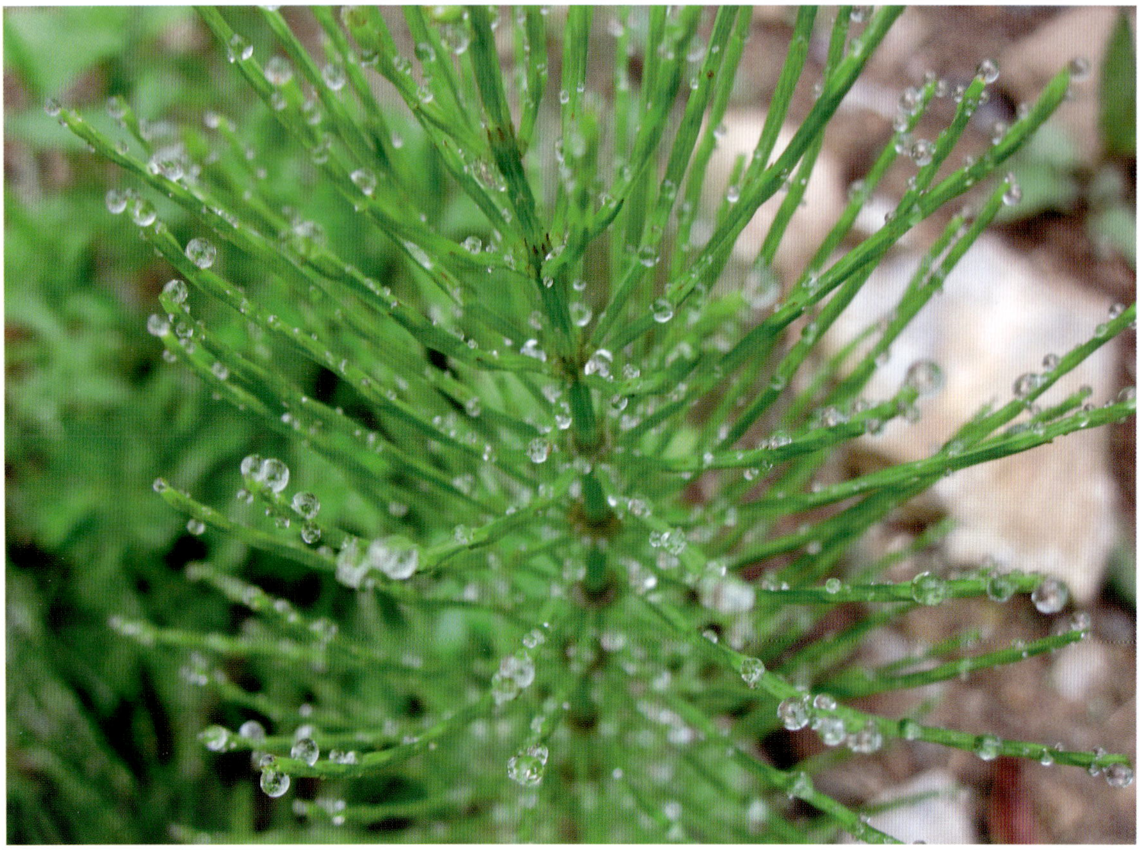

问荆

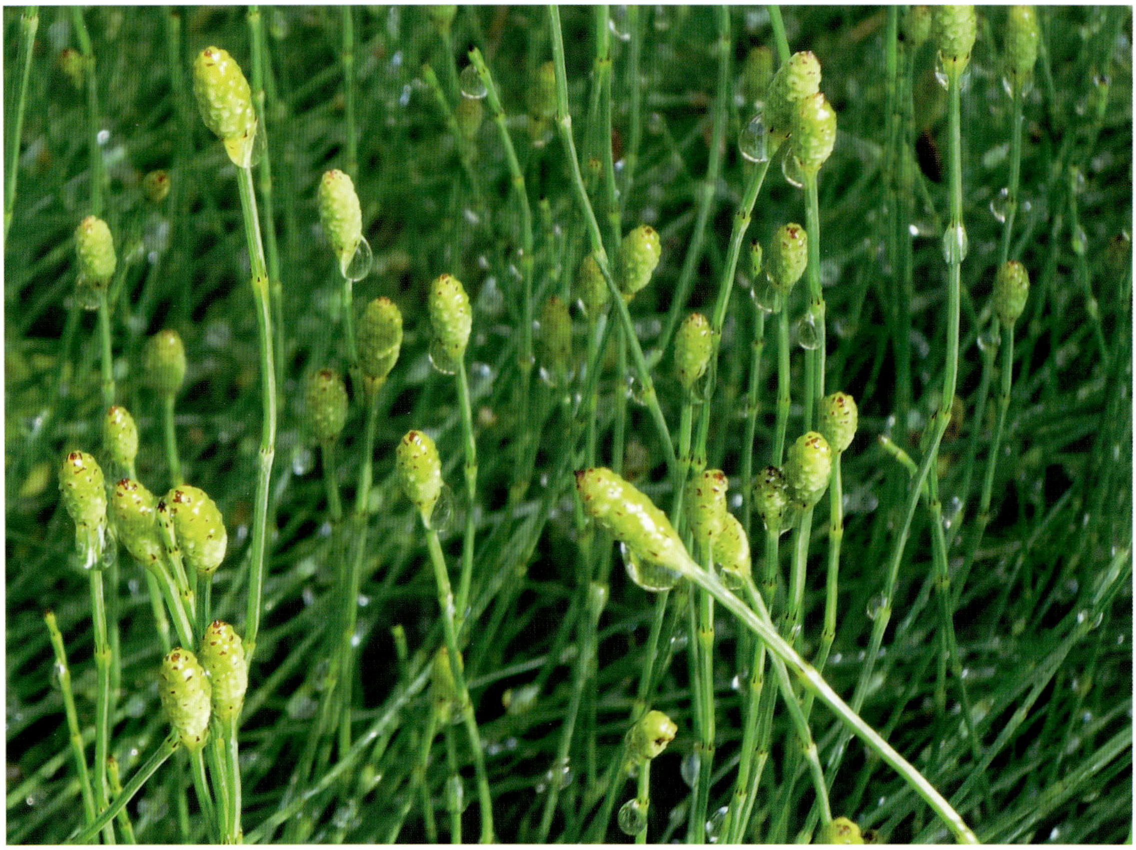

问荆

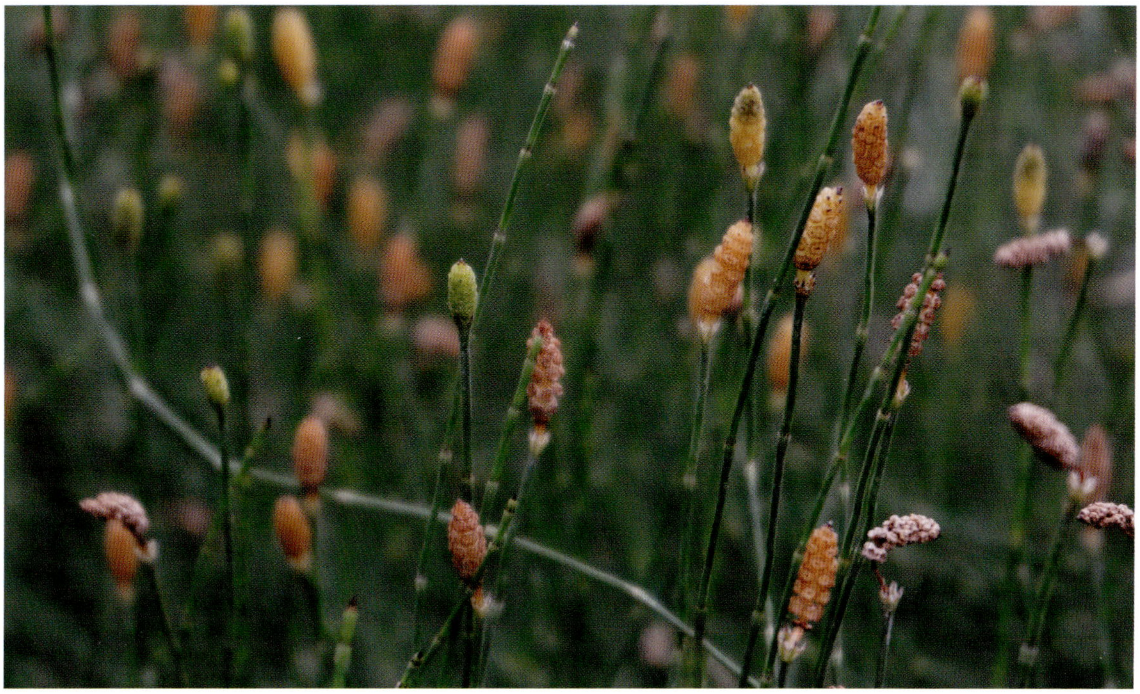

问荆

功效主治

清热，凉血，止咳，利尿，降压。主治吐血，衄血，便血，倒经，咳嗽气喘，淋病，高血压。

用法用量

内服：10 ~ 30 g，煎汤；或研末，作丸、散服。外用：捣敷或研末调敷。

民族药方

1．咳嗽气急　问荆 10 g，老萝卜壳 30 g。水煎服。
2．急淋　鲜问荆 30 g。冰糖为引，水煎服。
3．高血压症　问荆 30 g。开水冲泡，以代茶饮。
4．鼻衄　问荆、墨旱莲各 30 g。水煎服。
5．崩漏　问荆、马齿苋各 30 g。水煎服。
6．热淋，小便不利　问荆、石韦、海金沙藤各 12 g。水煎服。
7．火眼生翳　问荆、菊花各 15 g，蝉蜕 6 g。水煎服。
8．目赤肿痛　问荆、谷精草、野菊花、车前草各 12 g。水煎服。
9．咳嗽气急　问荆 6 g，地骷髅 21 g。水煎服。
10．腰痛　问荆 60 g，豆腐 1 块。同煮熟，吃豆腐喝汤。

使用注意

脾胃虚寒者慎用。

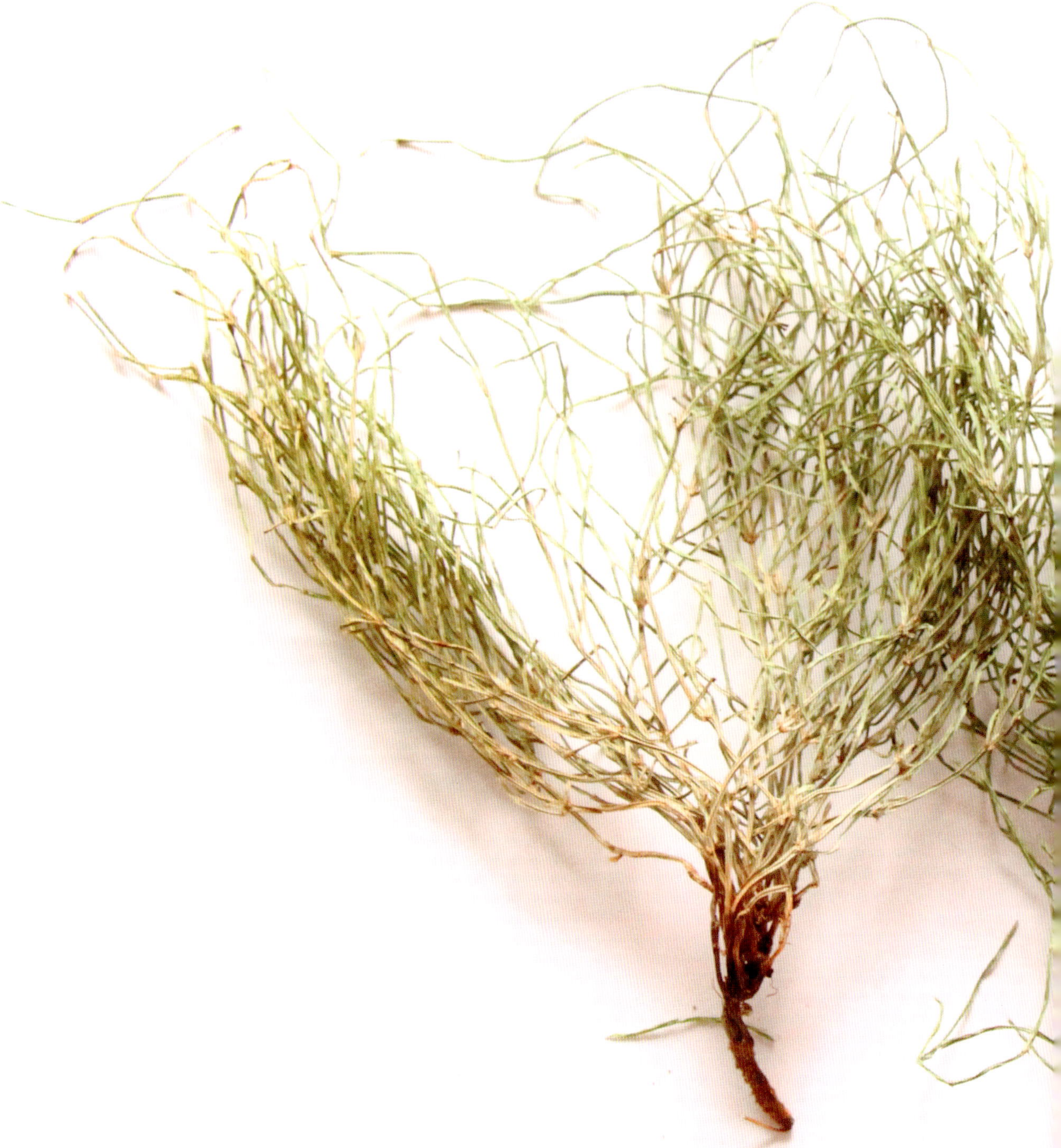

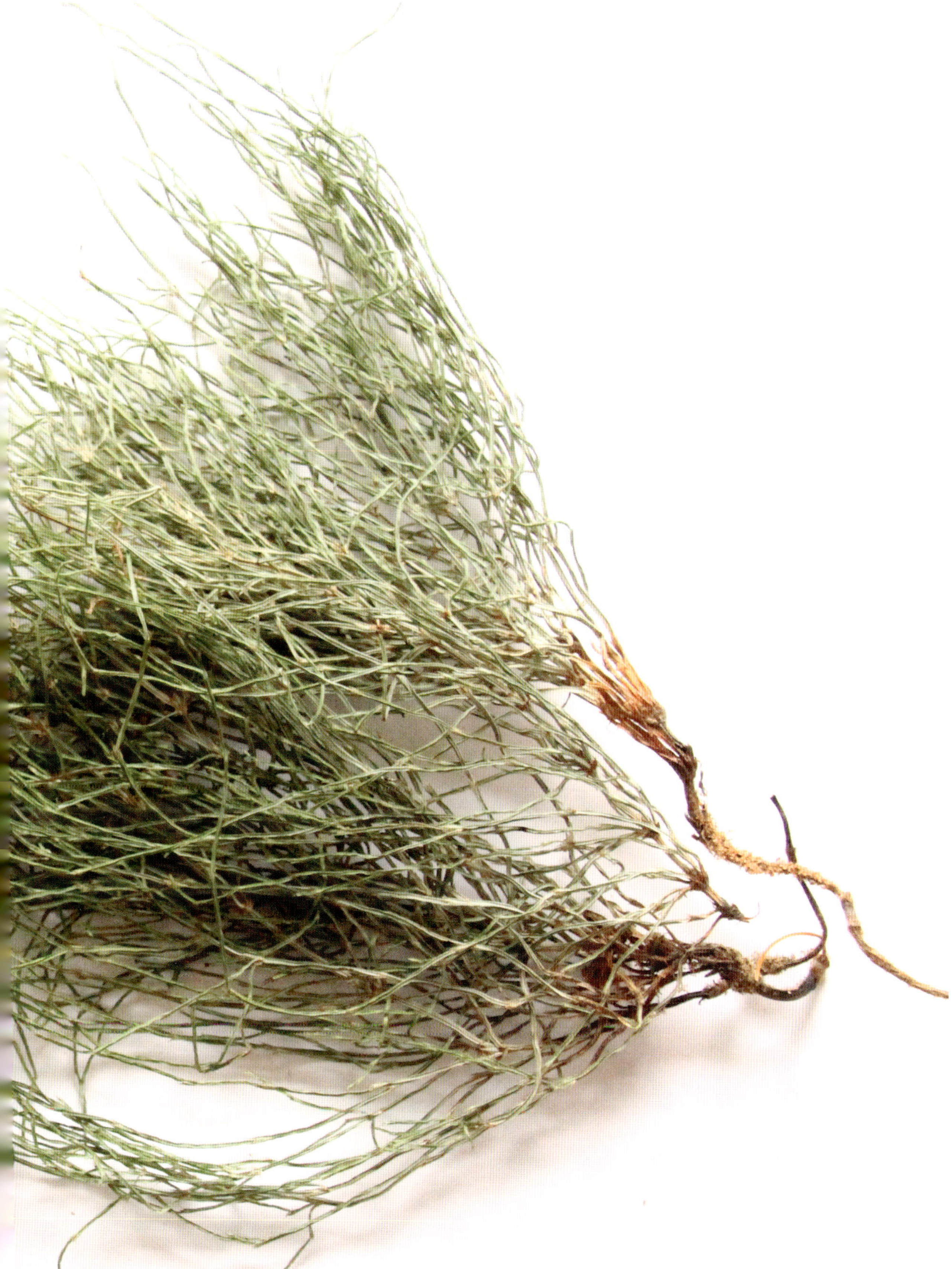

问荆药材

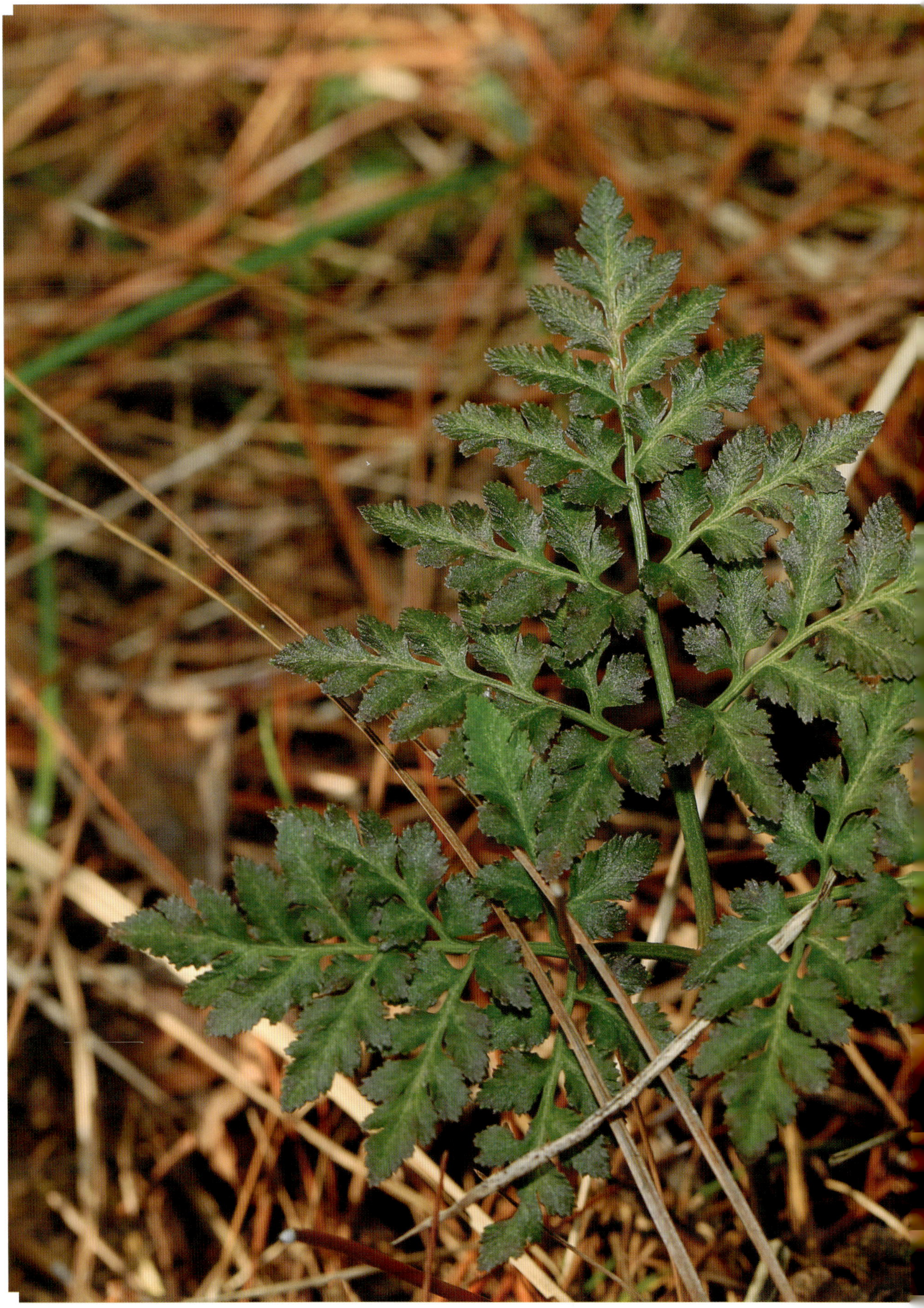

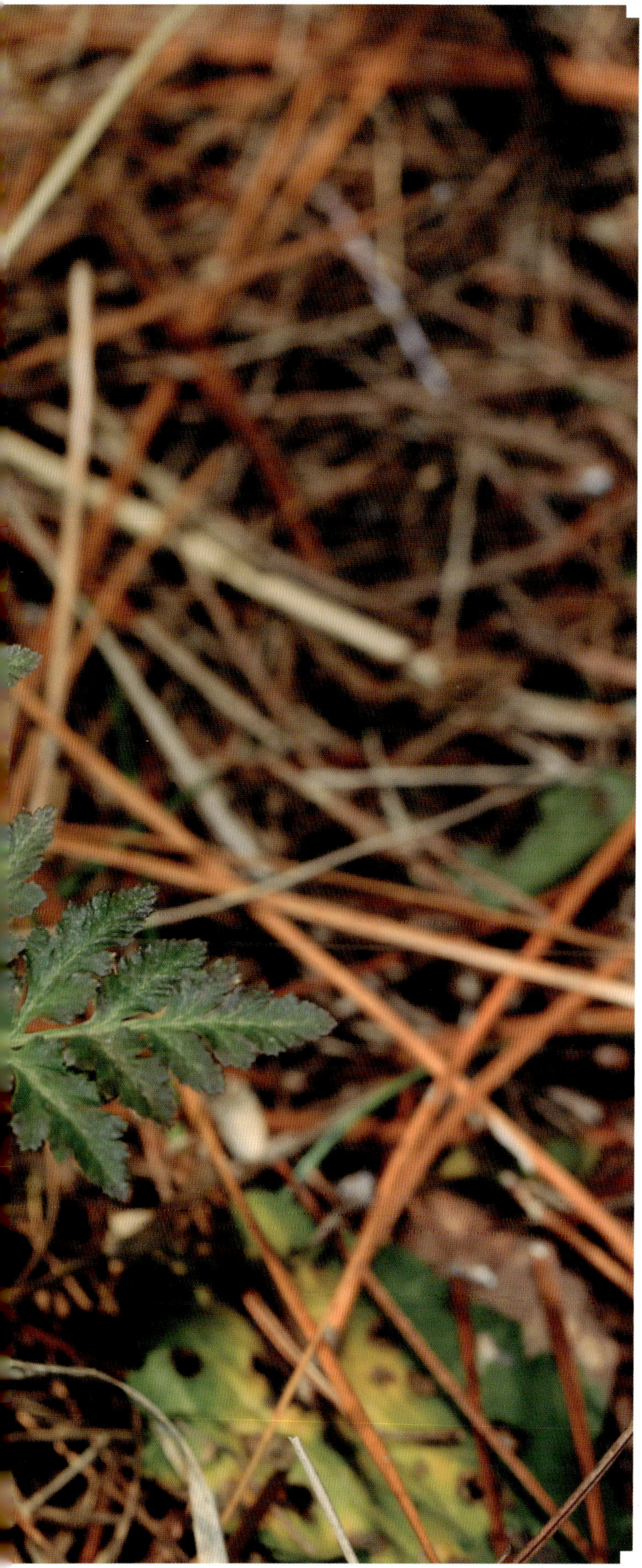

阴地蕨

【水药名】娃优孤。

【别　名】一朵云、花蕨、独立金鸡、冬草、郎萁细辛。

【来　源】本品为阴地蕨科植物阴地蕨 *Botrychium ternatum* (Thunb.) SW. 带根的全草。

【性味归经】味甘，微苦，性凉。归肺、肝经。

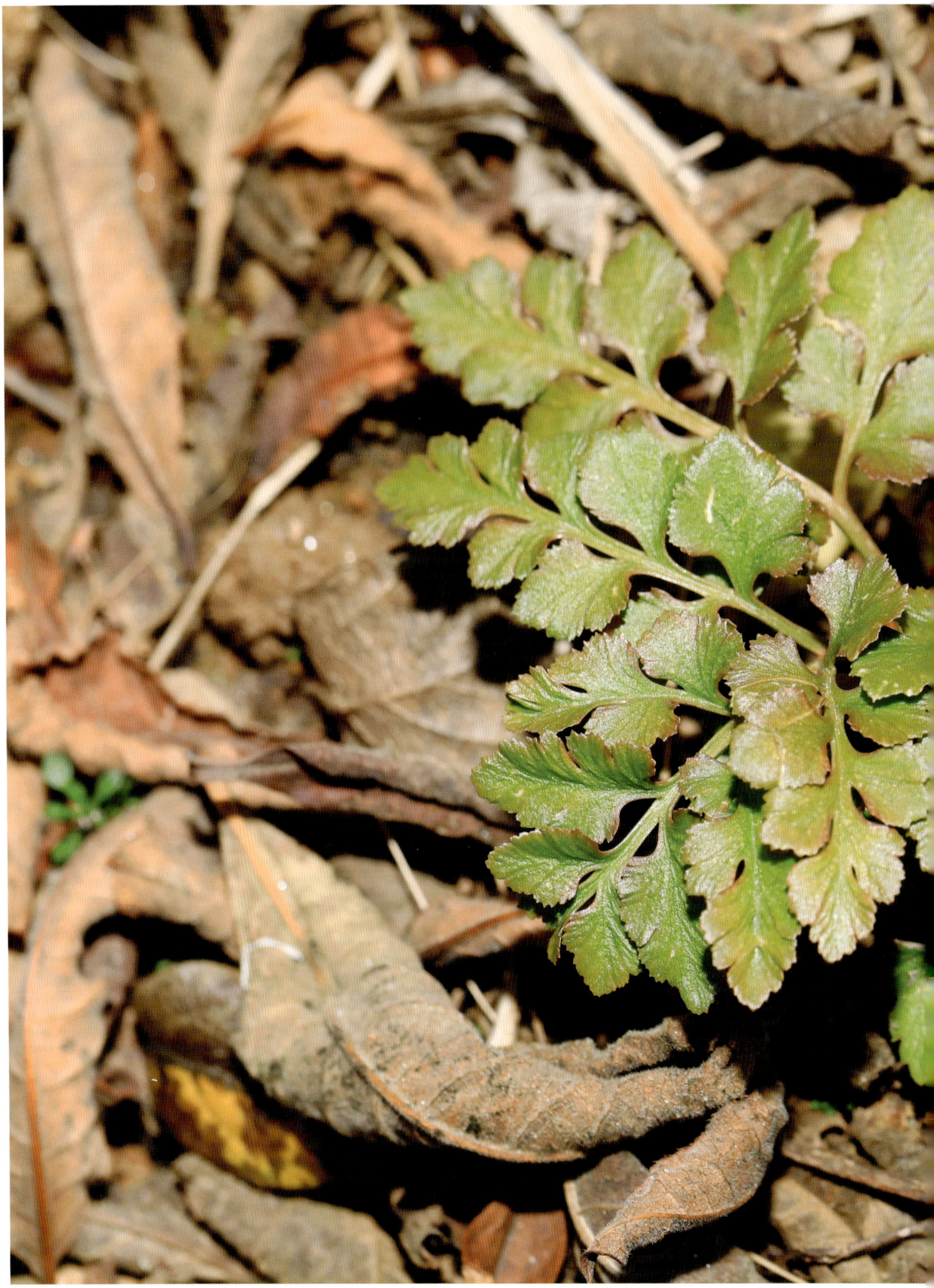

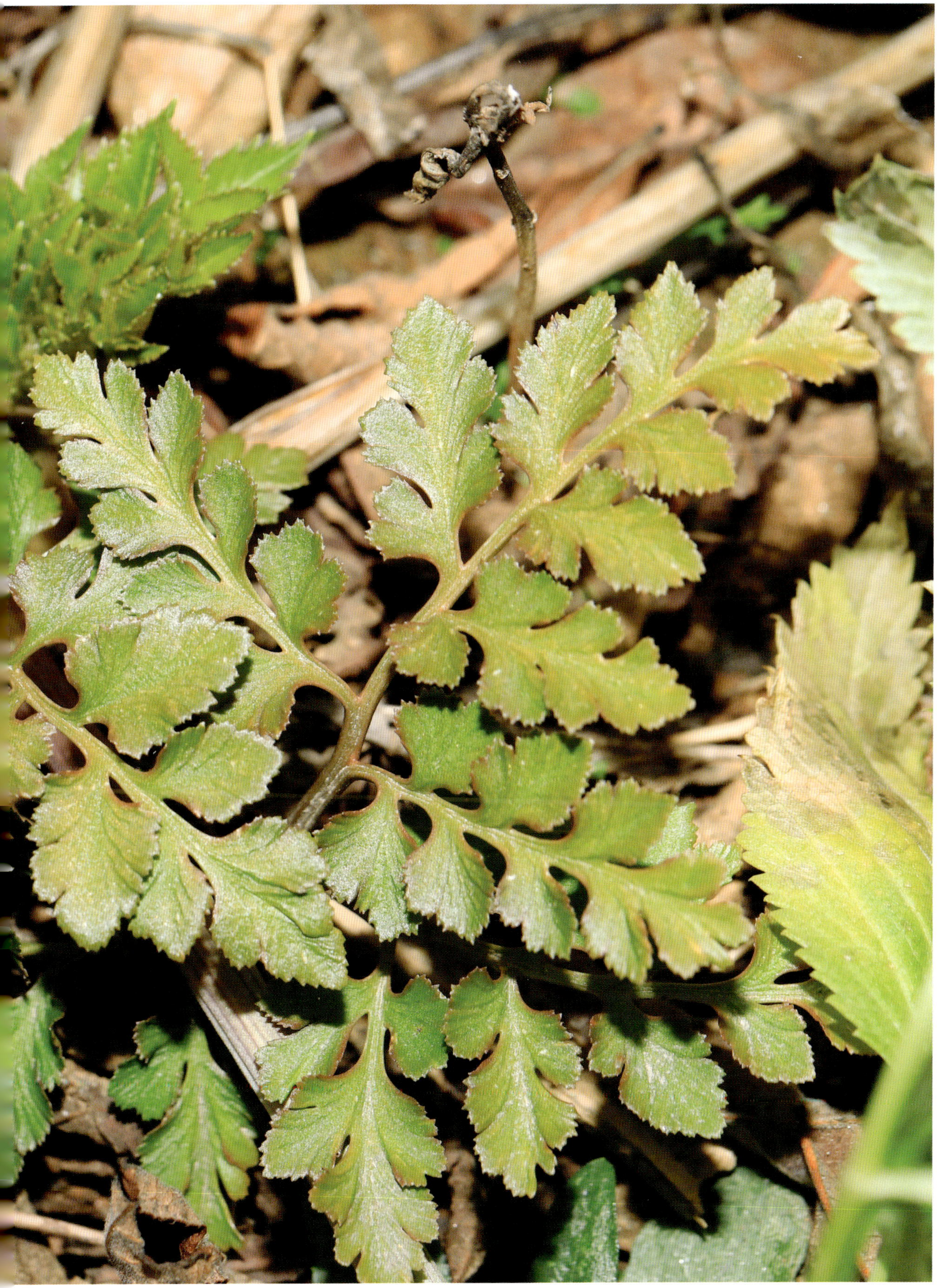

阴地蕨

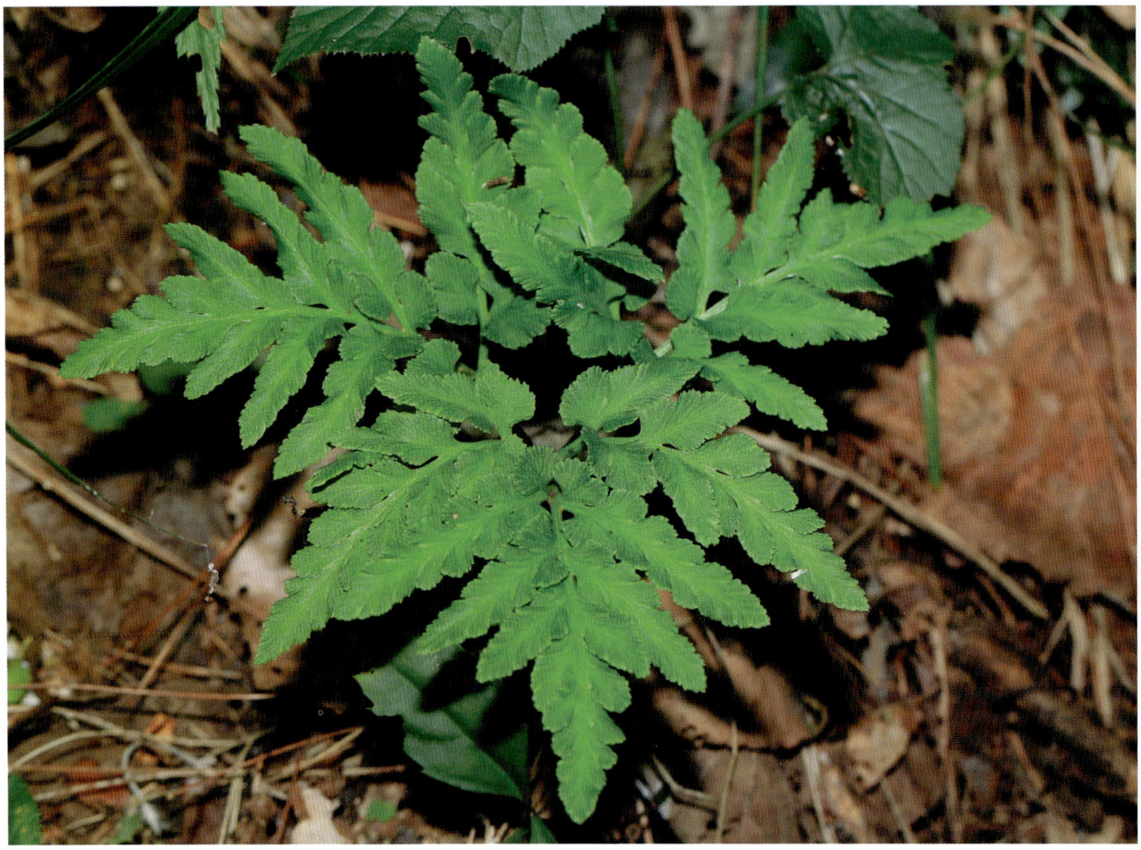

阴地蕨

识别特征

多年生草本，高 20 cm 以上。根茎粗壮，肉质，有多数纤维状肉质根。营养叶的柄长 3 ~ 8 cm，叶片三角形，三回羽状分裂，最下羽片最大，有长柄，呈长三角形，其上各羽片渐次无柄，呈披针形，裂片长卵形至卵形，有细锯齿，叶面无毛，质厚。孢子叶有长梗，孢子囊穗集成圆锥状，三至四回羽状分枝；孢子囊无柄，黄色，沿小穗内侧成两行排列，不陷入，横裂。

生境分布

生长于山区的草坡灌丛阴湿处。分布于湖北、湖南、江西、安徽、浙江、台湾、福建、贵州、四川、广西等省区。

采收加工

冬季至次春采收，连根挖取，洗净，鲜用或晒干。

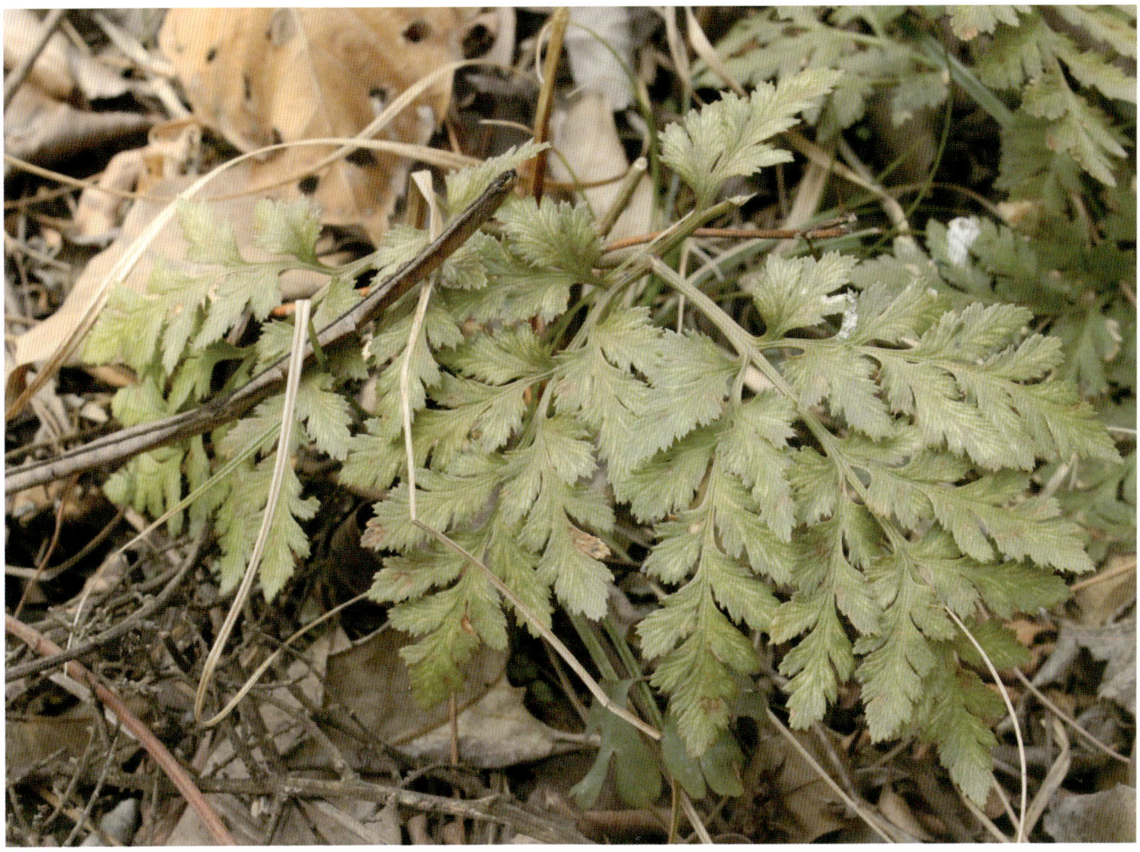

阴地蕨

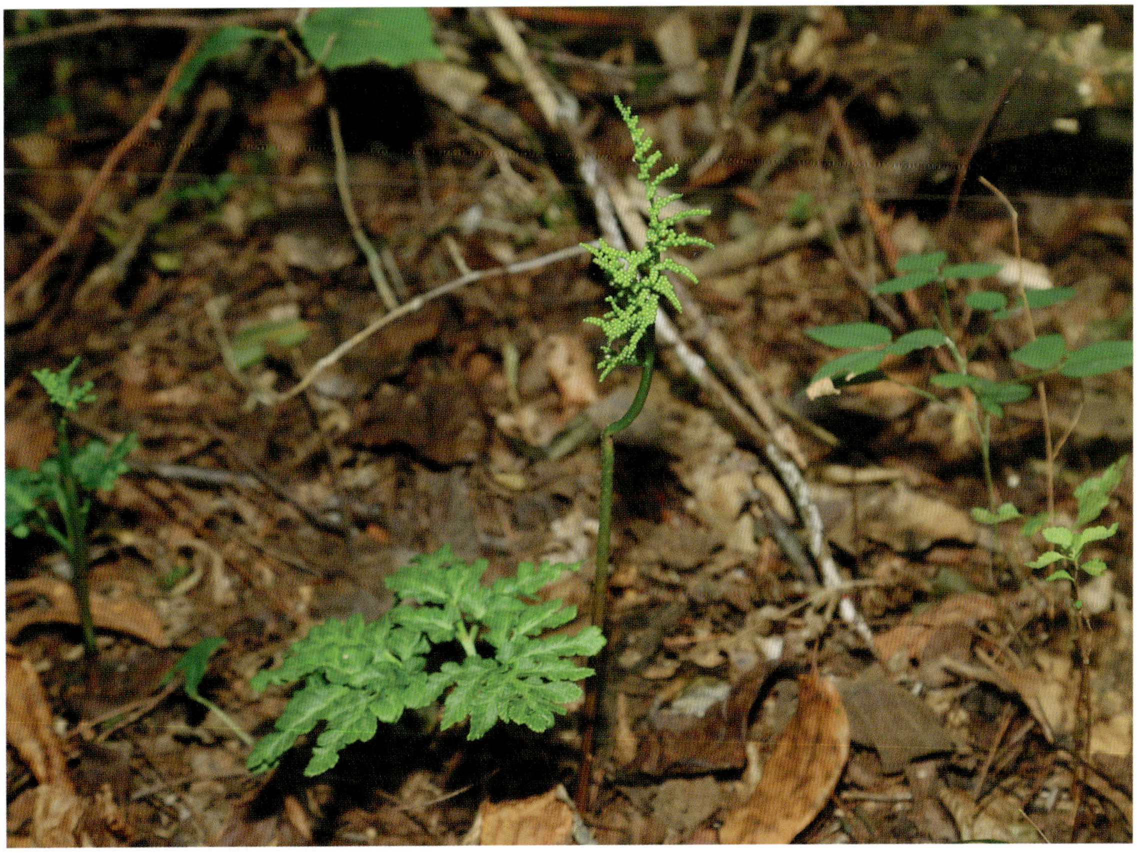

阴地蕨

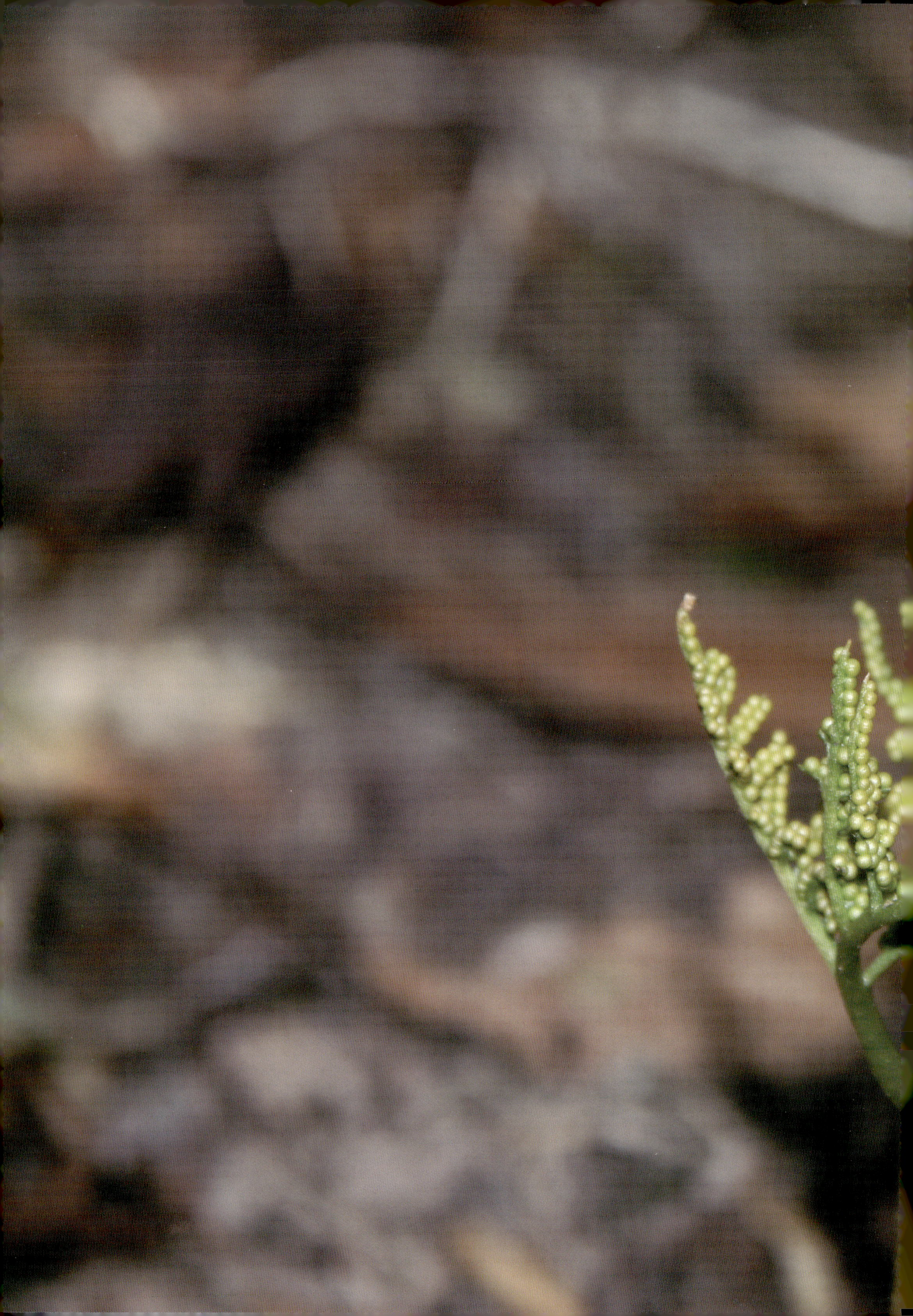

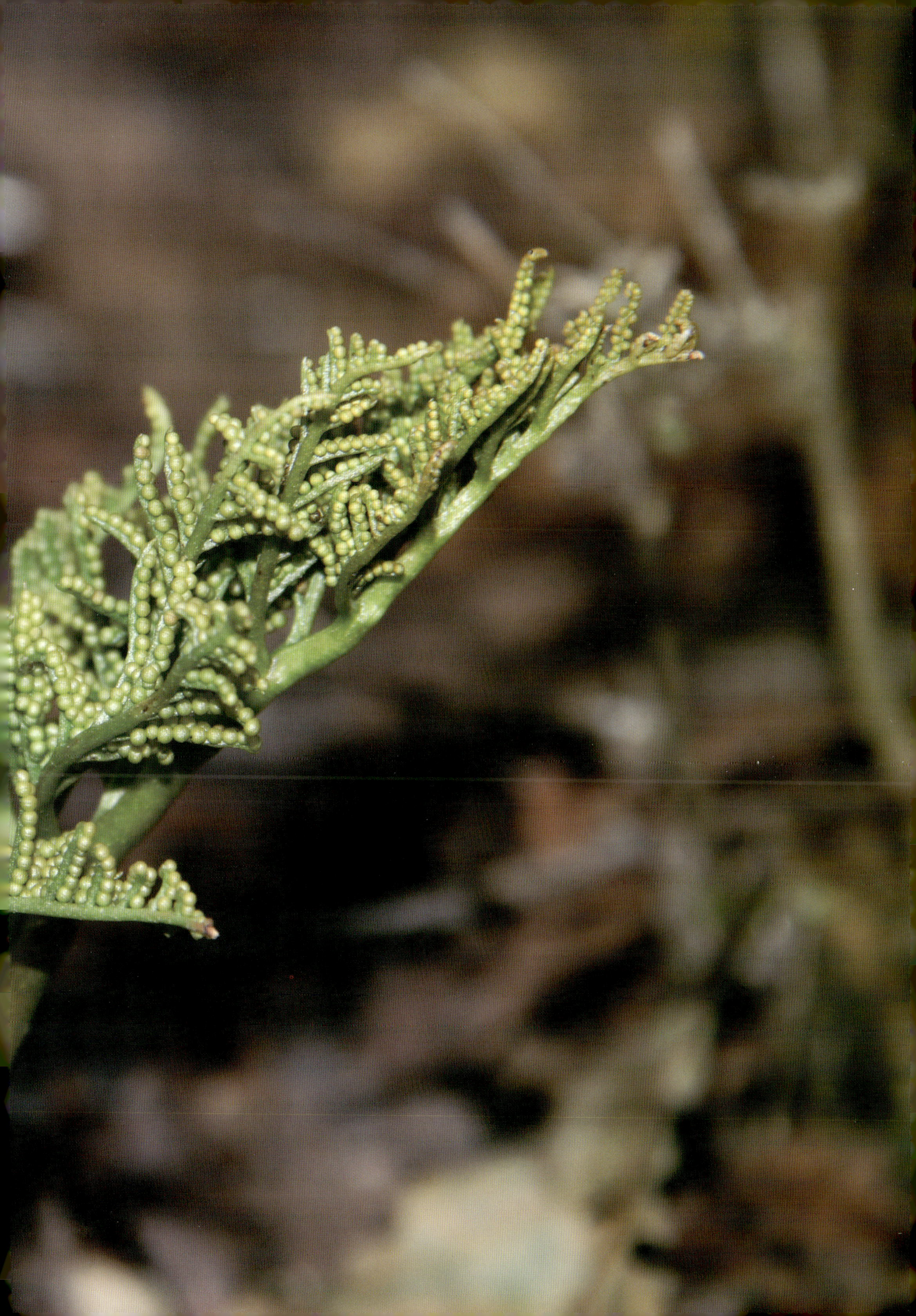

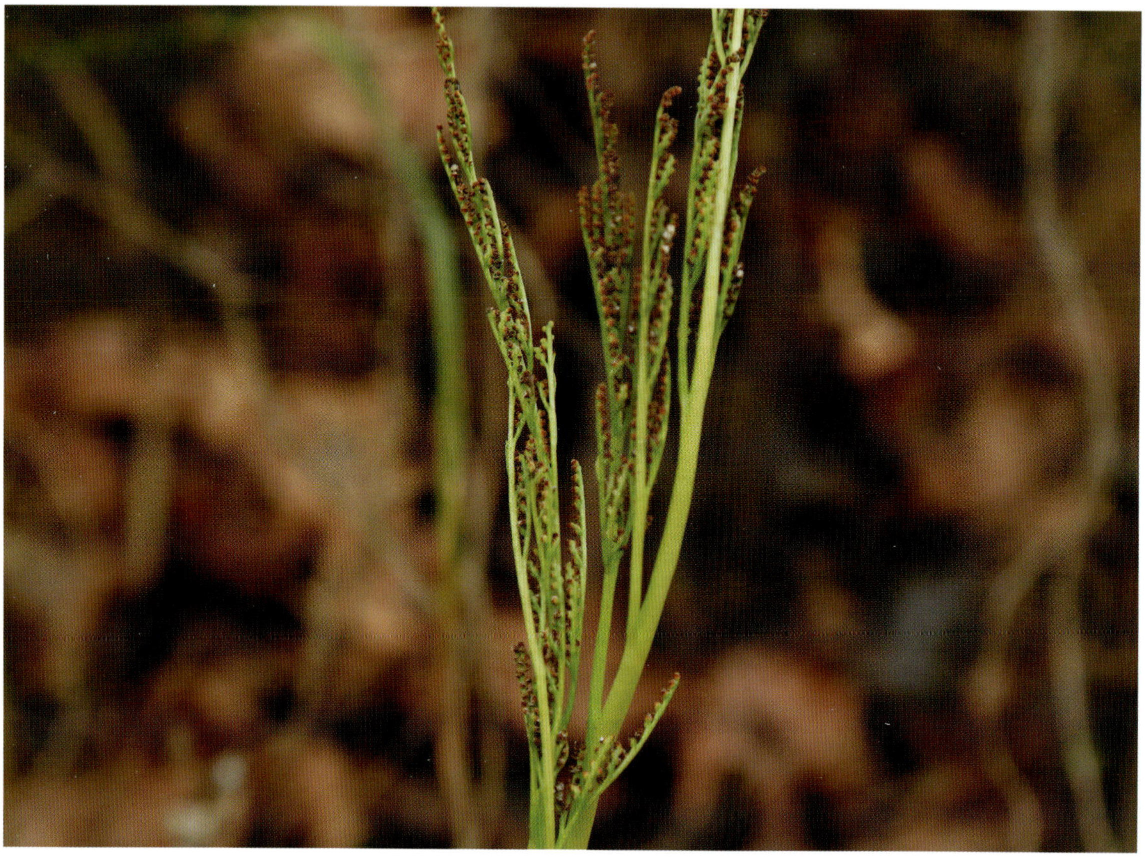

阴地蕨

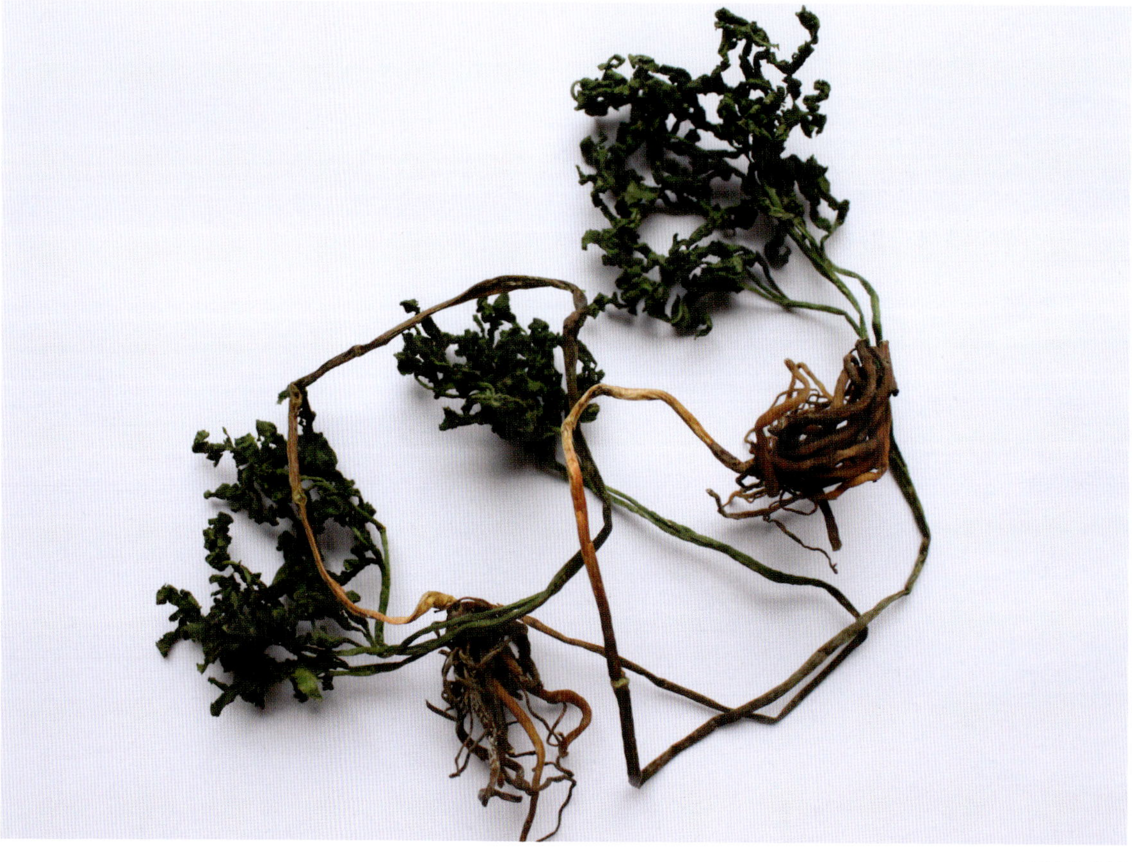

阴地蕨药材

药材鉴别

本品根茎长 0.5 ~ 1 cm，直径 2 ~ 3.5 mm，表面灰褐色，下部簇生数条须根。根长约 5cm，直径 2 ~ 3 mm，常弯曲，表面黄褐色，具横向皱纹；质脆易断，断面白色，粉性。总叶柄长 2 ~ 4 cm，表面棕黄色，基部有干缩褐色的鞘；营养叶柄长 3 ~ 8 cm，直径 1 ~ 2 mm，三角状而扭曲，具纵向条纹，淡红棕色；叶片卷缩，黄绿色或灰绿色，展开后呈阔三角形，三回羽裂，侧生羽片 3 ~ 4 对；叶脉不明显。孢子叶柄长 12 ~ 25 cm，黄绿色或淡红棕色；孢子囊穗棕黄色。气微，味微甘而微苦。

功效主治

平肝，清热，镇咳。主治头晕头痛，咳血，火眼，目翳，疮疡肿毒。

用法用量

内服：10 ~ 15 g，鲜者 15 ~ 30 g，煎汤。外用：捣敷。

民族药方

1．咳嗽，咳血，气逆胸闷　阴地蕨 15 g，白头翁、黄连、黄柏、秦皮、地榆各 10 g。水煎服。

2．小儿急惊风　阴地蕨 15 g，冰糖少许。同炖服。

3．热咳　阴地蕨 6 ~ 15 g，白萝卜、冰糖各适量。水煎服。

4．虚咳　阴地蕨 6 ~ 15 g。蒸瘦肉吃。

5．百日咳　阴地蕨、生扯拢、兔耳风各 15 g。煎水兑蜂糖服。

6．肺热咳血　鲜阴地蕨、鲜风尾草各 30 g。水煎调冰糖服。

7．癫痫　阴地蕨 9 ~ 15 g。水煎代茶常饮。

8．小儿惊风　阴地蕨 9 g。水煎，早晚分服。

9．疮毒风毒　阴地蕨 6 ~ 9 g。水煎服。

10．目中云雾　阴地蕨适量，鸡肝 1 块。蒸鸡肝服。

11．火眼　阴地蕨、棘树叶各适量。捣汁点眼。

使用注意

虚寒、体弱及腹泻者禁服。

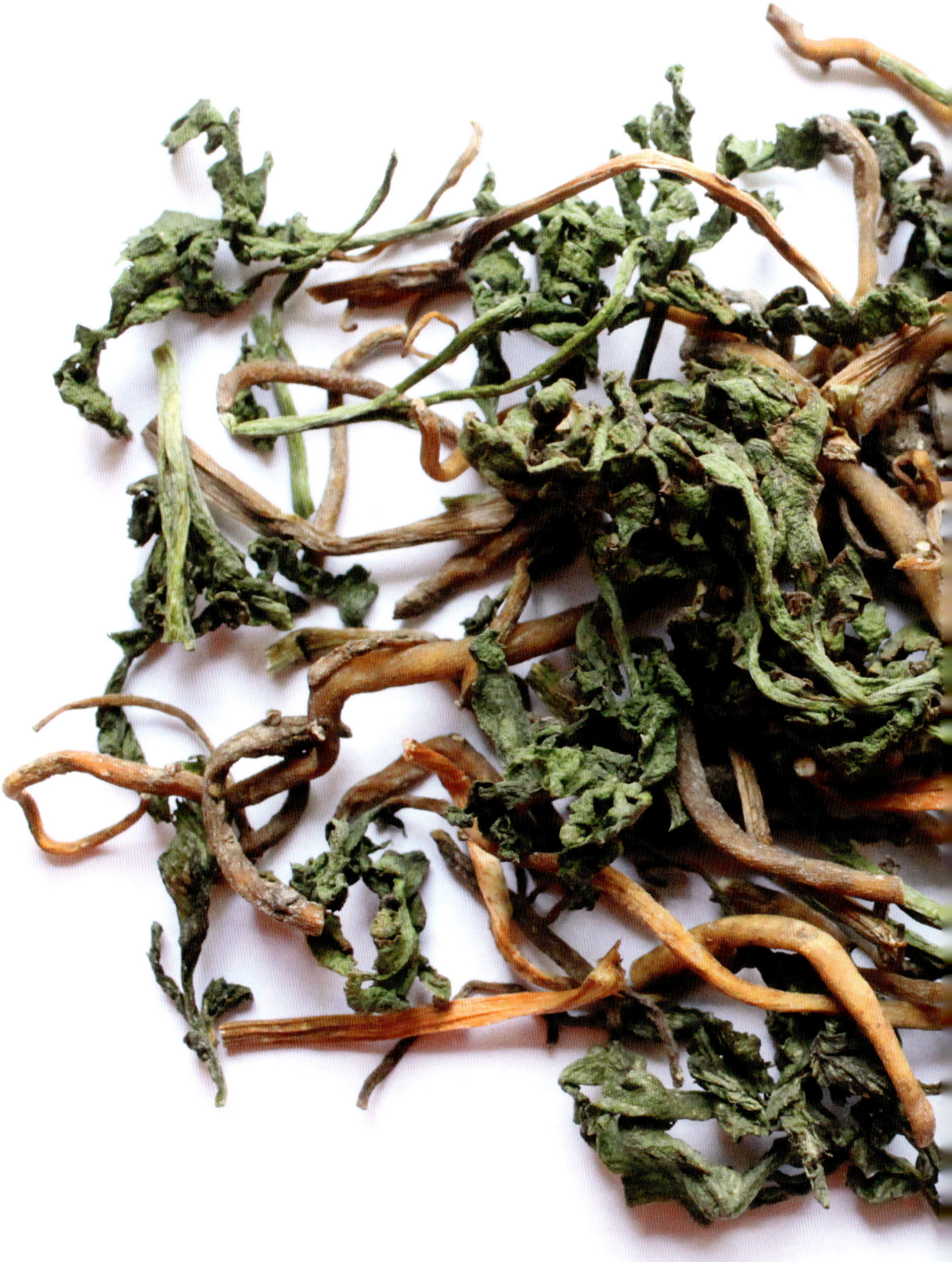

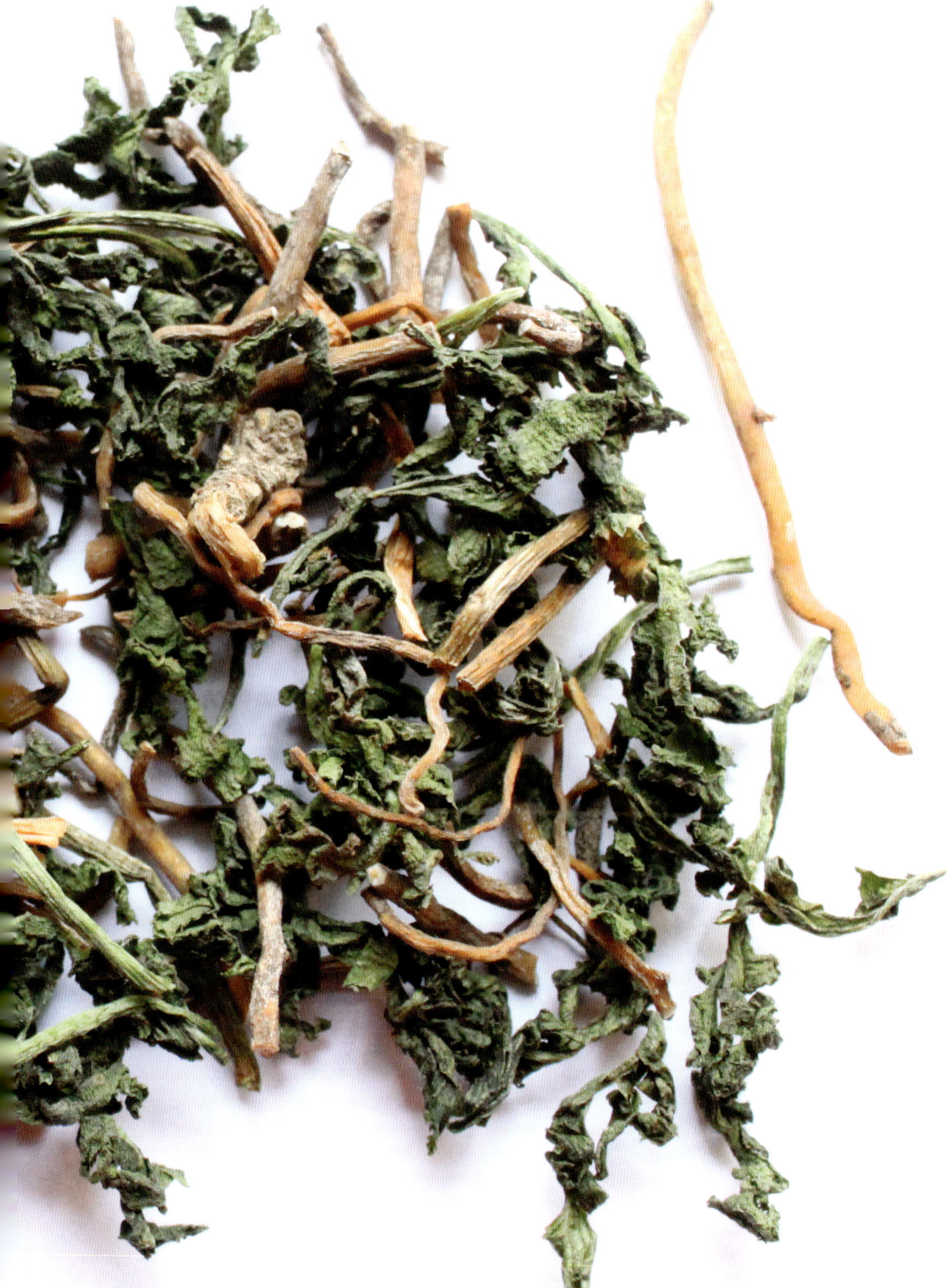

阴地蕨饮片

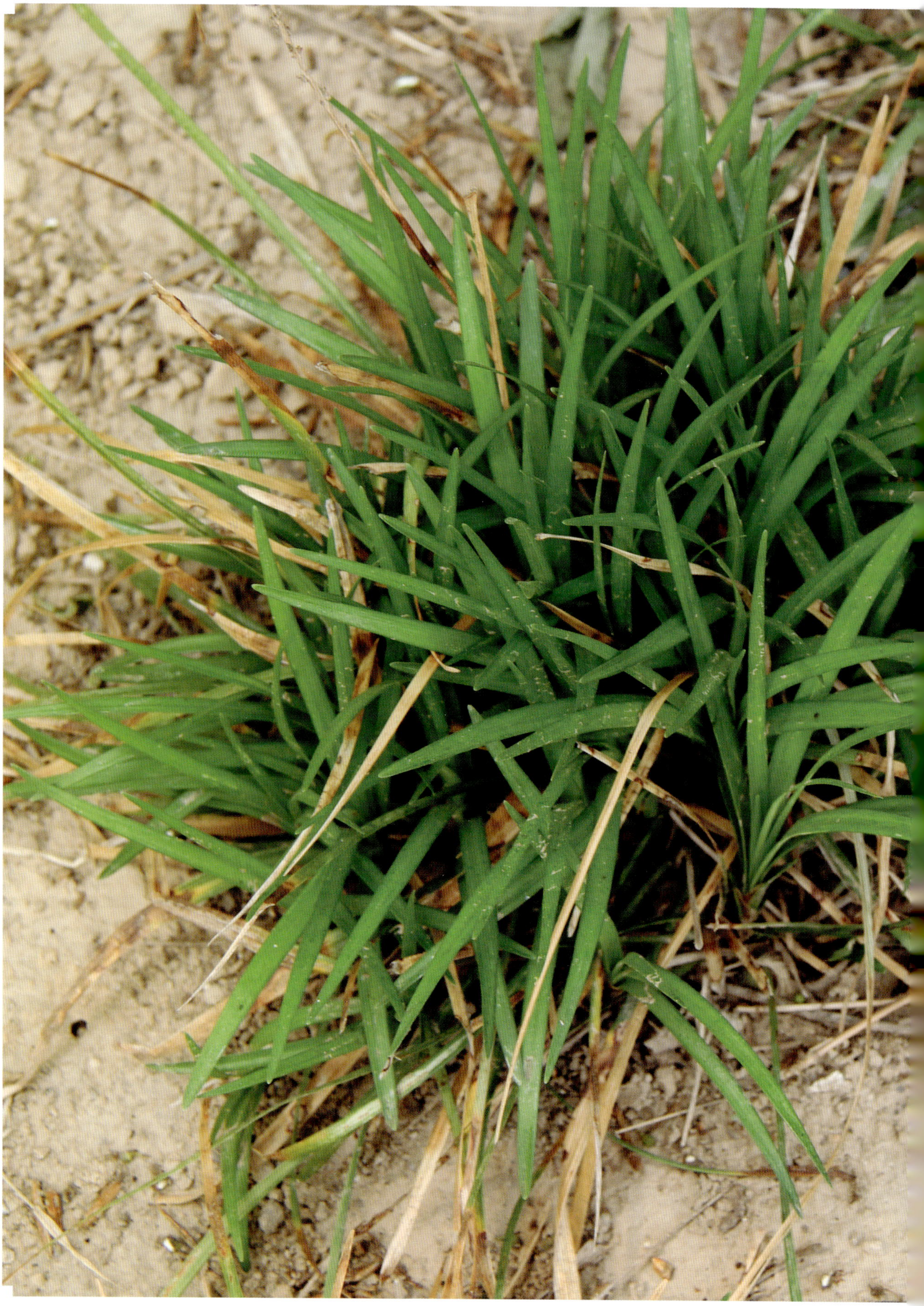

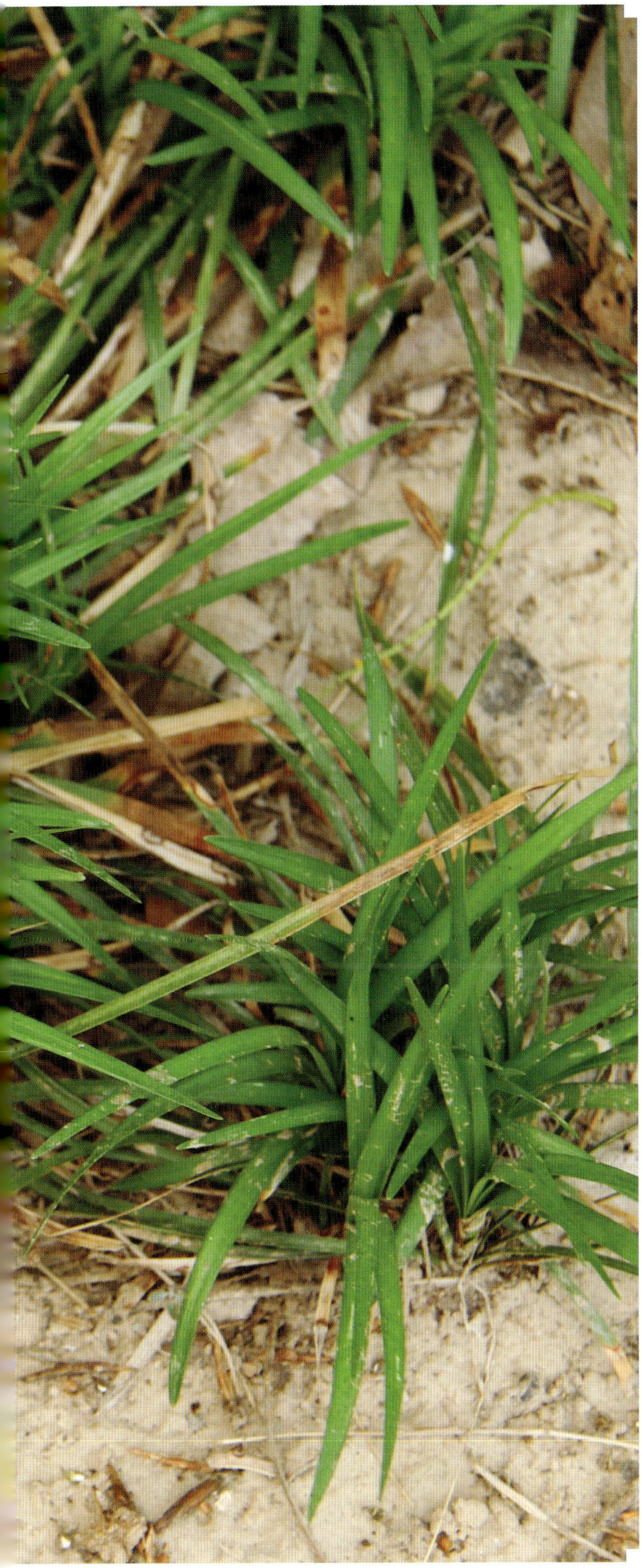

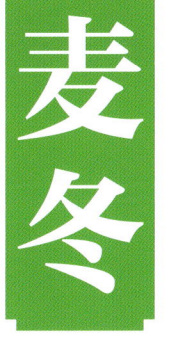

麦冬

【水药名】熬模嘎低。

【别　名】麦门冬、沿阶草、细叶麦冬、韭叶麦冬、川麦冬。

【来　源】本品为百合科植物麦冬 *Ophiopogon japonicus*（Linn.f.）Ker.-Gawl. 的块根。

【性味归经】味甘，微苦，性凉。归心、肺、胃经。

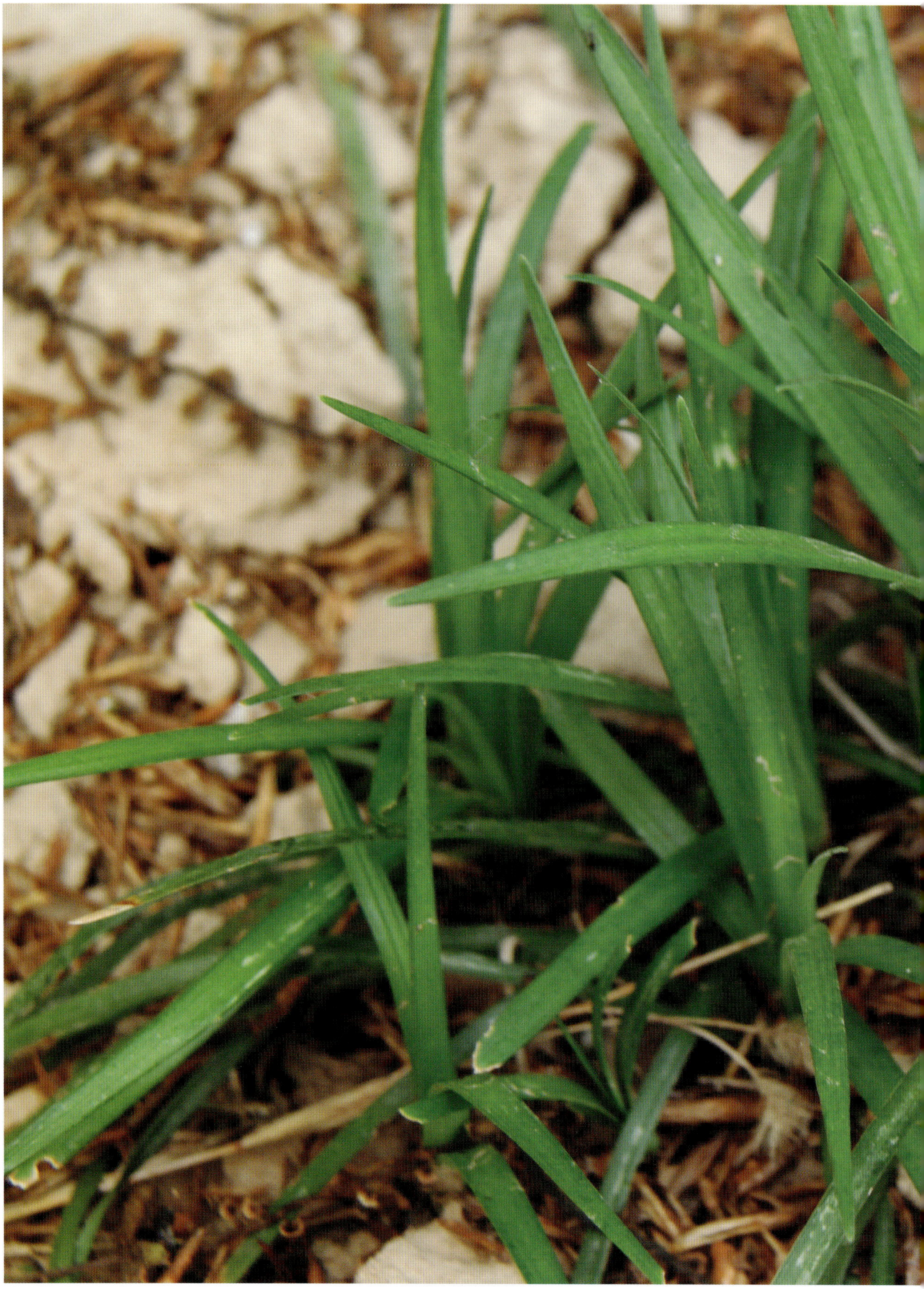

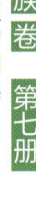

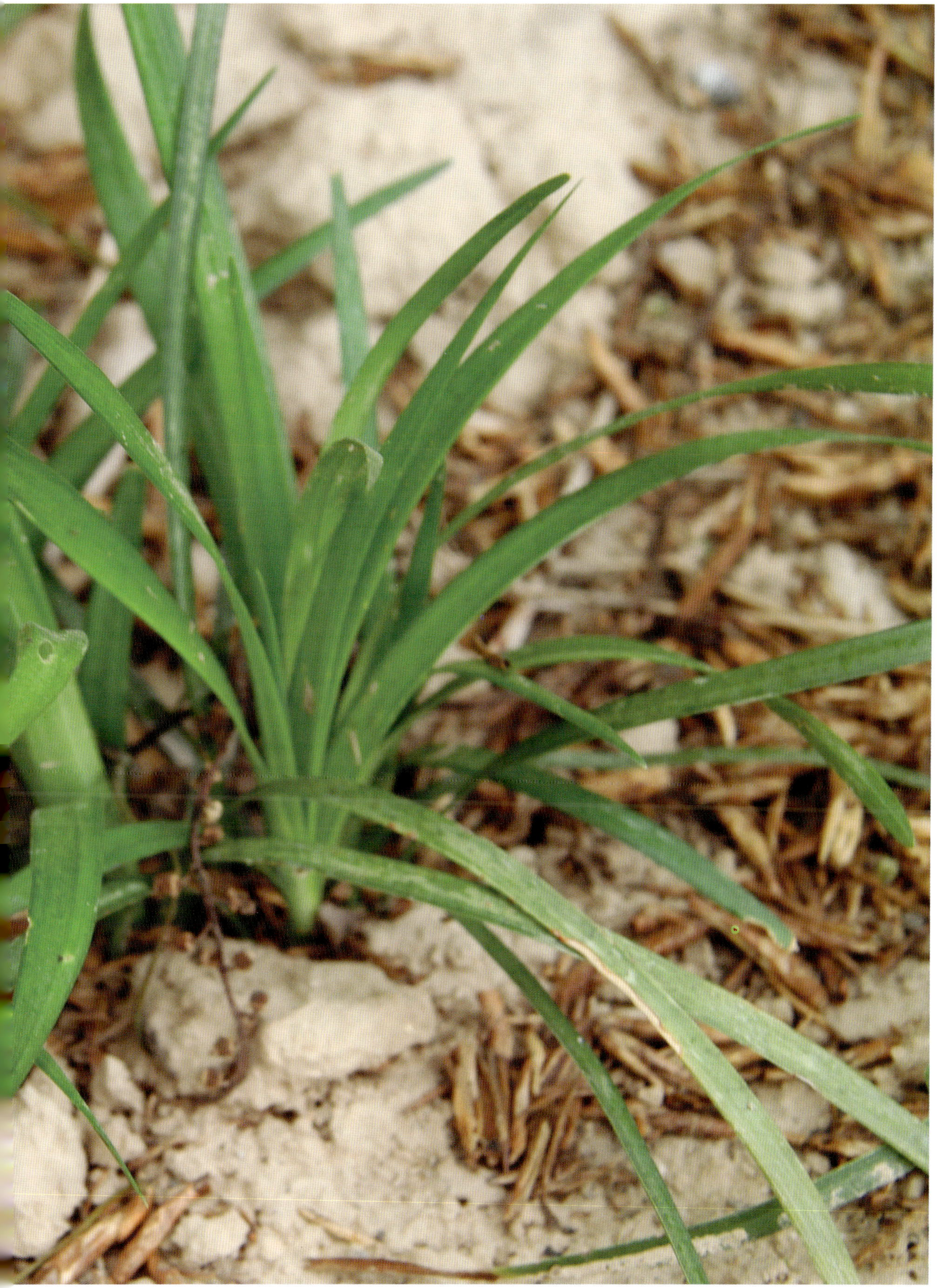

麦冬

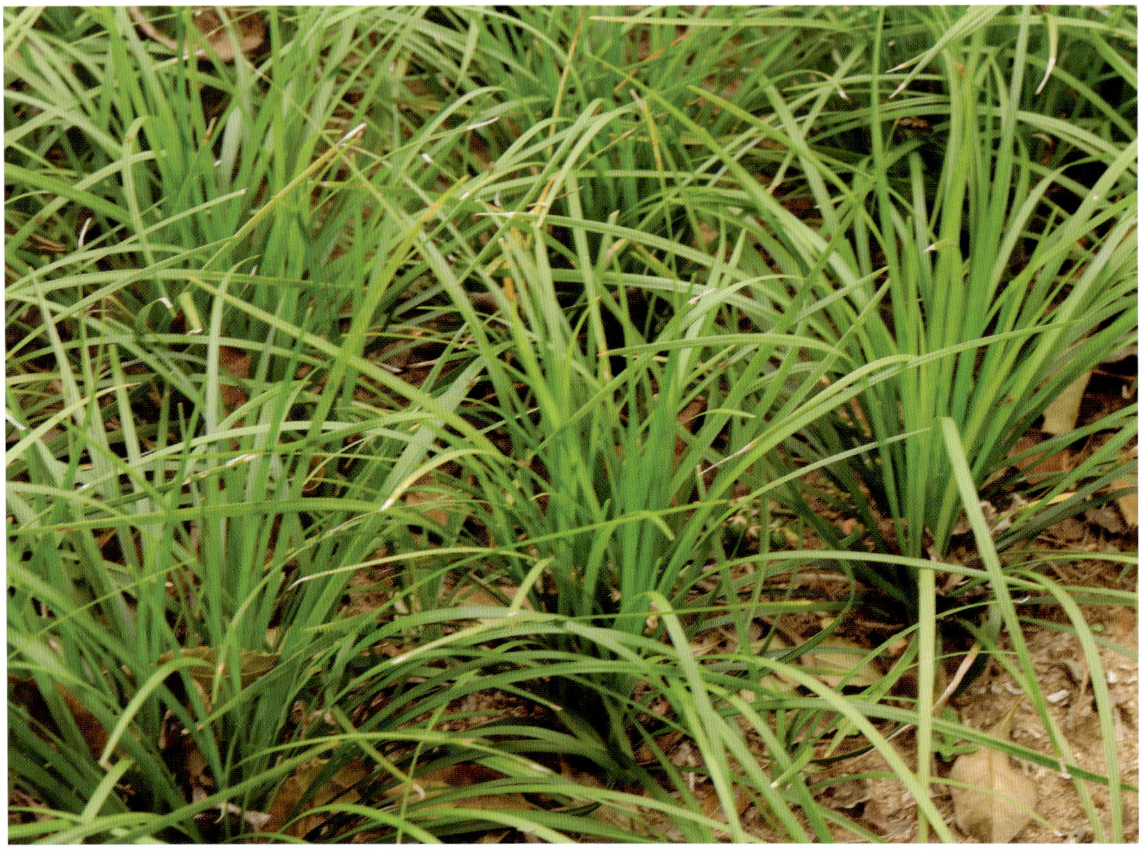

麦冬

识别特征

多年生草本。根状茎粗短，有细长的匍匐茎，其上有膜质鳞片；须根细长，先端或中部膨大成纺锤形肉质块根。叶丛生，长条形，长 15 ~ 20 cm，宽 2 ~ 4 mm，光滑无毛，暗绿色。7 月开花，花葶从叶丛中生出，短于叶，常隐于叶丛中，总状花序顶生，约生 10 花，常 1 ~ 3 朵聚生，淡紫色或青紫色。浆果球形，蓝黑色。

生境分布

野生于田边、地埂、山沟溪旁及林下。分布于华东、中南及河北、陕西、四川、贵州、云南等地。

采收加工

栽种后第二年 4 月下旬收获。选晴天挖取块根，抖去泥土，除去须根，洗净泥土，晒干水气后，揉搓，再晒，再搓，反复 4 ~ 5 次，直到去净须根后，干燥即得。

药材鉴别

本品呈纺锤形，两端略尖，长 1.5 ~ 3 cm，直径 0.3 ~ 0.6 cm。表面黄白色或淡黄色，有细纵纹。质柔韧，断面黄白色，半透明，中柱细小。气微香，味甘、微苦。

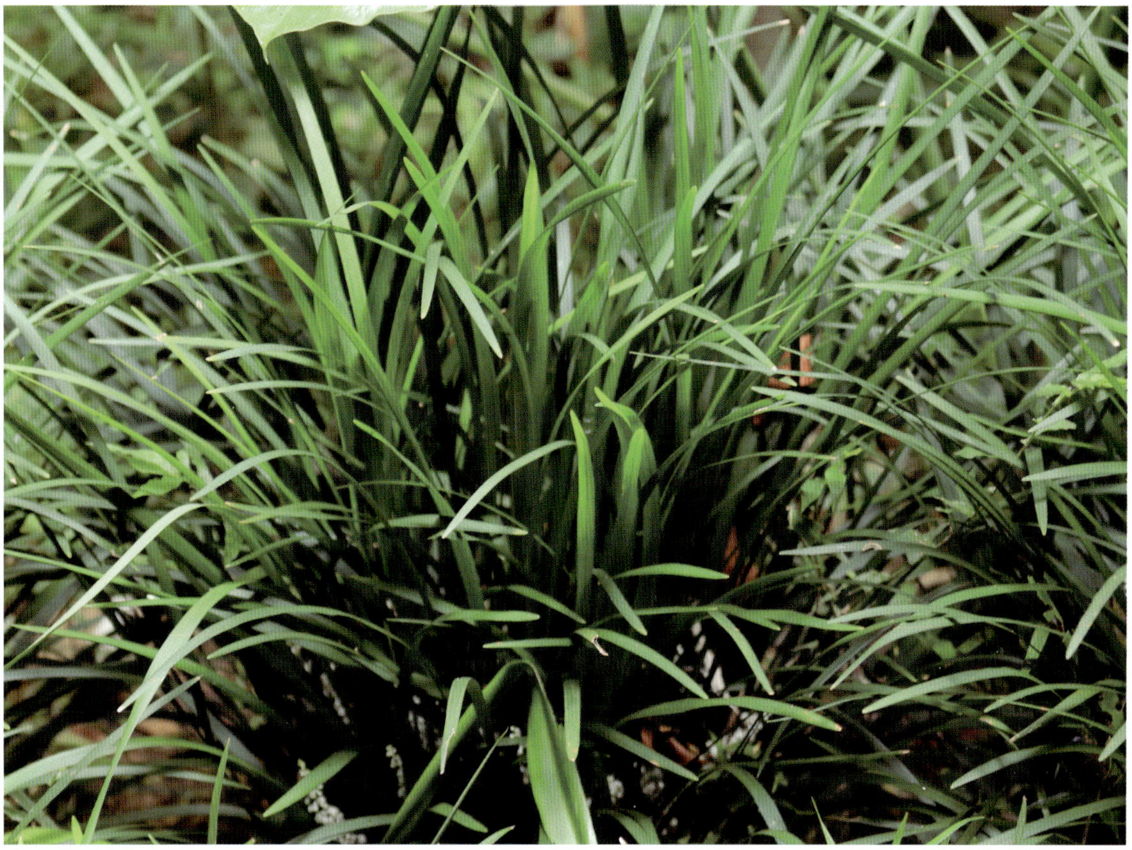

麦冬

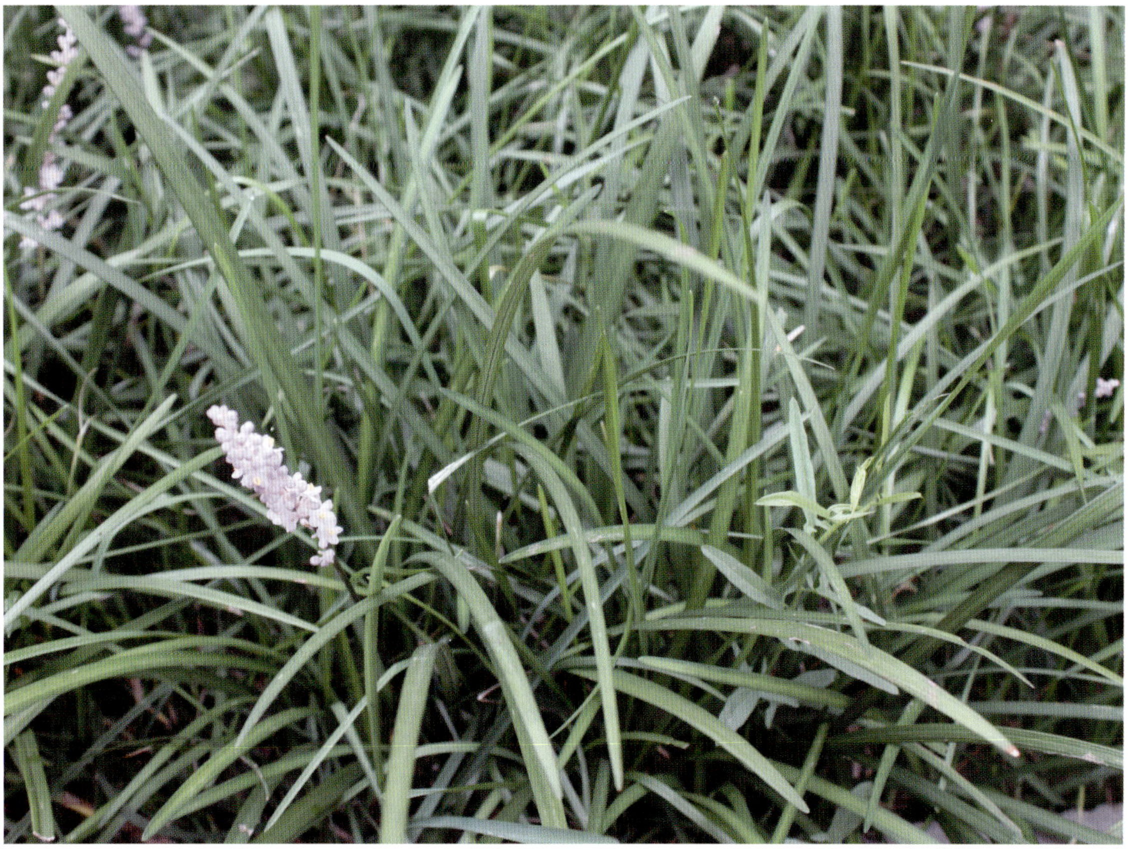

麦冬

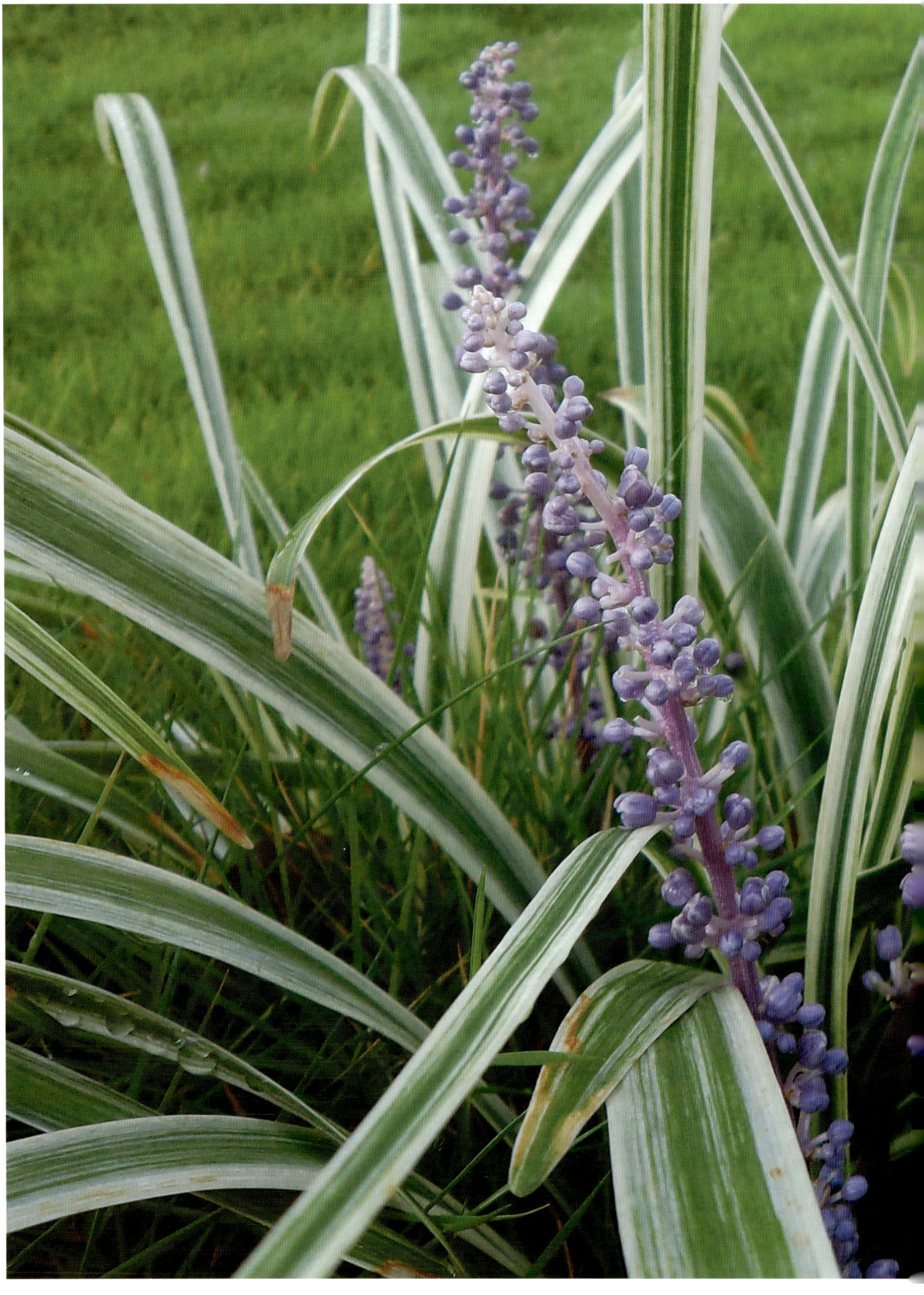

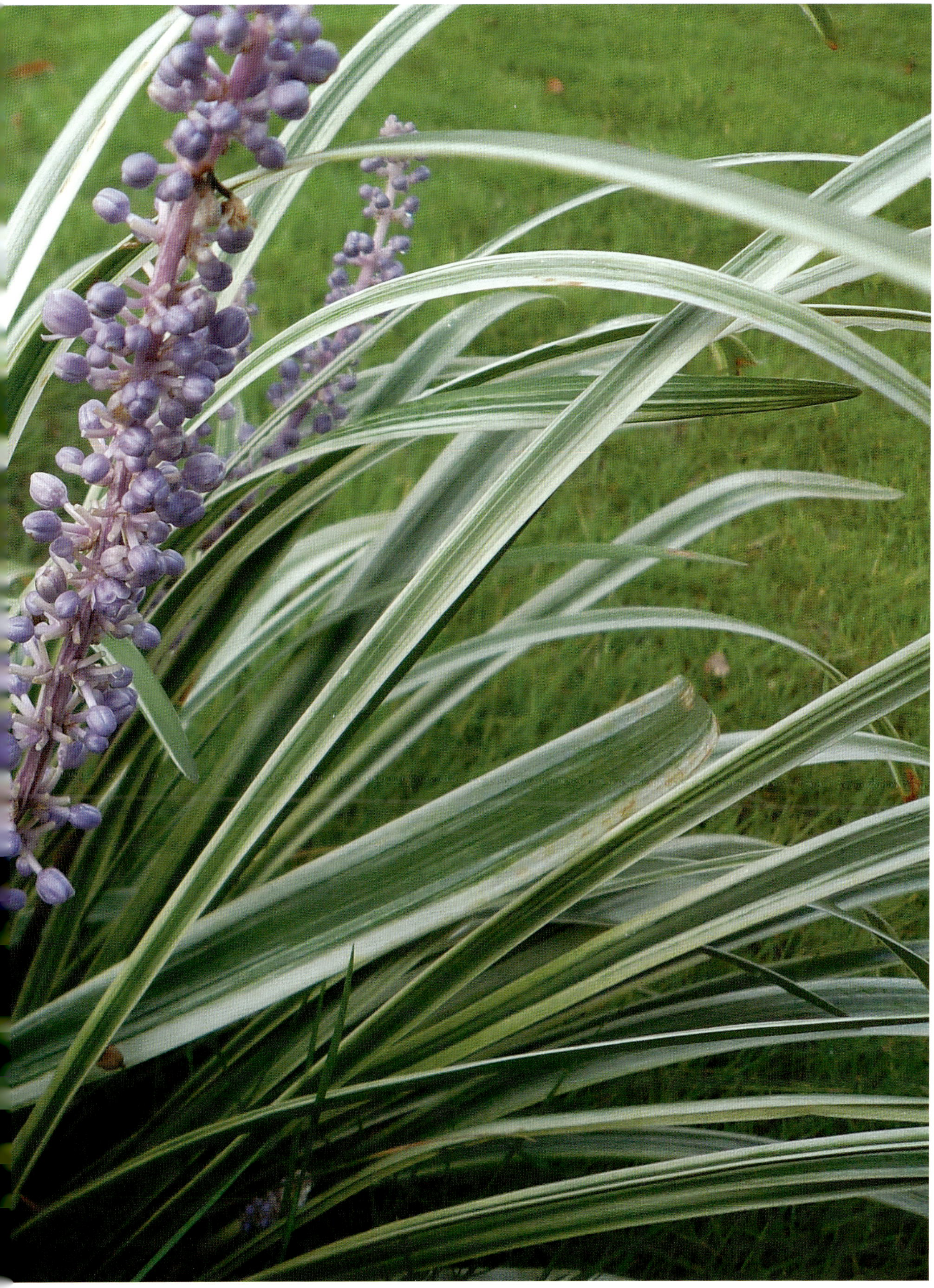

麦冬

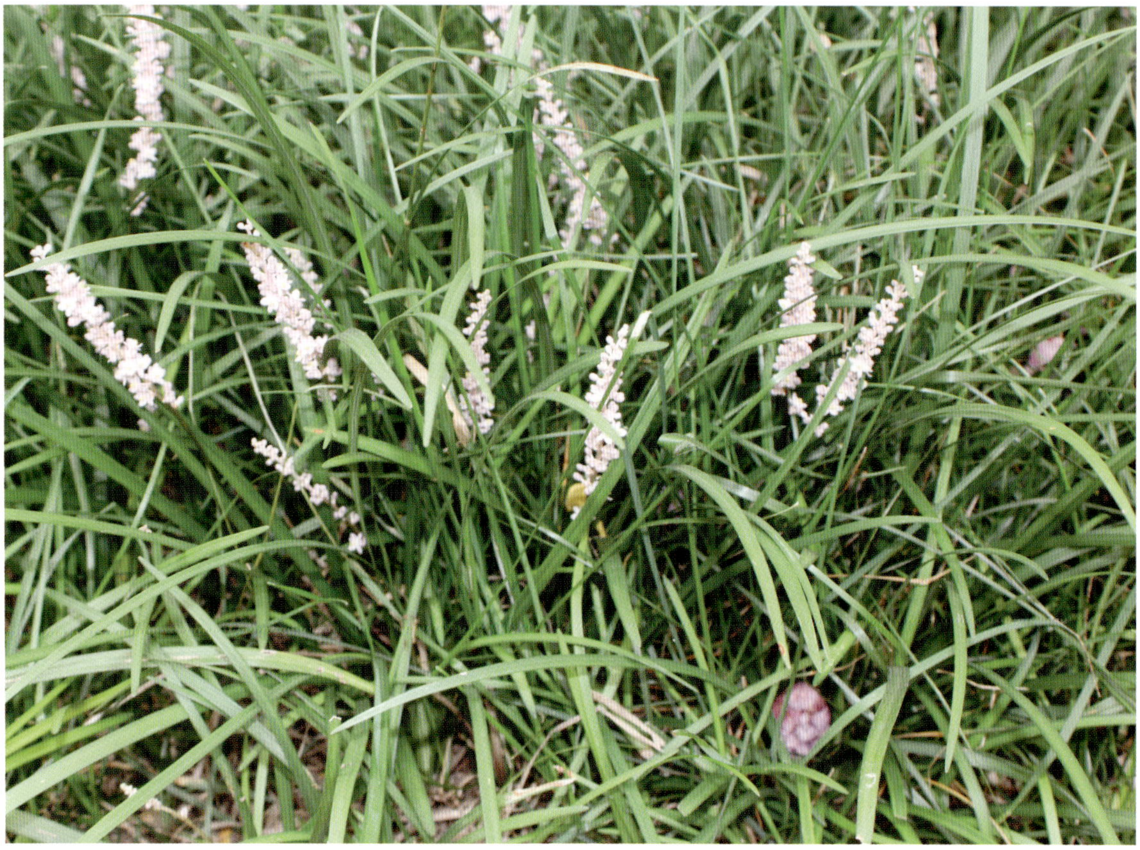

麦冬

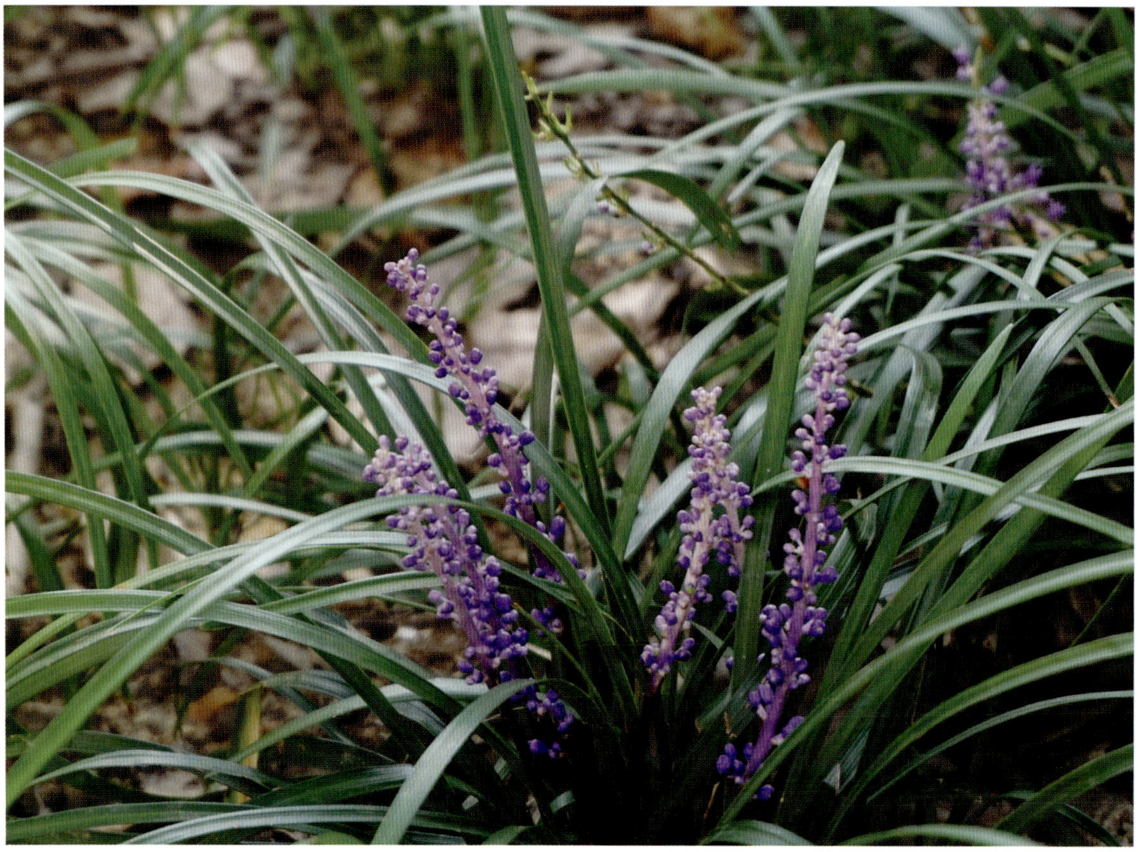

麦冬

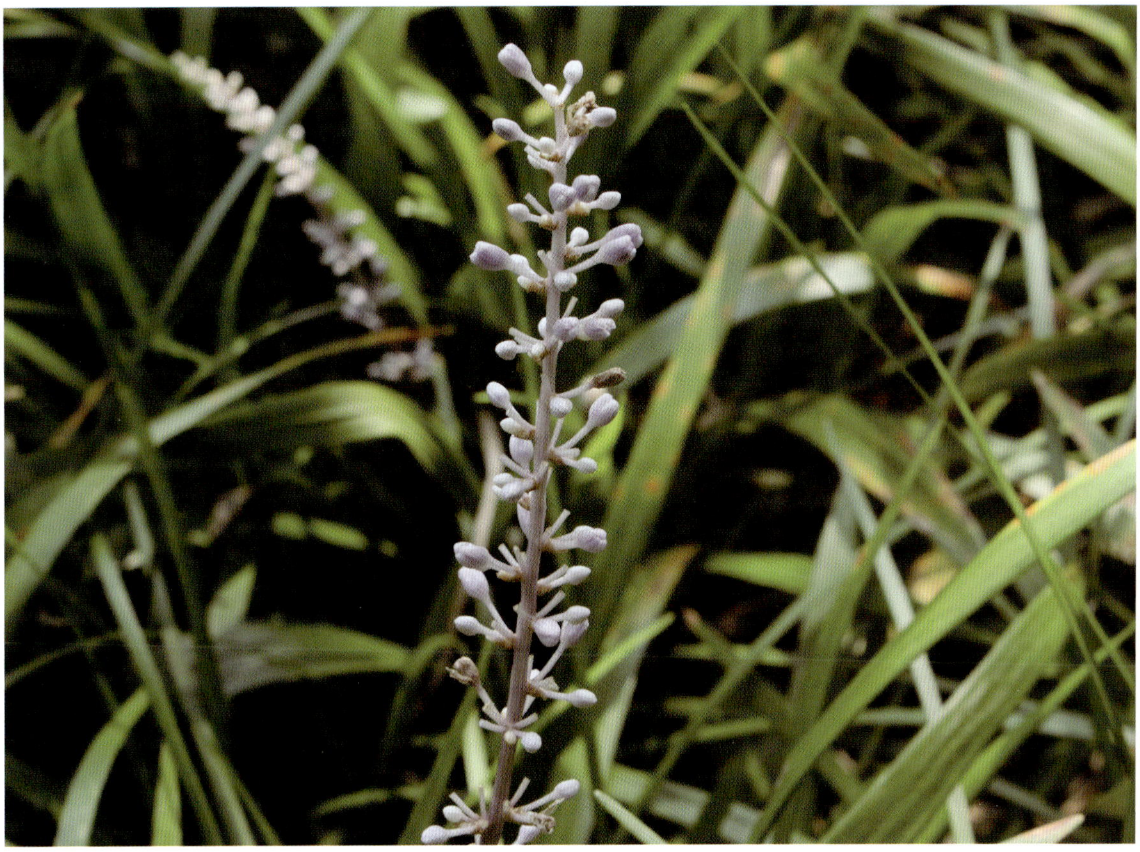

麦冬

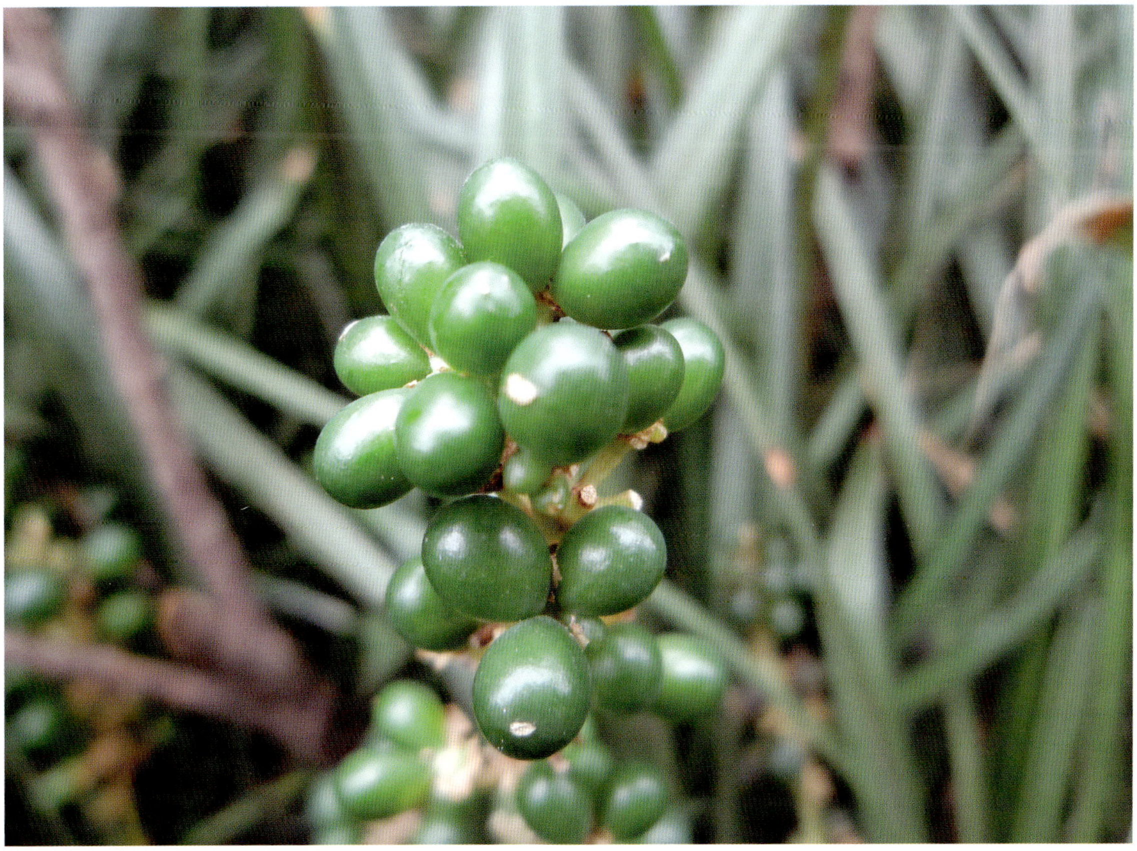

麦冬

功效主治

滋阴生津，润肺止咳，清心除烦。主治热病伤津，心烦，口渴，咽干，肺热燥咳，肺结核咯血，潮热盗汗。

用法用量

内服：10 ~ 30 g，煎汤。外用：捣敷。

民族药方

1．肺燥伤阴，发热，咳嗽　麦冬、沙参各 15 g，玉竹、天花粉、甘草各 10 g，桑叶 5 g，扁豆 3 g。水煎服。

2．肺气，元气，肾气不足或衰竭，脉微　麦冬 30 g，人参、北五味子各 15 g（即生脉散）。水煎服。

3．衄血不止　麦冬、生地黄各 15 g。水煎服。

4．百日咳　麦冬、天冬各 15 g，百部根、川贝母、瓜蒌仁、橘红各 10 g。水煎服，每日 1 剂。

5．慢性萎缩性胃炎　麦冬、党参、沙参、玉竹、天花粉各 9 g，乌梅、知母、甘草各 6 g。水煎服，每日 1 剂。

6．慢性肝炎　麦冬、虎杖各 15 g，栀子、枸杞子各 10 g，白芍 20 g，五味子 9 g。水煎服，每日 1 剂。

7．突发耳鸣　麦冬、熟地黄各 20 g，山茱萸 15 g，柴胡、栀子、川芎各 9 g。水煎服，每日 1 剂，分早晚 2 次服。

8．干咳少痰　麦冬、北沙参各 12 g，黄芩 9 g，桔梗、杏仁、甘草各 6 g。水煎服，每日 1 剂。

9．胃酸缺乏　麦冬、石斛、牡荆、山楂、木瓜、五味子各 10 g。水煎服，每日 1 剂。

10．咽痛，音哑　麦冬、玄参、干石斛各 10 g，藏青果 6 粒，胖大海 4 粒，金银花 15 g，甘草 5 g。混合后用开水浸泡，代茶频饮，每日 1 剂。

11．白血病　麦冬 15 g，当归、丹参、沙参、赤芍各 20 g，川芎、板蓝根 10 g，山豆根、山慈菇 30 g。水煎服，每日 1 剂。

12．心烦失眠　麦冬 15 g，栀子、竹叶各 10 g，黄连、肉桂各 6 g。水煎服，每日 1 剂，连用 14 日。

使用注意

脾胃虚寒泄泻，胃有痰饮湿浊及暴感风寒咳嗽者均忌服。

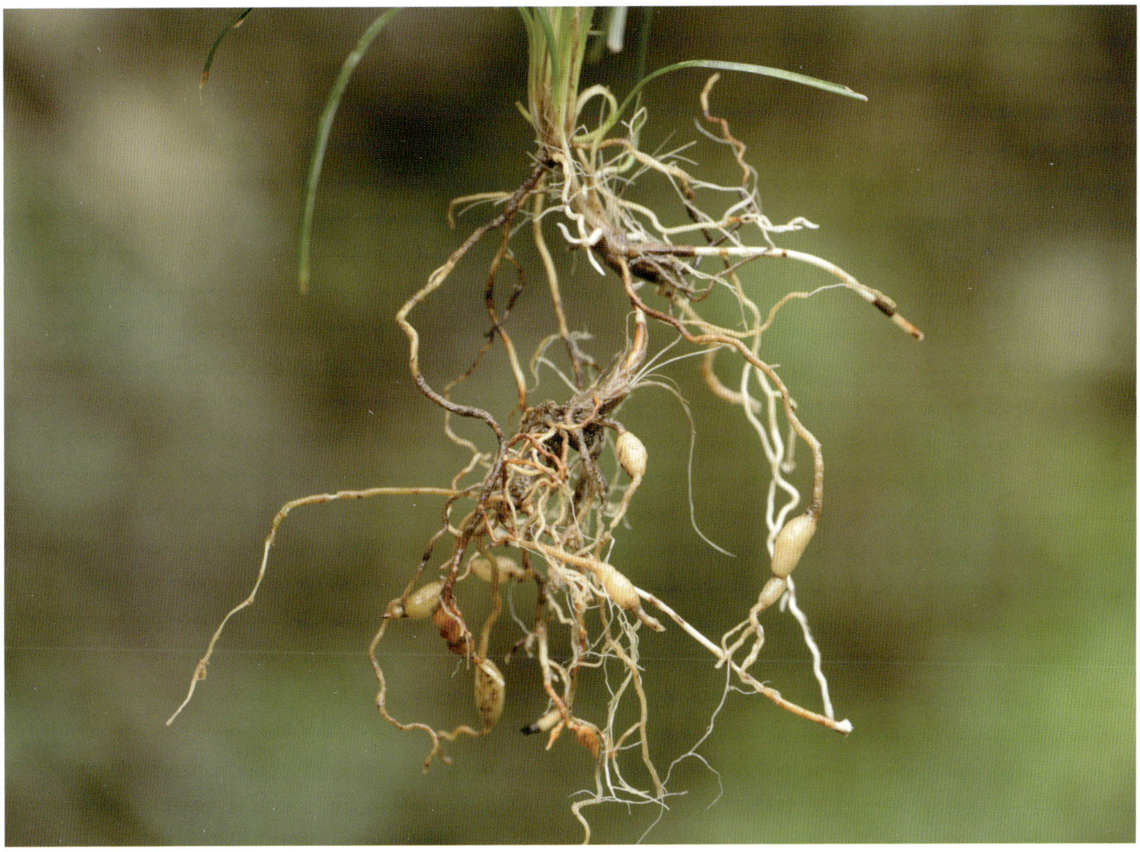

麦冬

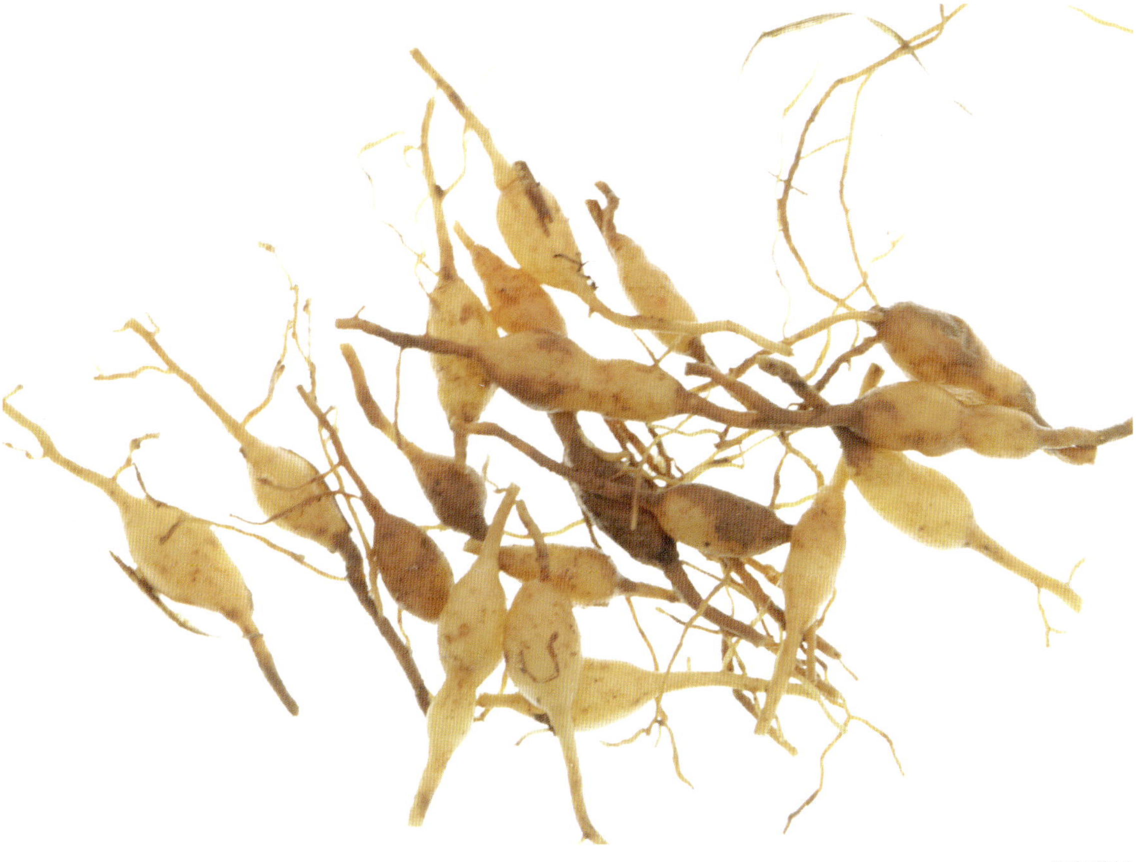

麦冬药材

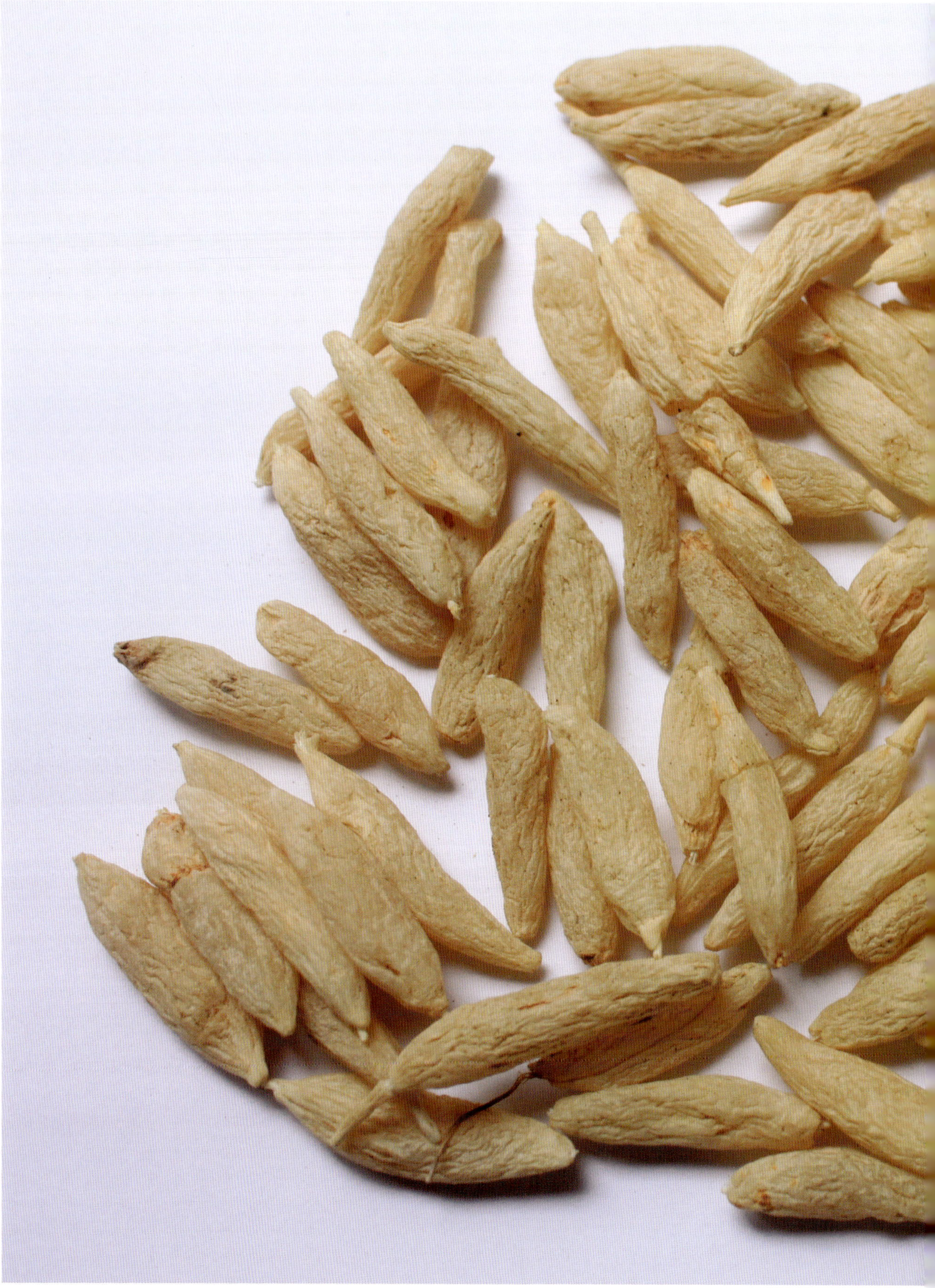

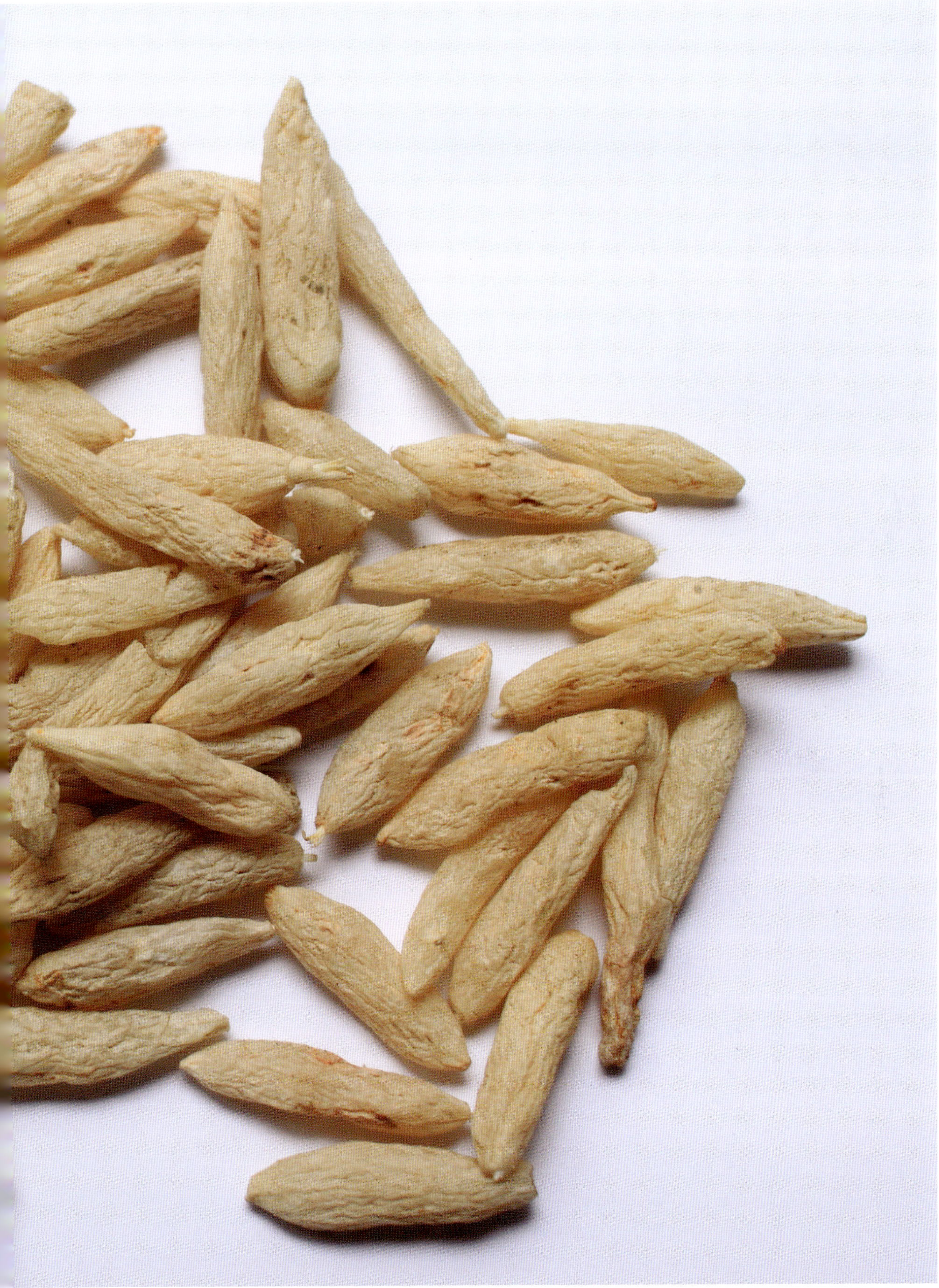

麦冬饮片

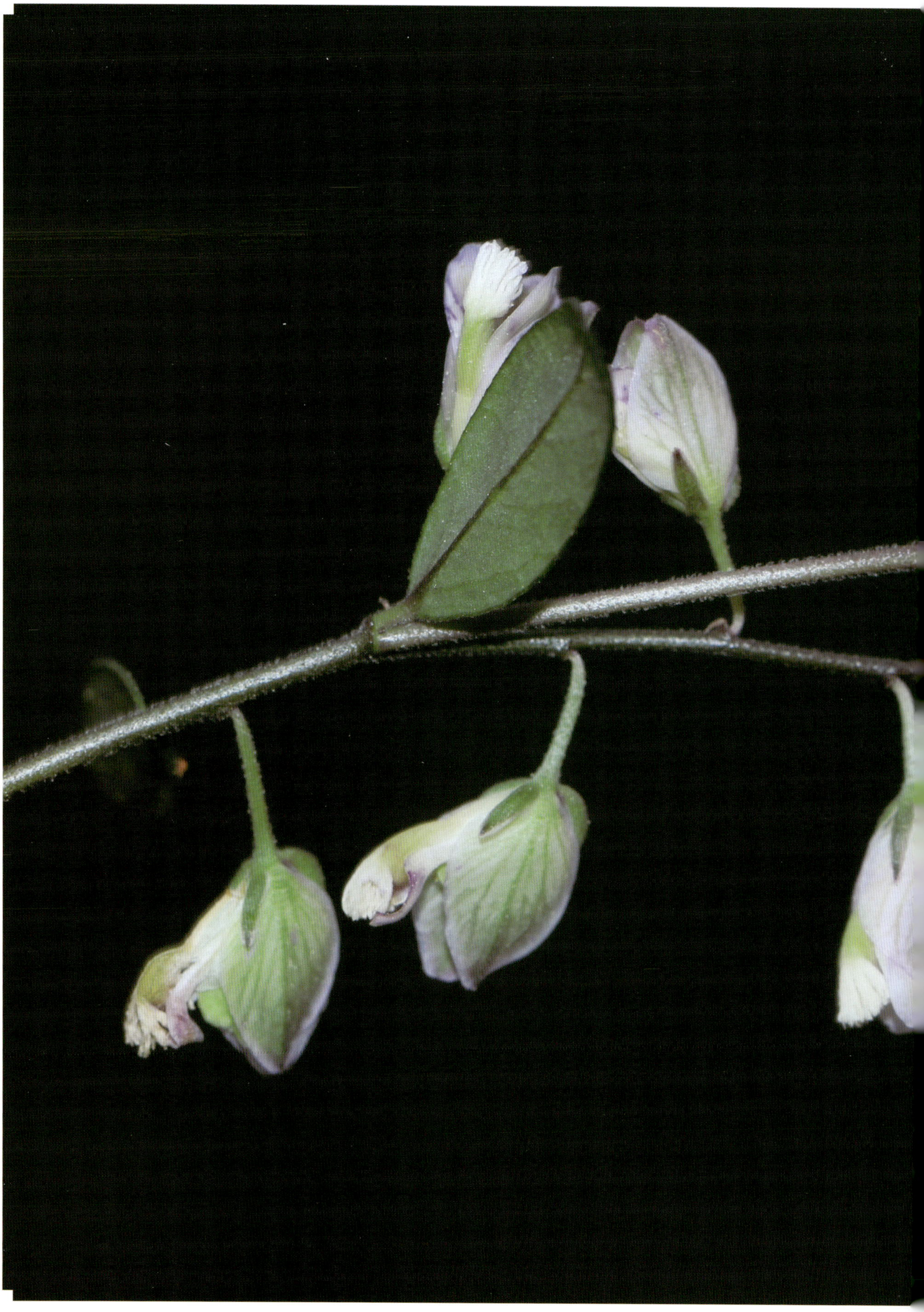

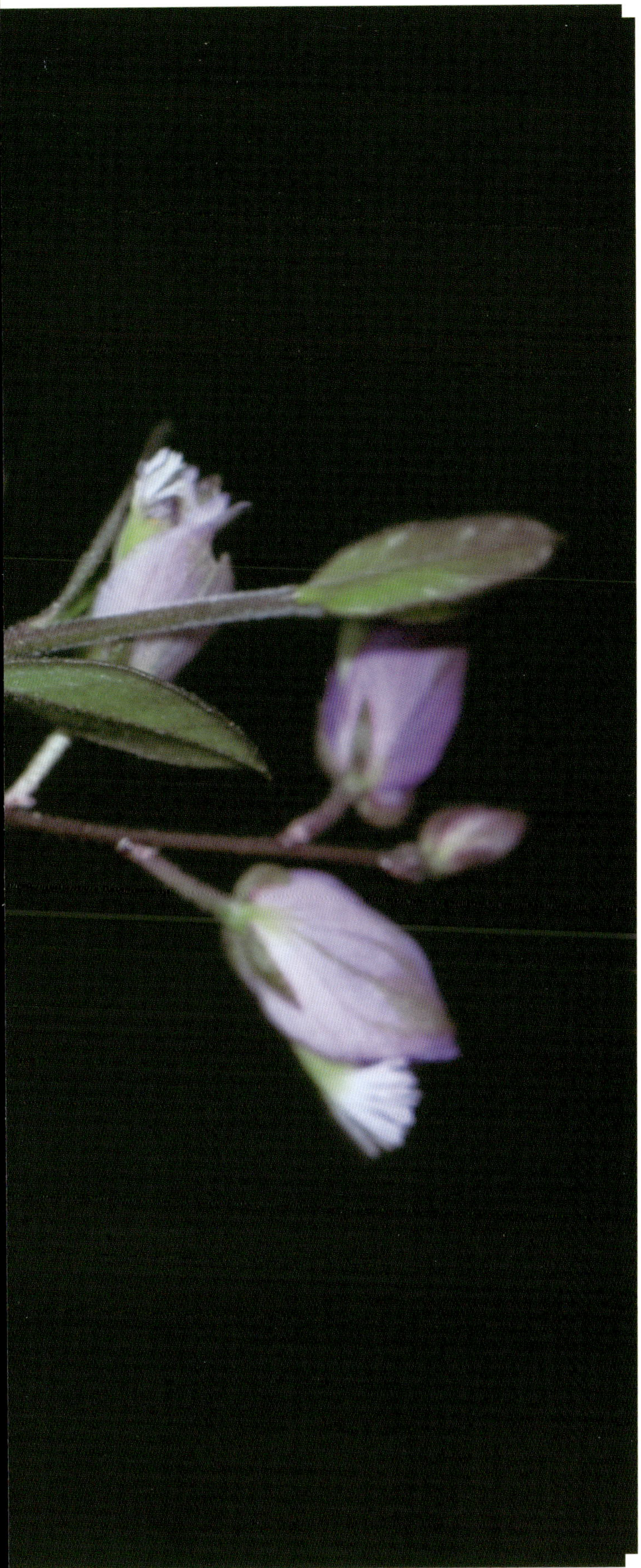

远志

【水药名】骂电低。

【别名】葽绕、蕀蒬、棘菀、细草、小鸡腿、小鸡眼、小草根。

【来源】本品为远志科植物远志 *Polygala tenuifolia* Willd. 的根。

【性味归经】味辛，性温。归心、肾、肺经。

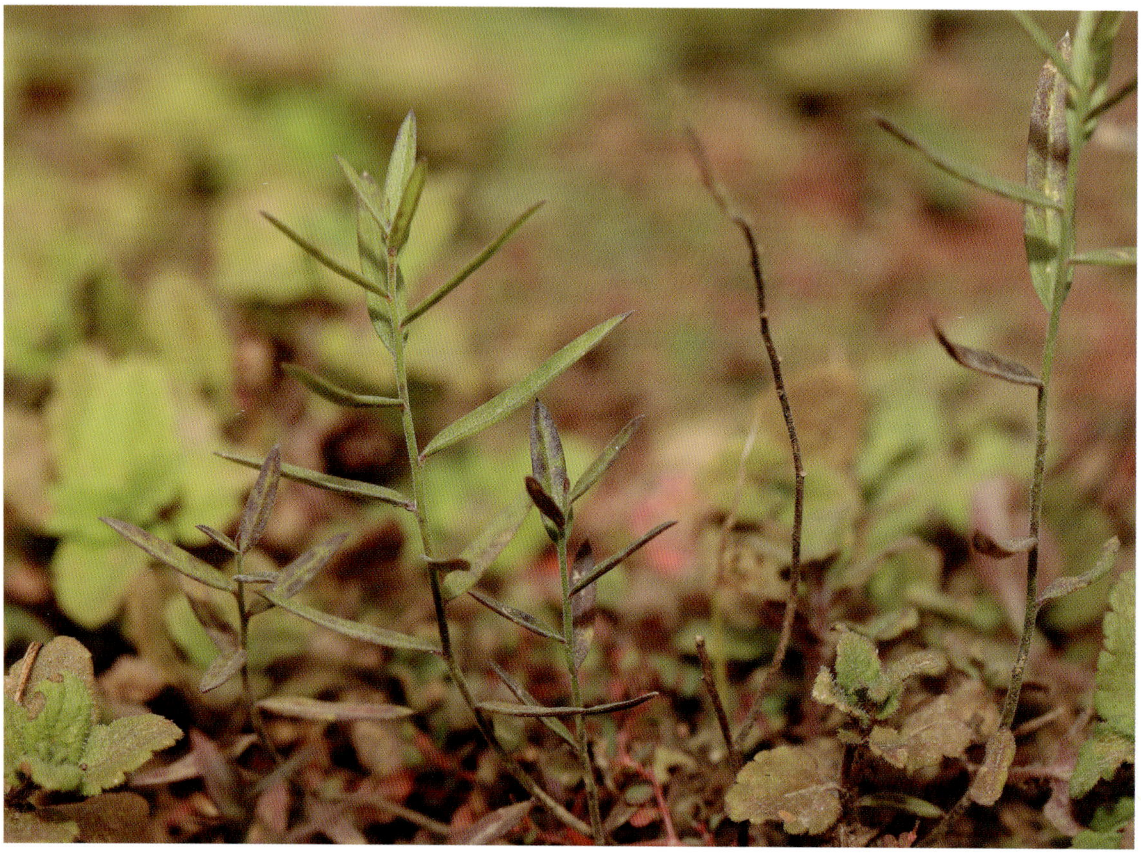

远志

识别特征

多年生草本，高 20 ~ 40 cm。根圆柱形，长达 40 cm，肥厚，淡黄白色，具少数侧根。茎直立或斜上，丛生，上部多分枝。叶互生，狭线形或线状披针形，长 1 ~ 4 cm，宽 1 ~ 3 mm，先端渐尖，基部渐窄，全缘，无柄或近无柄。总状花序长 2 ~ 14 cm，偏侧生与小枝顶端，细弱，通常稍弯曲；花淡蓝紫色，长 6 mm；花梗细弱，长 3 ~ 6 mm；苞片 3，极小，易脱落；萼片的外轮 3 片比较小，线状披针形，长约 2 mm，内轮 2 片呈花瓣状，成稍弯些的长圆状倒卵形，长 5 ~ 6 mm，宽 2 ~ 3 mm；花瓣的两侧瓣倒卵形，长约 4 mm，中央花瓣较大，呈龙骨瓣状，背面顶端有撕裂成条的鸡冠状附属物；雄蕊 8，花丝连合成鞘状；子房倒卵形，扁平，花柱线形，弯垂，柱头二裂。蒴果扁平，卵圆形，边有狭翅，长宽均 4 ~ 5 mm，绿色，光滑无睫毛。种子卵形，微扁，长约 2 mm，棕黑色，密被白色细绒毛，上端有发达的种阜。花期 5—7 月，果期 7—9 月。

生境分布

生长于海拔 400 ~ 1 000 m 的山坡草地或路旁。分布于东北、华北、西北、西南及山东、安徽、江西、江苏等地。

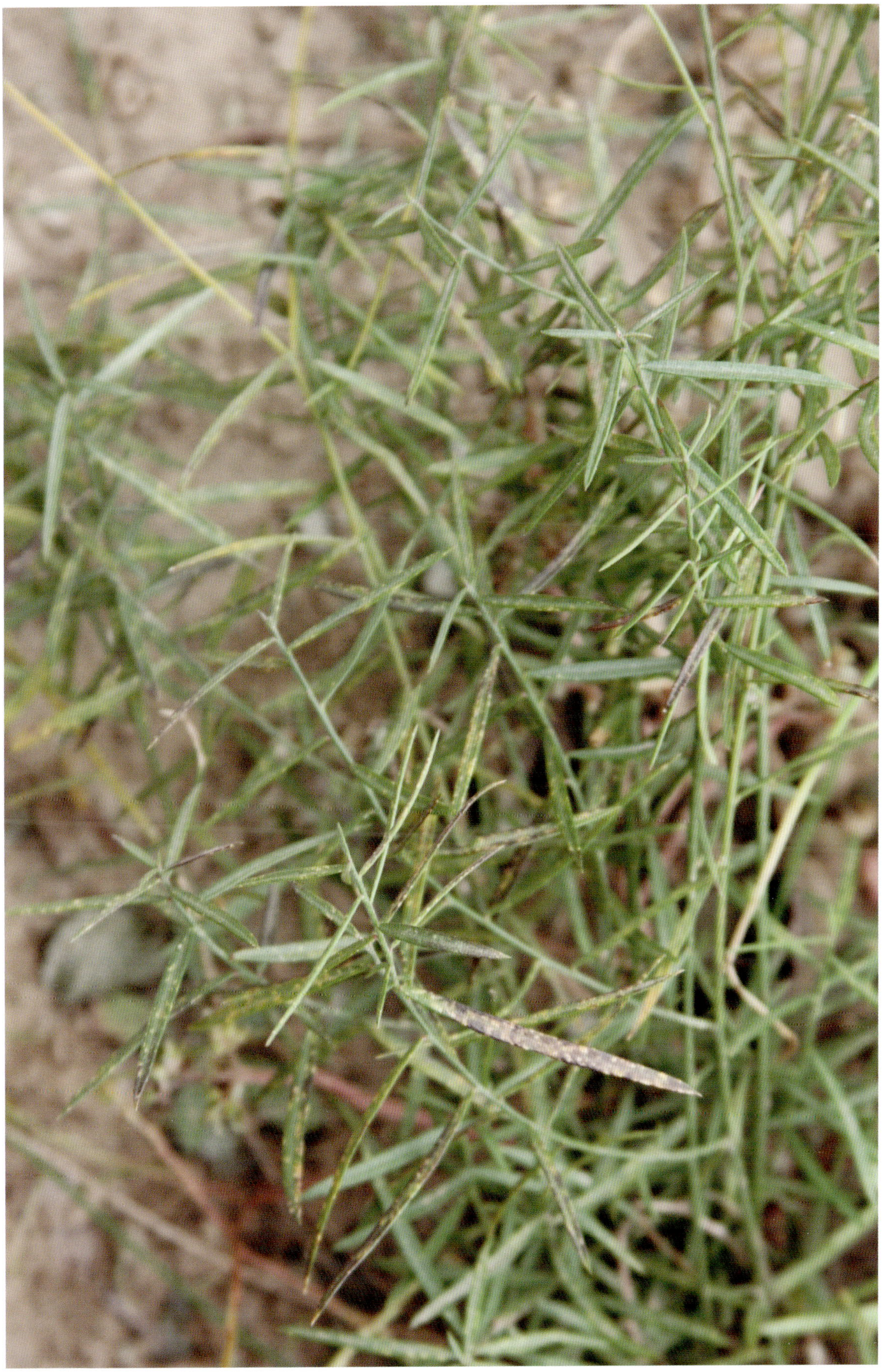

远志

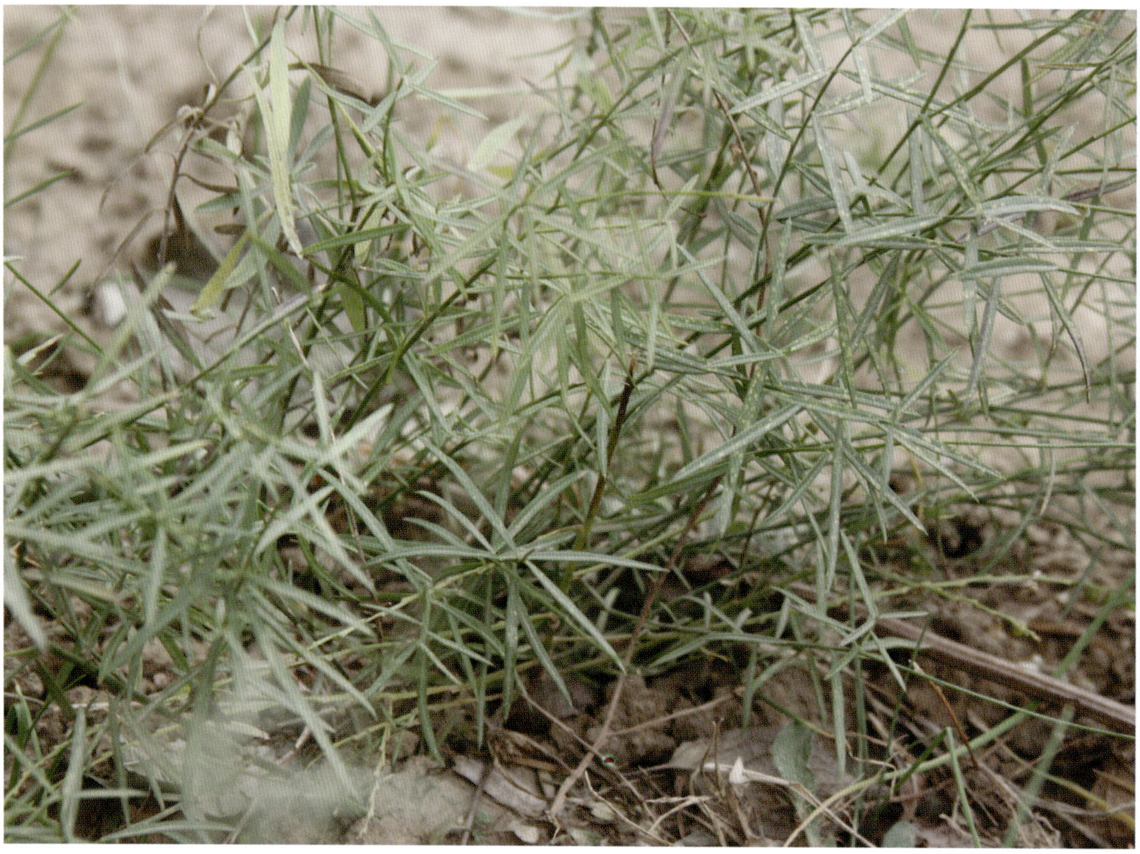

远志

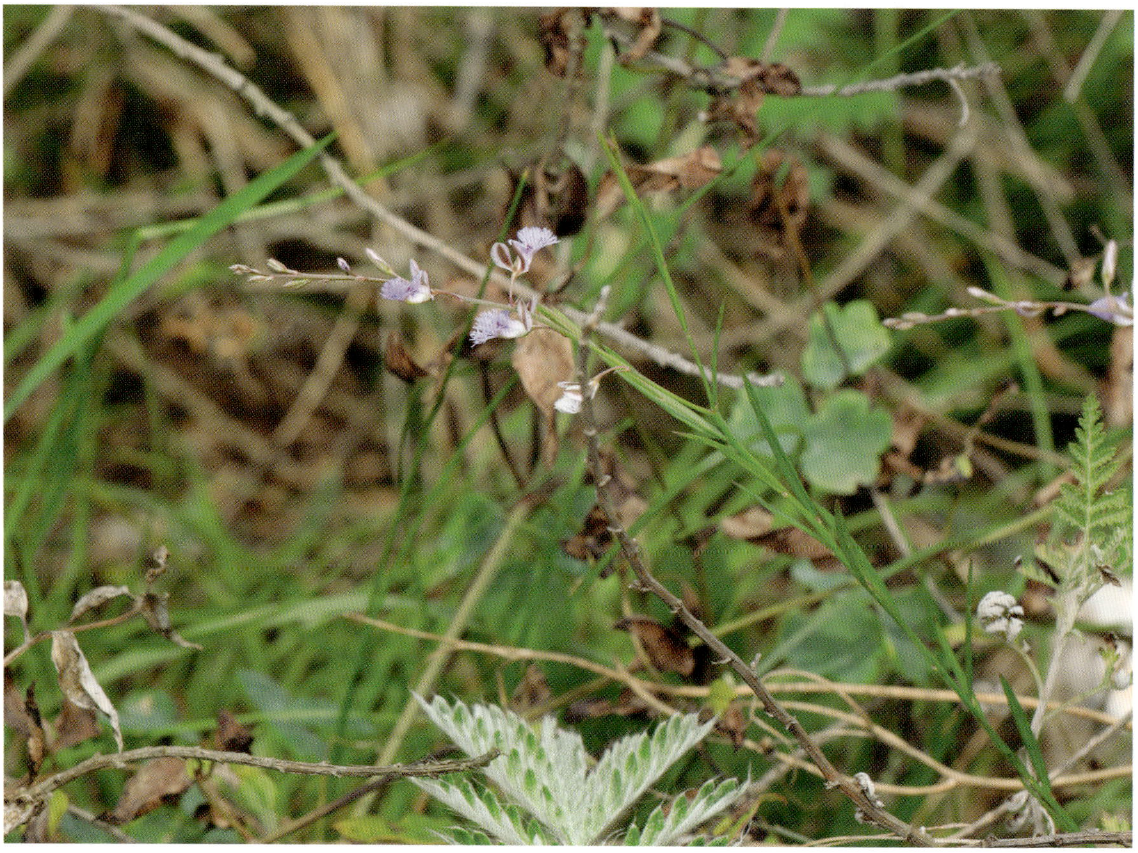

远志

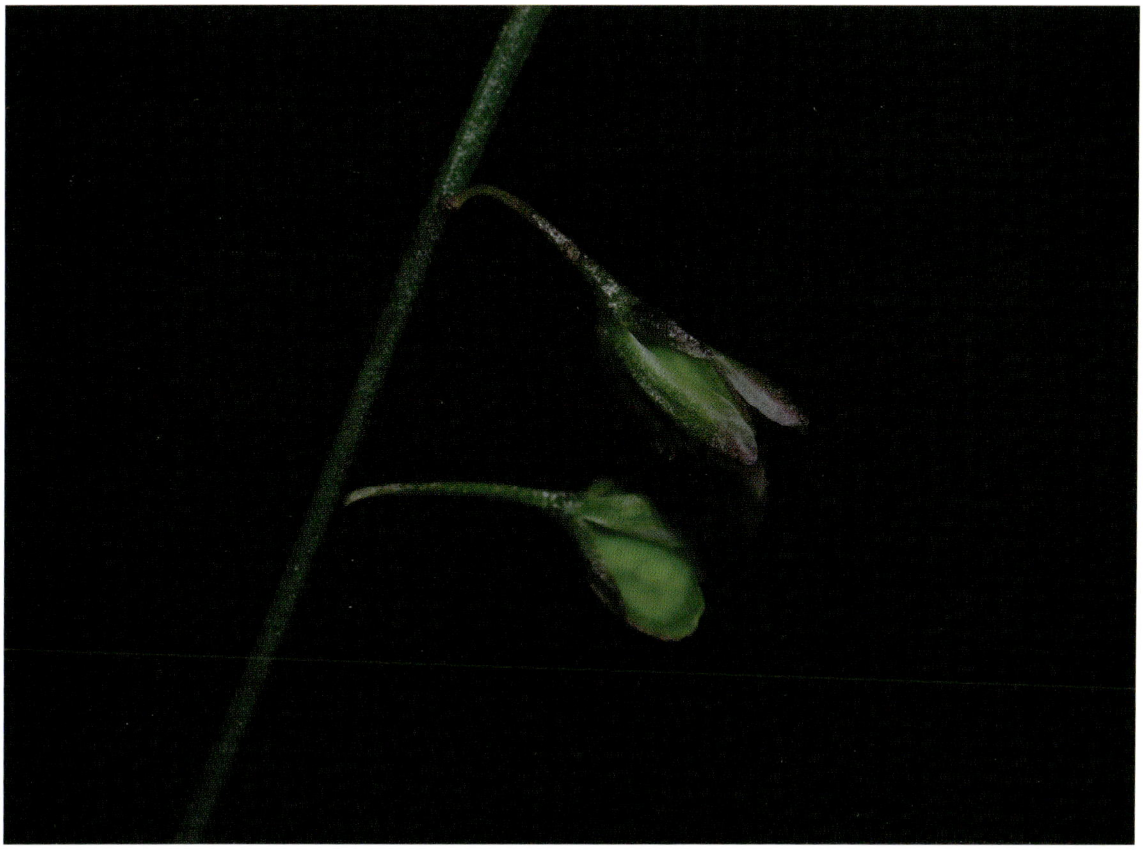

远志

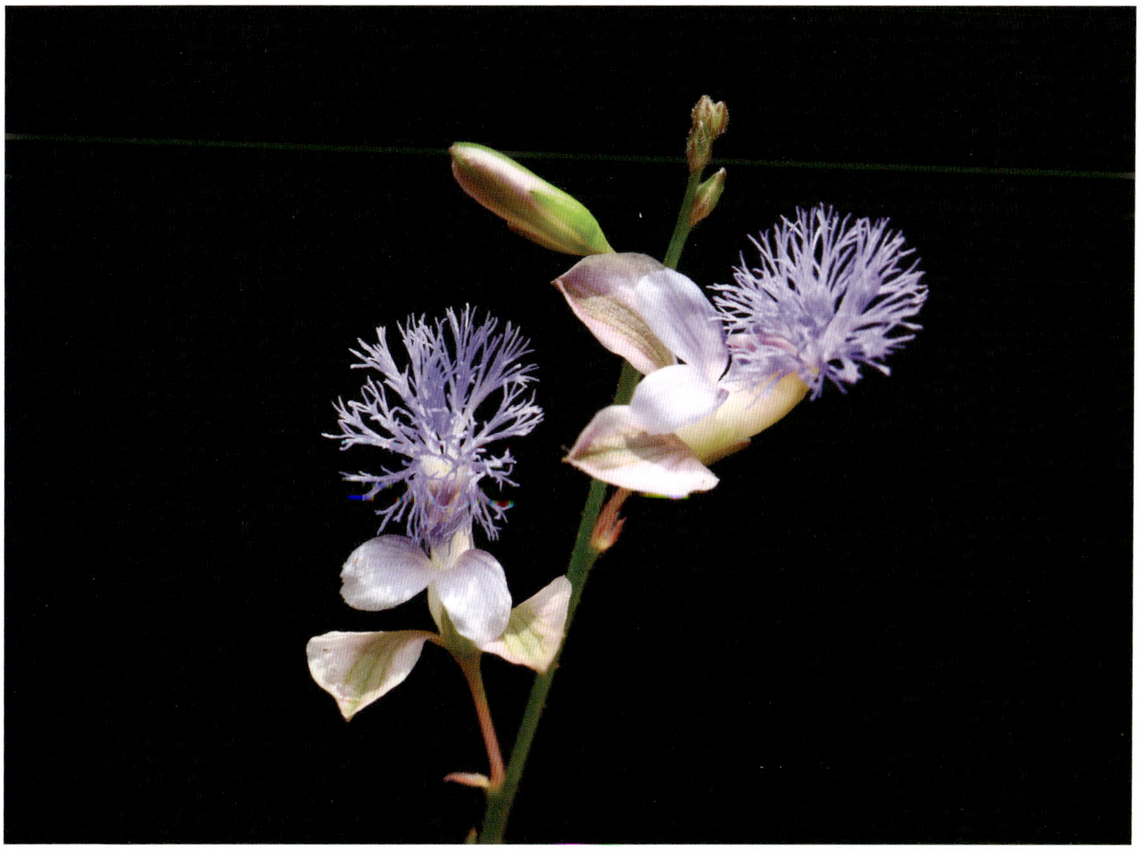

远志

采收加工

栽种后第3、4年秋季返苗后或春季出苗前挖取根部，除去泥土和杂质，用木棒敲打，使其松软，抽出木心，晒干即可。去除木心的远志称“远志肉”“远志筒”。如采收后不去木心，直接晒干者，称“远志棍”。

药材鉴别

1. 远志筒 呈筒状，中空，拘挛不直，长3～12 cm，直径0.3～1 cm。表面灰色，或灰黄色。全体有密而深陷的横皱纹，有些有细纵纹及细小的疙瘩状根痕。质脆易断，断面黄白色、较平坦，微有青草气，味苦微辛，有刺喉感。远志肉：多已破碎。肉薄，横皱纹较少。

2. 远志棍 细小，中间有较硬的淡黄色木心。

功效主治

安神益智，祛痰，消肿。主治心肾不交引起的失眠多梦，健忘惊悸，神志恍惚，咳痰不爽，疮疡肿毒，乳房肿痛。

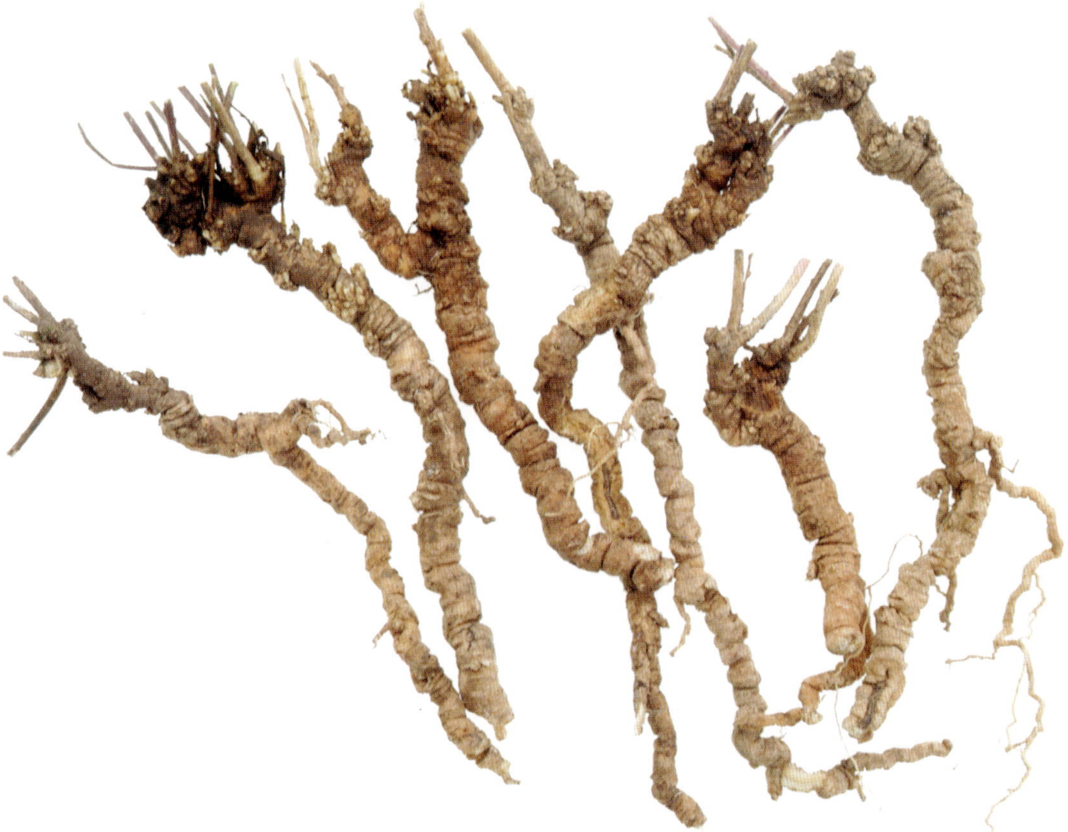

远志药材

远志药材

用法用量

内服：10 ～ 15 g，煎汤；或研末，入丸、散服。

民族药方

1. 耳目昏重，精神恍惚　远志、酸枣仁各 100 g，当归 50 g，苍耳仁 25 g，枸杞子、甘菊花各 200 g。制为丸，每早、晚各服 15 g，白汤下。

2. 健忘　远志、石菖蒲各等份。煎汤常服。

3. 不寐　远志肉、酸枣仁、石莲肉（炒）各等份。水煎服。

4. 神经衰弱，健忘心悸，多梦失眠　远志（研粉）适量。每服 3 g，每日 2 次，米汤冲服。

5. 心悸　远志 25 g，茯神 10 g，益智仁 15 g。共研细末，每次 6 g，每日 2 次，黄酒送服。

使用注意

阴虚火旺、心肾有火者不宜服用。

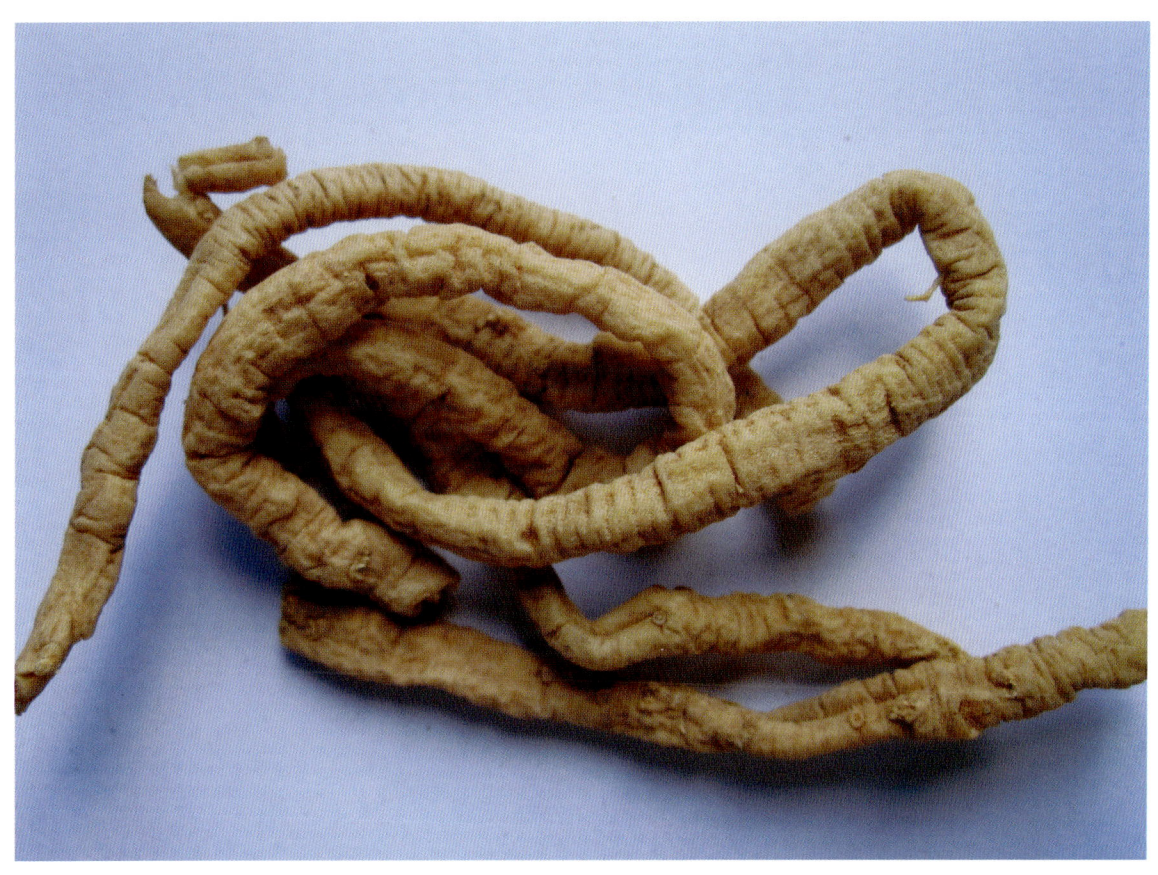

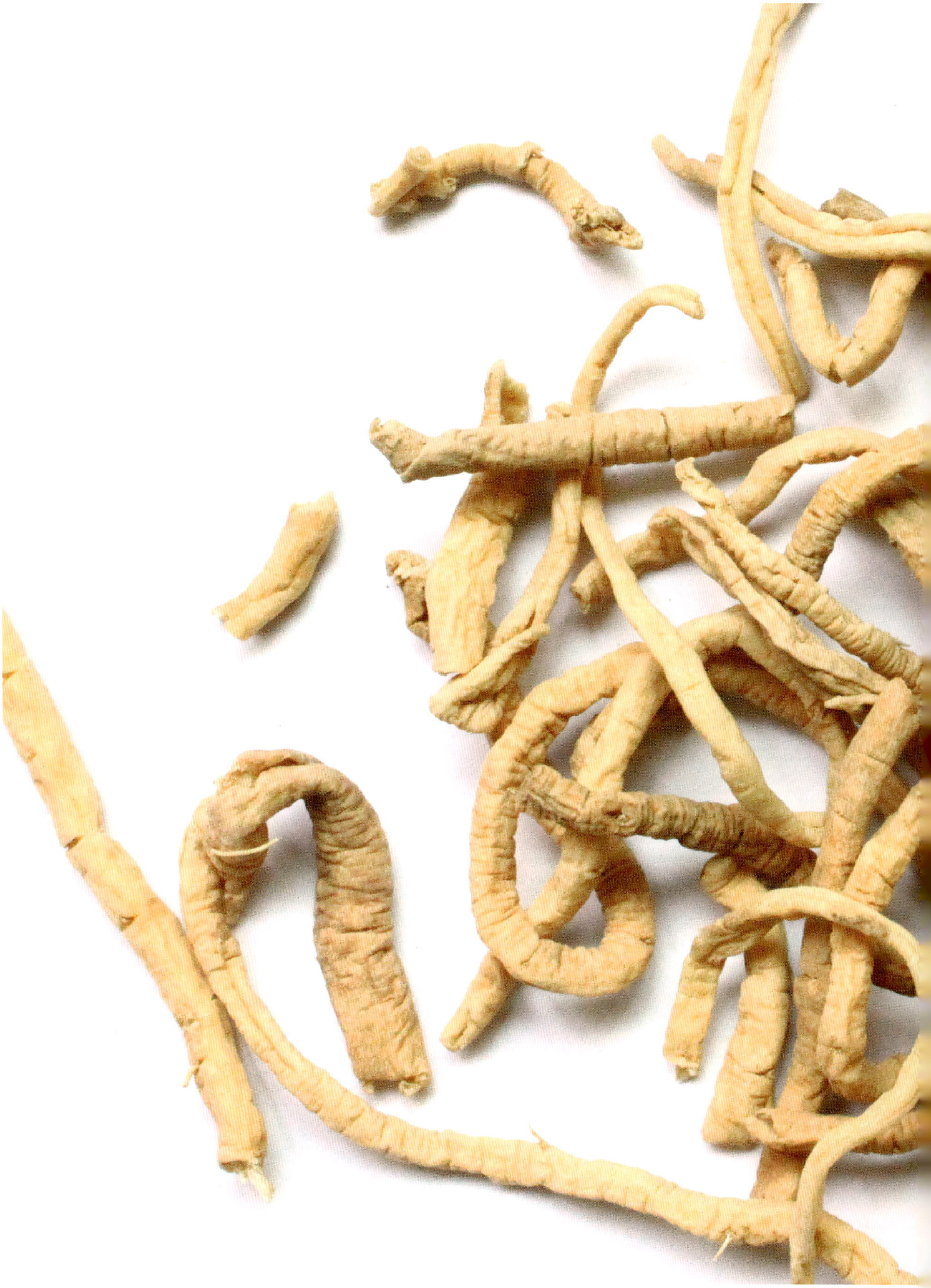

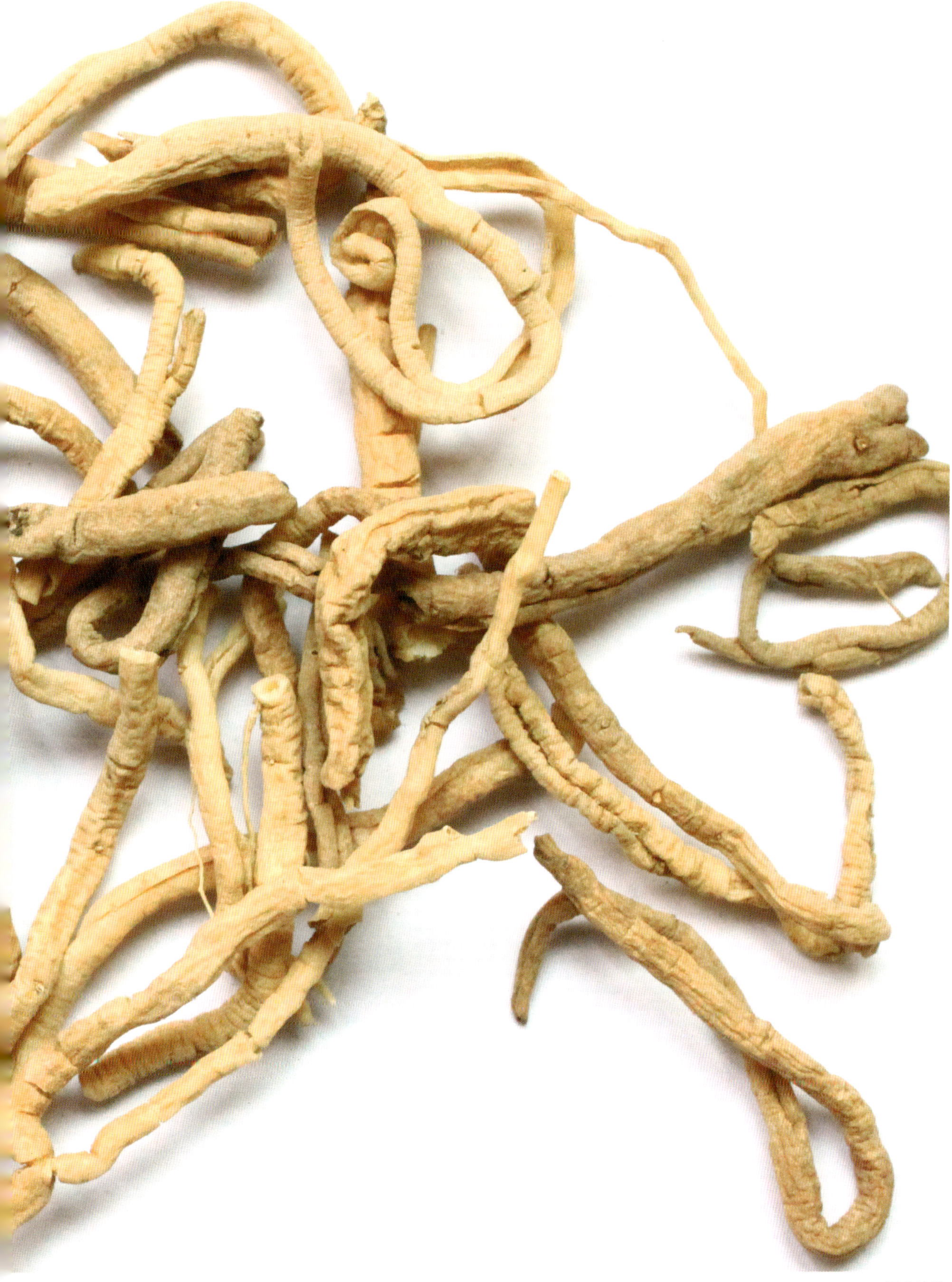

远志饮片

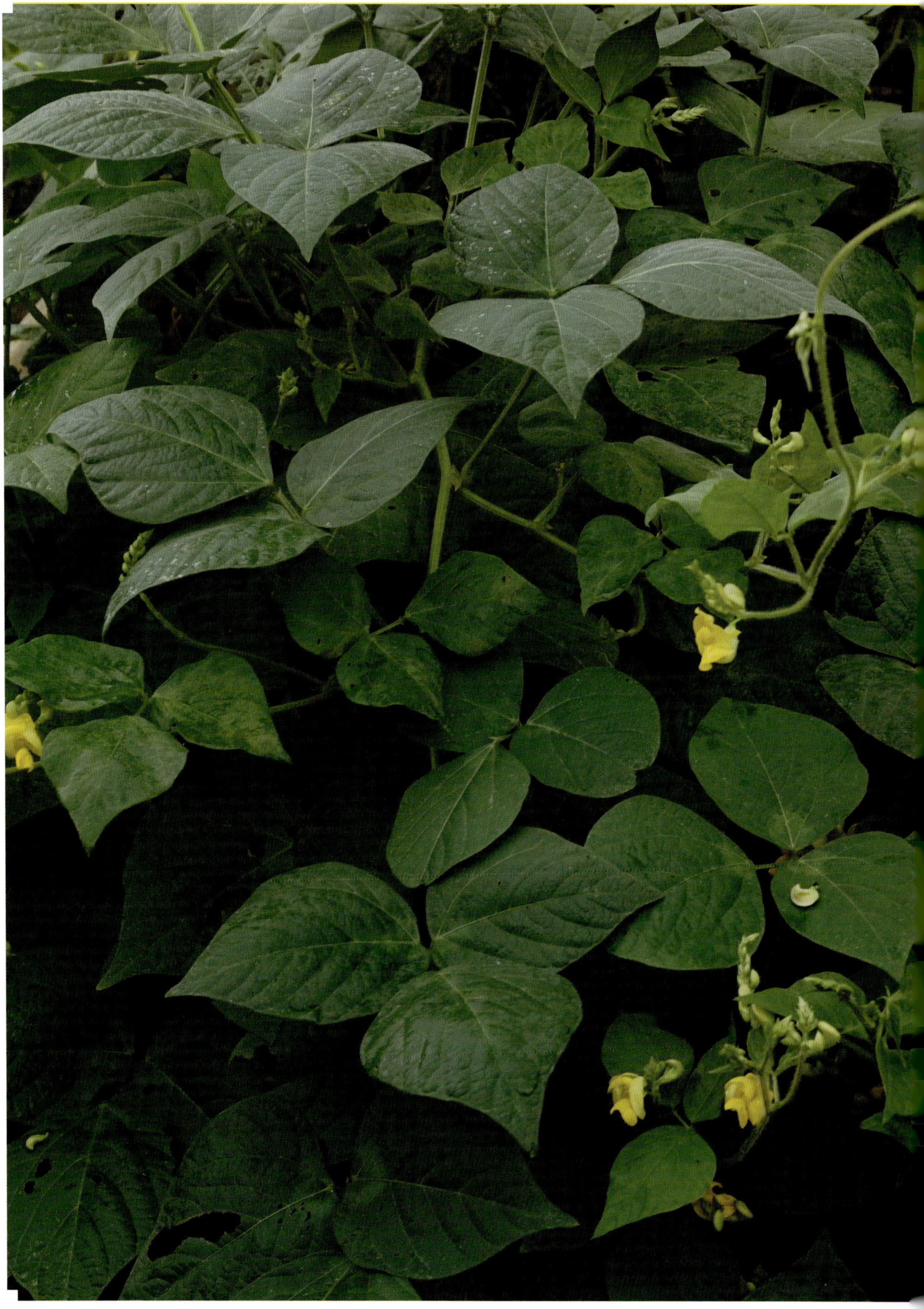

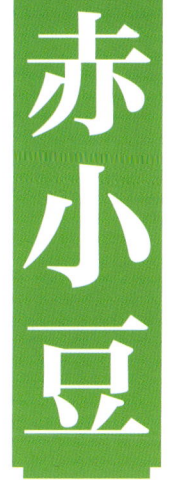

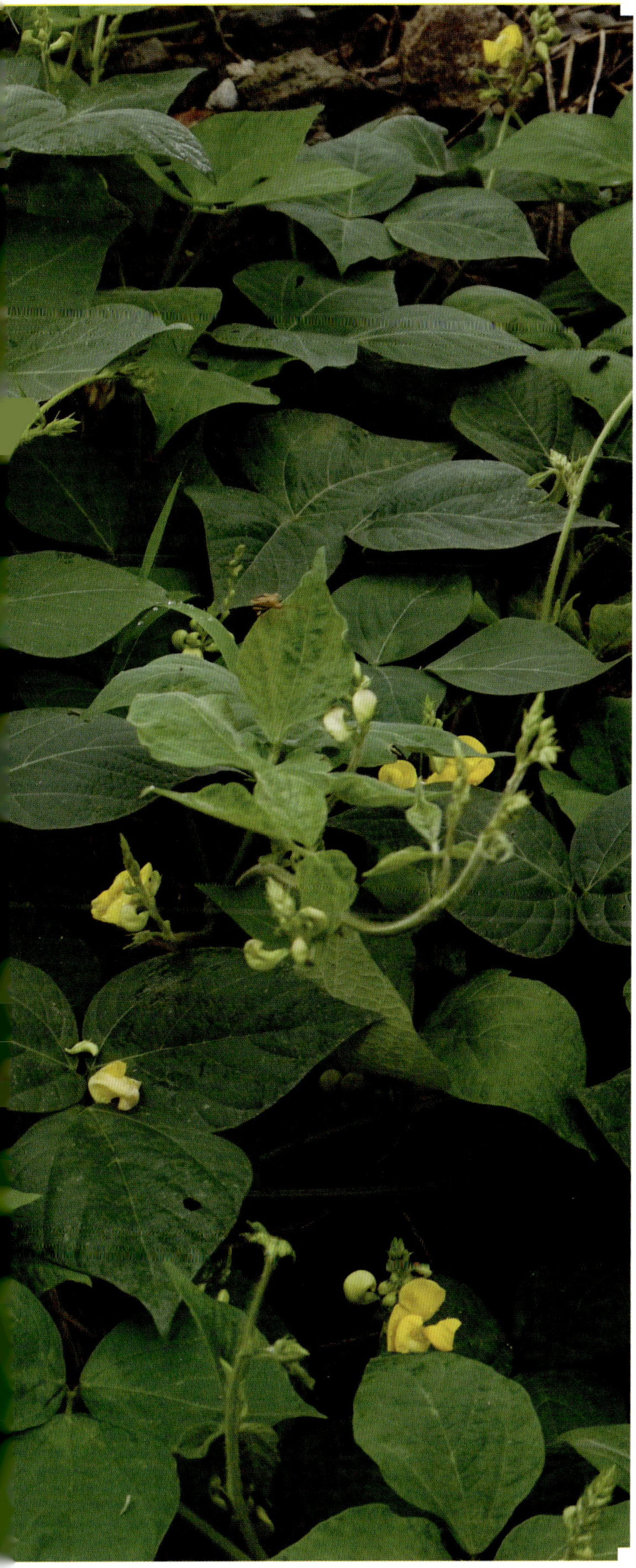

赤小豆

【水药名】朵低。

【别　名】赤豆、红豆、红小豆、朱赤豆、朱小豆、猪肝赤、杜赤豆、米赤豆、米赤。

【来　源】本品为豆科植物赤小豆 *Phaseolus calcaratus* Roxb. 的种子。

【性味归经】味甘、酸，性凉。归心、小肠经。

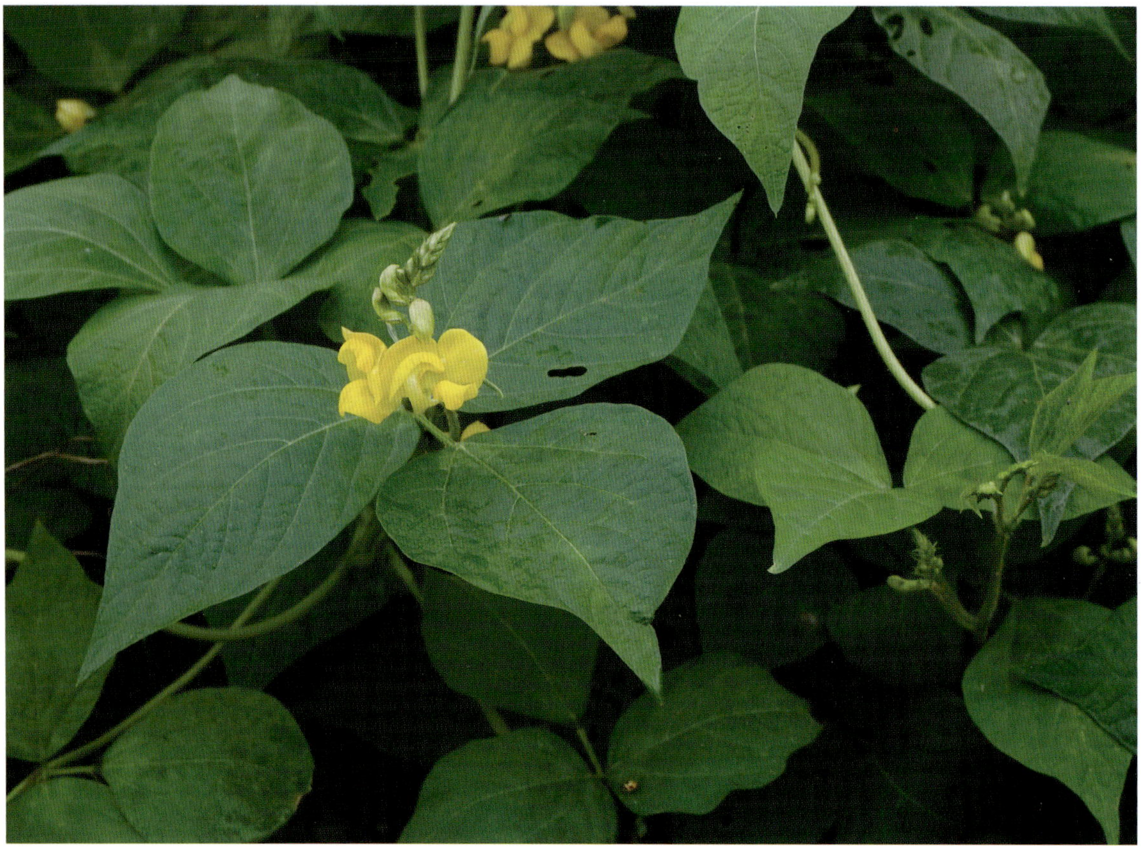

赤小豆

识别特征

一年生半攀缘草本。茎长可达 1.8 m，密被倒毛。三出复叶，叶柄长 8 ~ 16 cm；托叶披针形或卵状披针形；小叶 3 枚，披针形、矩圆状披针形至卵状披针形，长 6 ~ 10 cm，宽 2 ~ 6 cm，先端渐尖，基部阔三角形或近圆形，全缘或具 3 浅裂，两面均无毛，仅叶脉上有疏毛，纸质，脉 3 出，具柄。总状花序腋生，小花多枚，小花柄极短；花冠蝶形，黄色，旗瓣肾形，翼瓣斜卵形。荚果线状扁圆柱形；种子 6 ~ 10 枚，暗紫色。花期 5—8 月，果期 8—9 月。

生境分布

多为栽培。分布于全国各地。

采收加工

秋季荚果成熟而未开裂时拔取全株，晒干并打下种子，去杂质，再晒干。

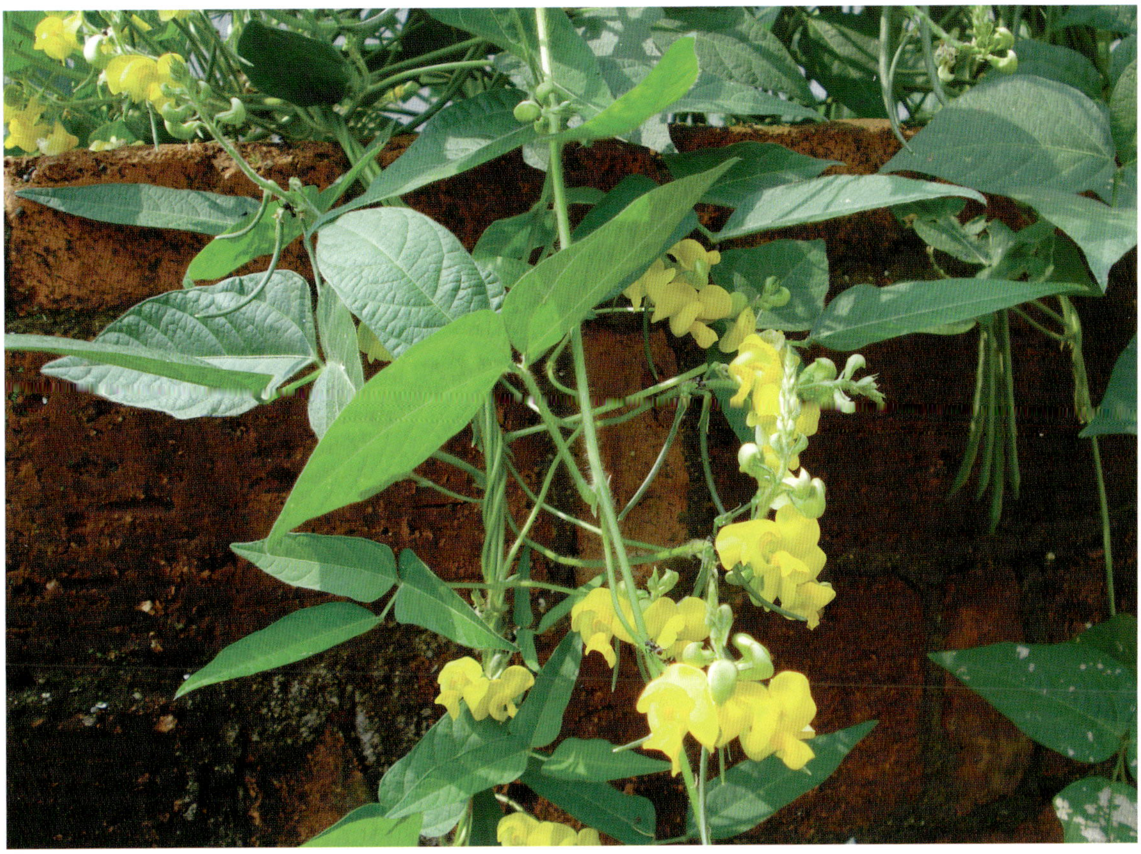

赤小豆

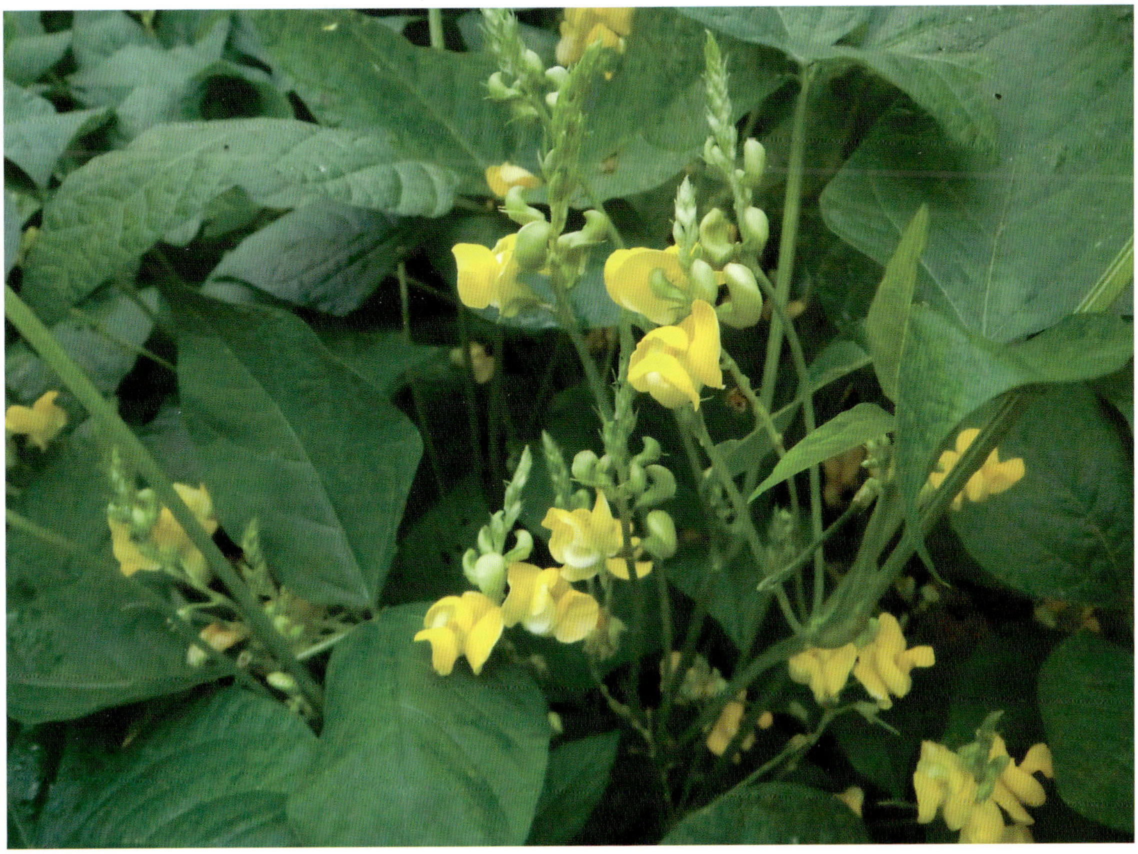

赤小豆

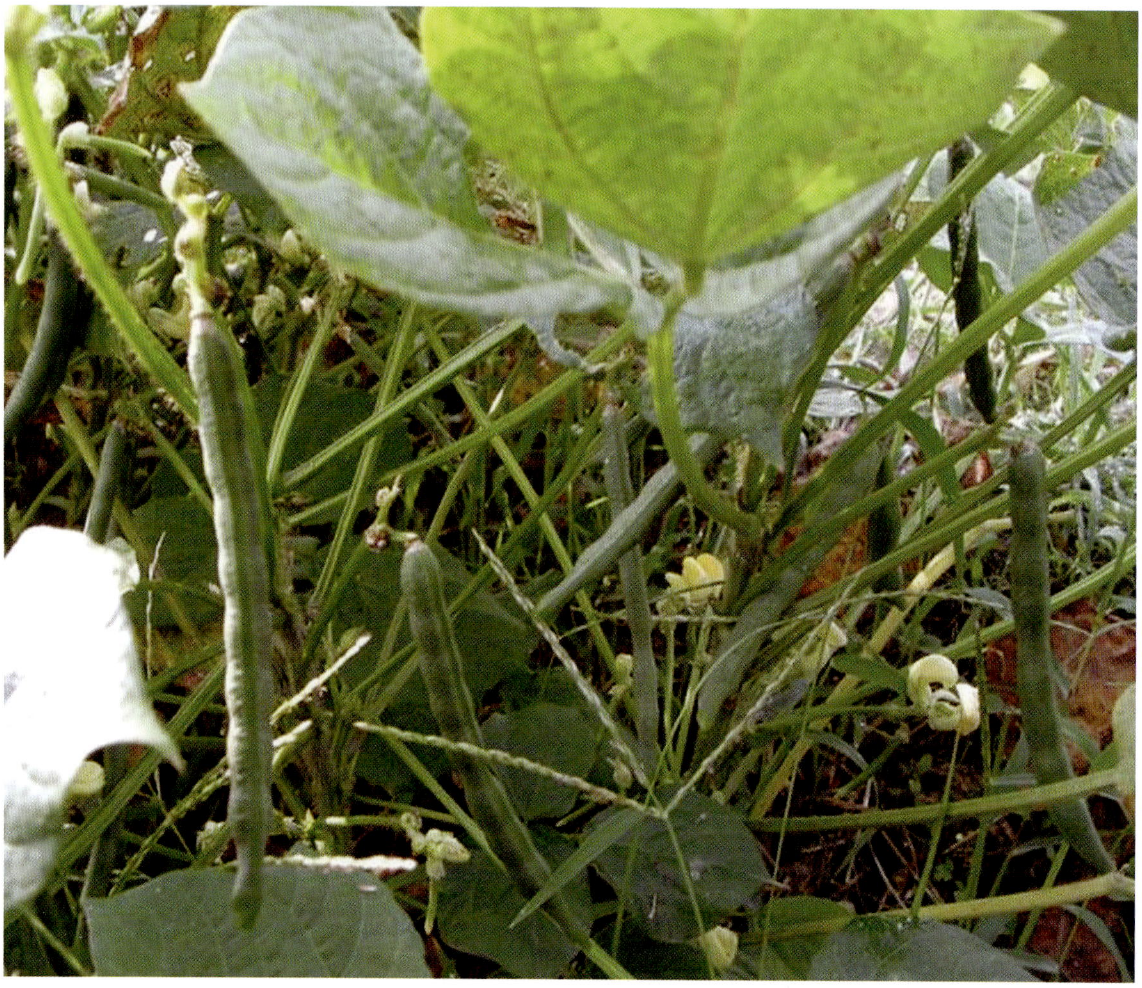

赤小豆

药材鉴别

赤小豆种子圆柱形而略扁，两端稍平截或圆钝，长 5 ~ 7 mm，直径 3 ~ 5 mm。表面紫红色或暗红棕色。平滑，稍具光泽或无光泽；一侧有线形突起的种脐，偏向一端，白色，约为种子长度的 2/3，中央凹陷成纵沟；另侧有一条不明显的种脊。质坚硬，不易破碎；剖开后种皮薄而脆，子叶 2 枚，乳白色，肥厚，胚根细长，弯向一端。气微，味微甘，嚼之有豆腥气。以颗粒饱满、色紫红发暗者为佳。

功效主治

利水除湿，和血排脓，消肿解毒。主治水肿，脚气，黄疸，泻痢，便血，痈肿。

用法用量

内服：10 ~ 30 g，煎汤；或入散剂。外用：生研调敷。

民族药方

1．水肿和小便不利 赤小豆120 g，白茅根250 g。共同加水煮至水干，除去茅根，将豆分数次嚼食。

2．慢性血小板减少性紫癜 赤小豆50 g，带红皮花生米30 g，冰糖20 g，加水煮至豆烂熟。食豆与花生米而饮其汤，每日1次，连服30次为1个疗程，可连服2～3个疗程。

3．急性肾炎 赤小豆30 g，连翘、白茅根各15 g，茜草根、蒲黄各10 g。水煎服，每日1剂，连服1～3个月。

4．糖尿病 赤小豆（经水浸发芽）120 g，猪胰脏1具。同煮食。

使用注意

脾胃虚寒者慎用。

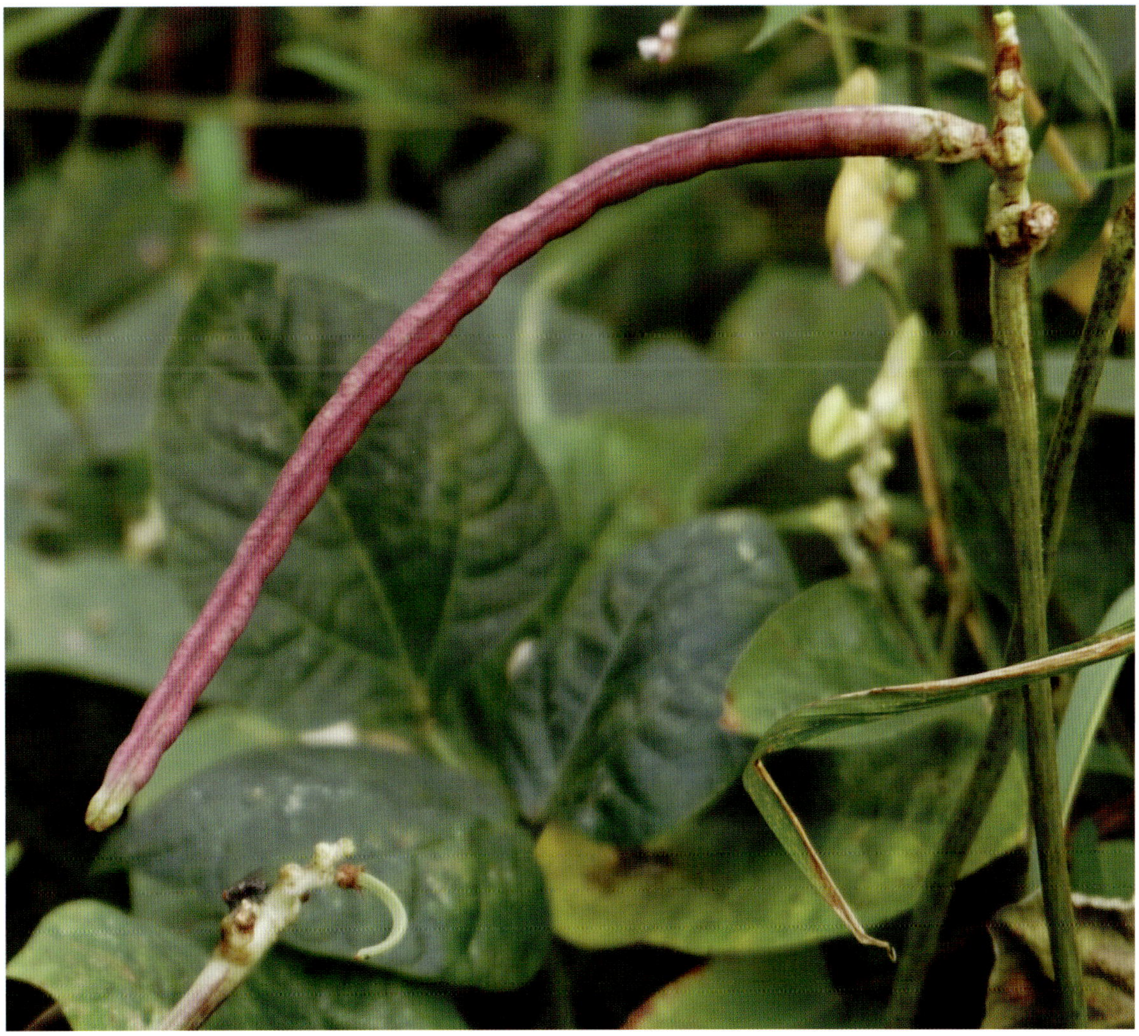

赤小豆

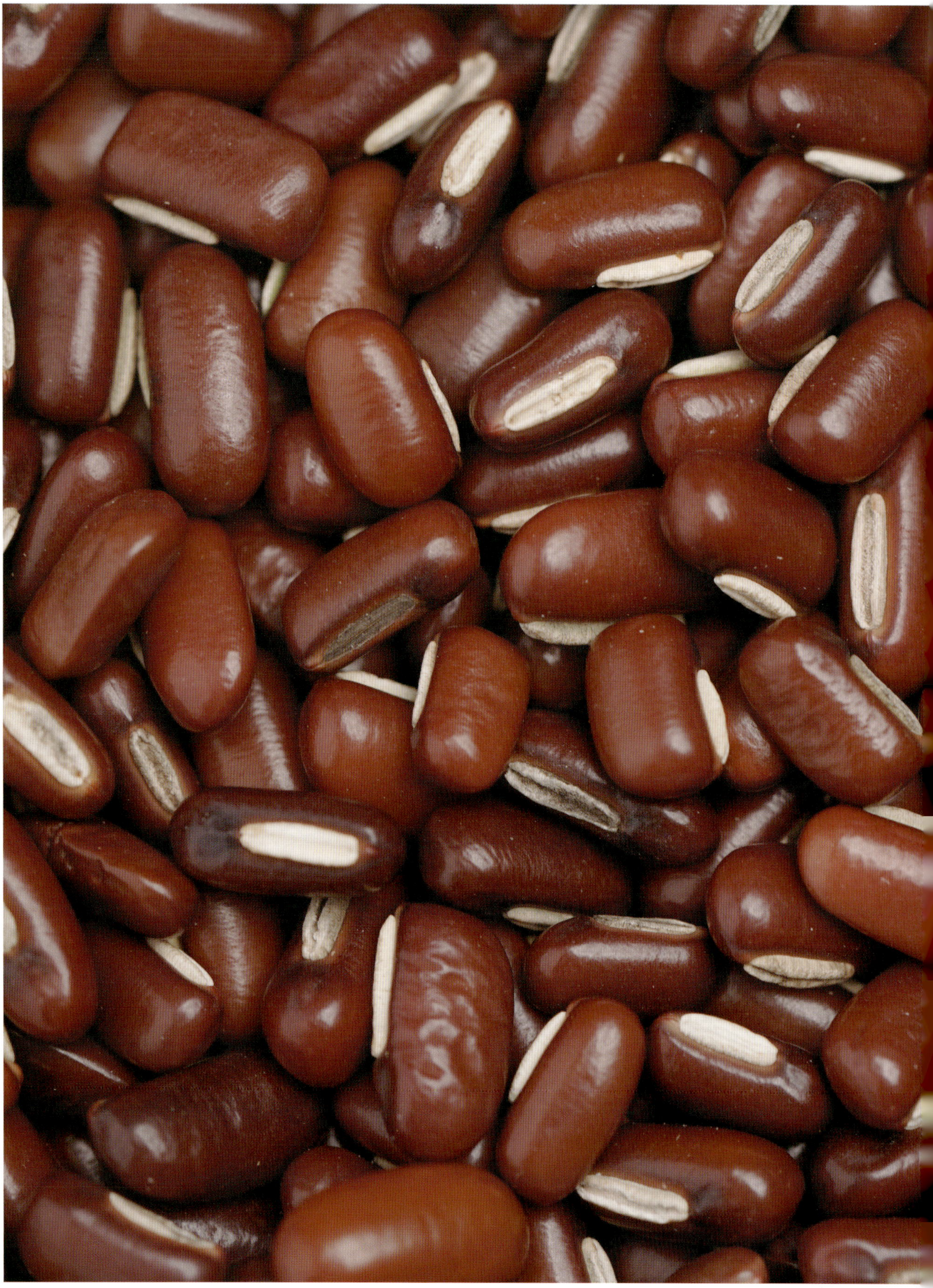

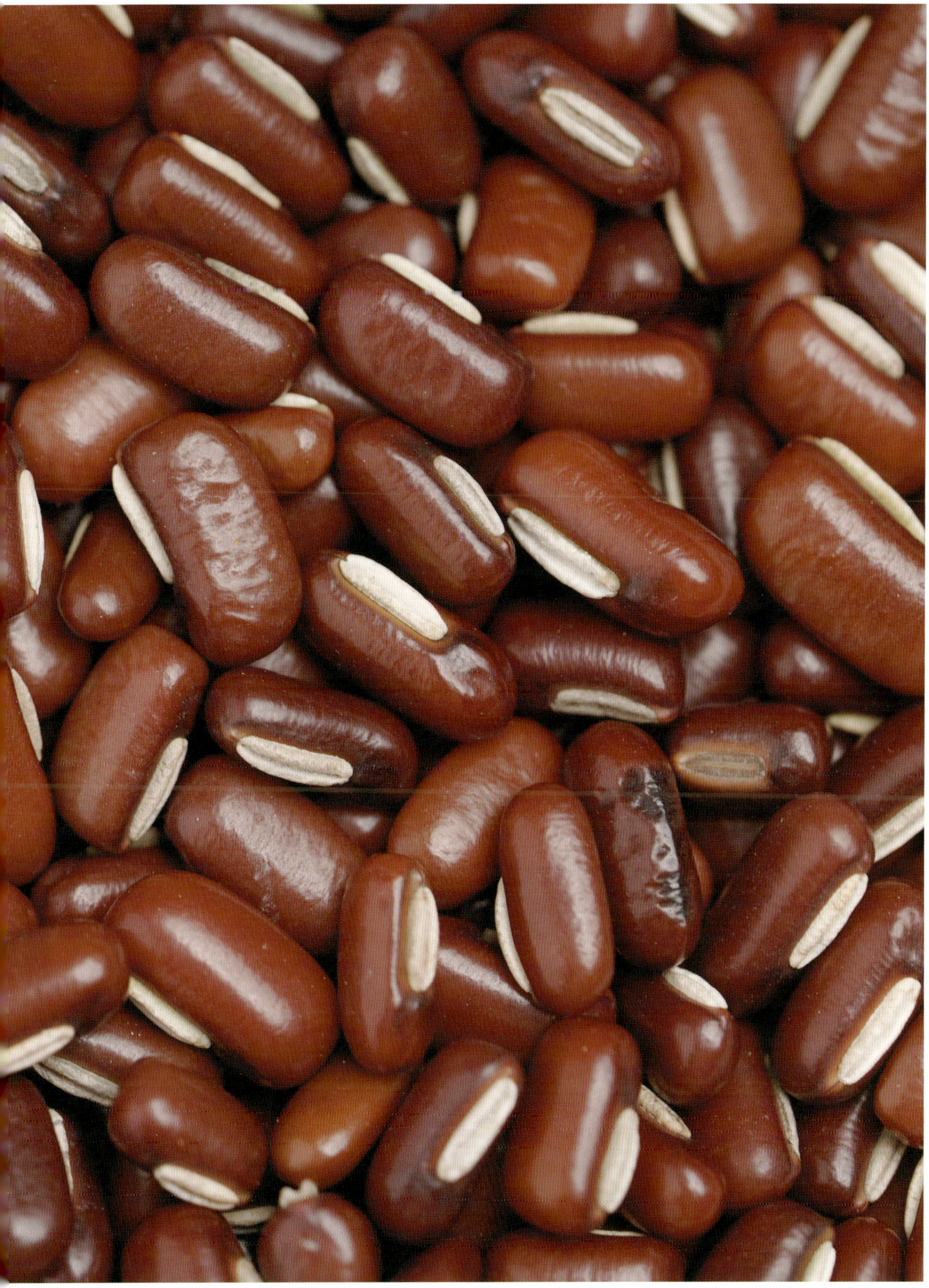

赤小豆饮片

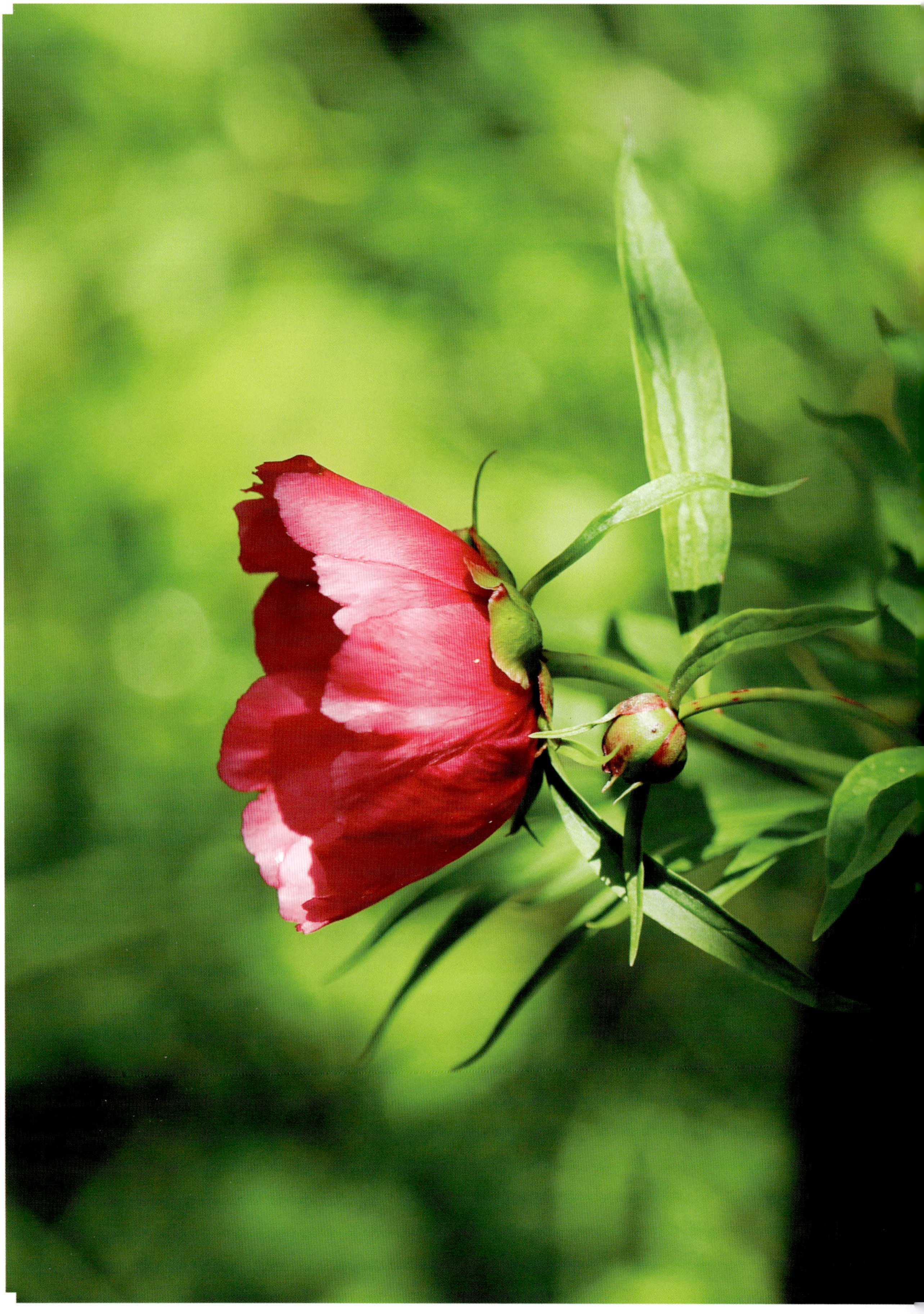

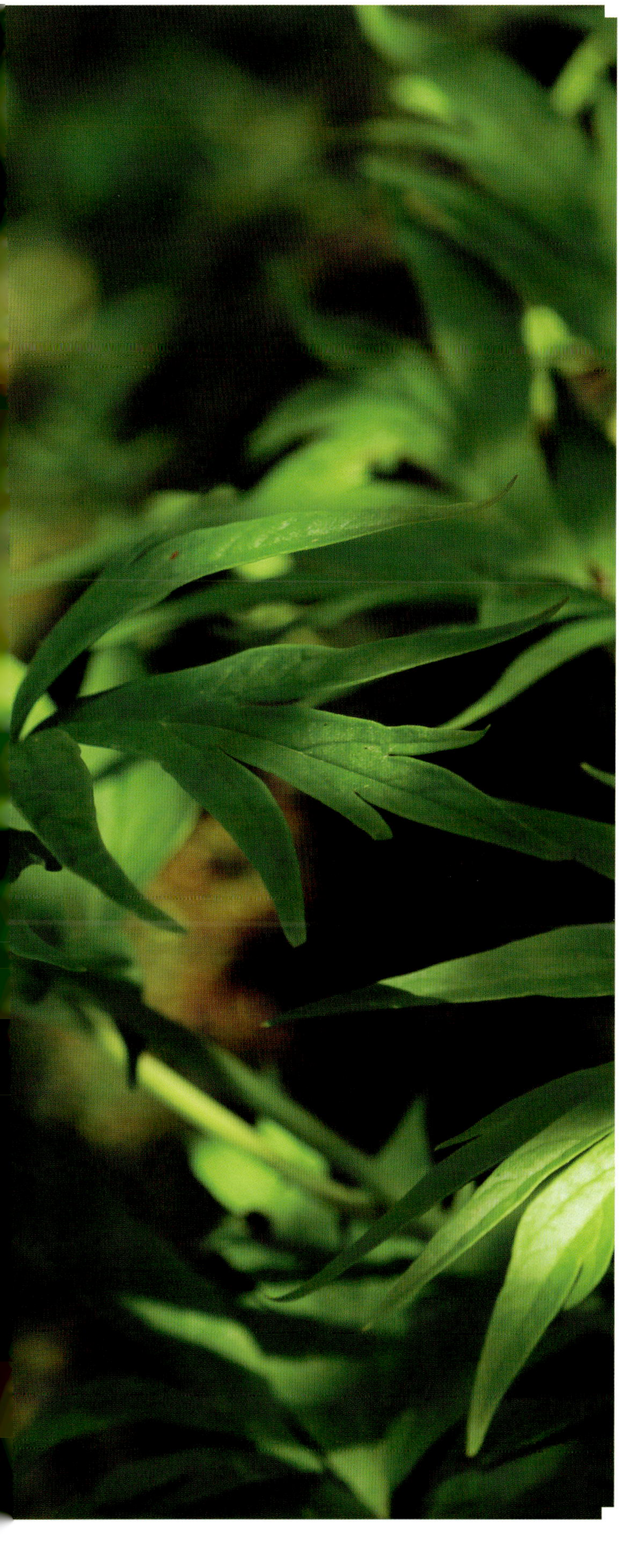

赤芍

【水药名】骂驾。

【别　名】木芍药、红芍药、卵叶芍药、野芍药、川赤芍。

【来　源】本品为毛茛科植物川赤芍 *Paeonia veitchii* Lynch 的根。

【性味归经】味酸、苦，性凉。归肝经。

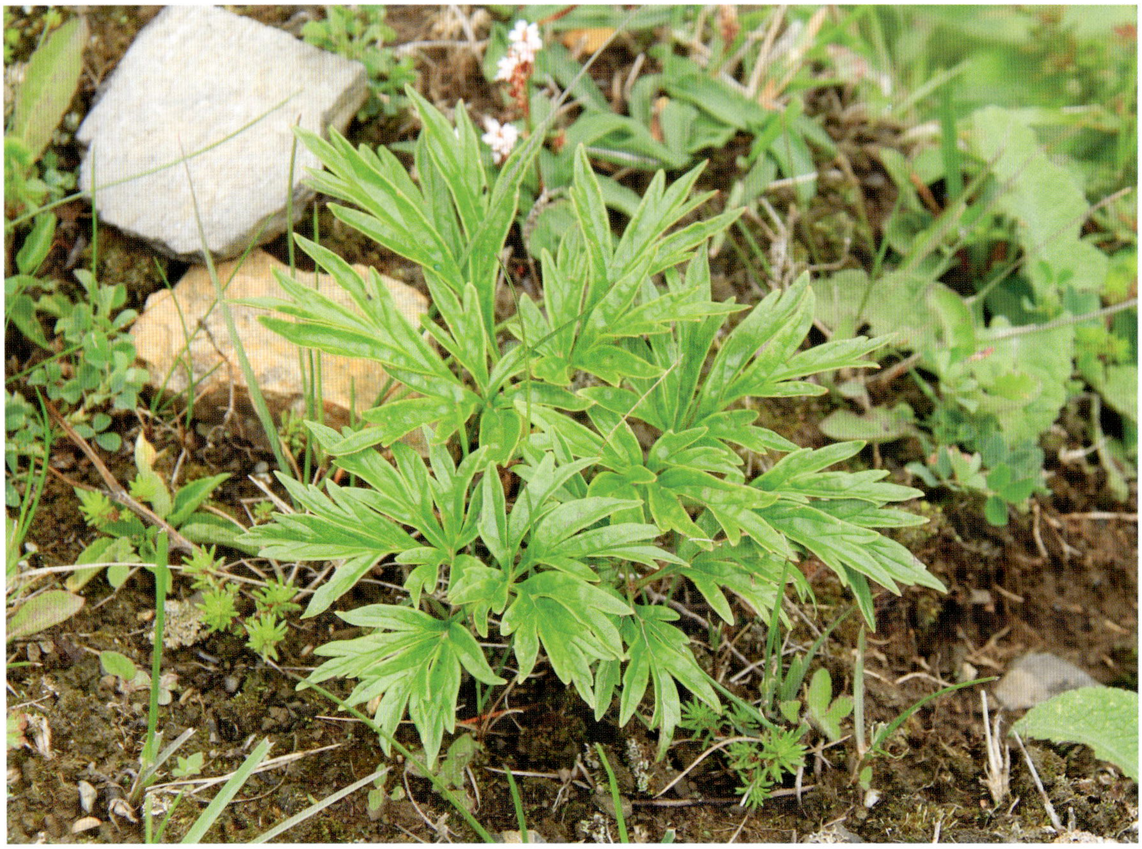

川赤芍

识别特征

多年生草本，高 30 ~ 120 cm。根圆柱形，单一或分歧，直径 1.5 ~ 2 cm。茎直立，有粗而钝的棱，无毛。叶互生；叶柄长 3 ~ 9 cm；茎下部叶为二回三出复叶，叶片轮廓呈宽卵形，长 7.5 ~ 20 cm，先端渐尖，全缘，上面深绿色，沿叶脉疏生短柔毛，下面淡绿色，无毛，叶脉明显。花两性，2 ~ 4 朵，生顶端和叶腋，常仅 1 朵开放，直径 4.2 ~ 10 cm；苞片 2 ~ 3，披针形，长 3 ~ 7 cm，分裂或不裂；萼片 4，绿色，宿存；花瓣 6 ~ 9，倒卵形，长 2.3 ~ 4 cm，宽 1.5 ~ 3 cm，紫红色或粉红色；雄蕊多数，花丝长 5 ~ 10 mm，花药黄色；花盘肉质，仅包裹心皮基部；心皮 2 ~ 5，离生，密被黄色绒毛，柱头宿存。蓇葖果长 1 ~ 2 cm，密被黄色绒毛，成熟果实开裂，常反卷。花期 5—6 月，果期 7—8 月。

生境分布

生长于海拔 1 800 ~ 3 700 m 山坡疏林或林边路旁。分布于东北及河北、山西、陕西、宁夏、安徽、浙江、江西、河南、湖北、湖南、四川、贵州等地。

采收加工

春、秋二季采挖，除去根茎、须根及泥沙后晒干。

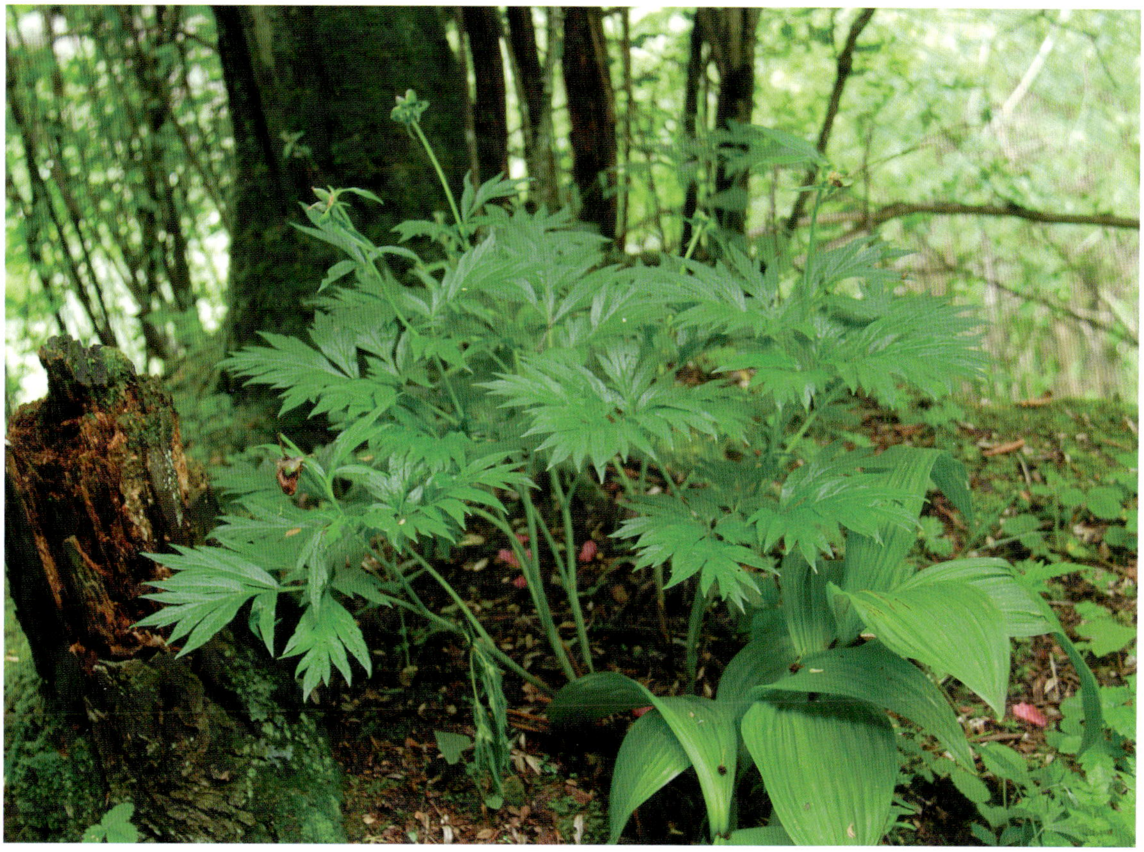

川赤芍

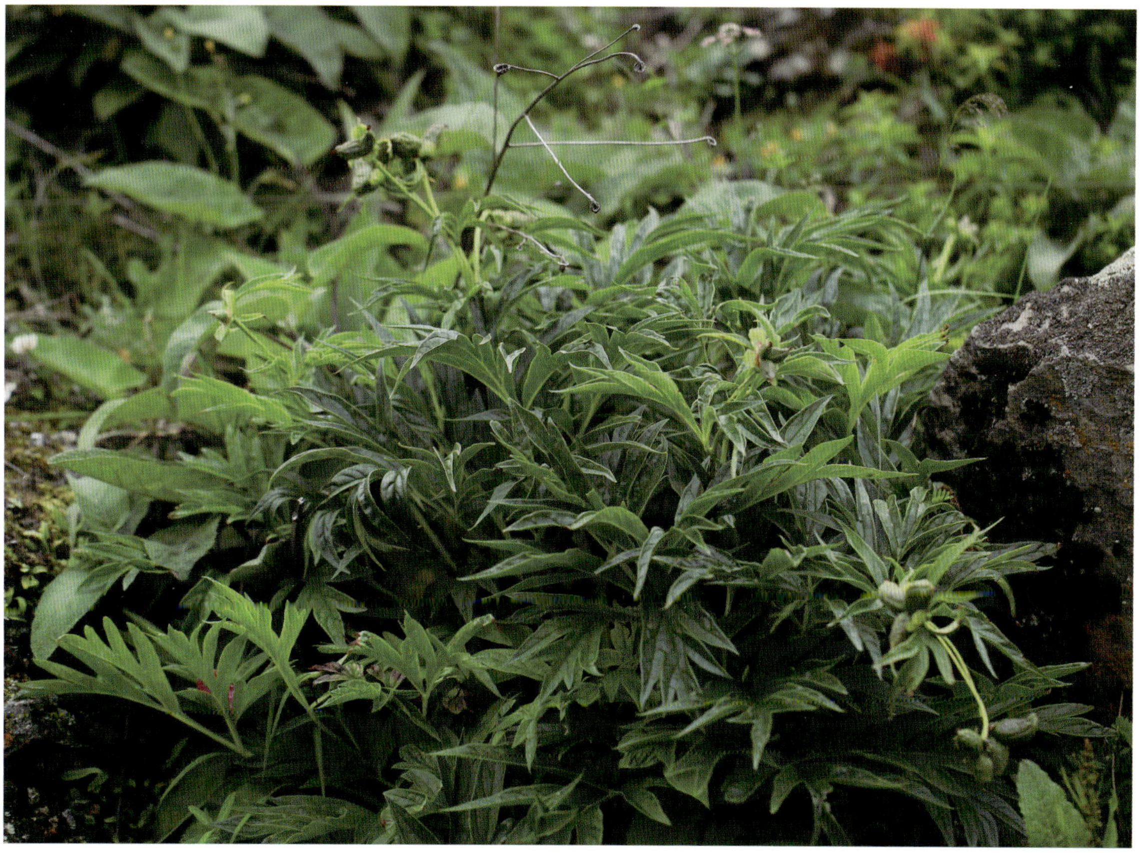

川赤芍

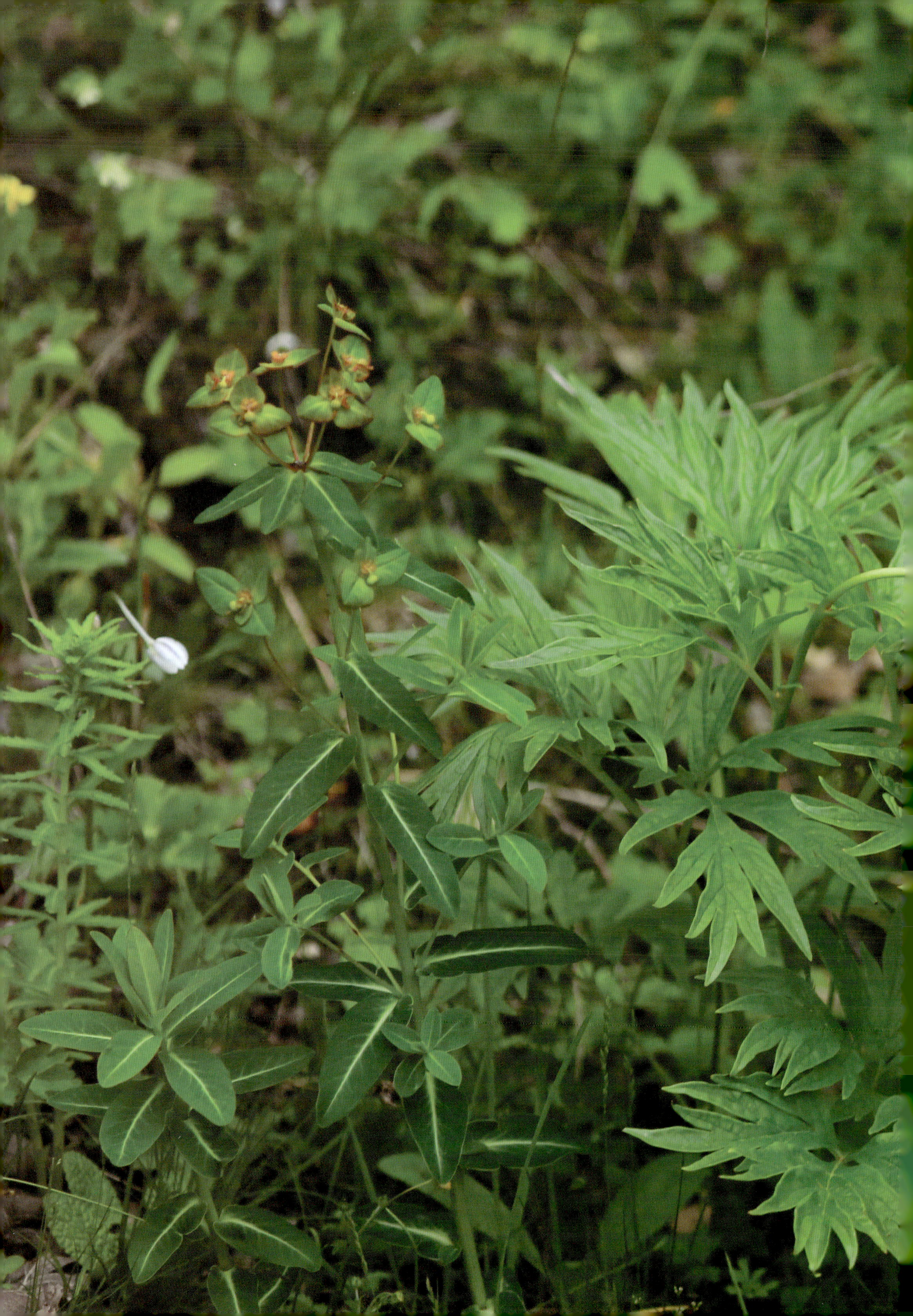

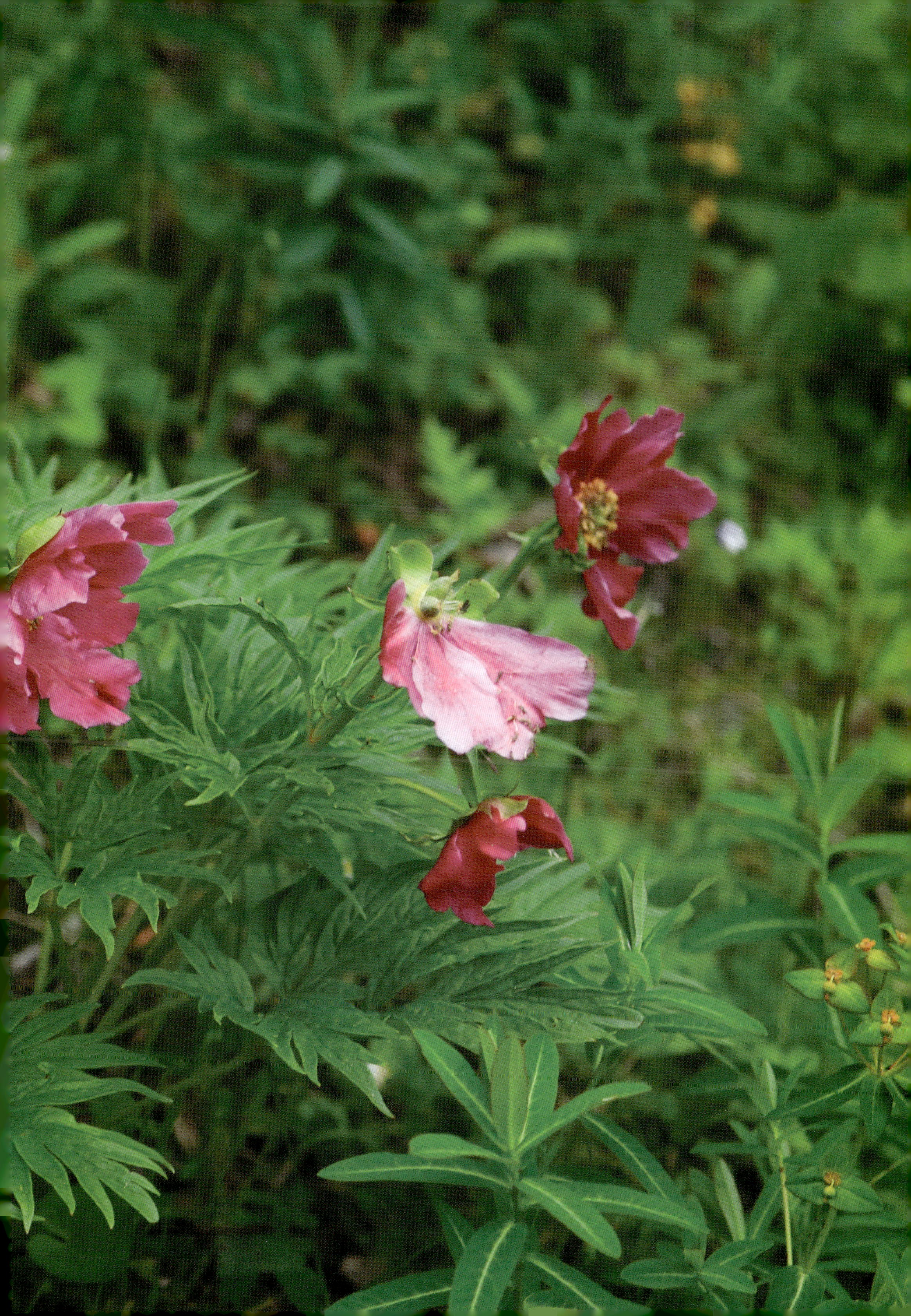

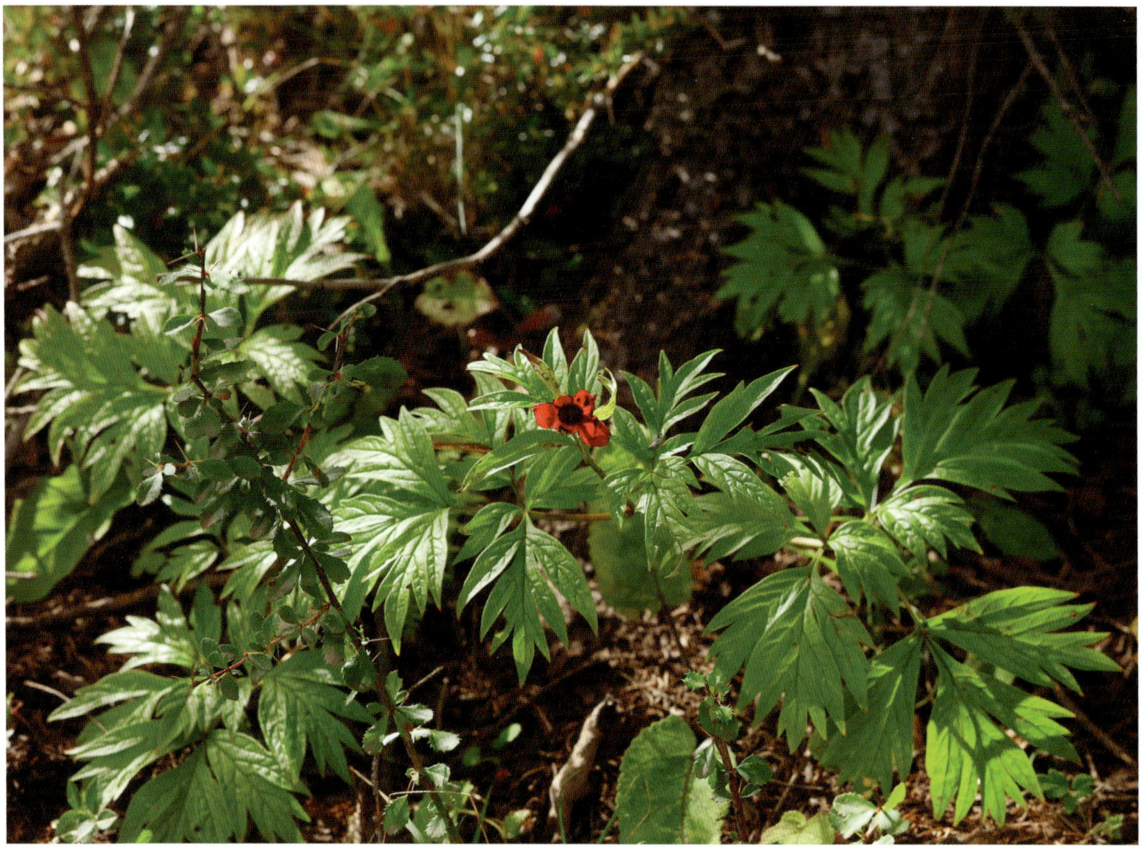

川赤芍

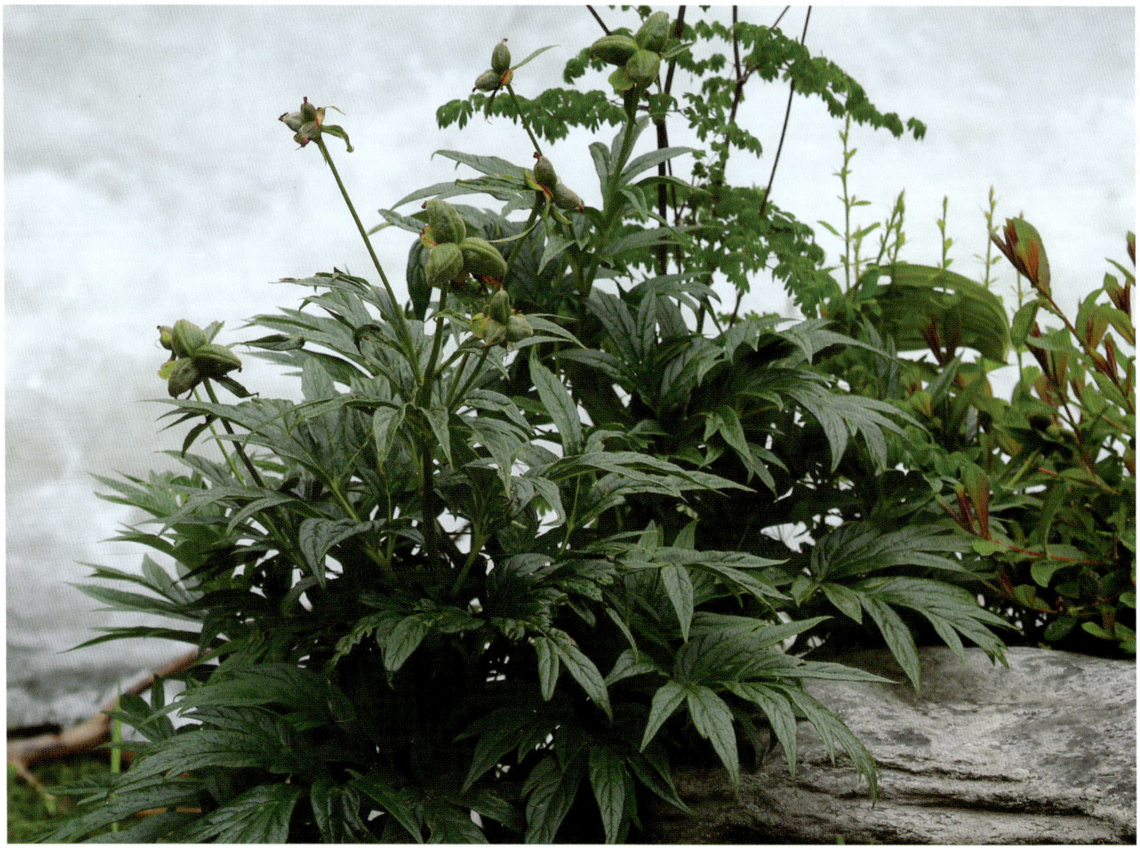

川赤芍

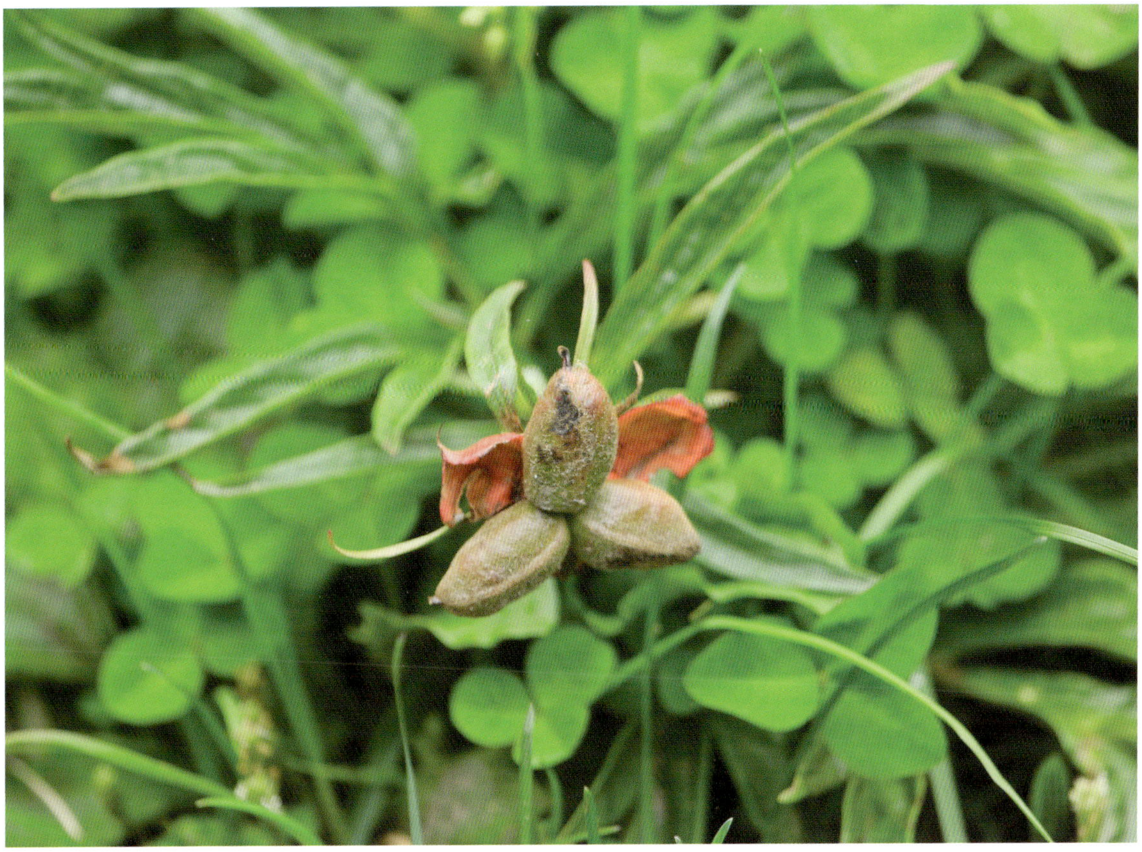

川赤芍

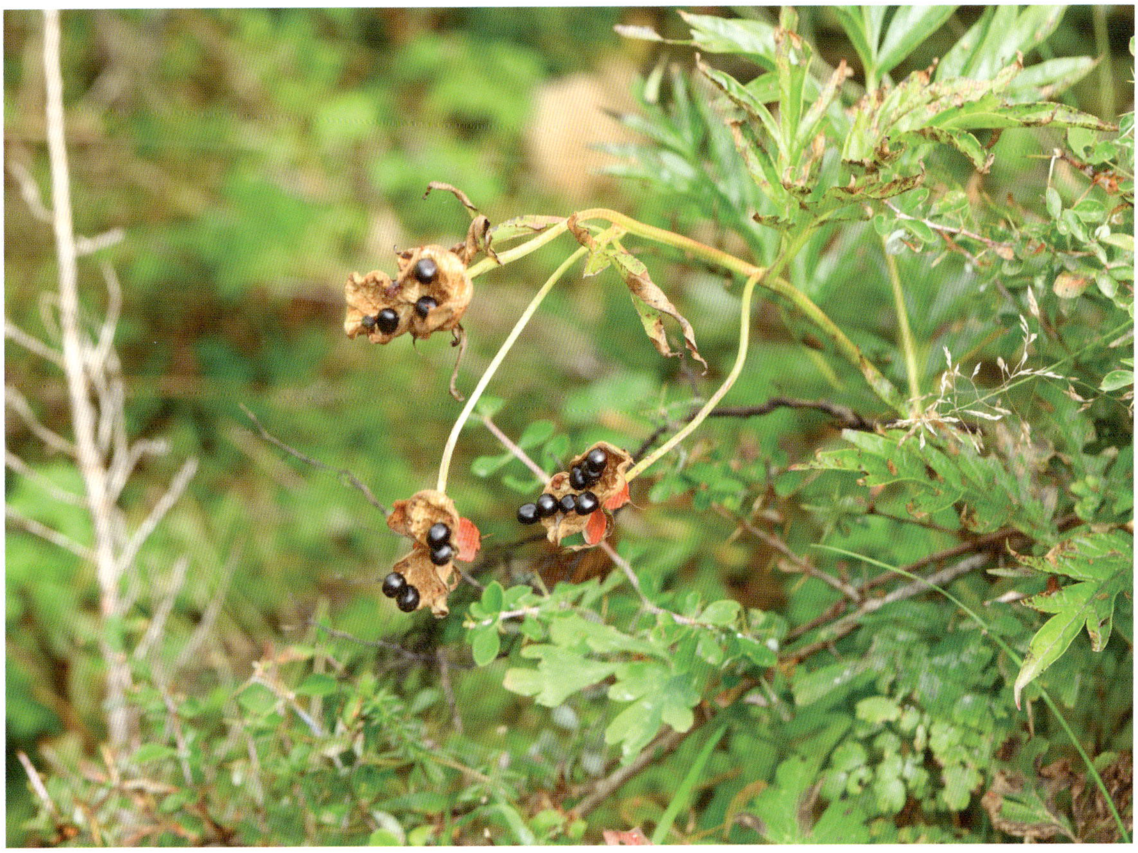

川赤芍

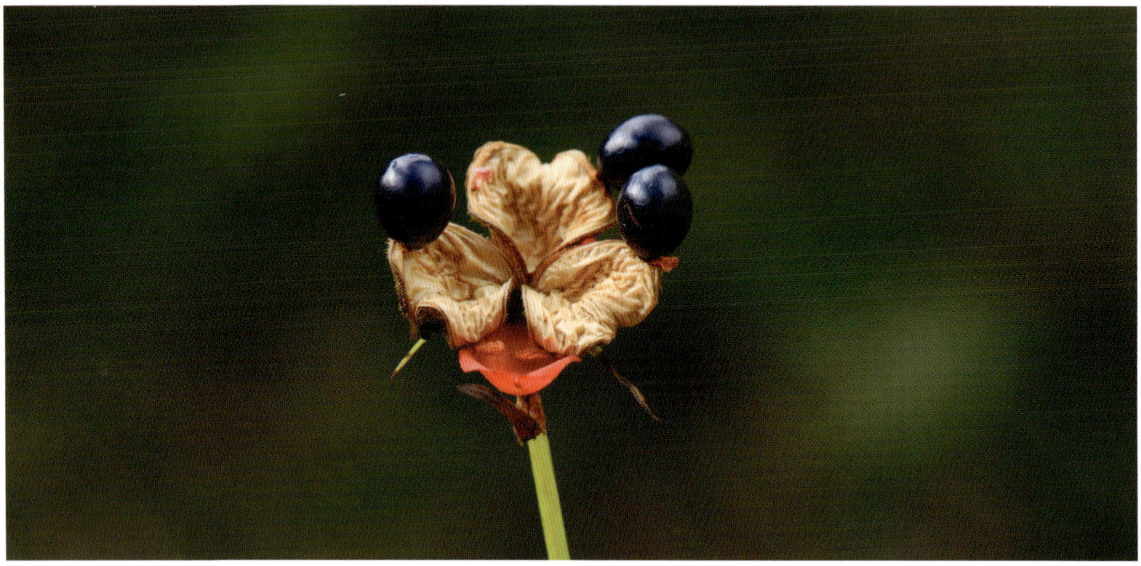

川赤芍果实

药材鉴别

本品呈圆柱形，稍弯曲，长 5 ~ 40 cm，直径 0.5 ~ 3 cm。表面棕褐色，粗糙，有纵沟和皱纹，并有须根痕和横长的突起，有的外皮易脱落。质硬而脆，易折断，断面粉白色或粉红色，皮部窄，木部放射状纹理明显，有的有裂隙。气微香，味微苦、酸涩。以支条粗长、质较轻松、糟皮粉碴者为佳。

功效主治

清热凉血，散瘀止痛。主治瘀滞经闭，症瘕积聚，腹痛，胁痛，衄血，血痢，经闭痛经，癥瘕腹痛，肠风下血，目赤，跌仆损伤，痈肿。

用法用量

内服：10 ~ 30 g，煎汤；或入丸、散服。

民族药方

1. 热入血分证，热伤血络证 赤芍 12 g，水牛角 30 g，生地黄 24 g，牡丹皮 9 g。以水 9 L，煮取 3 L，分 3 次服。

2. 痈疡肿毒初起 赤芍、白芷、贝母、防风、当归尾、甘草节、皂角刺、穿山甲、天花粉、乳香、没药各 6 g，金银花 25 g，陈皮 9 g。用酒一大碗，煎五七沸后服。

3. 急性乳腺炎 赤芍 50 ~ 100 g，生甘草 10 g。水煎服。如发热加黄芩，另用白蔹根、食盐少许捣敷患处。

使用注意

不与藜芦同用，血虚者慎服。

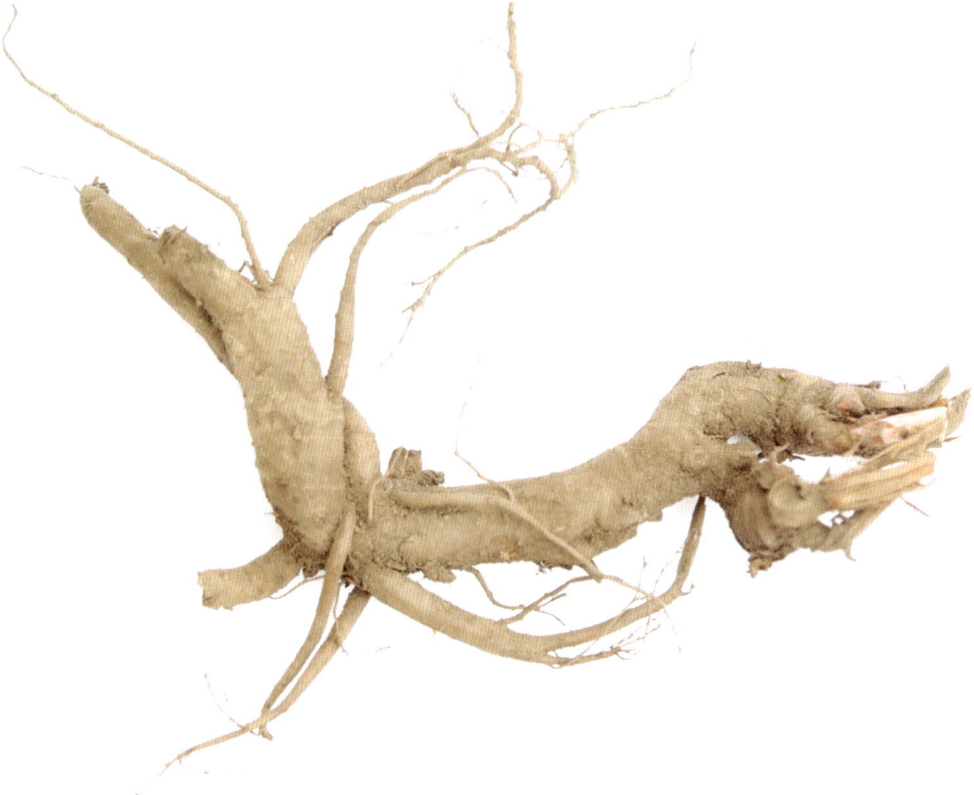

赤芍药材

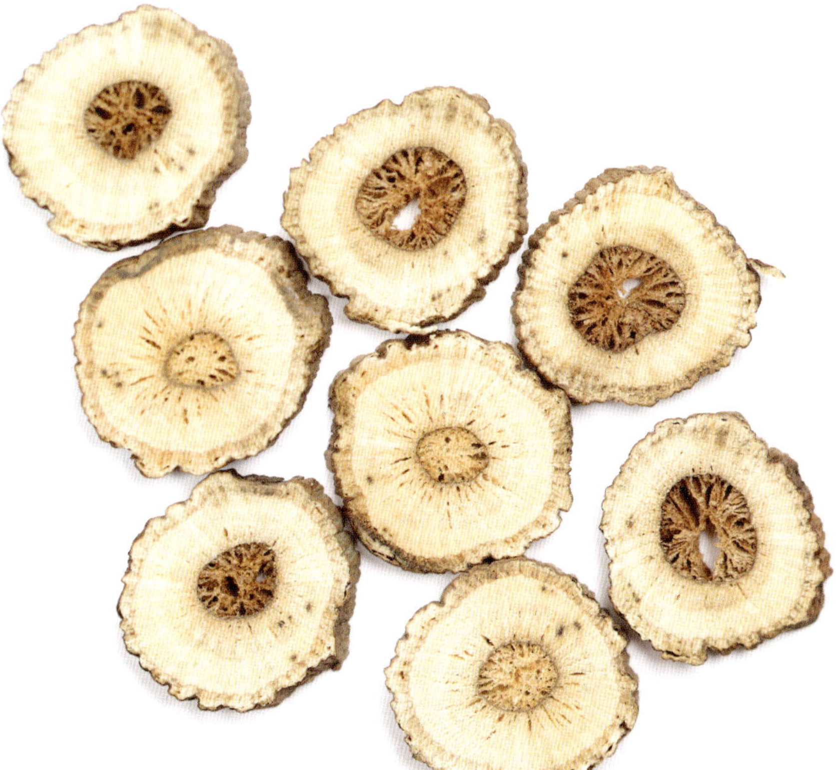

赤芍药材

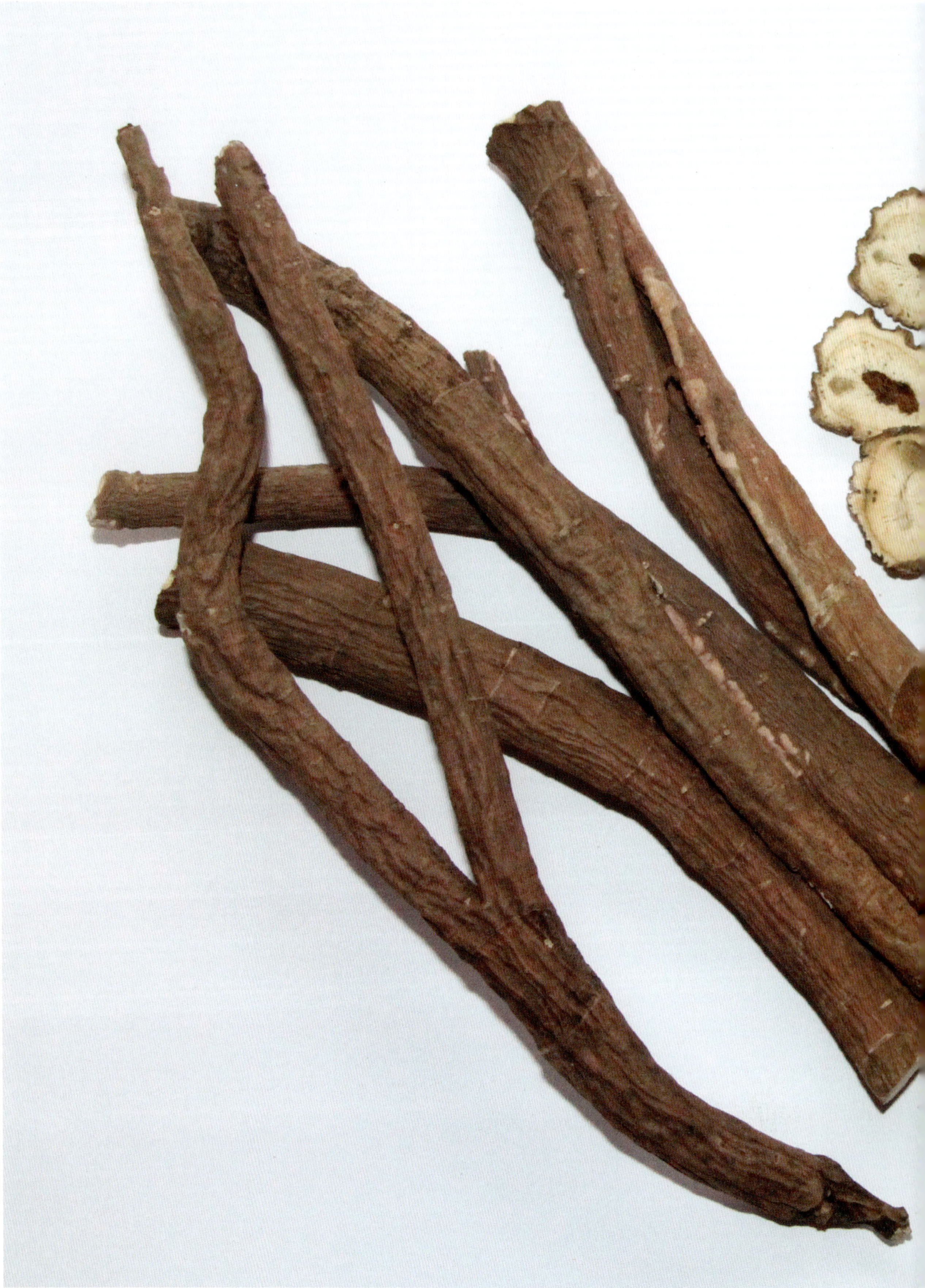

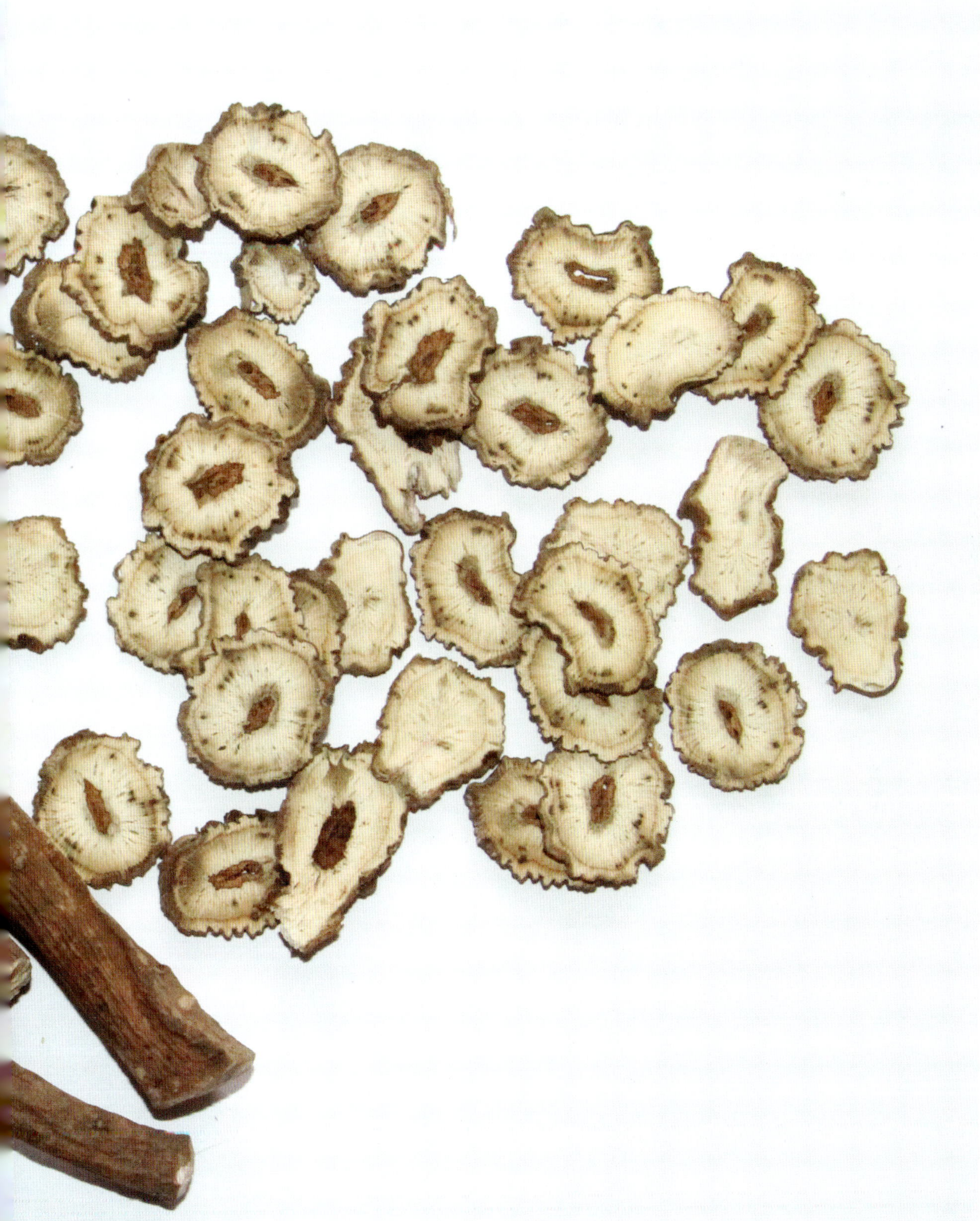

赤芍饮片

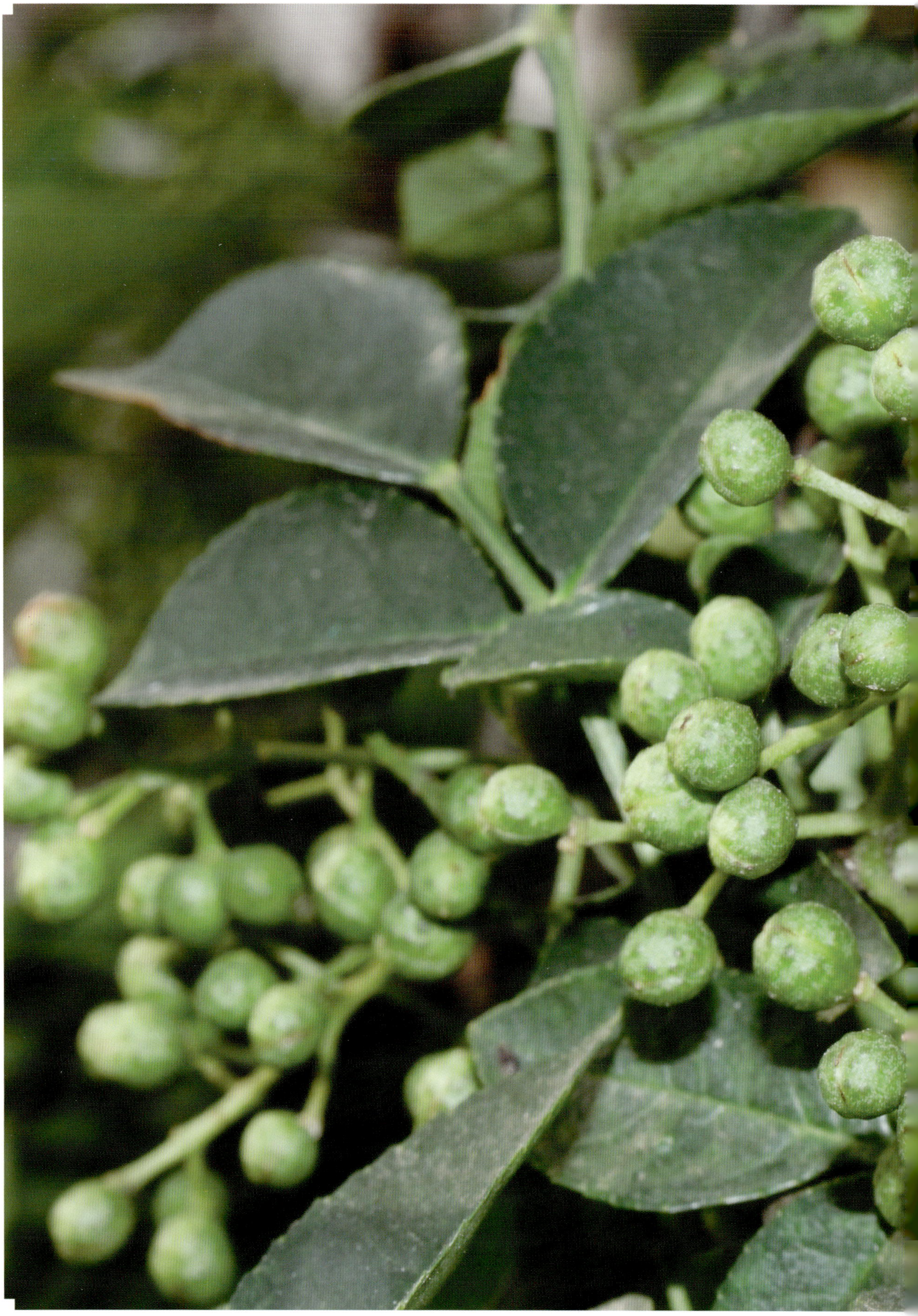

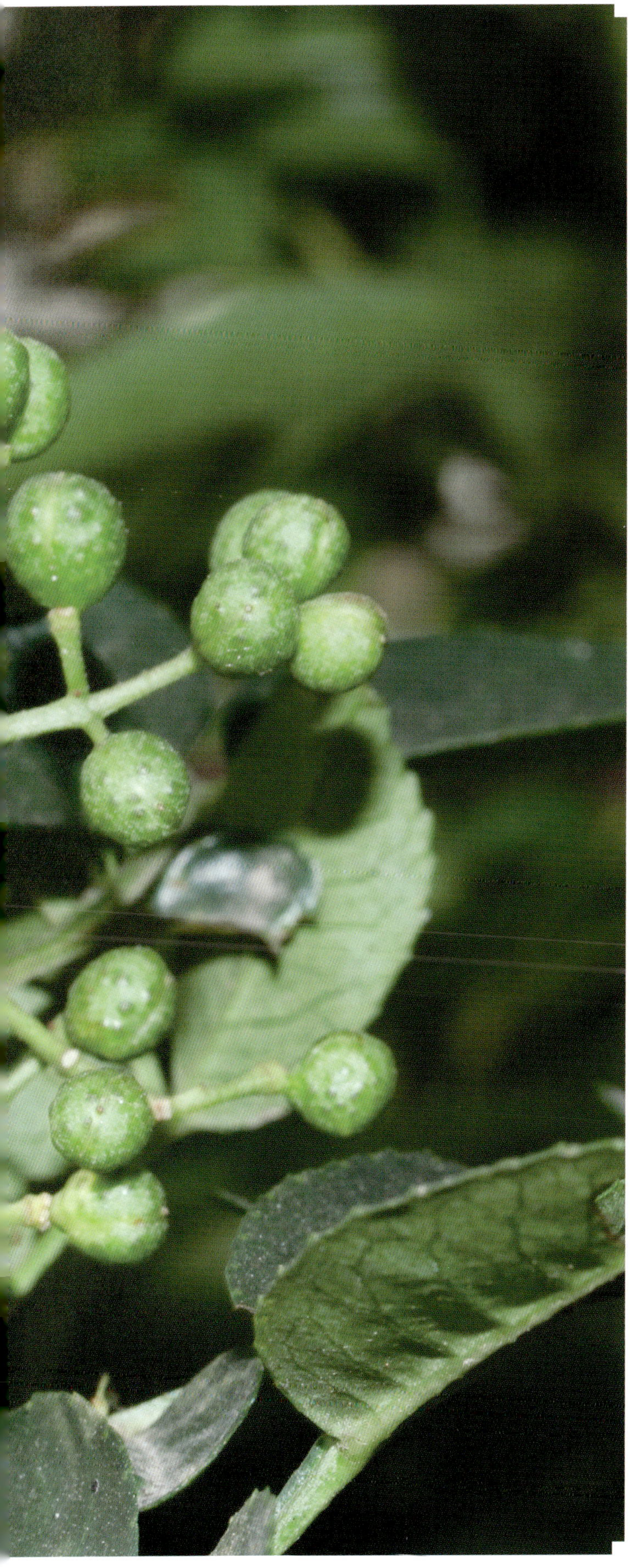

花椒

【水药名】梅秀。

【别　名】家椒、川椒、大椒、秦椒、蜀椒、南椒、点椒。

【来　源】本品为芸香科植物花椒 *Zanthoxylum bungeanum* Maxim. 的果皮、根、叶和种子（椒目）。

【性味归经】味辛，性温，有毒。归脾、胃、肾经。

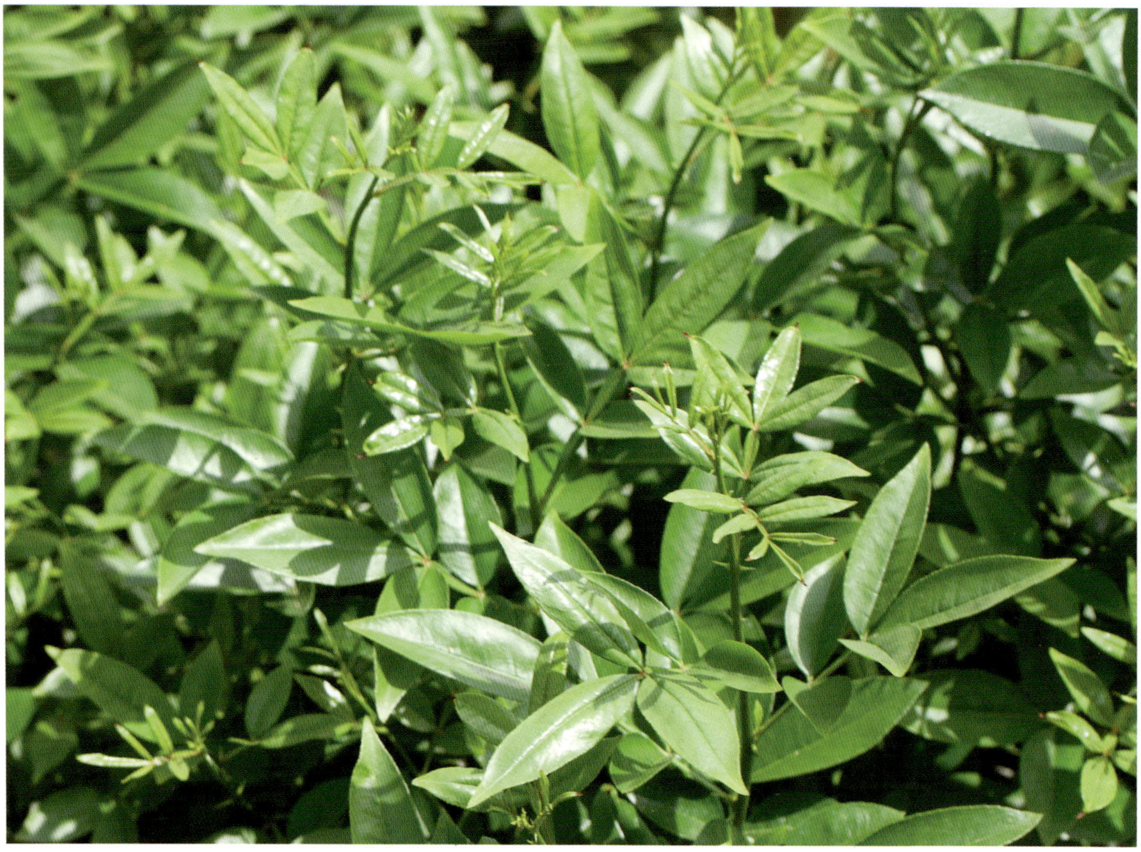

花椒

识别特征

灌木或小乔木，高 2 ~ 4 m。茎枝疏生略向上斜的皮刺，基部侧扁；嫩枝被短柔毛。叶互生，单数羽状复叶，叶轴具狭窄的翼，小叶通常 5 ~ 9 片，对生，几无柄，叶片卵形，椭圆形至广卵形，先端急尖，通常微凹，基部为不等的楔形，边缘钝锯齿状，齿间具腺点，下面在侧脉基部有丛生的长柔毛。伞房状圆锥花序，顶生或顶生长于侧枝上；花单性，雌雄异株，花轴被短柔毛，花被片 4 ~ 8，三角状披针形。果实红色至紫红色，密生疣状凸起的腺点。种子 1，黑色，有光泽。花期 3—5 月，果期 7—10 月。

生境分布

野生于路旁、山坡灌木丛中，或栽培。分布于中南、西南及辽宁、河北、陕西、甘肃、山东、江苏、安徽、浙江、江西等地。

采收加工

秋季采收成熟果实，晒干，除去种子和杂质。

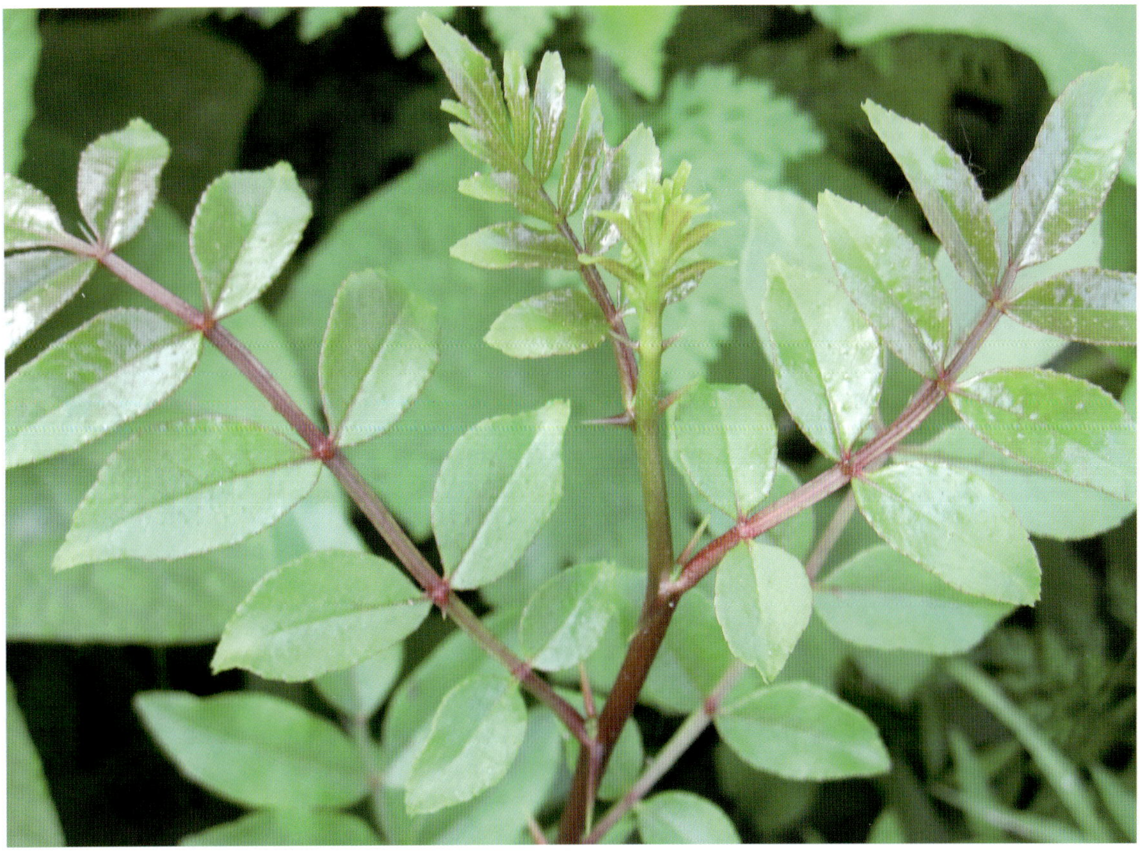

花椒

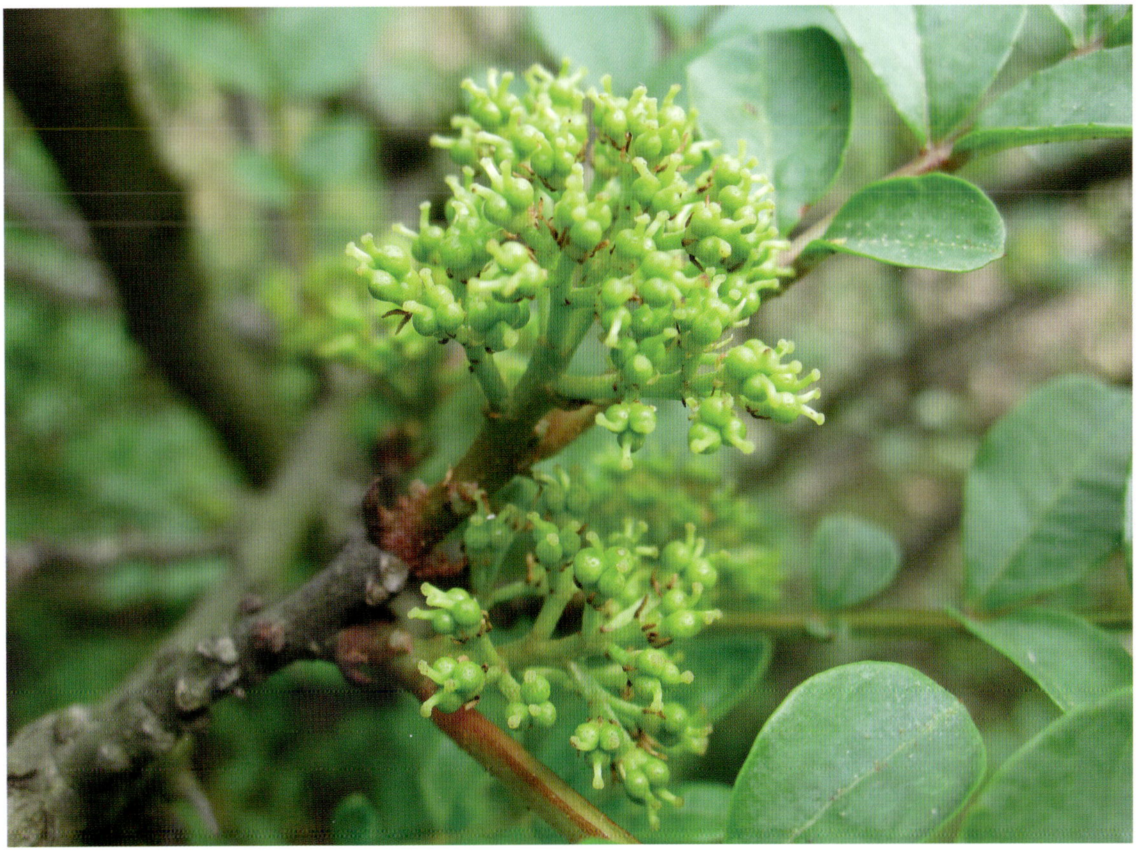

花椒

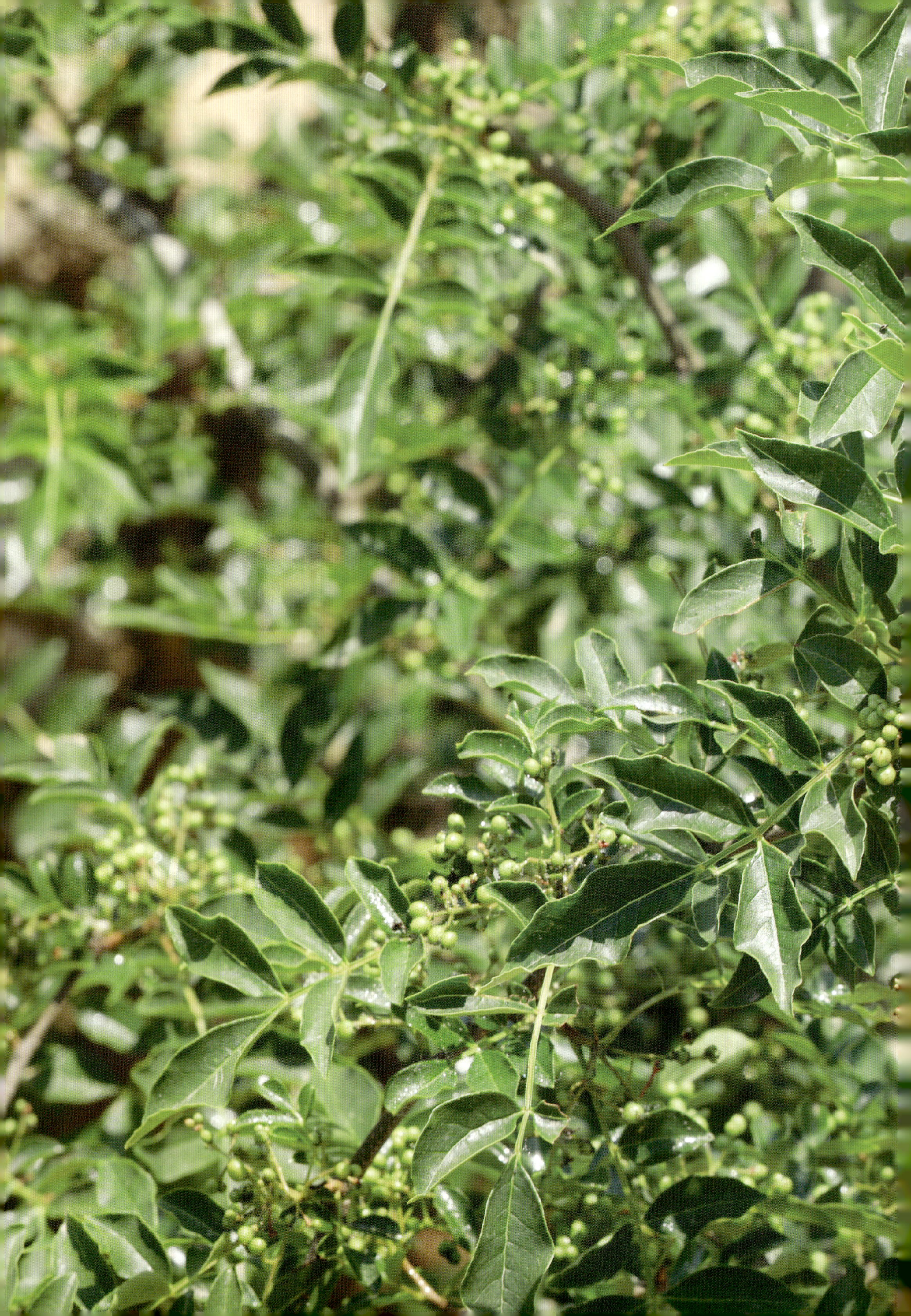

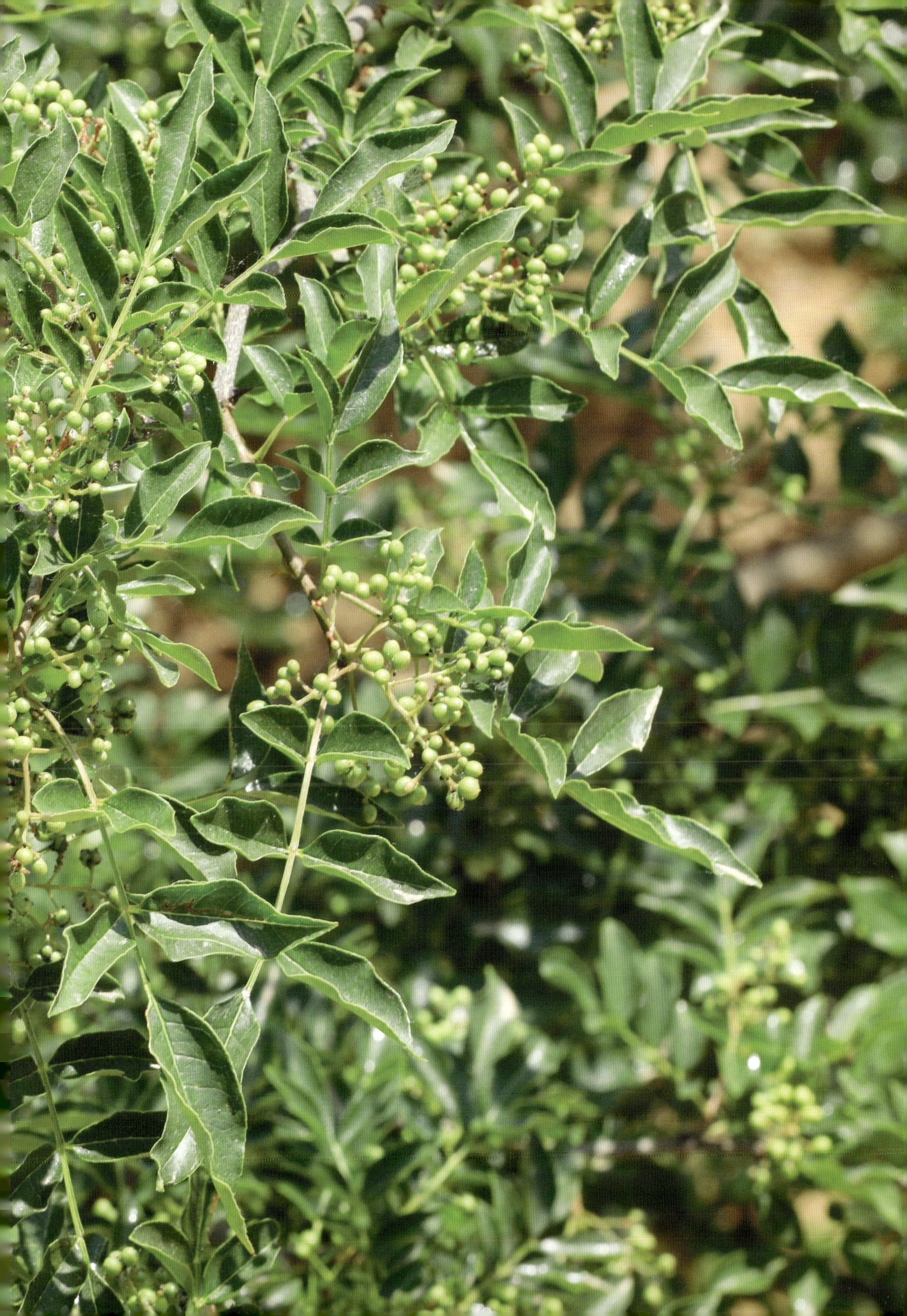

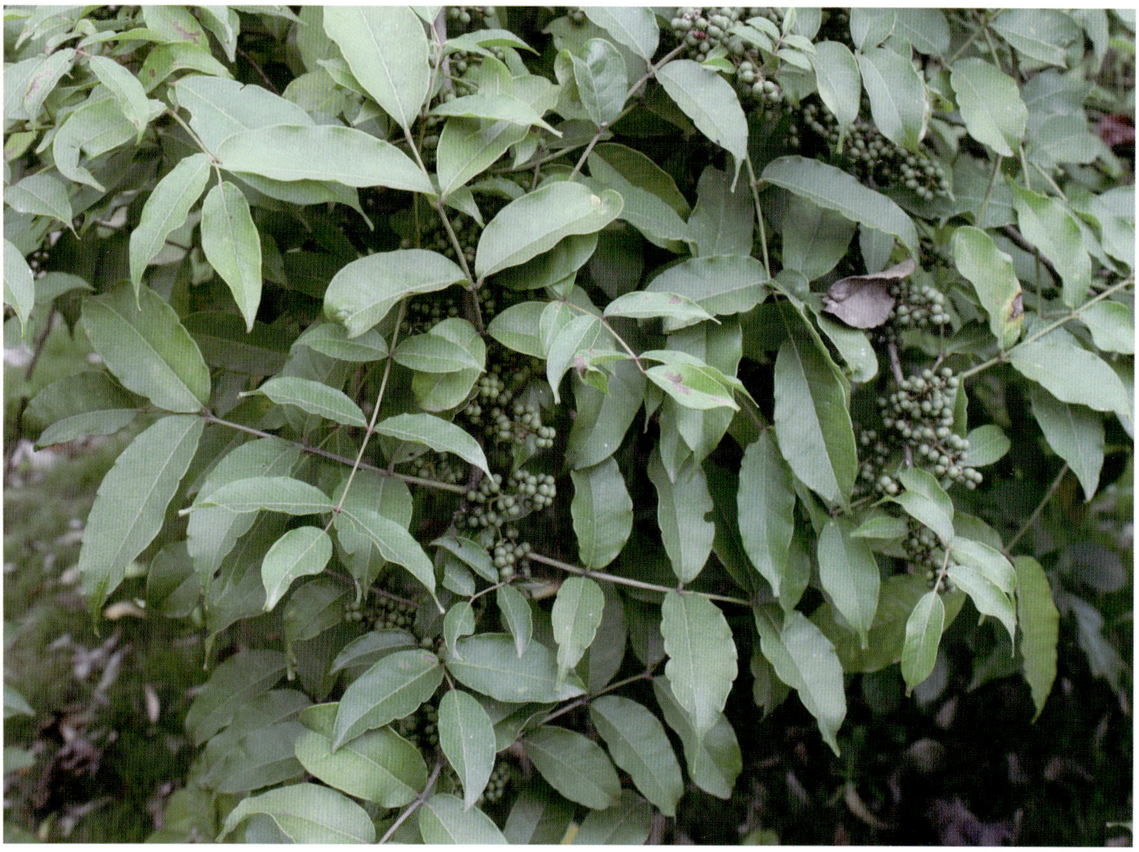

花椒

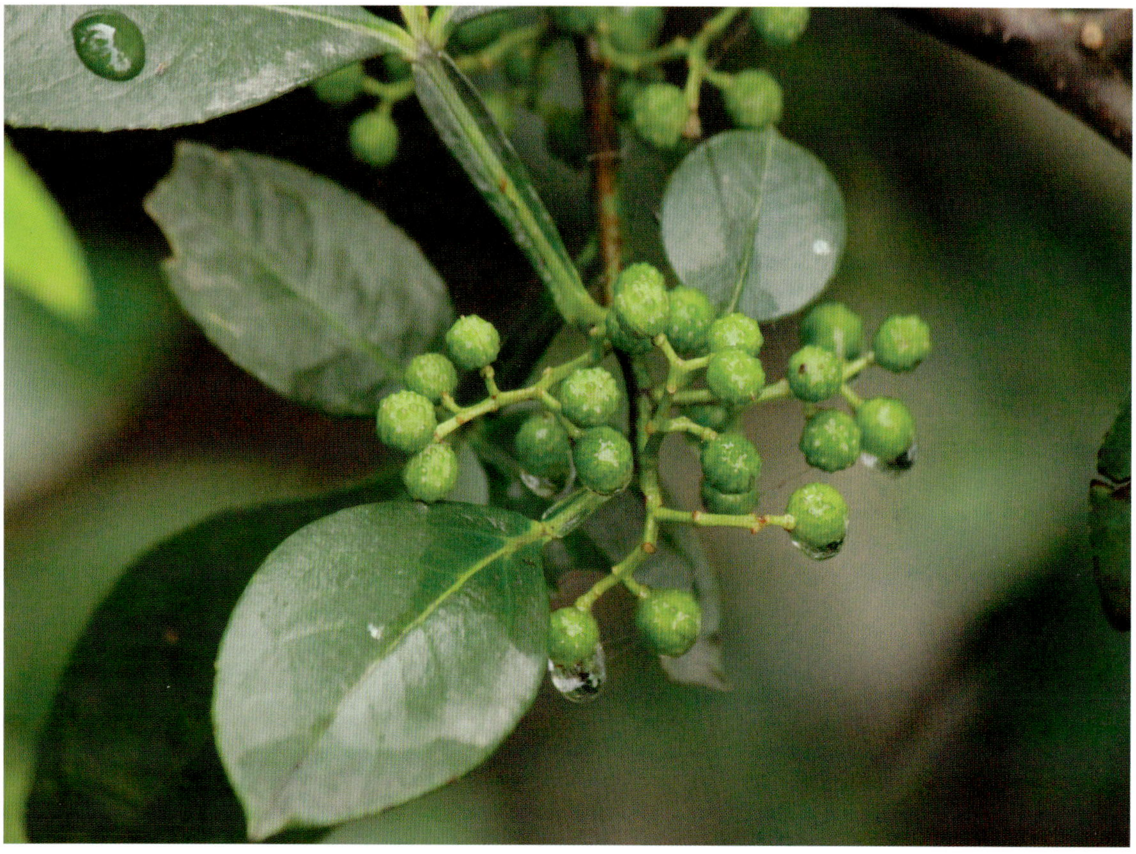

花椒

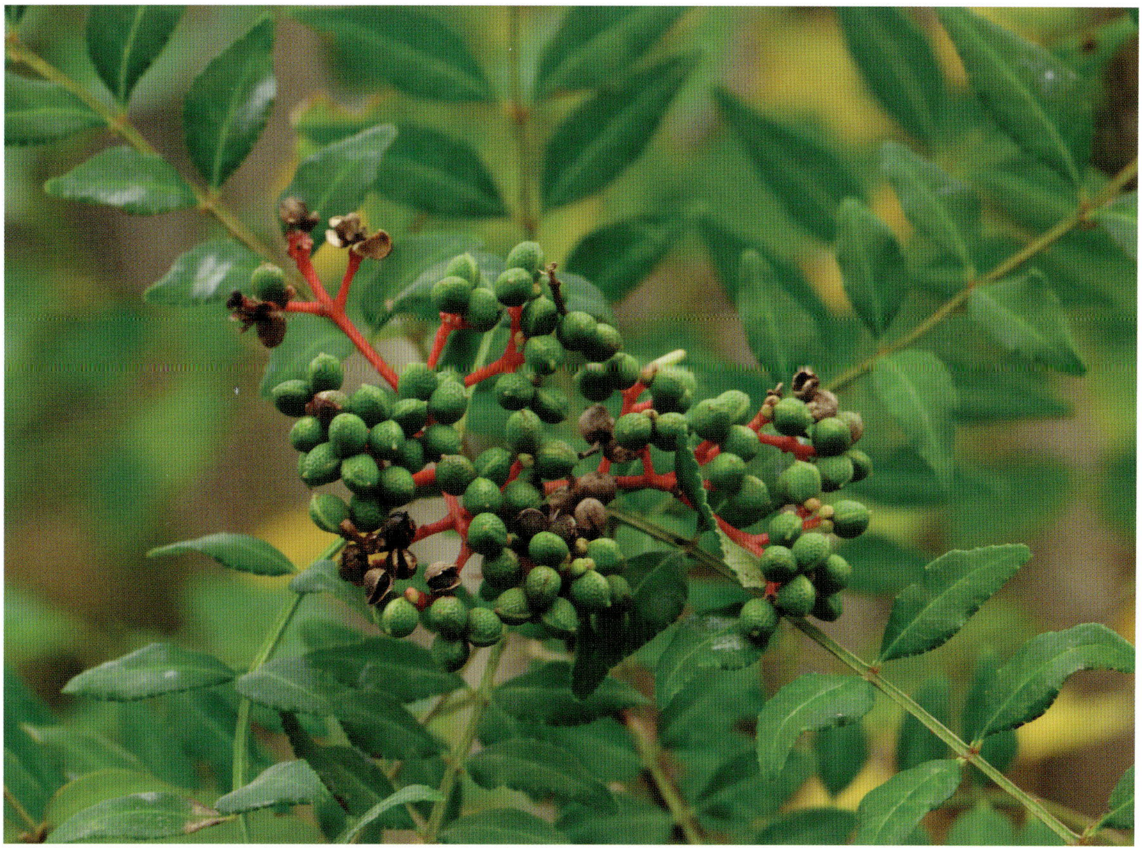

花椒

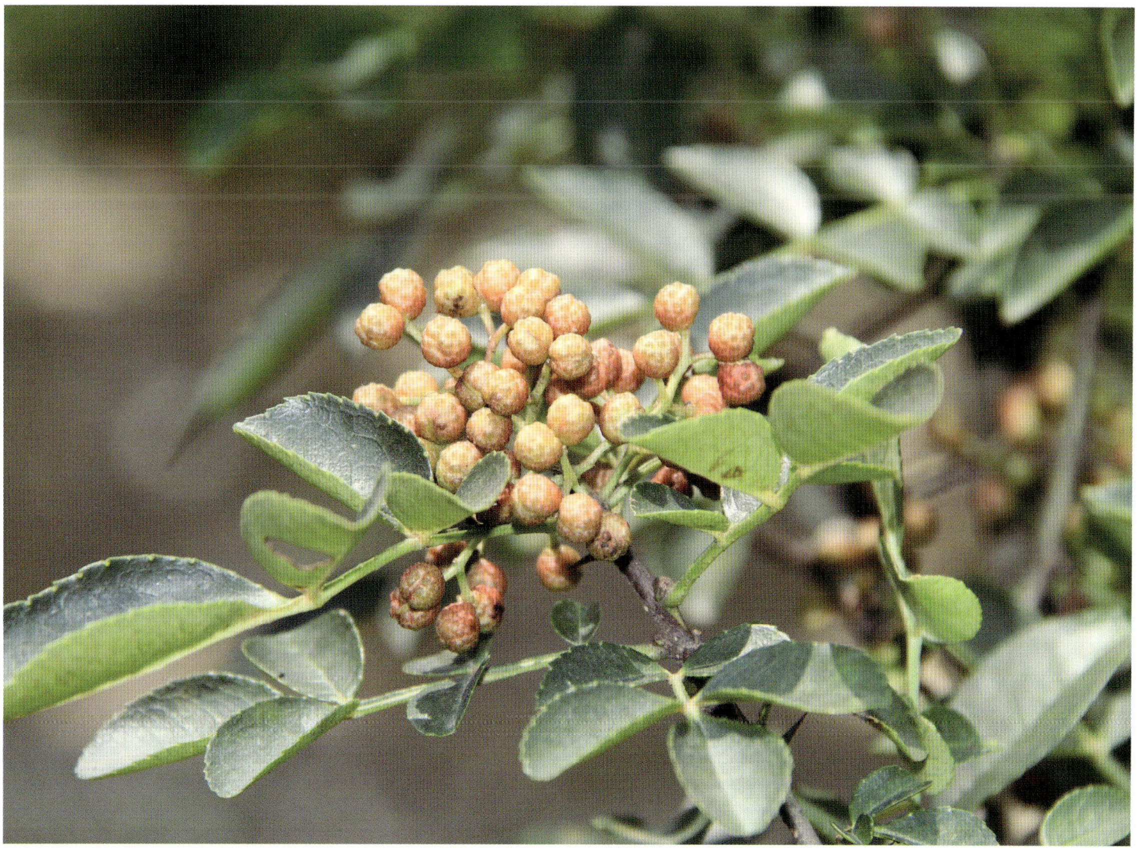

花椒

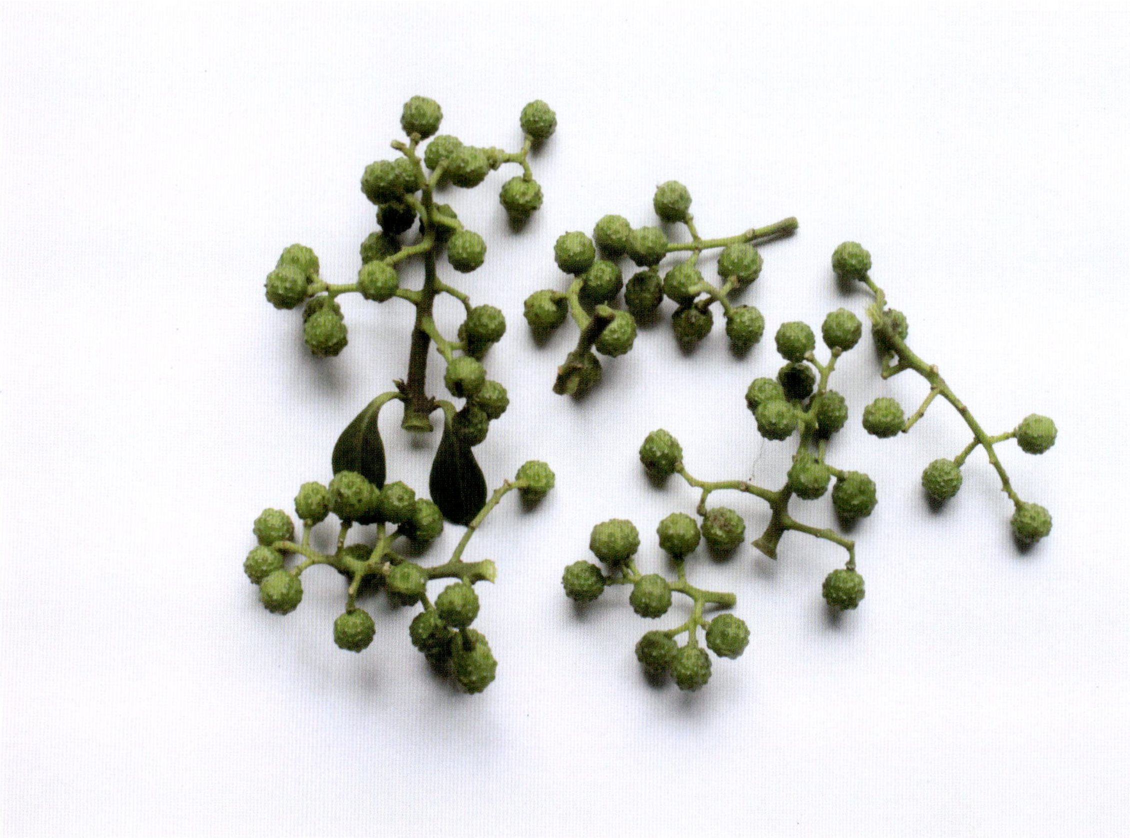

花椒果实

药材鉴别

本品干燥，果皮腹面开裂或背面亦稍开裂，呈两瓣状，形如切开之皮球，而基部相连，直径 4 ~ 5 mm；表面红紫色至红棕色，粗糙，顶端有柱头残迹，基部常有小果柄及 1 ~ 2 个未发育的心皮，呈颗粒状，偶有 2 ~ 3 个小蓇葖果并生于果柄尖端。外果皮表面极皱缩，可见许多呈疣状突起的油腺，油腺直径 0.5 ~ 1 mm；内果皮光滑，淡黄色，常由基部与外果皮分离而向内反卷。有时可见残留的黑色种子。果皮革质，具特殊的强烈香气，味麻辣而持久。以鲜红、光艳、皮细、均匀、无杂质者为佳。

功效主治

温中散寒、除湿、止痛，杀虫，解鱼腥毒。主治积食停饮，心腹冷痛，呕吐，呃逆，咳嗽气逆，风寒湿痹，泄泻，痢疾，疝痛，齿痛，蛔回病，蛲虫病，阴痒，疮疥。

用法用量

内服：1.5 ~ 5 g，煎汤；或入丸、散服。外用：研末调敷或煎水浸洗。

民族药方

1．蛔虫、蛲虫病　花椒 3 g，乌梅 5 个，苦楝皮 10 g。水煎服。

2．胃痛，腹痛，呕恶　花椒、半夏、蓝布正根各 5 g，三颗针、陈皮、柴胡、甘草各 10 g，吴茱萸 3 g。水煎服。

3．腹痛　花椒 3 g，干姜 6 g，香附 12 g。加水煎服，每日 2 次。

4．痢疾　花椒 9 ~ 12 g，红糖 15 ~ 20 g。水煎服，每日早、晚各服 1 次。

5．牙痛　花椒 6 g，陈醋 100 mL。加水煎煮，再去掉花椒，口中含漱。

6．顽癣　花椒（去籽）25 g，紫皮大蒜 100 g。同研成泥，揉搓患处，每日 1 ~ 2 次。

7．蛀牙　花椒 9 g，烧酒 30 mL。浸泡 10 日，然后滤过去渣，用棉球蘸药酒，塞蛀孔内可止痛。

使用注意

阴虚火旺者忌服，孕妇慎服。

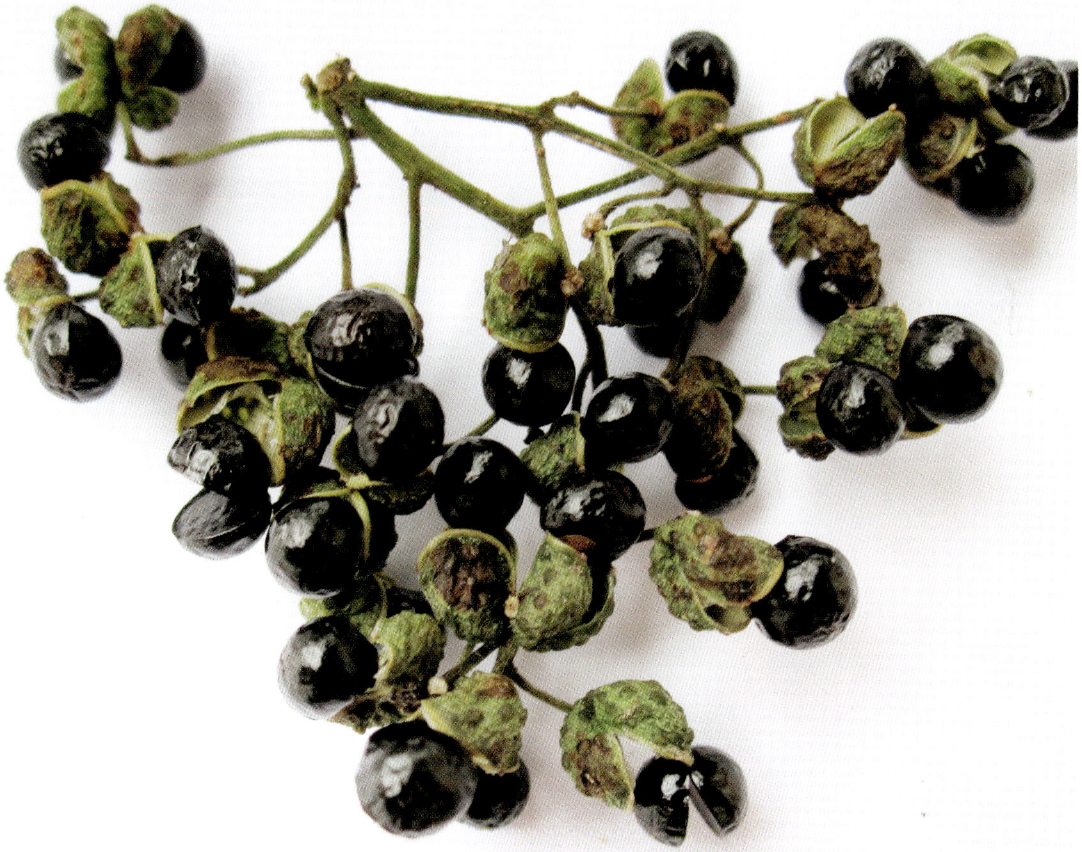

花椒药材

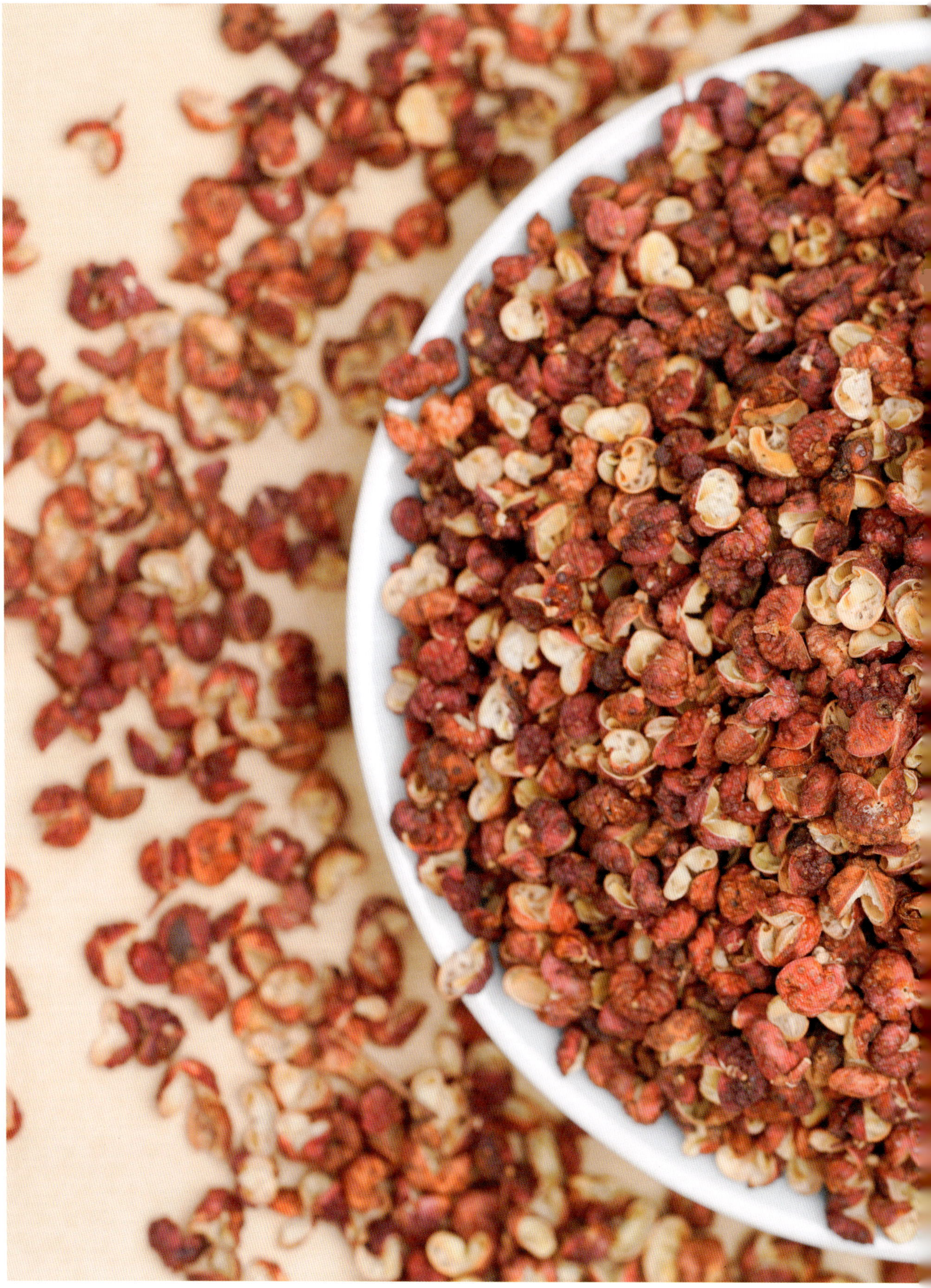

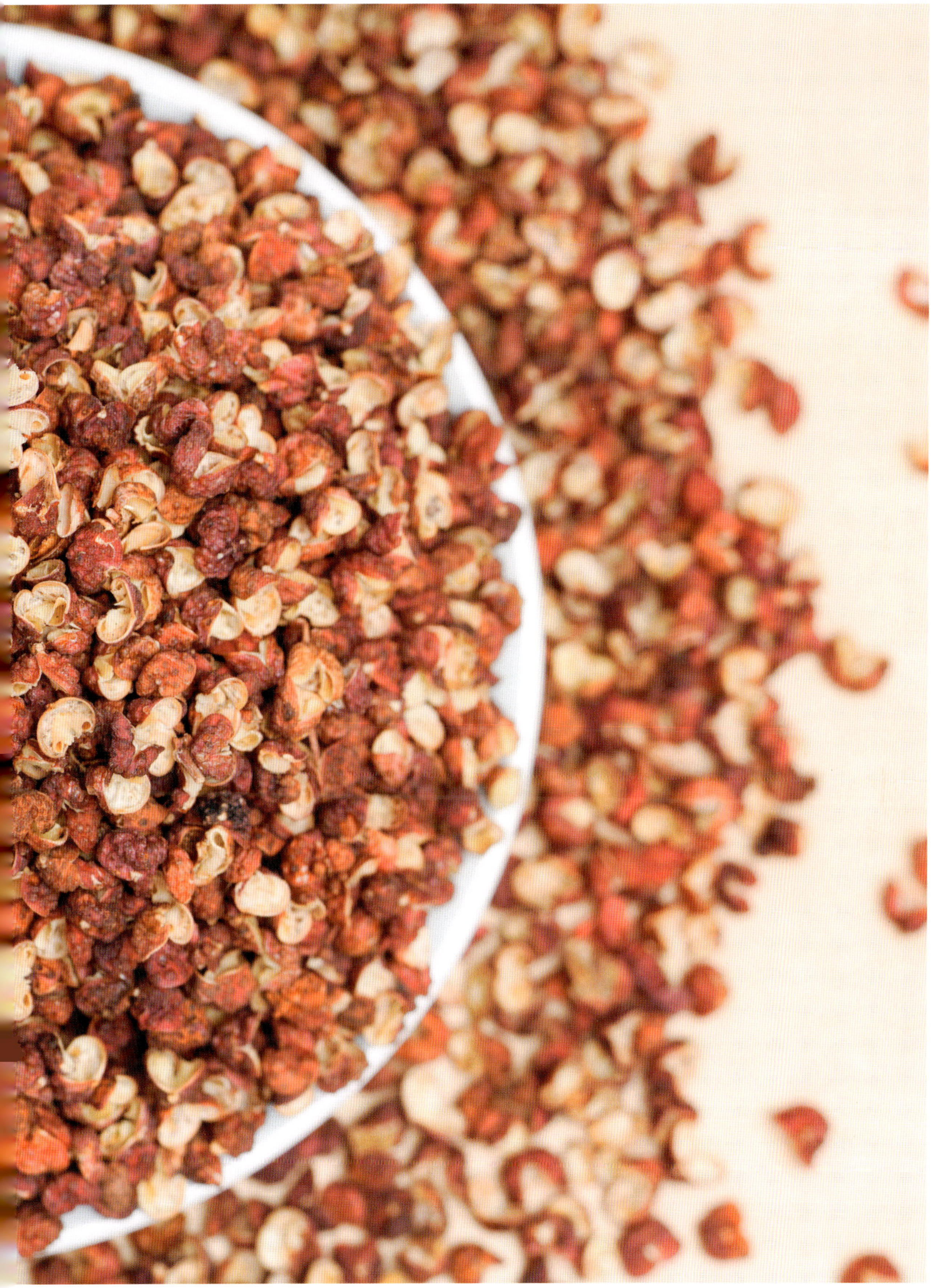

花椒饮片

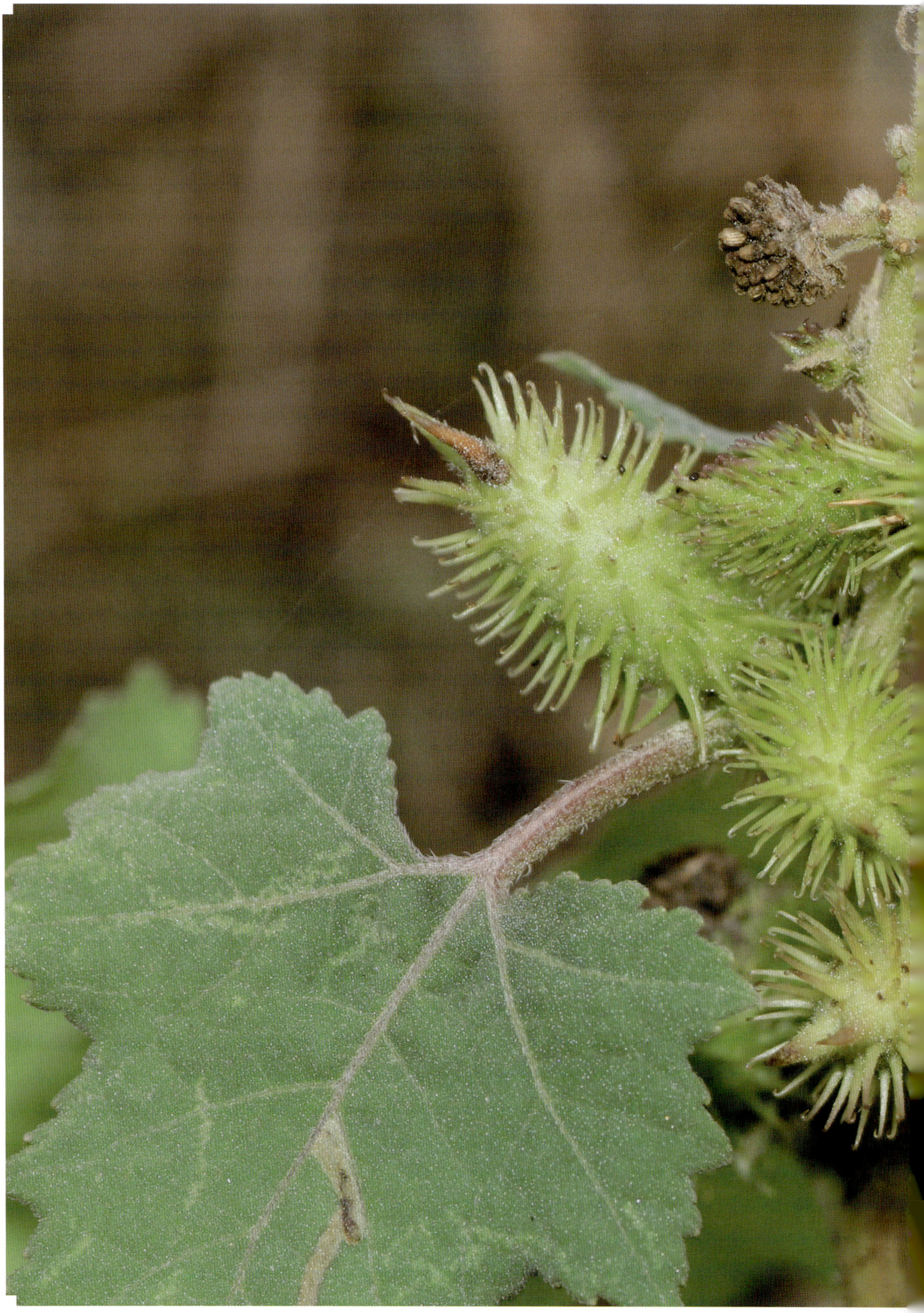

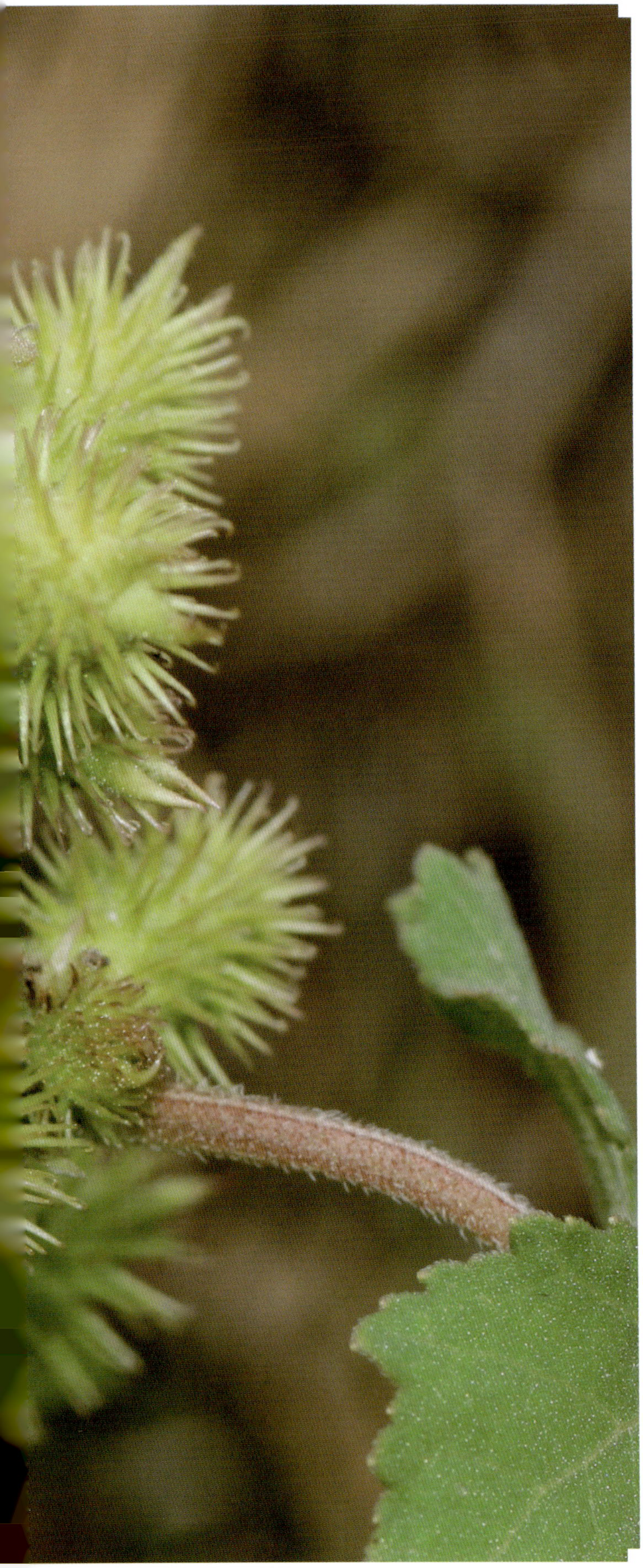

苍耳子

【水药名】梅度簸。

【别名】卷耳、地葵、常思、道人头、佛耳、牛虱子。

【来源】本品为菊科植物苍耳 *Xanthium sibiricum* Patr. 的果实。

【性味归经】味苦，辛，性寒，有小毒。归肺、脾、肝经。

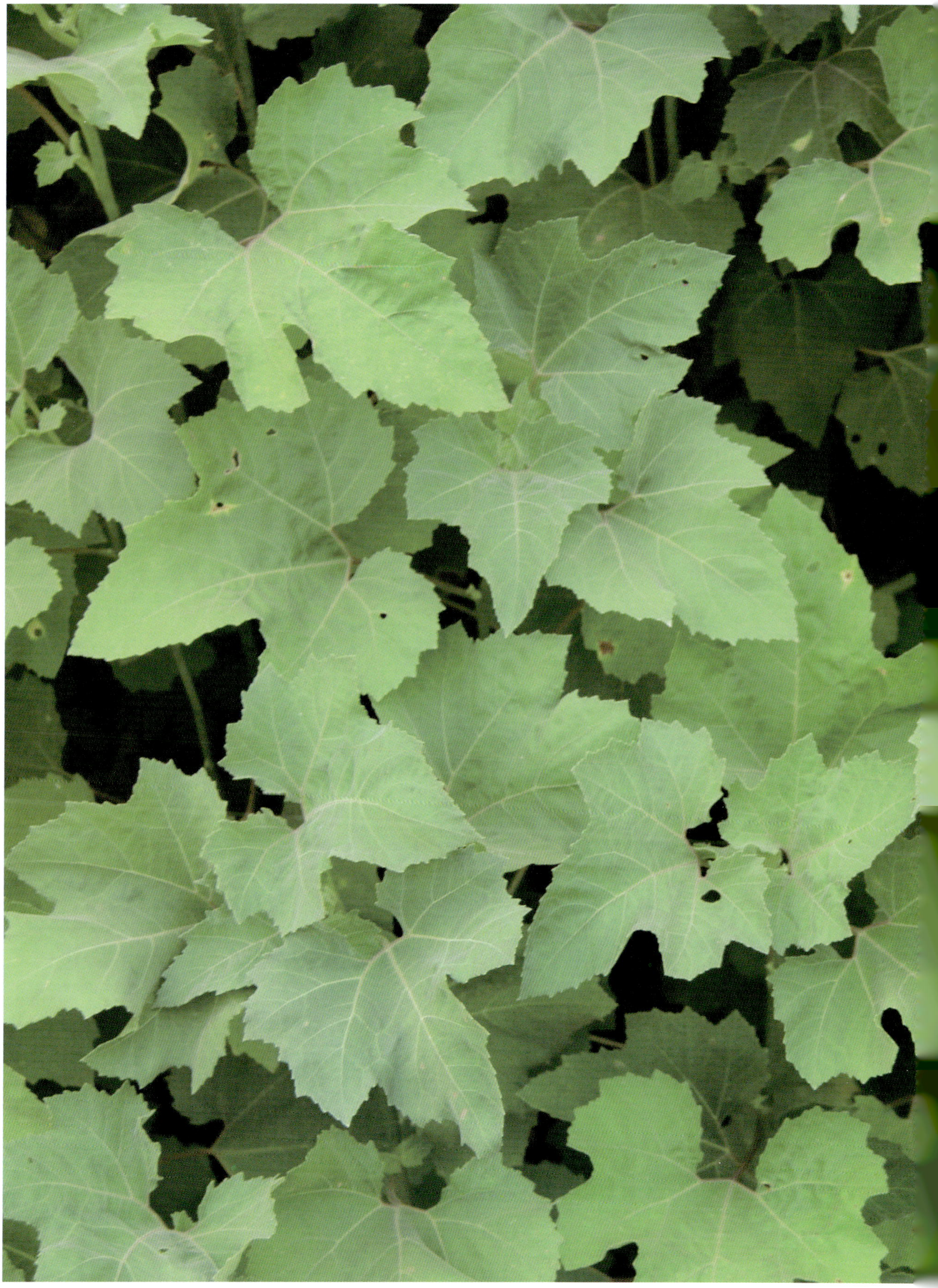

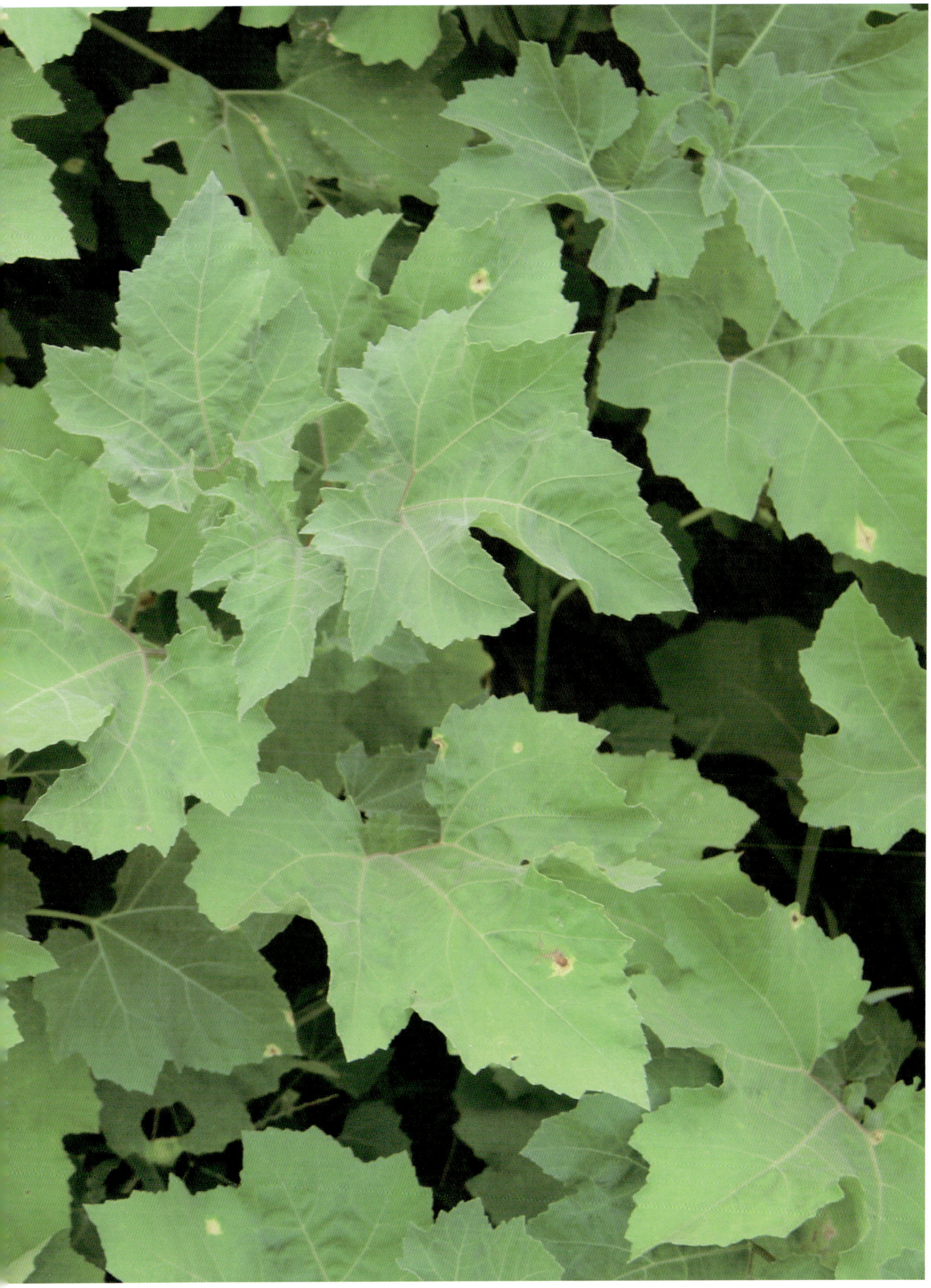

苍耳

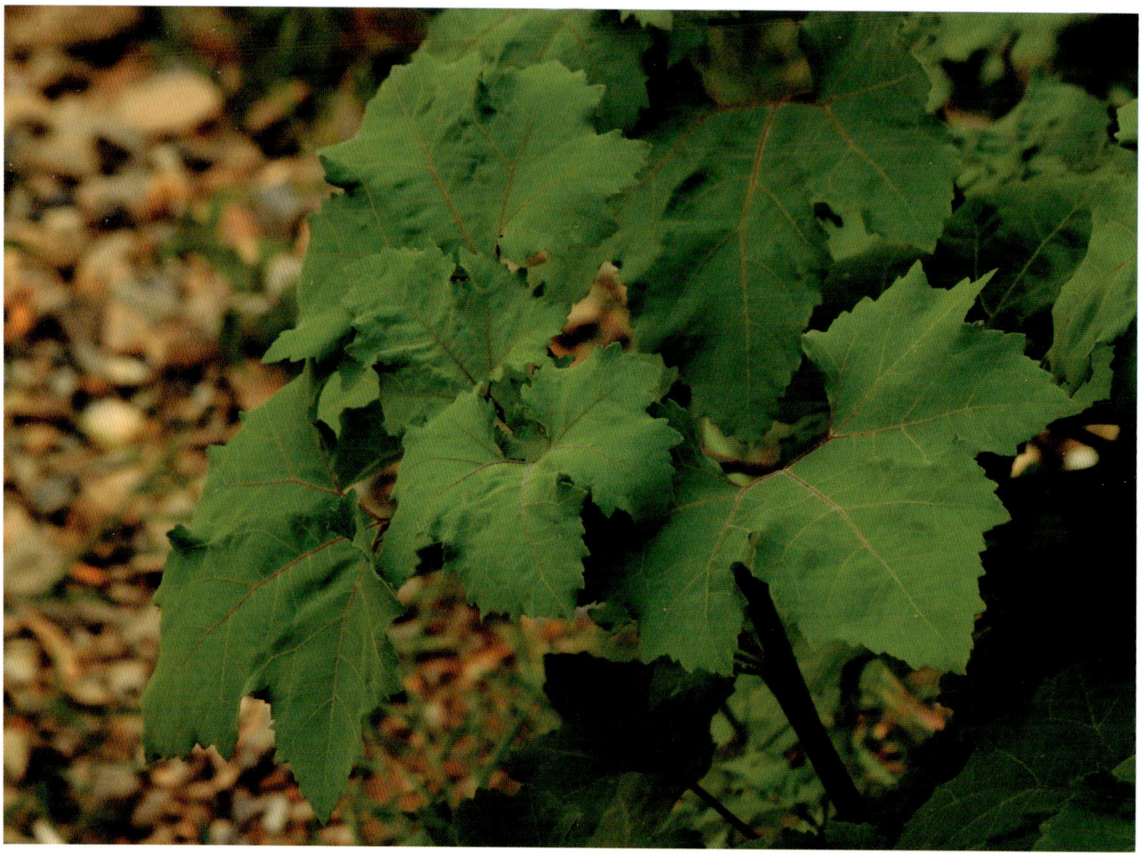

苍耳

识别特征

一年生草本，高 30 ~ 60 cm，粗糙或被毛。叶互生，有长柄，叶片宽三角形，先端锐尖，基部心脏形，边缘有缺刻及不规则粗锯齿，上面深绿色，下面苍绿色，粗糙或被短白毛。头状花序近于无柄，聚生，单性同株。瘦果倒卵形，包藏在有刺的总苞内，无冠毛。花期 5—6 月，果期 6—8 月。

生境分布

生长于荒坡草地或路旁。分布于全国各地。

采收加工

秋季果实成熟时采收，干燥，除去梗、叶等杂质，晒干，去刺，生用或炒用。

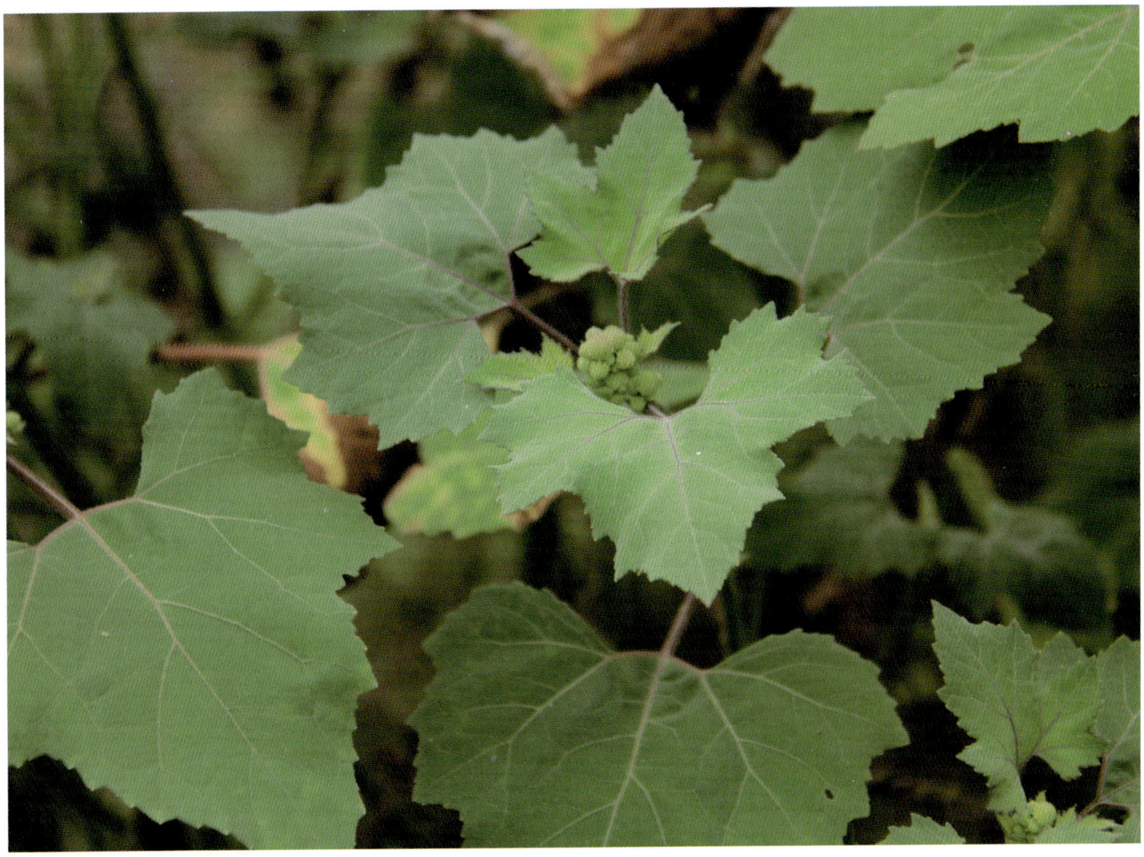

苍耳

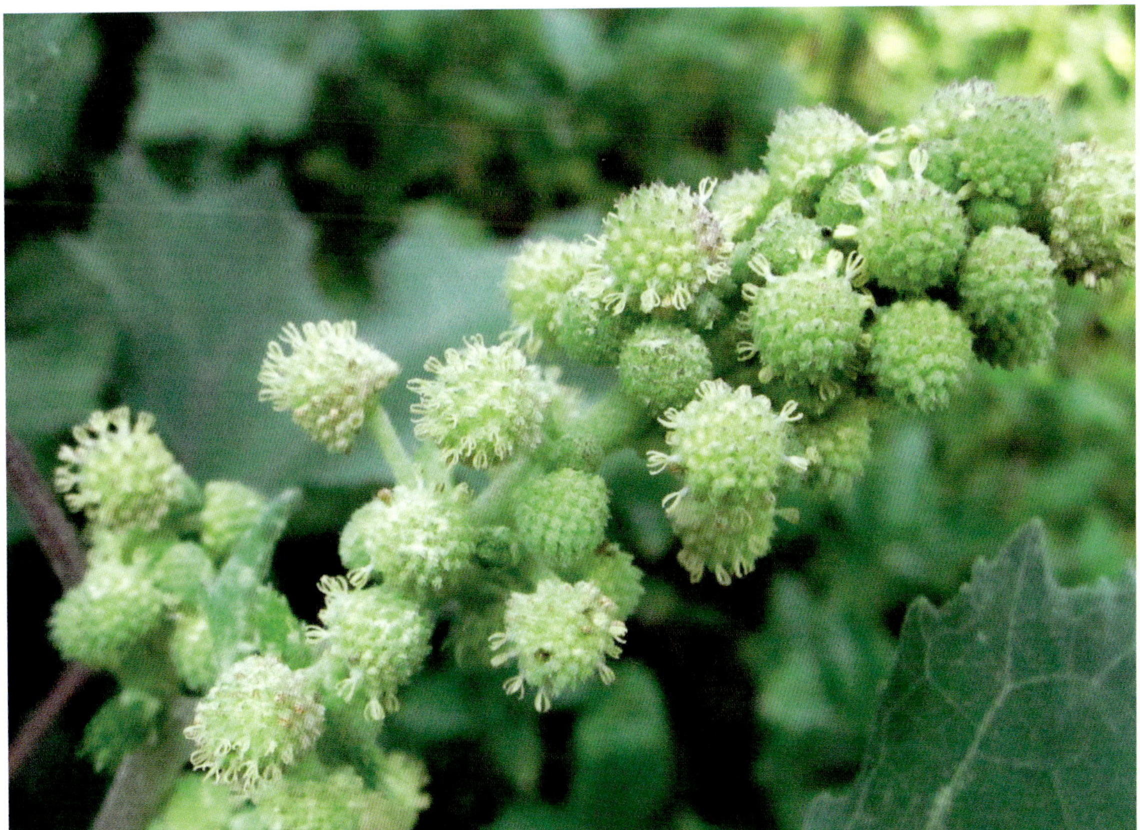

苍耳

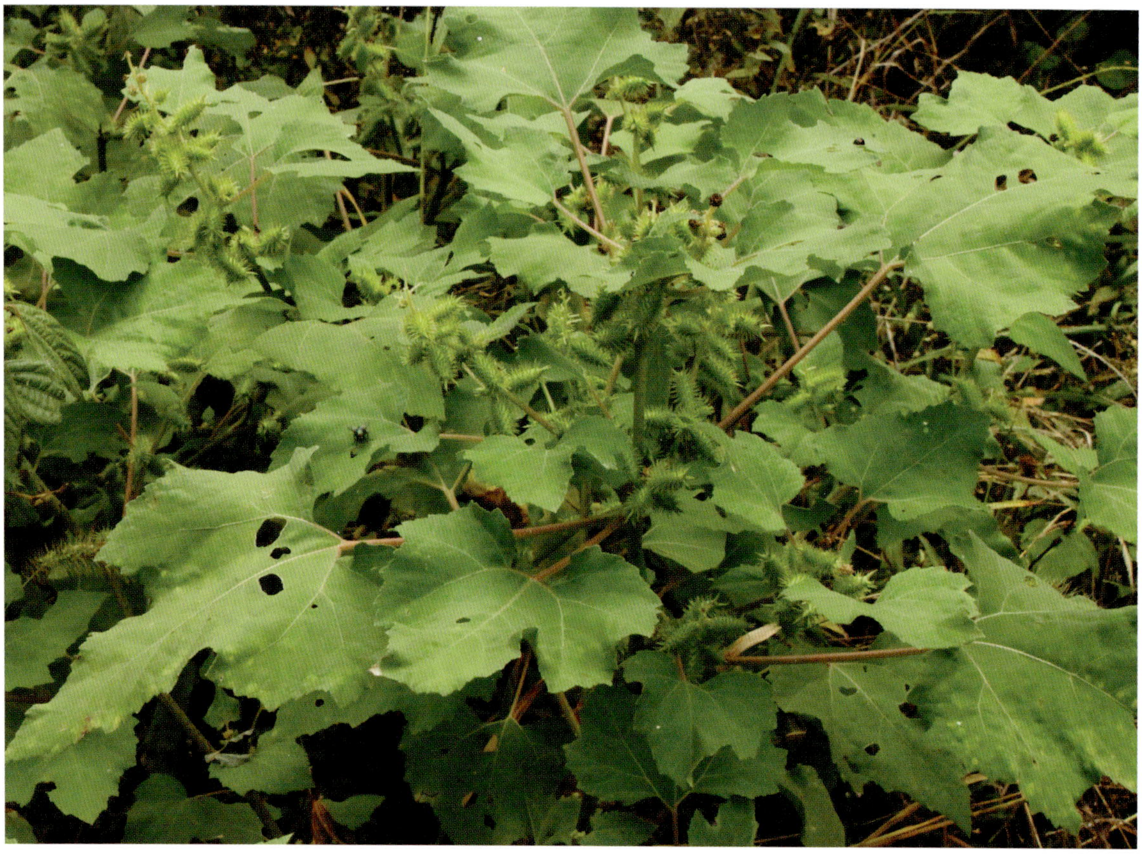

苍耳

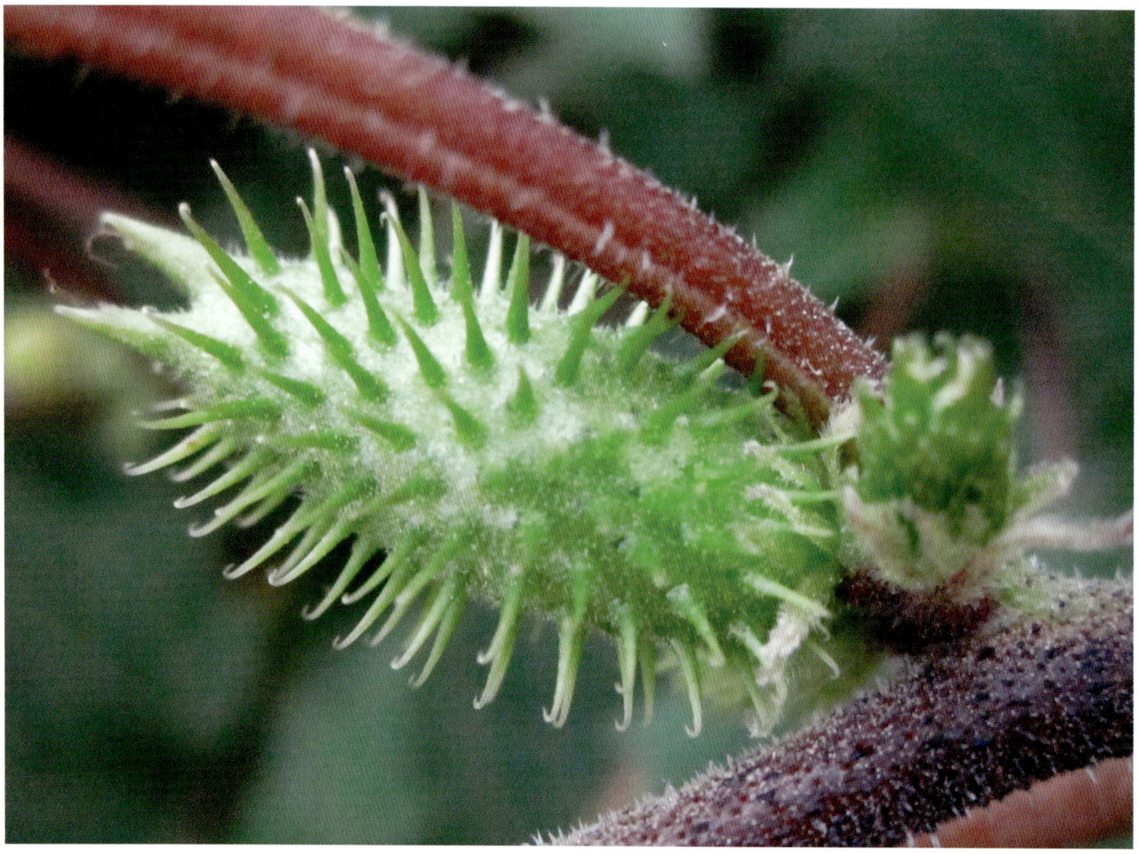

苍耳

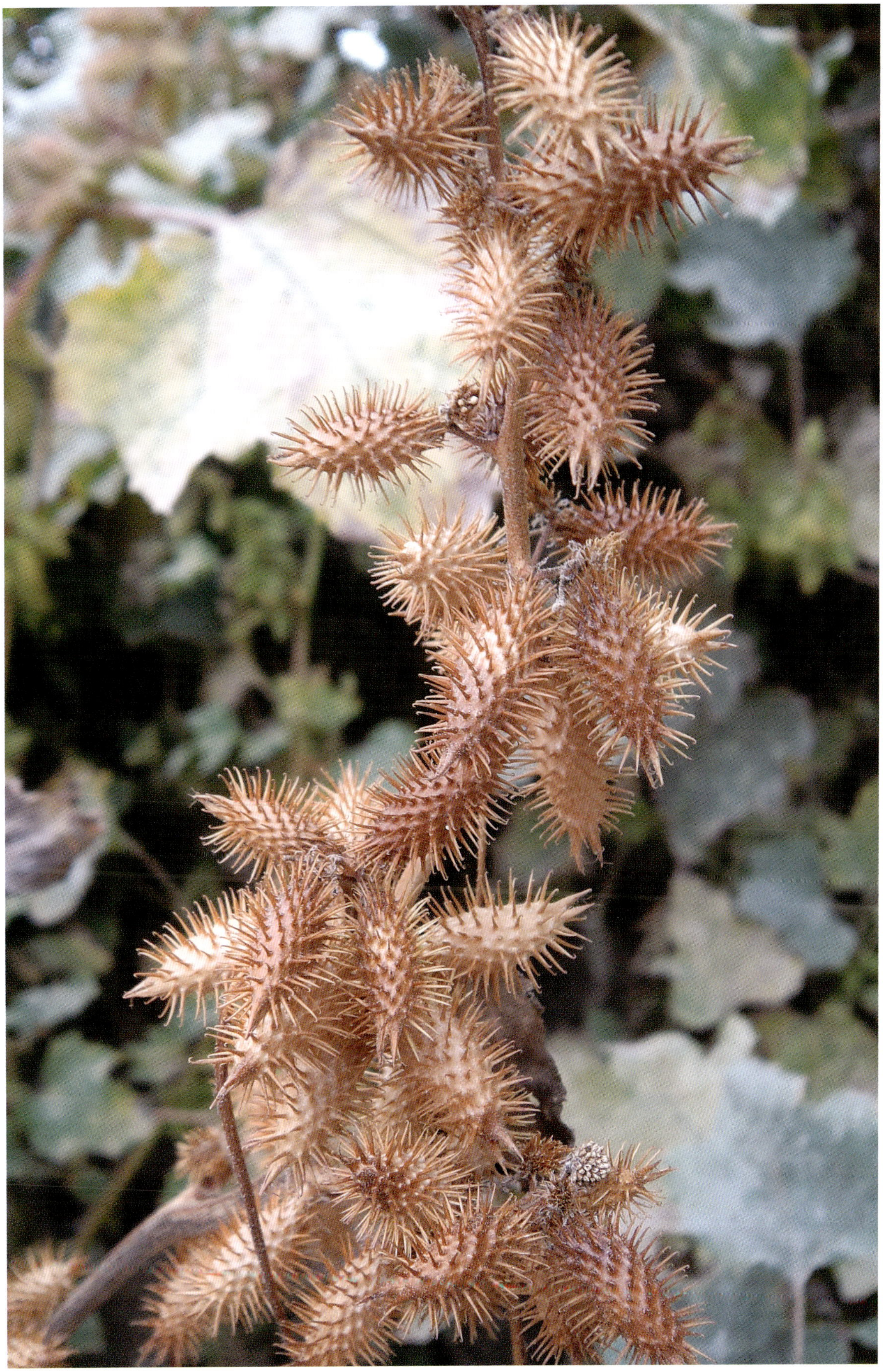

苍耳子

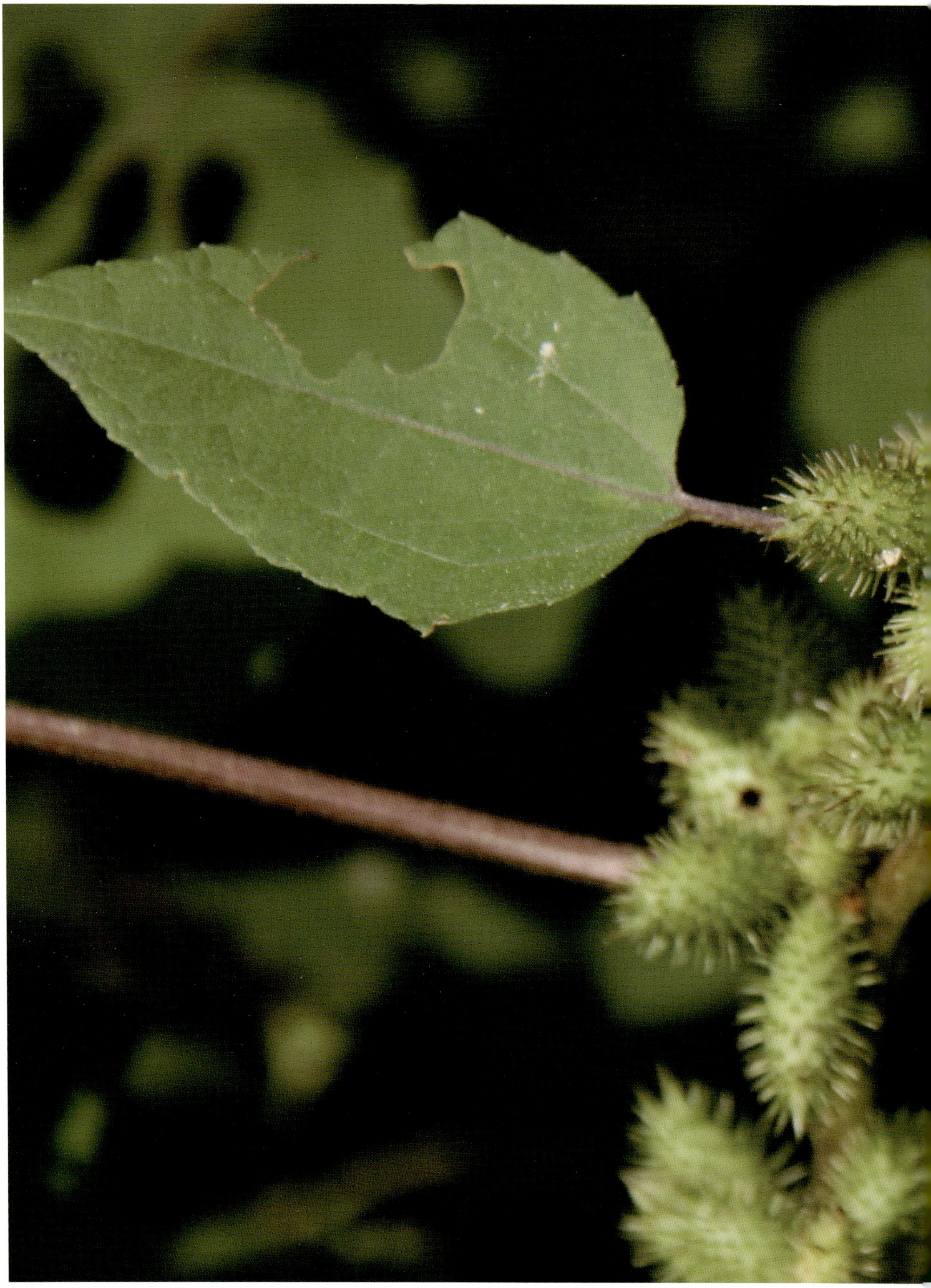

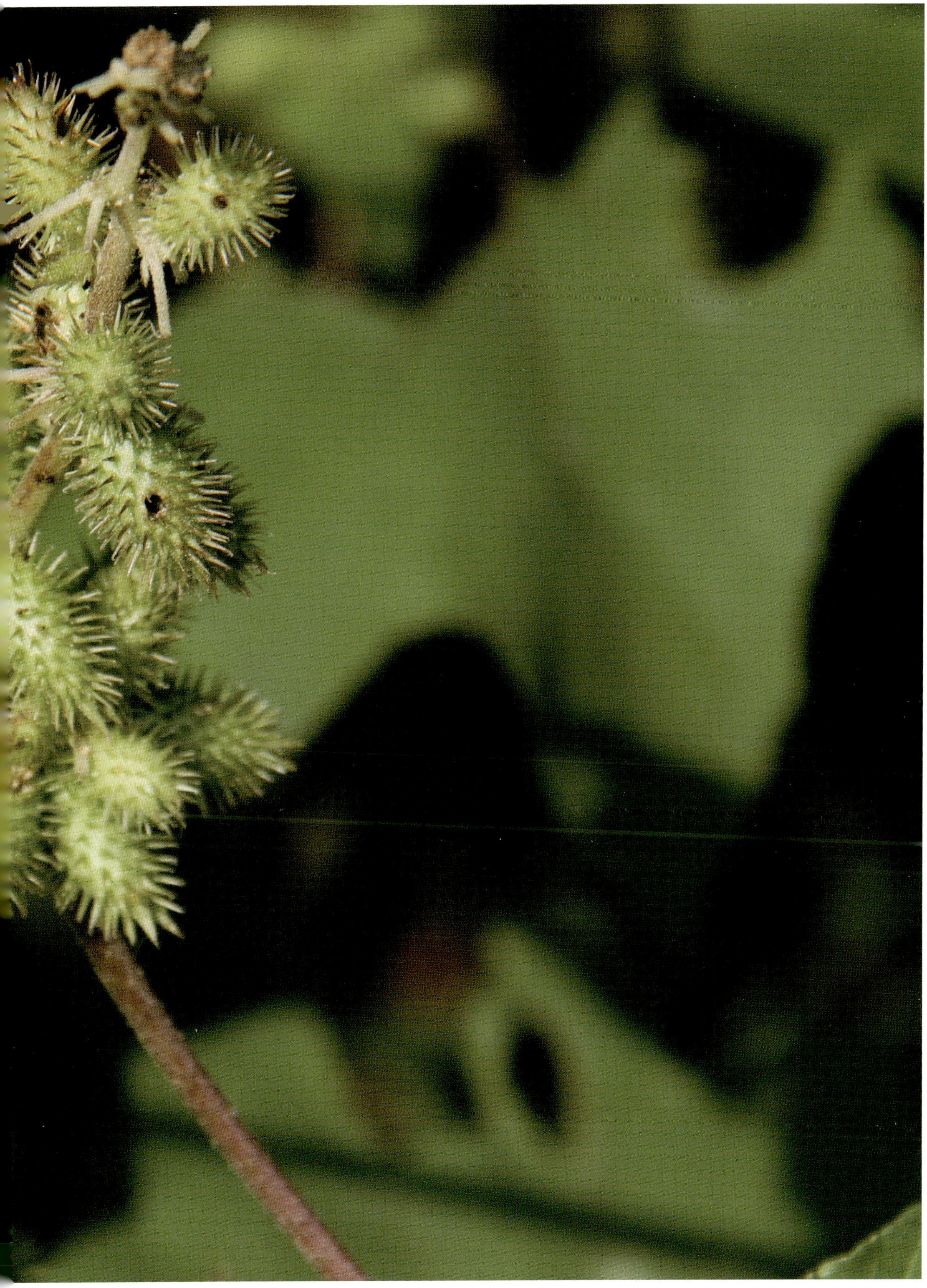

苍耳子

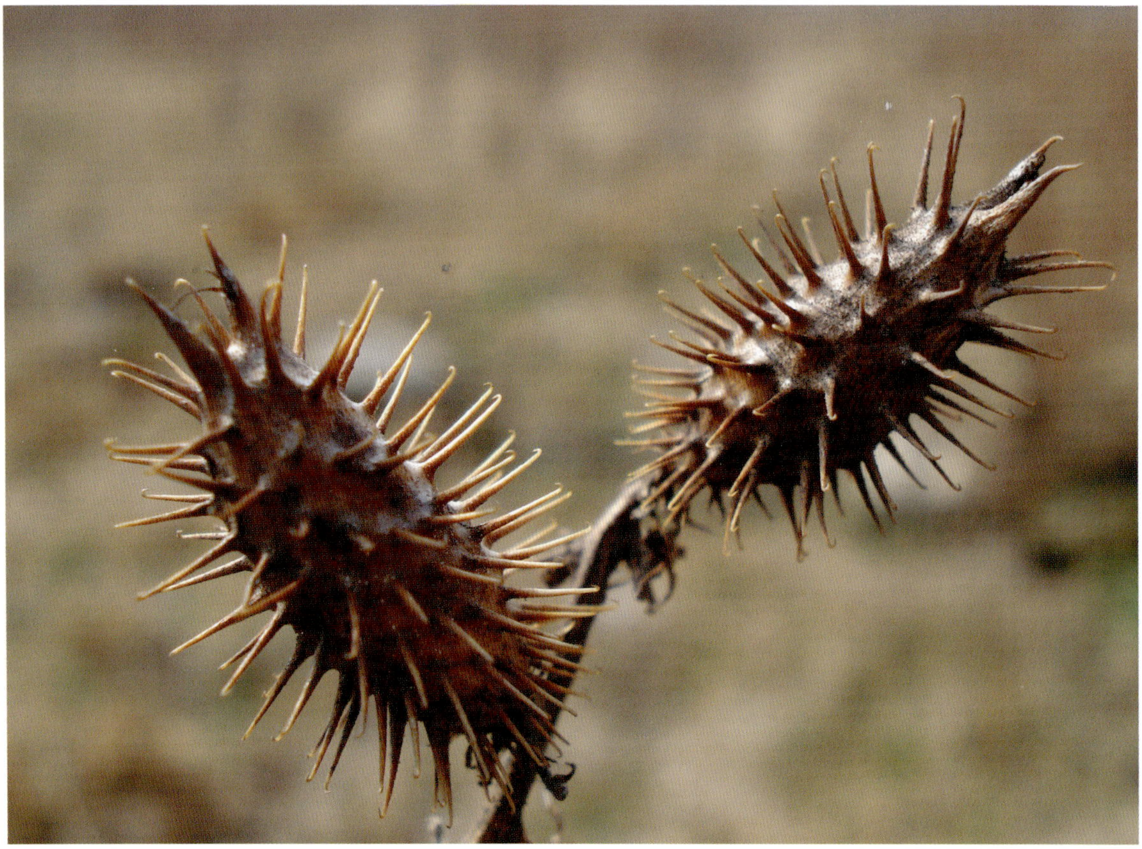

苍耳子

药材鉴别

本品呈纺锤形或卵圆形，长 1 ~ 1.5 cm，直径 0.4 ~ 0.7 cm。表面黄棕色或黄绿色，全体有钩刺，顶端有 2 枚较粗的刺，分离或相连，基部有果梗痕。质硬而韧，横切面中央有纵隔膜，2 室，各有 1 枚瘦果。瘦果略呈纺锤形，一面较平坦，顶端具 1 突起的花柱基，果皮薄，灰黑色，具纵纹。种皮膜质，浅灰色，子叶 2，有油性。气微，味微苦。

功效主治

祛风散热，解毒杀虫。主治头风，头晕，鼻炎，湿痹拘挛，目赤，目翳，风癞，疔肿，热毒疮疡，皮肤瘙痒。

用法用量

内服：5 ~ 10 g，煎汤；捣汁、熬膏或入丸、散服。外用：捣敷或煎水洗。

民族药方

1. 慢性鼻炎 苍耳子、辛夷、杏仁、黄芩、甘草各10 g，木姜花5 g，鱼腥草15 g。水煎服。

2. 神经性皮炎 苍耳子15 ~ 24 g，防风9 ~ 12 g，乌梢蛇、当归、白芍、白蒺藜各9 ~ 15 g，牡丹皮9 g。温水浸泡1小时，文火煮沸后再煎30分钟，连煎2 ~ 3次，取汁350 ~ 400 mL，分3次口服，每日1剂。

3. 痢疾 鲜苍耳子90 g。洗净捣烂，加水煎15分钟去渣，打入鸡蛋2 ~ 3枚于药液中煮熟。于痢疾发作前将蛋与药液1次服下。如1次未愈，可按上法再服，连用2 ~ 3日。

4. 面神经炎（面瘫） 苍耳子6 ~ 12 g，辛夷9 ~ 12 g，薄荷3 ~ 15 g。每日1剂，水煎服。

5. 带状疱疹 苍耳子（土炒黄研末）30 g，冰片2 g，香油适量。调成糊状抹于患处，每日2次。

使用注意

血虚头痛者不宜服用。过量服用易致中毒。

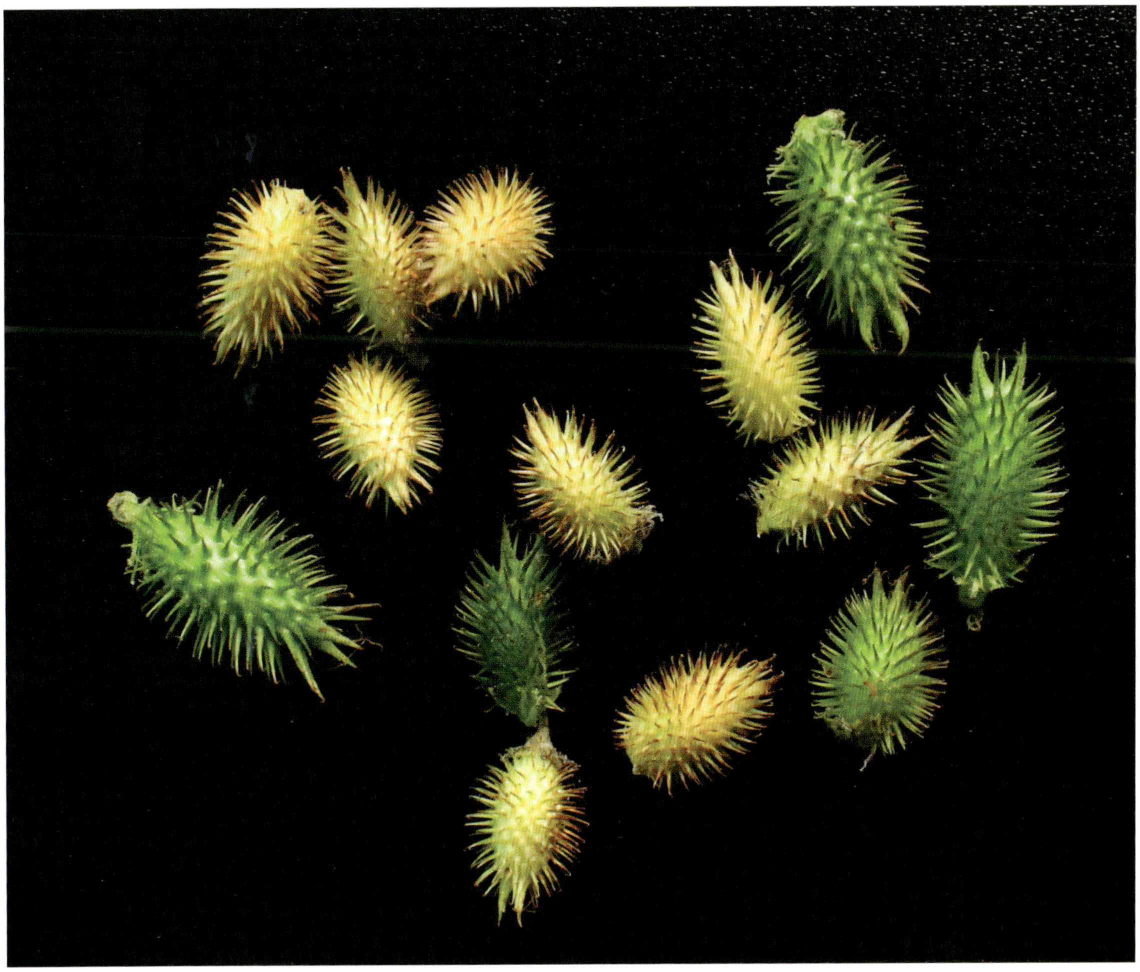

苍耳子药材

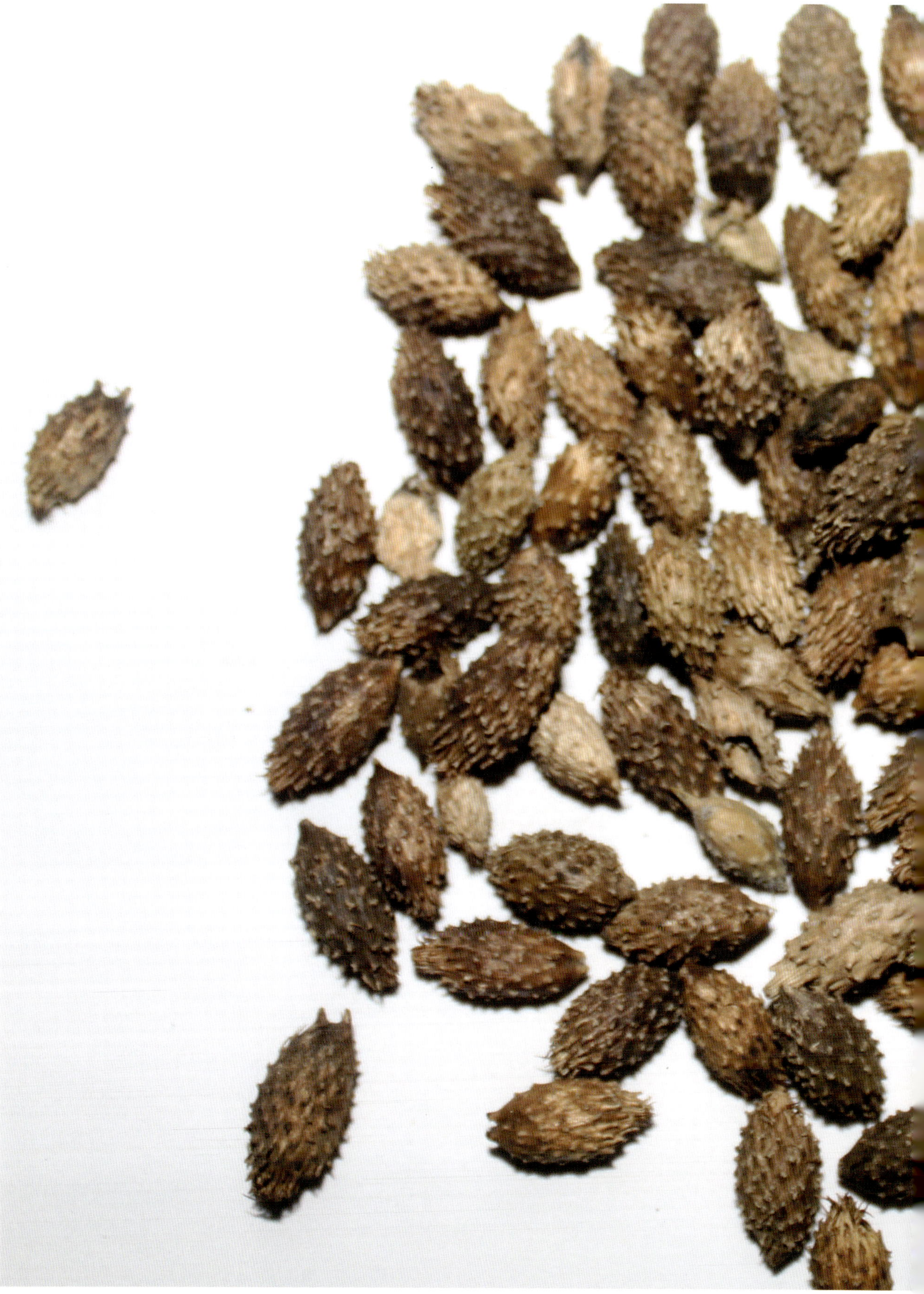

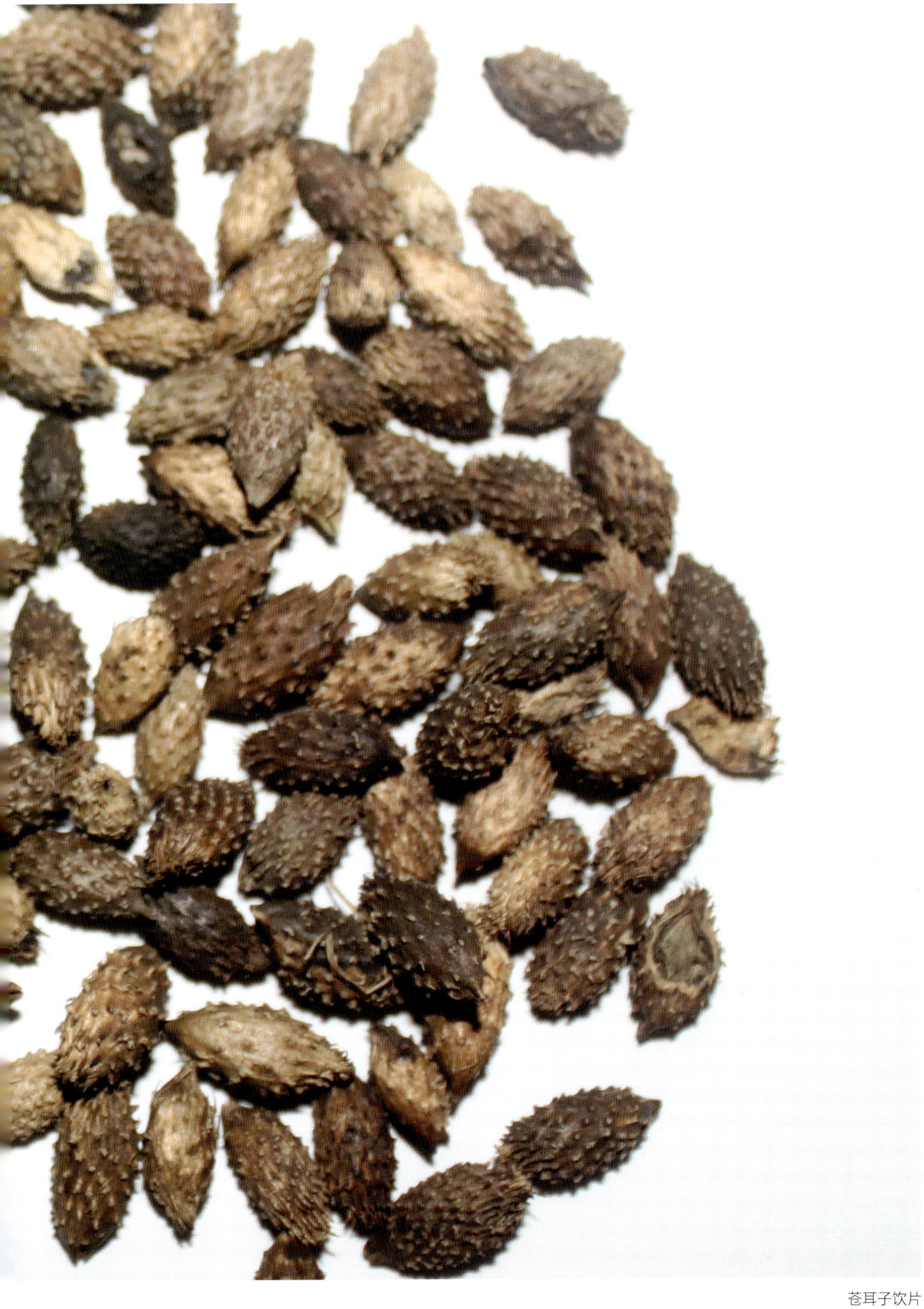

苍耳子饮片

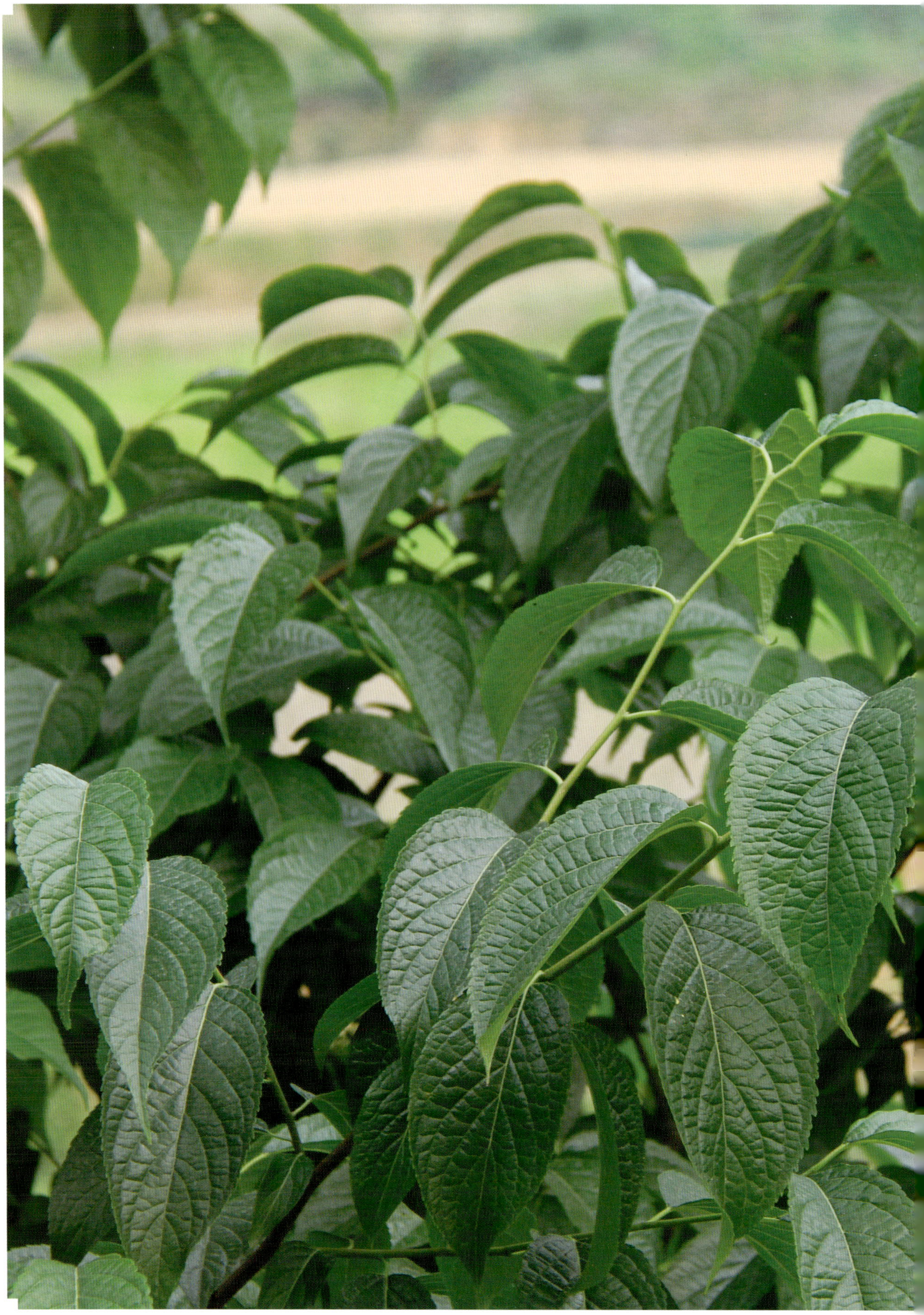

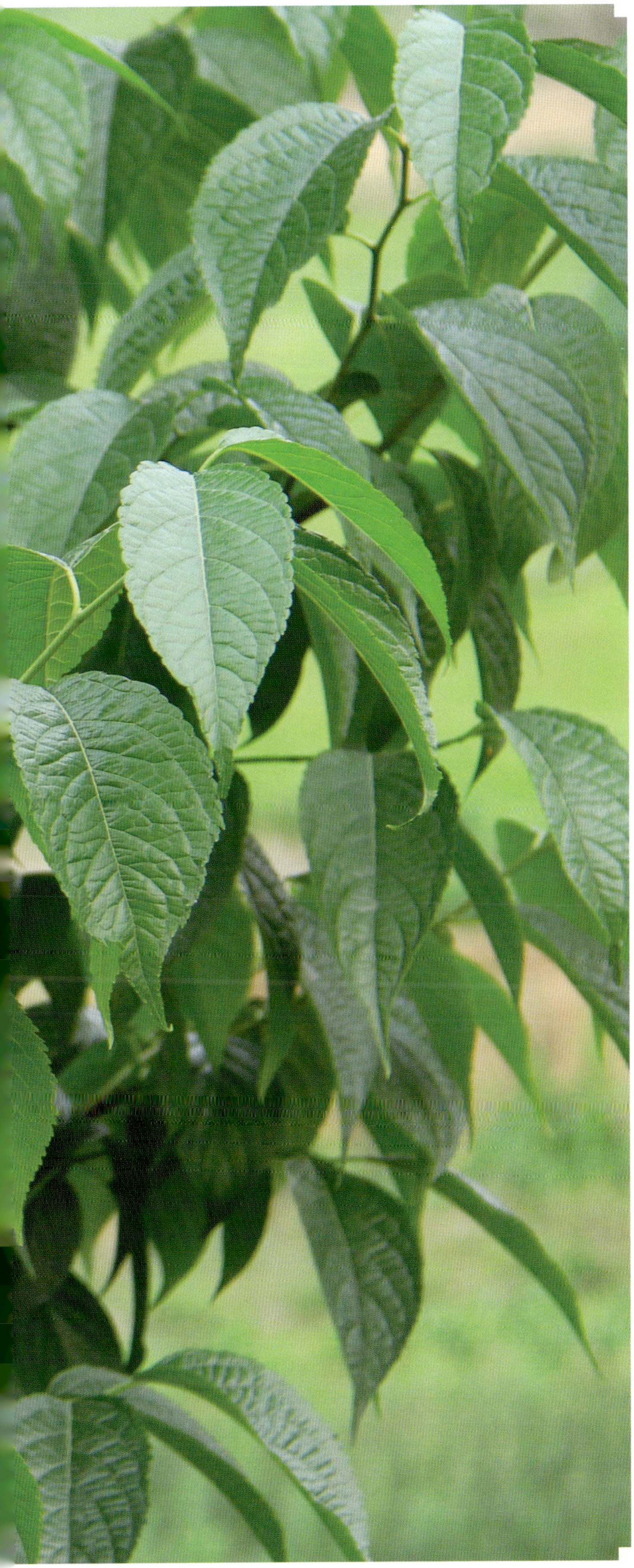

杜仲

【水 药 名】梅必都。

【别 名】思仙、思仲、丝连皮、扯丝皮。

【来 源】本品为杜仲科植物杜仲 *Eucommia ulmoides* Oliv. 的树皮和叶。

【性味归经】味甘，微辛，性温。归肝、肾经。

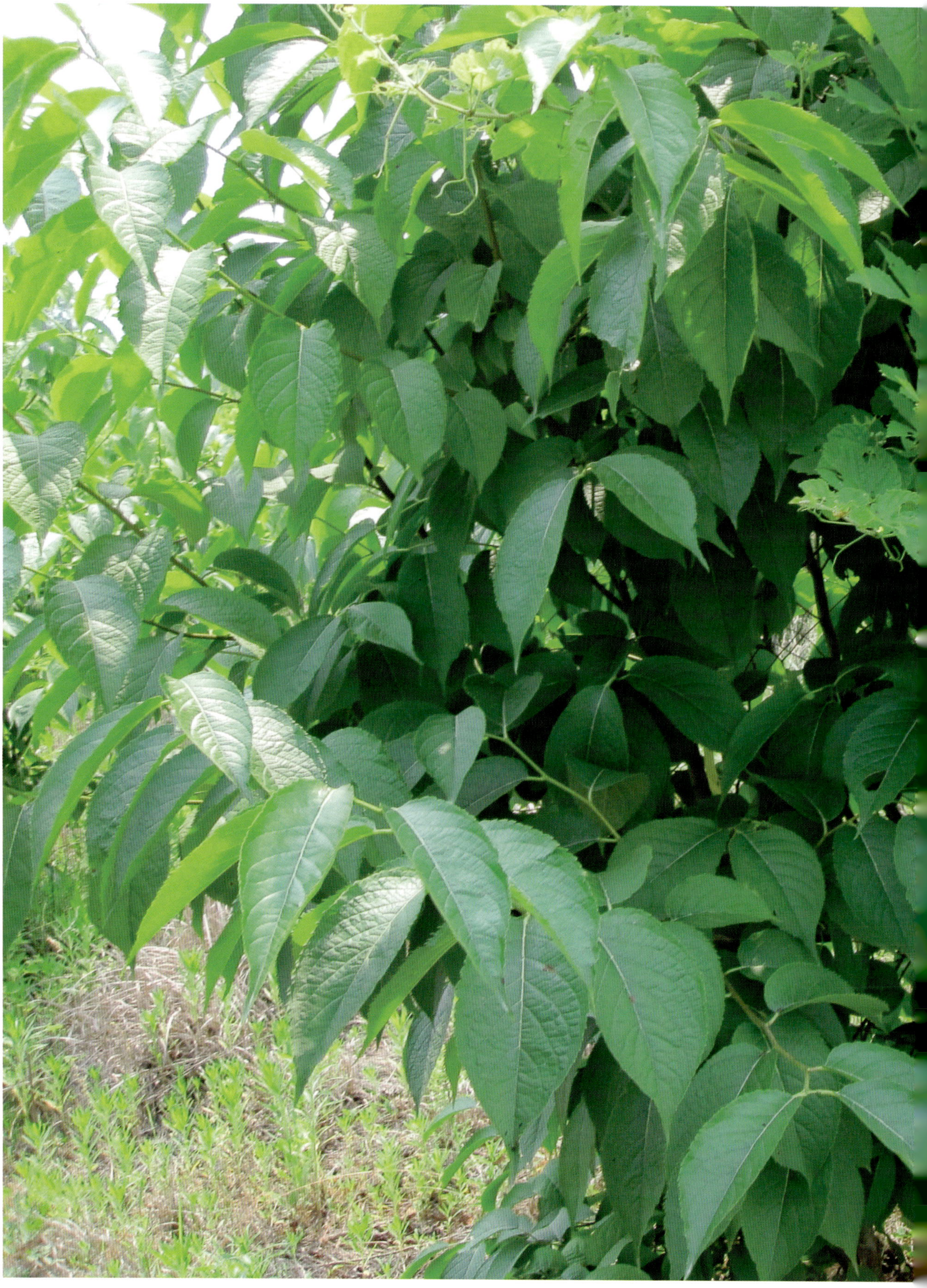

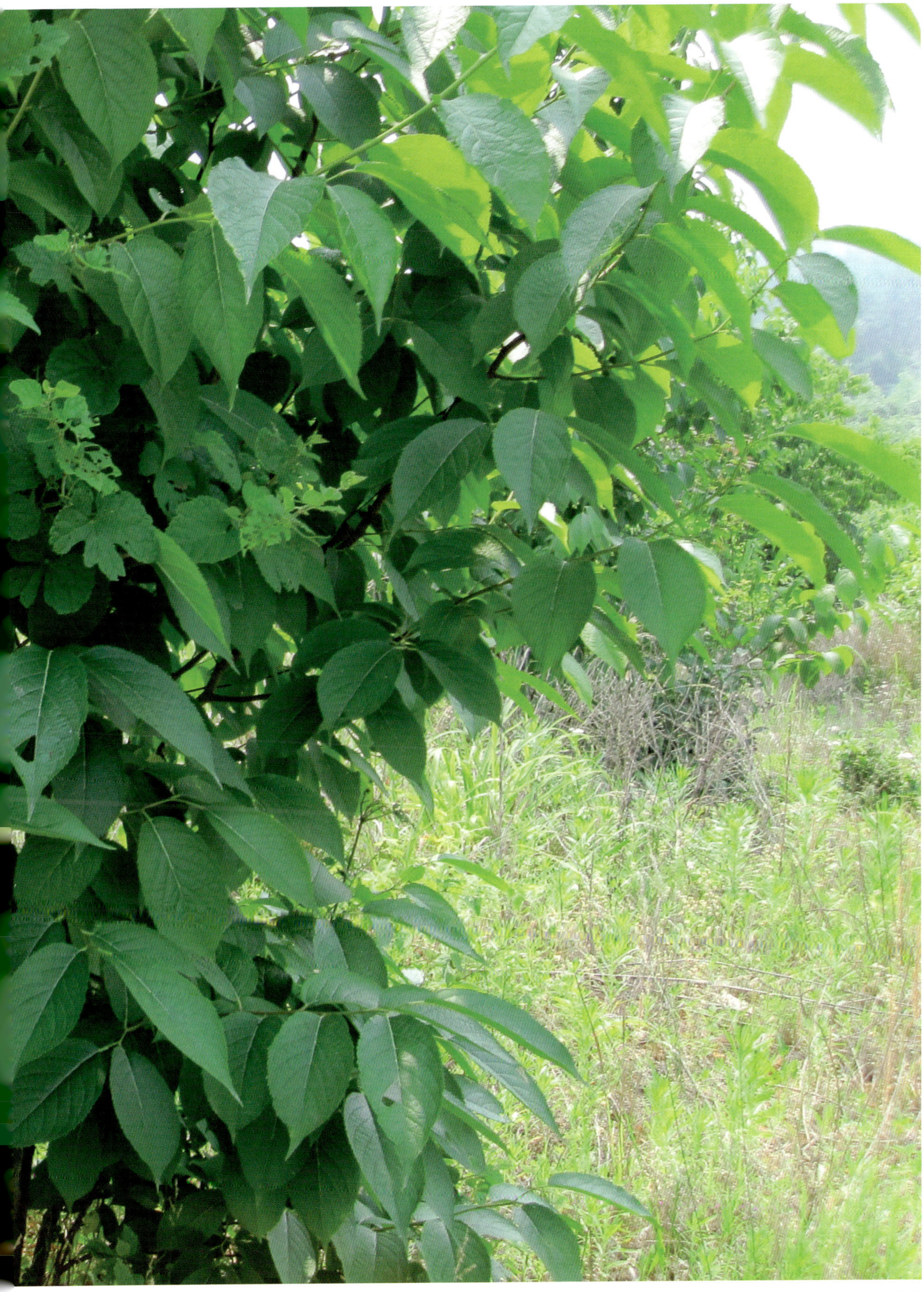

杜仲

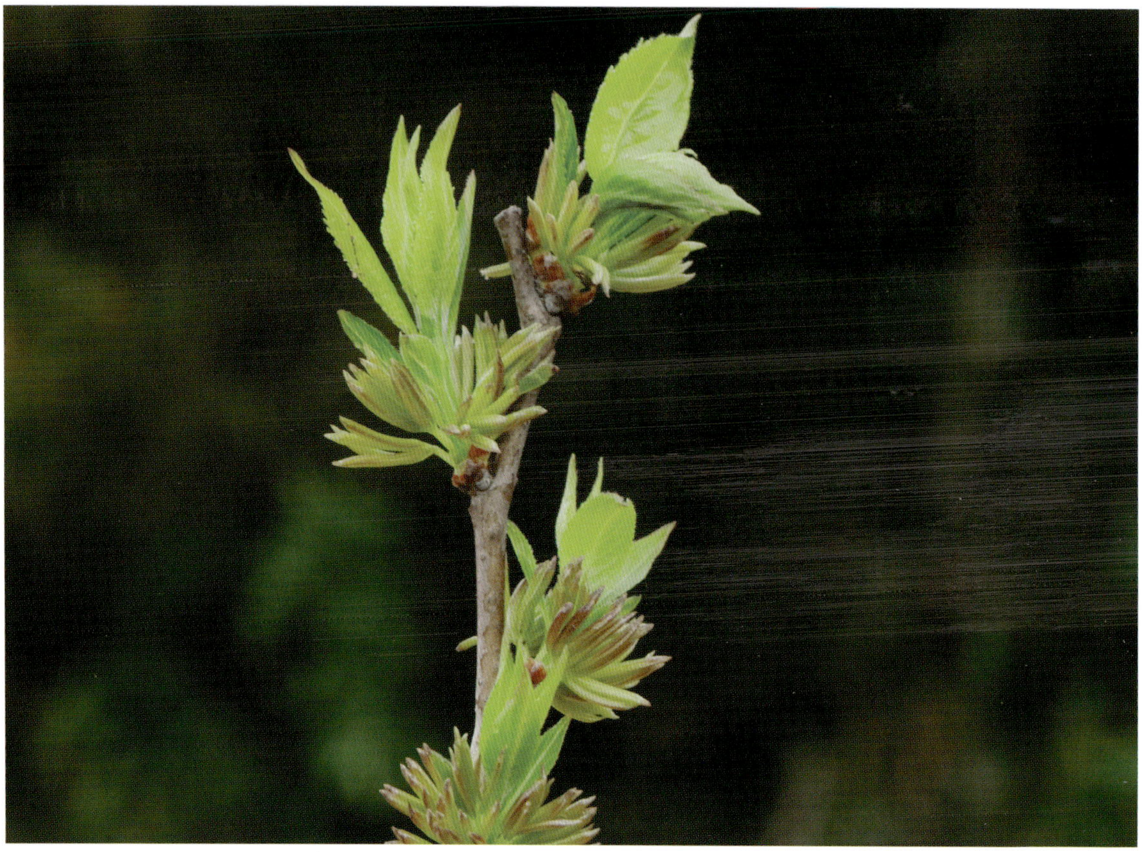

杜仲

识别特征

落叶乔木。皮、枝及叶均含胶质。单叶互生，椭圆形或卵形，先端渐尖，基部广楔形，边缘有锯齿。花单性，雌雄异株。生长于一年生枝基部苞片的腋内，有花柄，无花被。翅果卵状长圆形而扁。花期 4—5 月，果期 9 月。

生境分布

生长于山地林中或栽培。分布于全国各地。

采收加工

在清明至夏至间，选取生长 15 ~ 20 年以上的植株，按药材规格大小，剥下树皮，刨去粗皮，晒干或置通风干燥处。

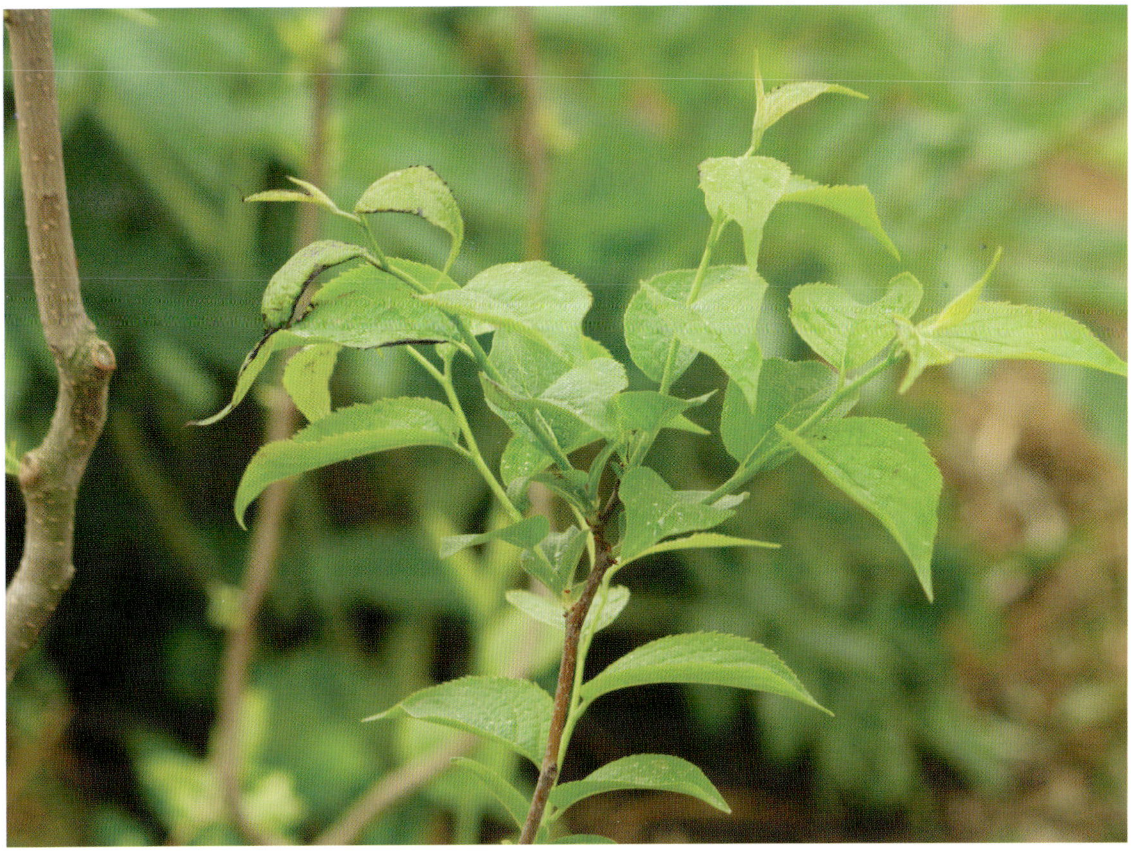

杜仲

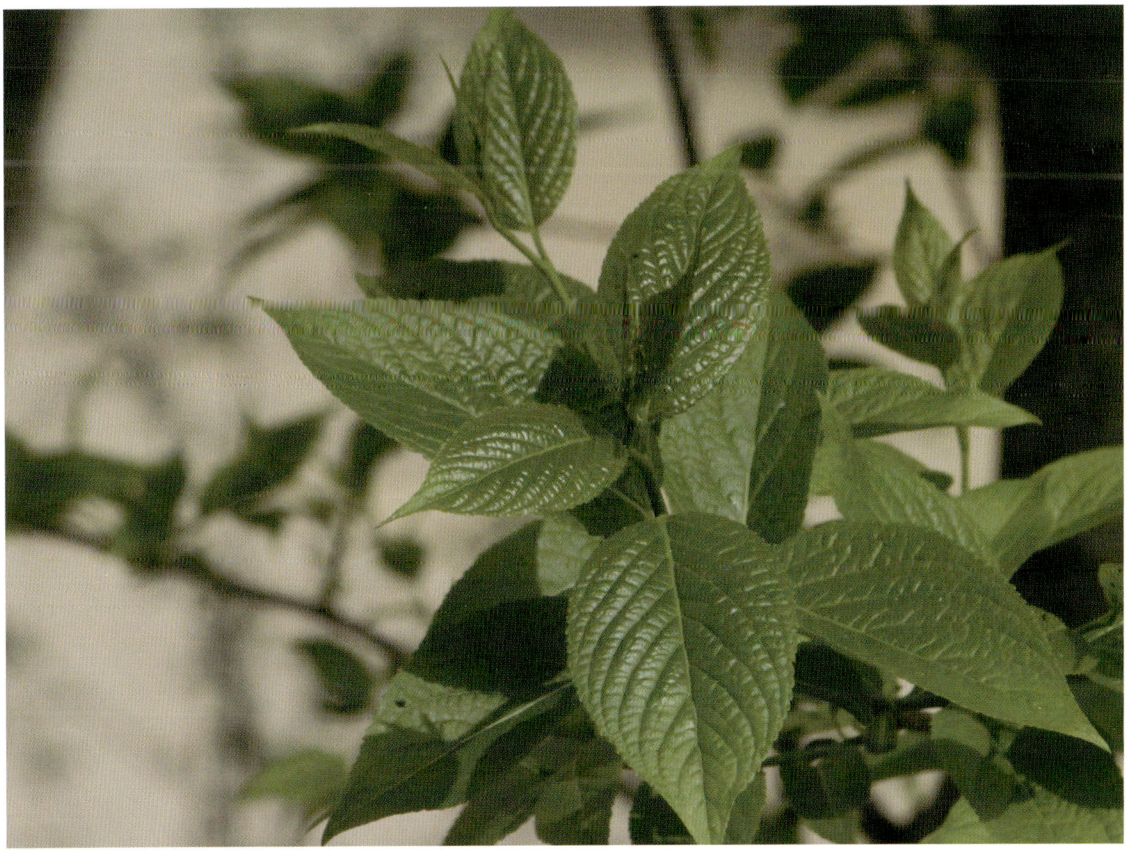

杜仲

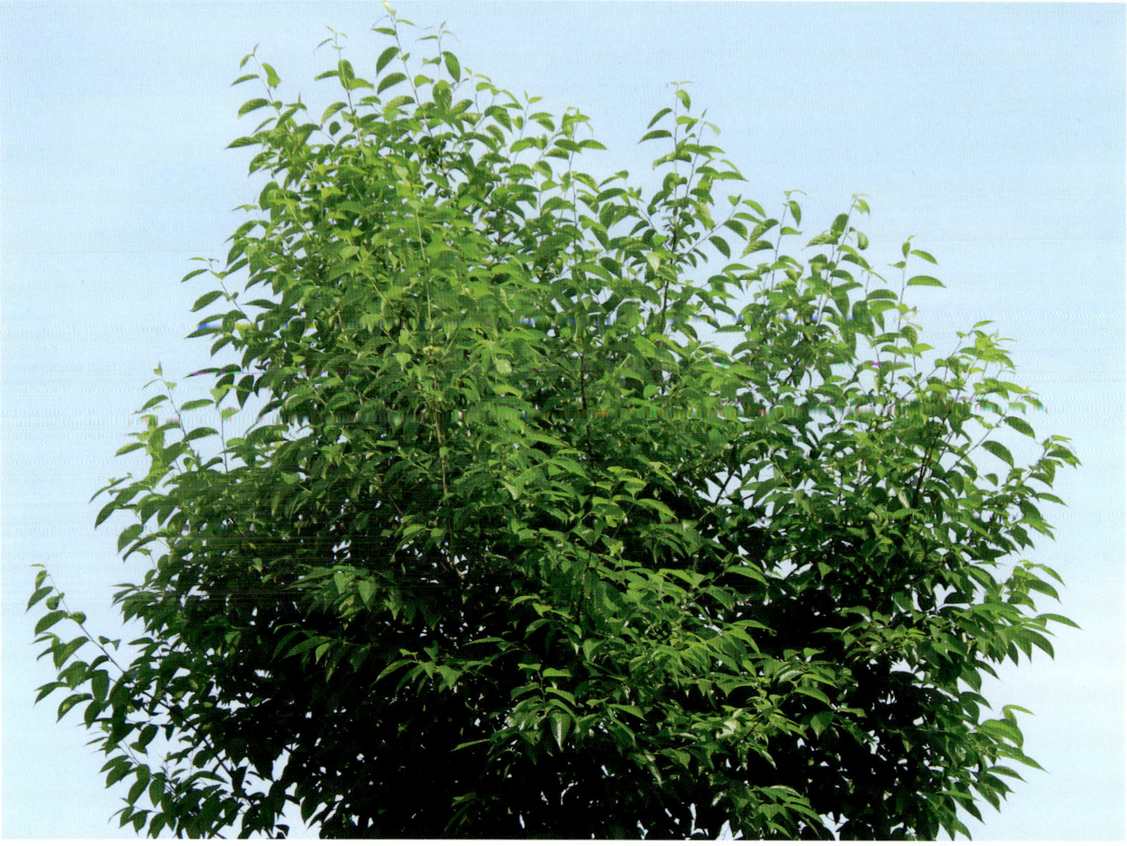

杜仲

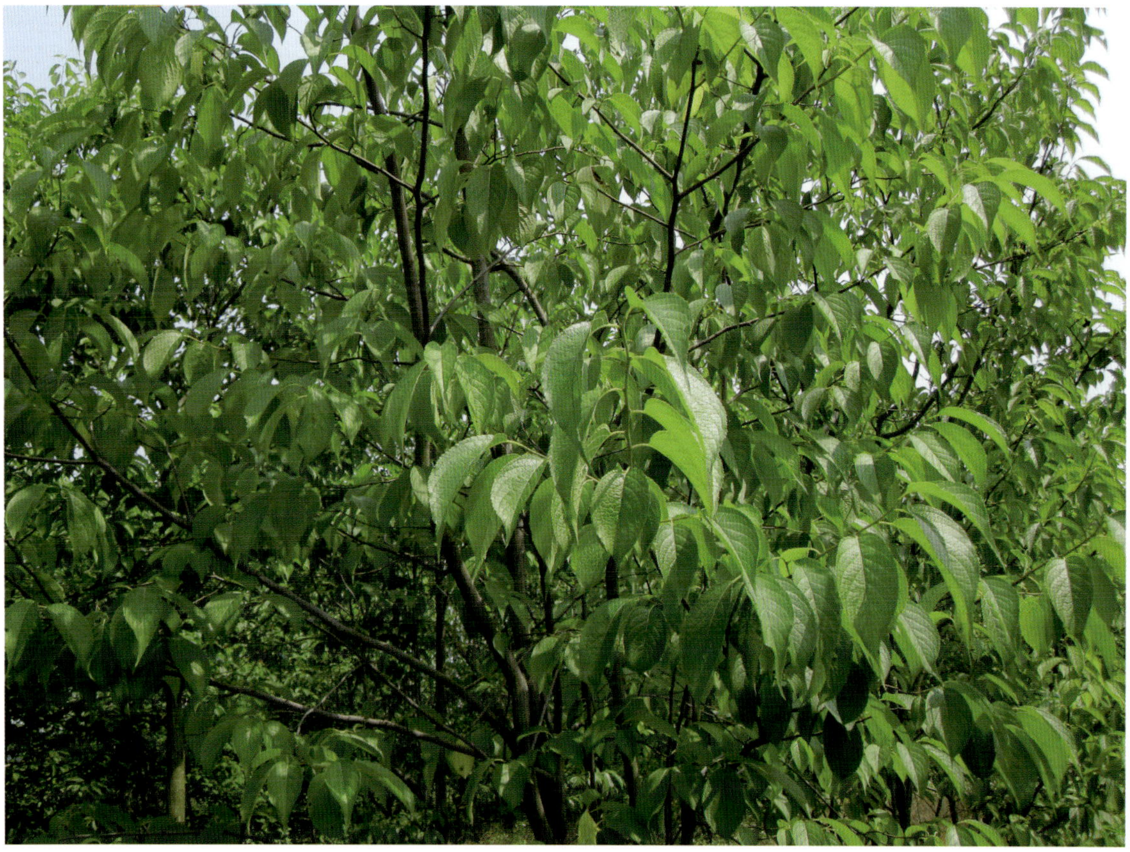

杜仲

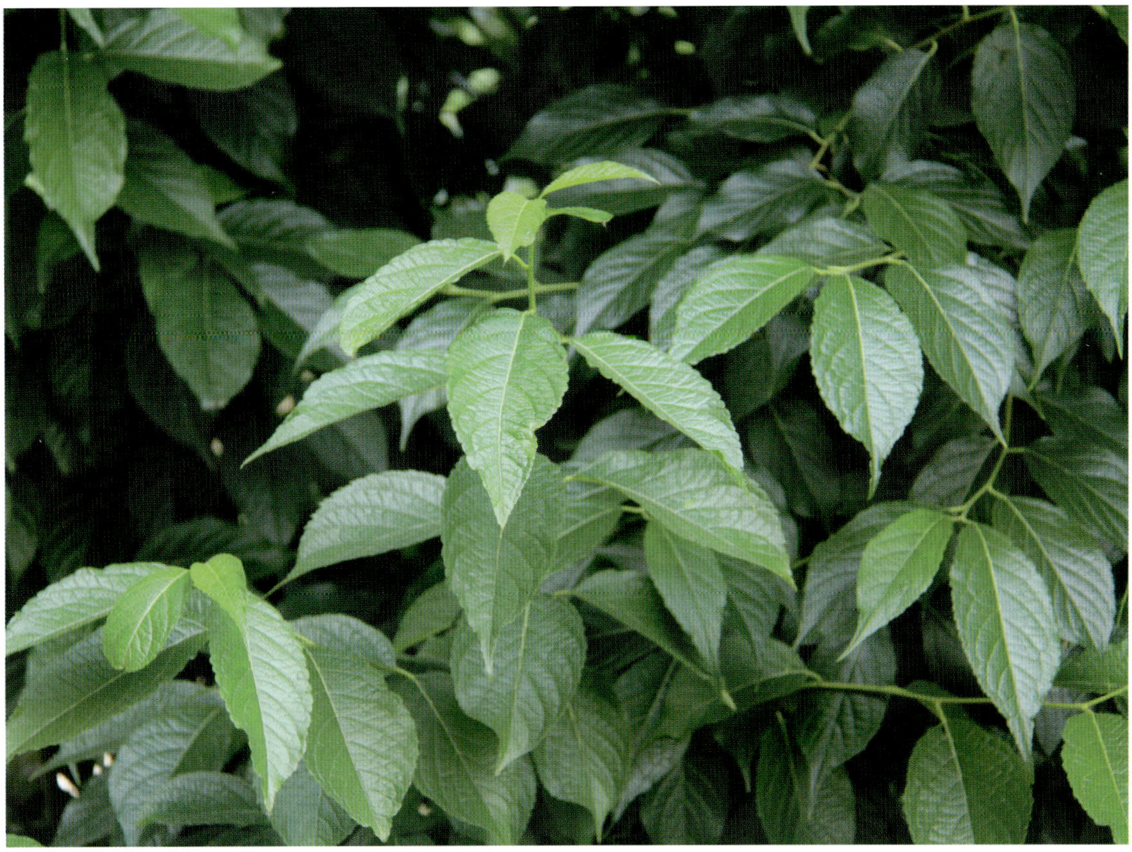

杜仲

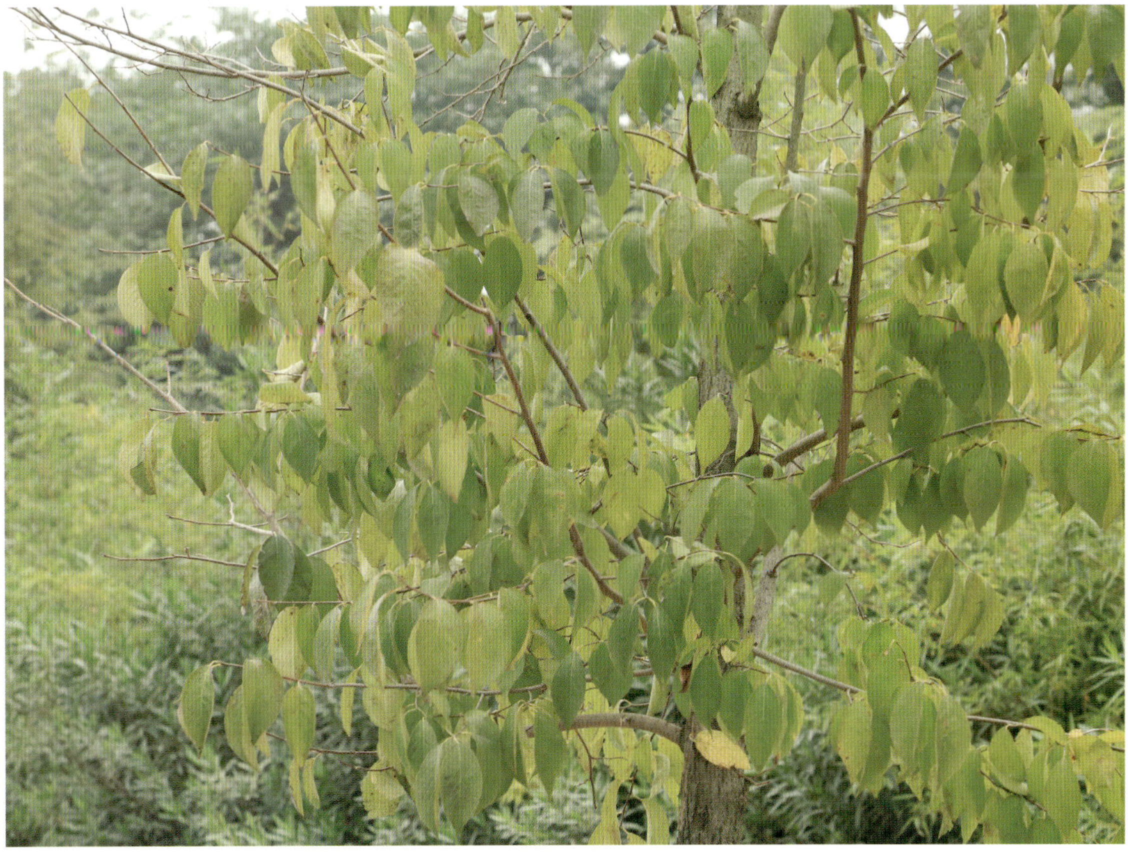

杜仲

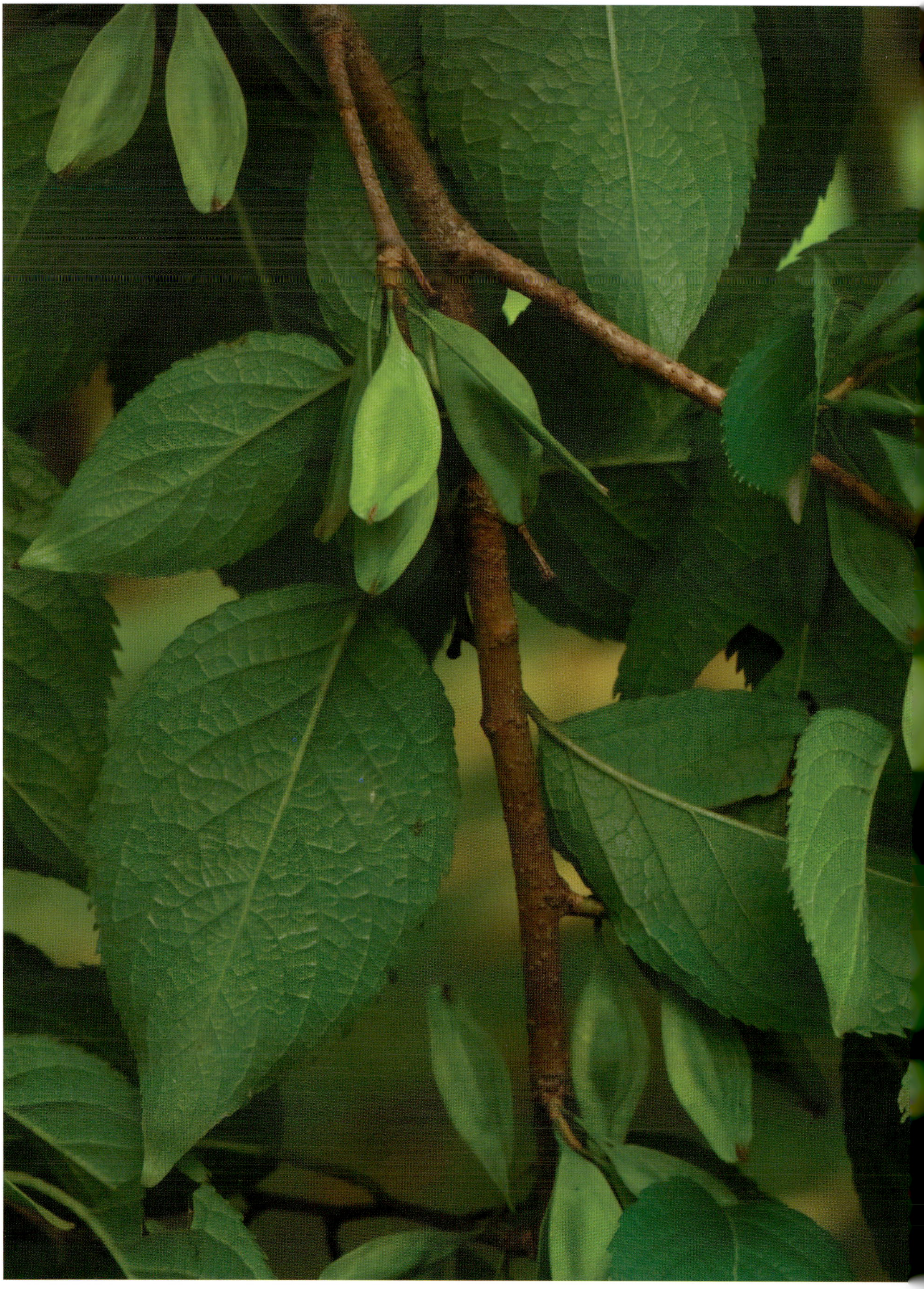

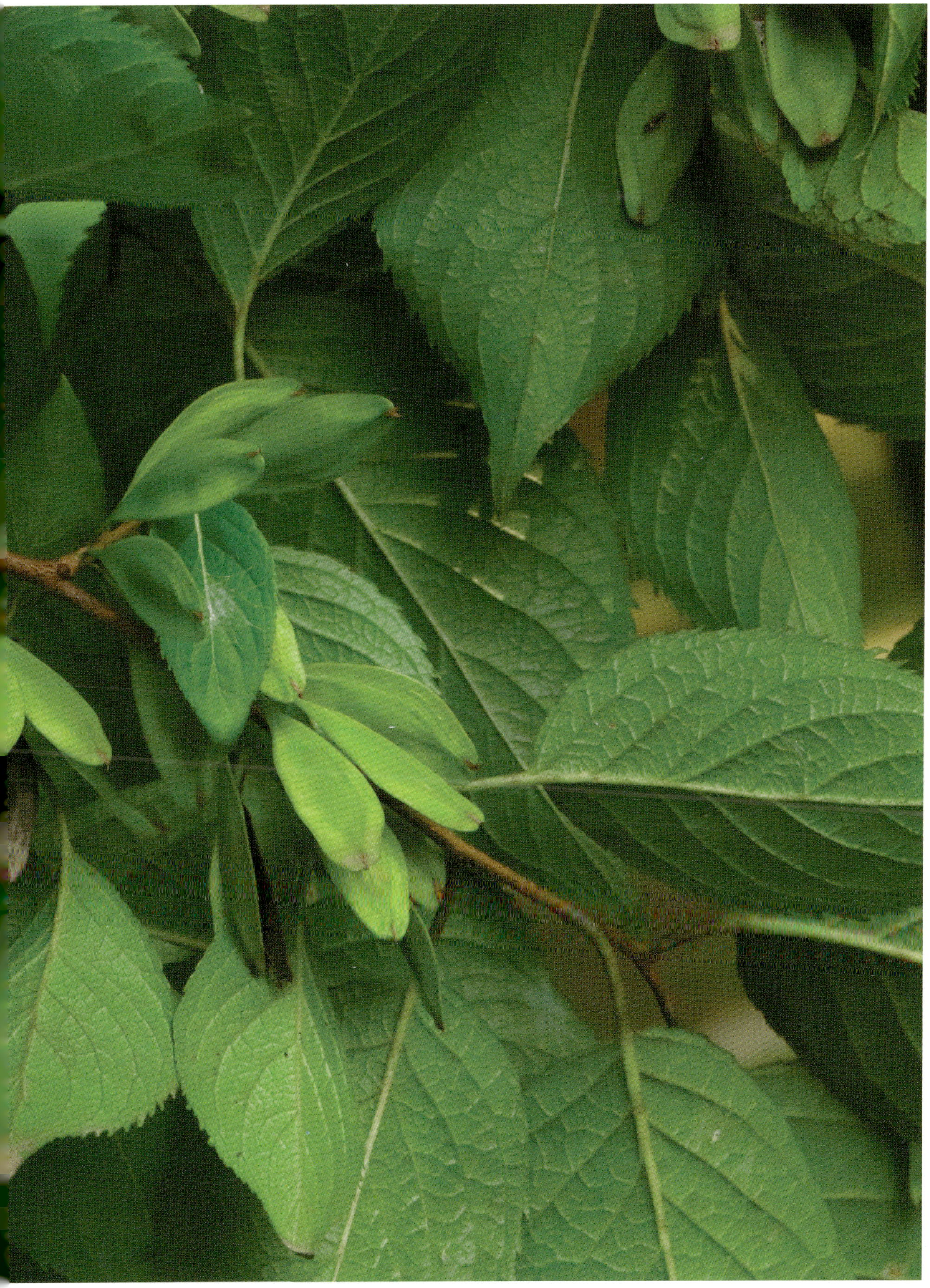

杜仲

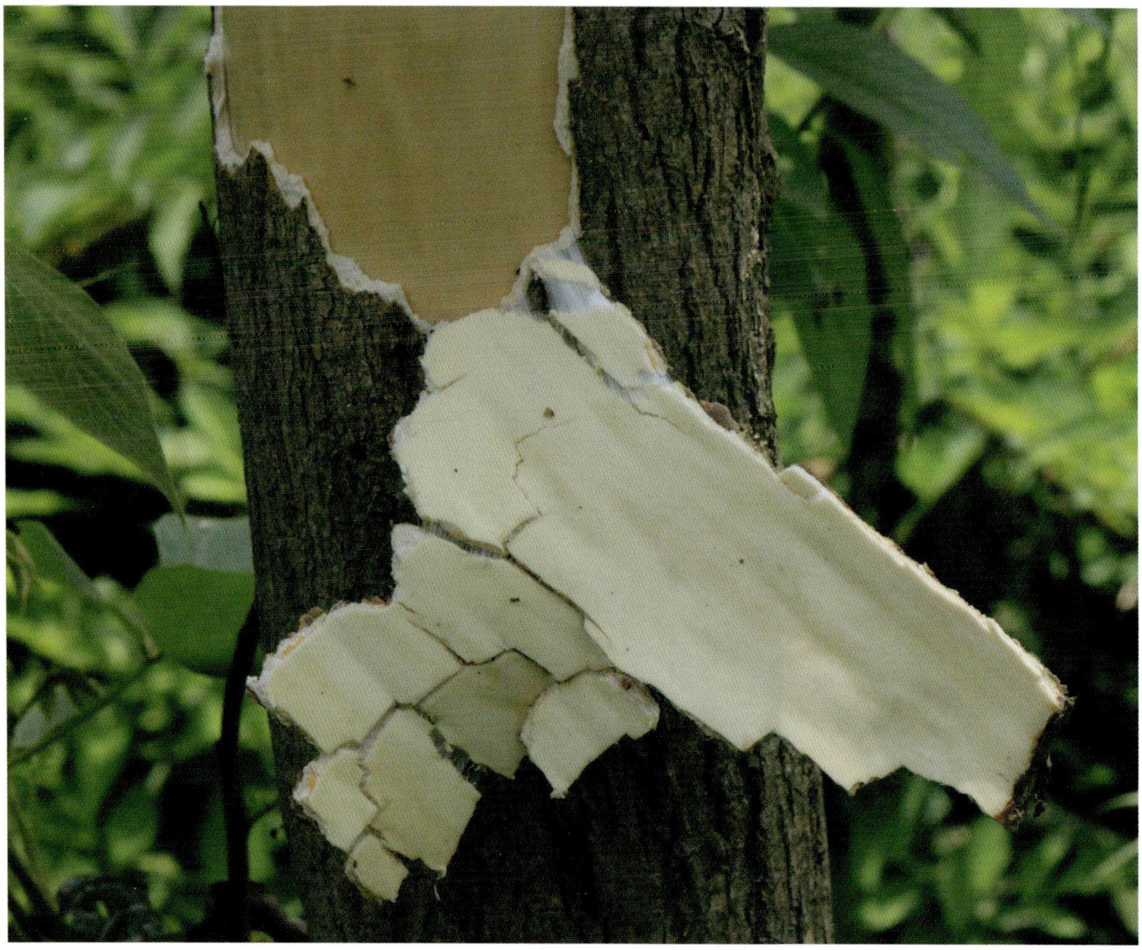

杜仲

药材鉴别

本品树皮呈扁平的板块状、卷筒状，或两边稍向内卷的块片，大小不一，厚 2 ~ 7 mm。外表面淡灰棕色或灰褐色，平坦或粗糙，有明显的纵皱纹和不规则的纵裂槽纹，未刮去粗皮者有斜方形、横裂皮孔，有时并可见淡灰色地衣斑。内表面暗紫褐色或红褐色，光滑。质脆，易折断，折断面粗糙，有细密银白色并富弹性的橡胶丝相连。以皮厚而大、粗皮刮净、内表面色暗紫、断面银白色橡胶丝多者为佳。

功效主治

补肝肾，强筋骨，安胎。主治腰脊酸疼，足膝痿弱，小便余沥，阴下湿痒，胎漏欲坠，高血压。

用法用量

内服：9 ~ 15 g，煎汤；浸酒或入丸、散服。

民族药方

1．腰脊酸痛，肾虚，小便余沥 杜仲（切细）15 g，猪腰子 1 个。同蒸服。

2．高血压 杜仲叶、鬼针草、玉米须、苦丁茶各等份。切细碎，每用 15 g，开水泡，代茶饮。

3．头晕目眩 杜仲 60 g，芭蕉根 30 g。水煎服。

4．虚劳腰痛 杜仲 30 g，羊肾 2 个。研细末，同蒸服。

5．胎动不安 杜仲、黄芩各 15 g，艾叶 12 g，天花粉 6 g，川芎 3 g。水煎服。

使用注意

阴虚火旺者慎服。

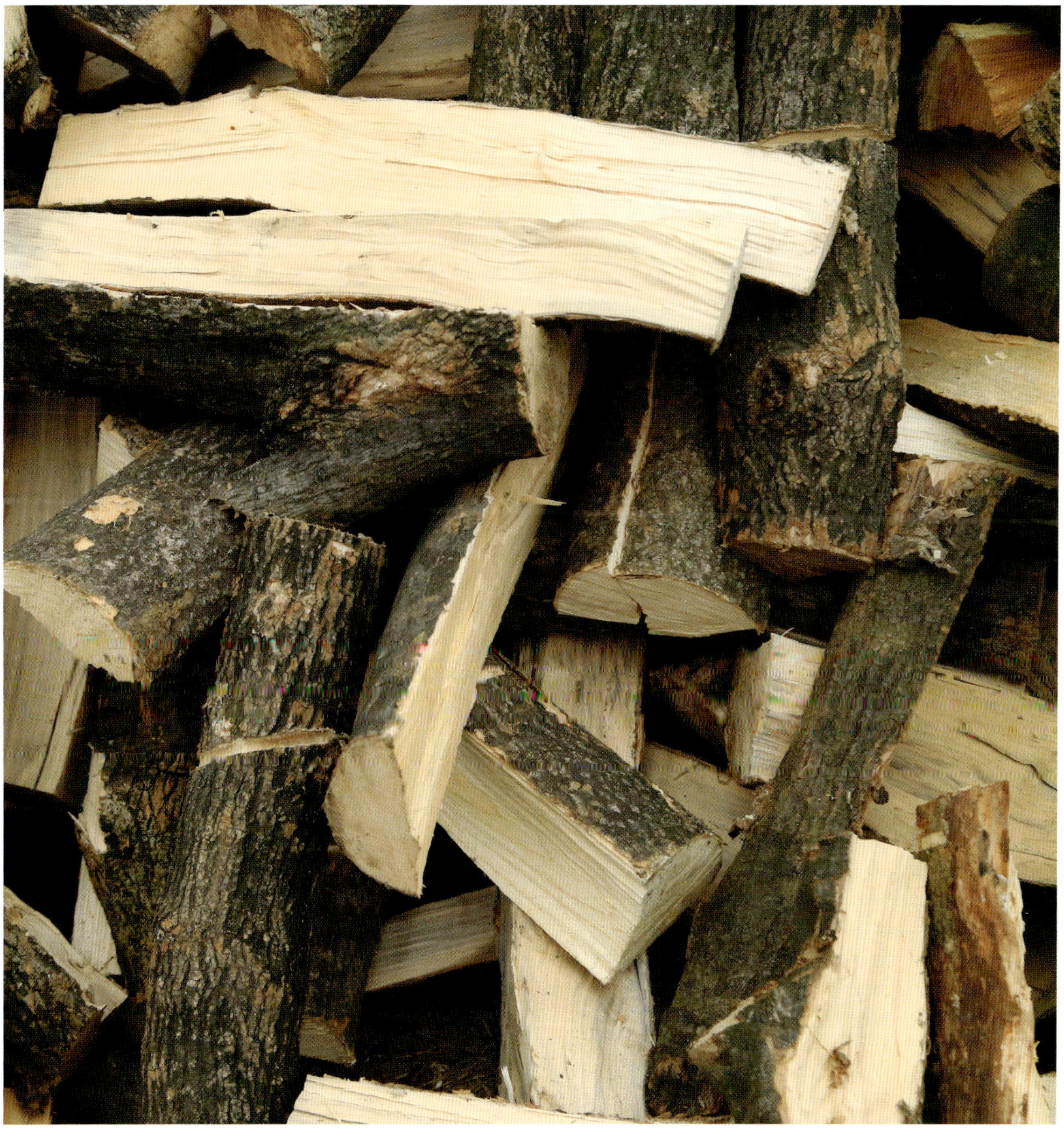

杜仲药材

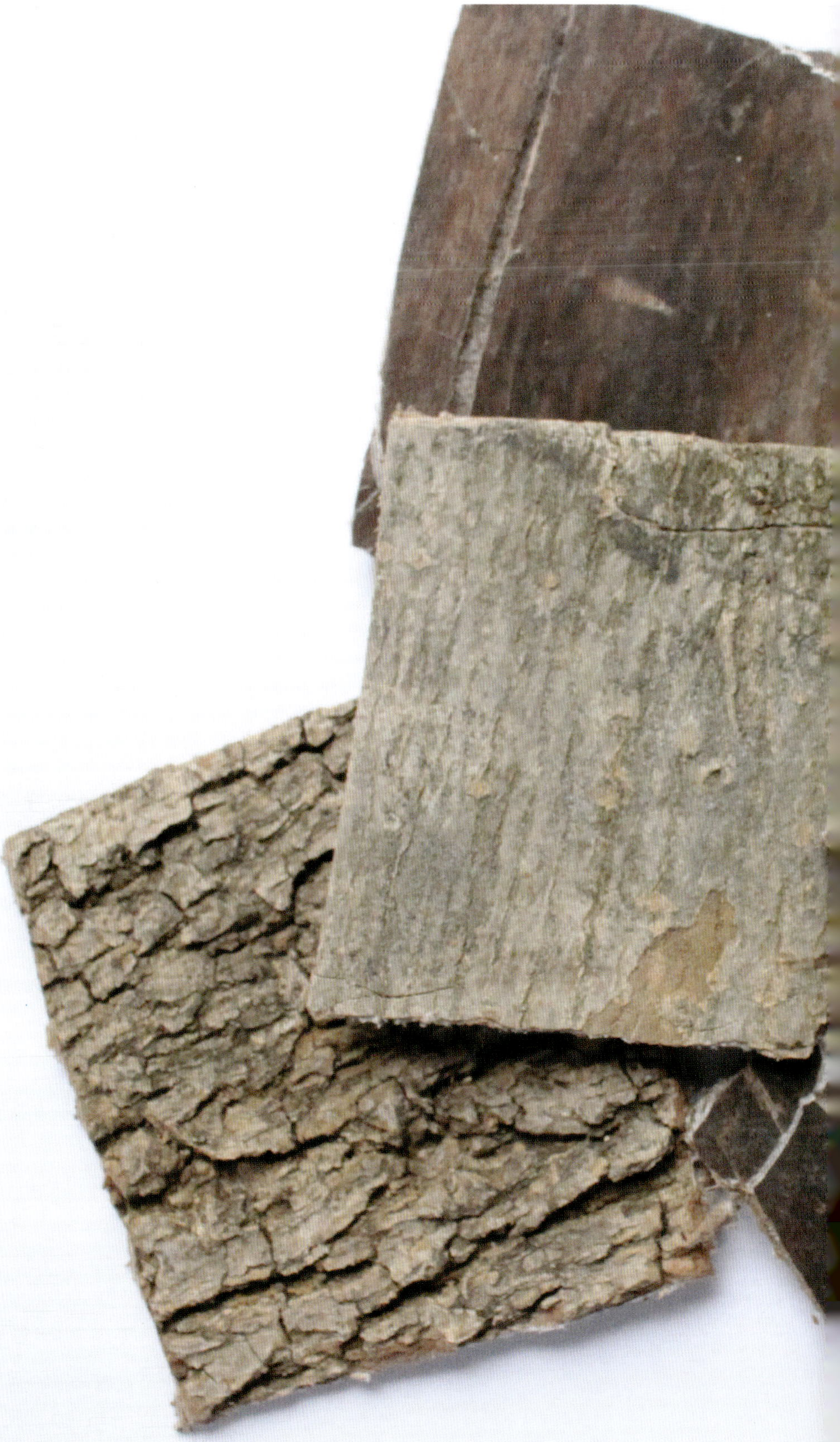

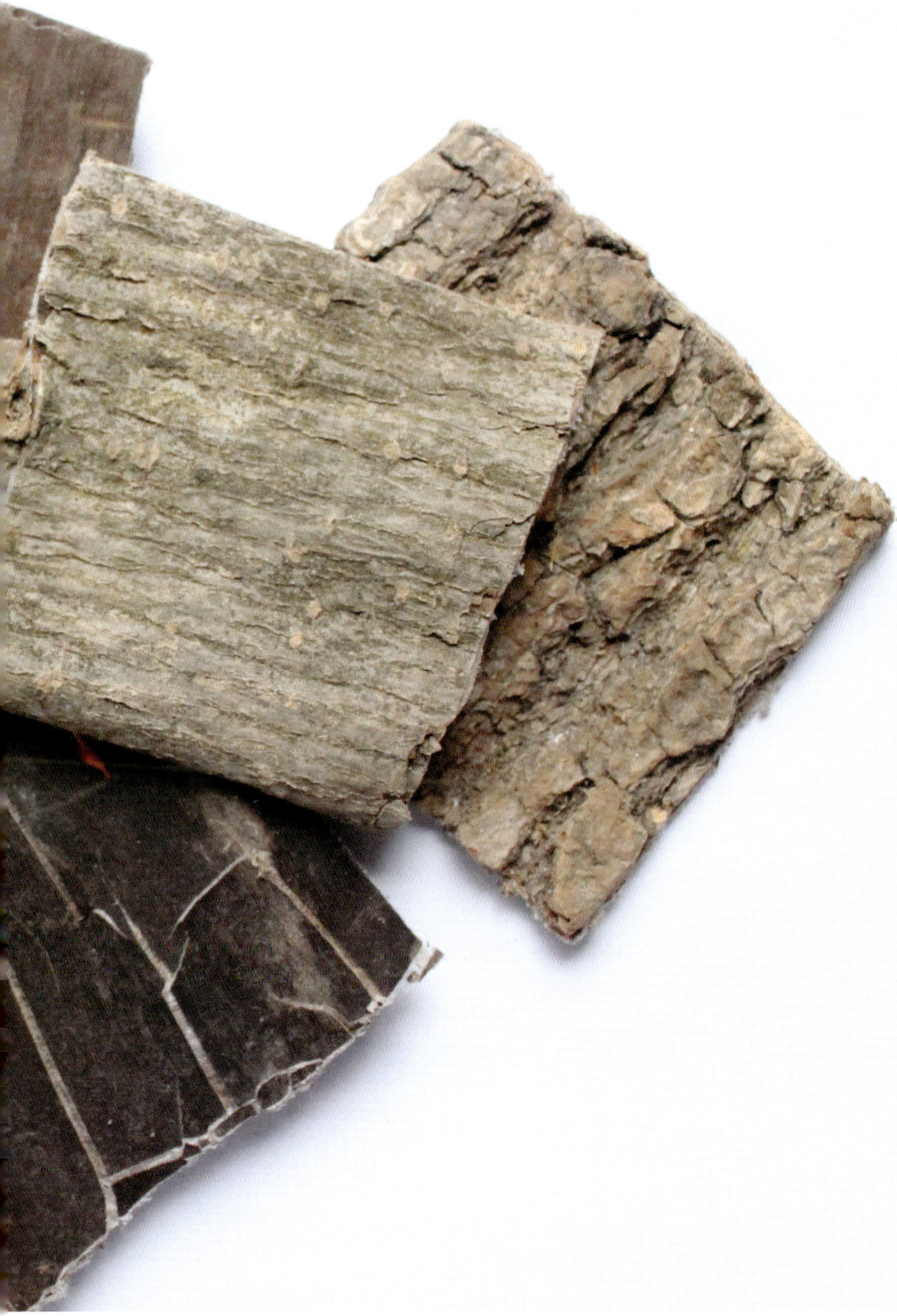

杜仲饮片

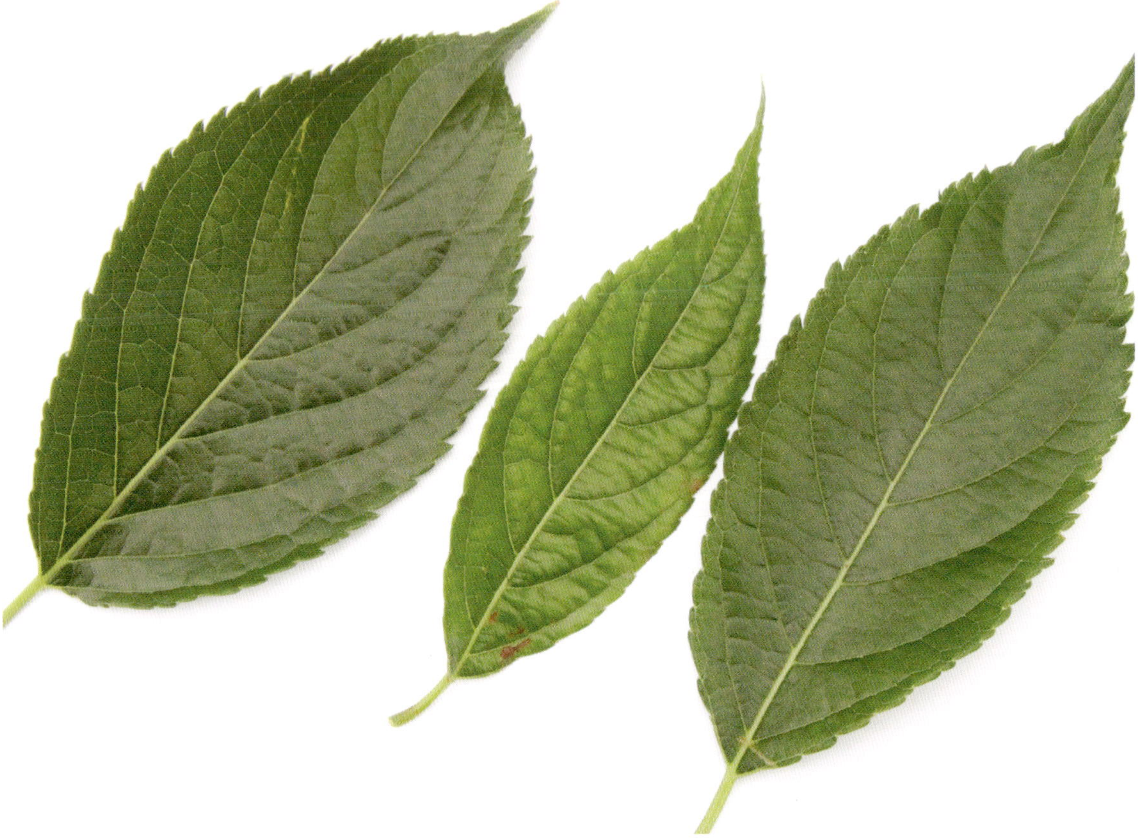
杜仲叶

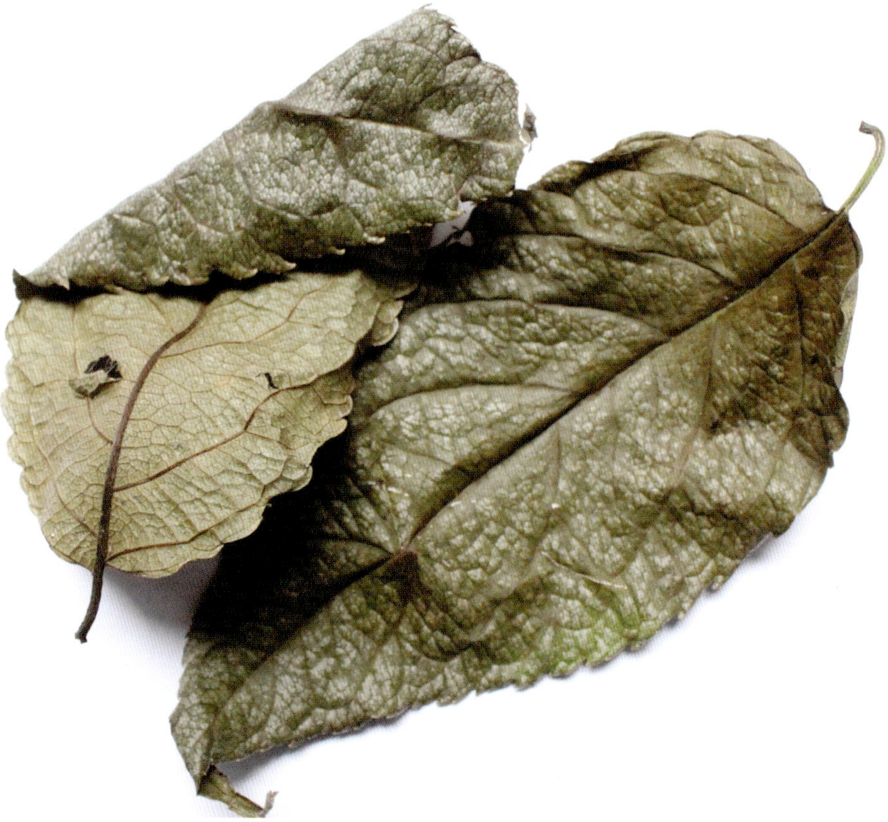
杜仲叶药材

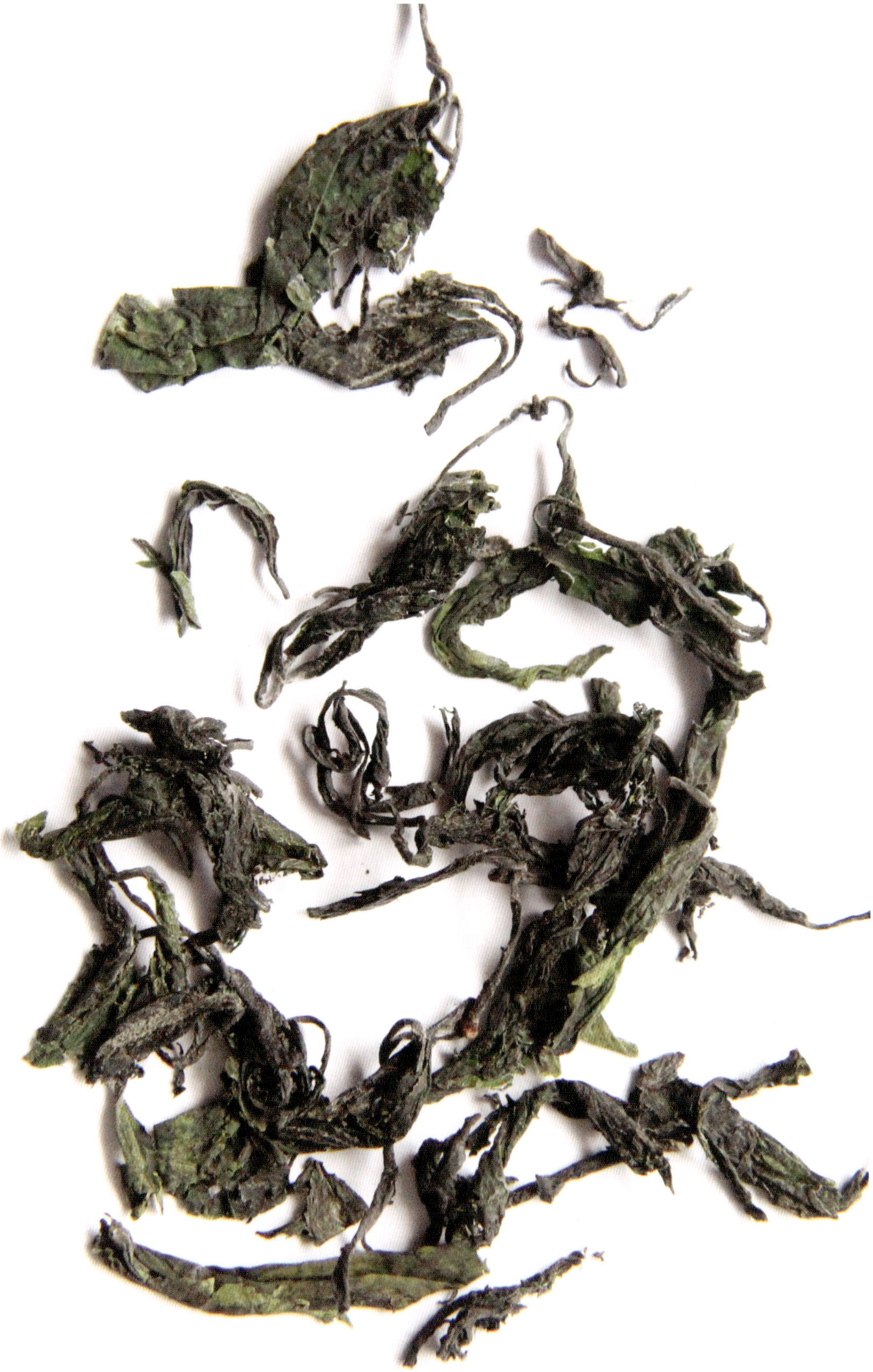

杜仲叶饮片

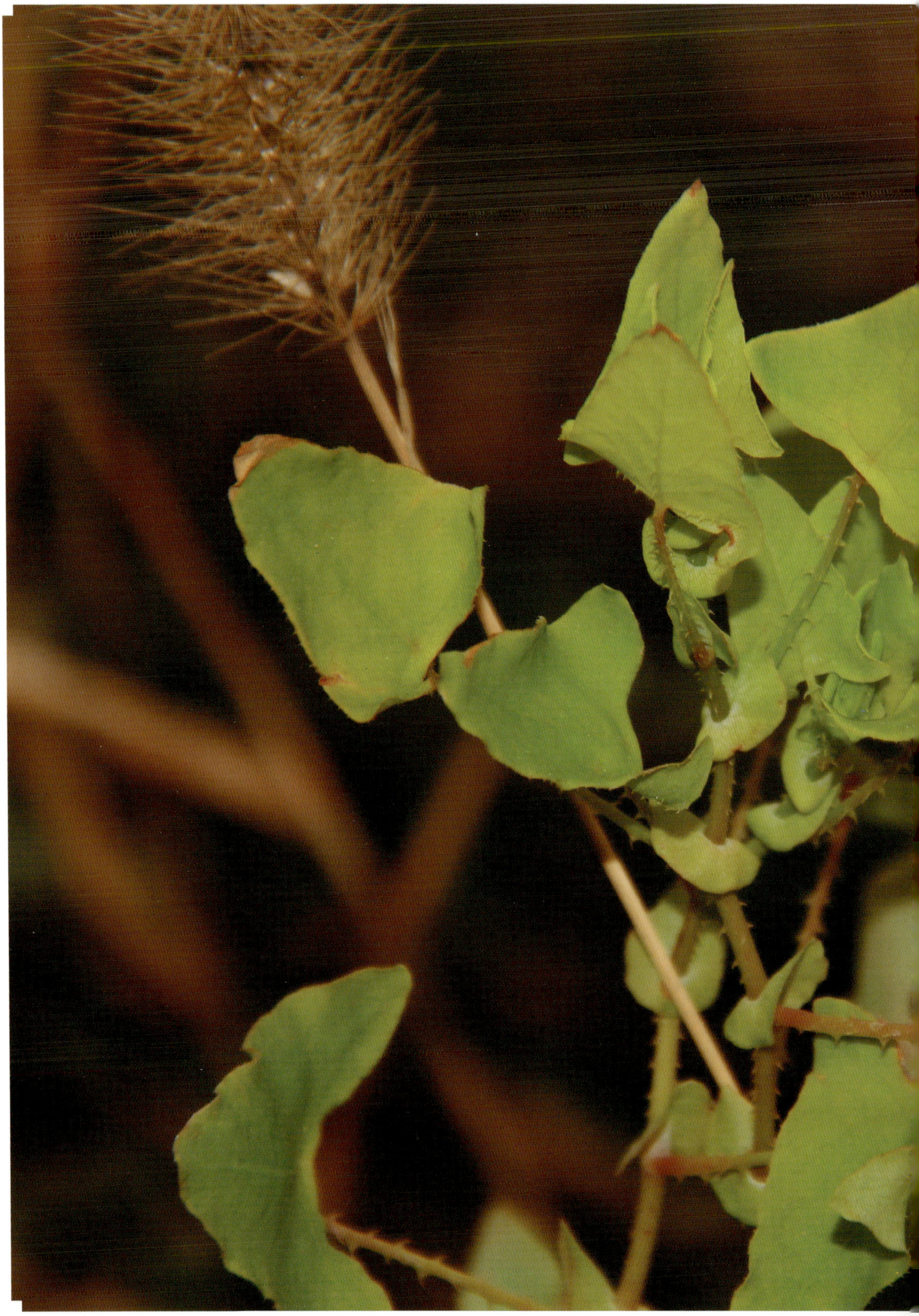

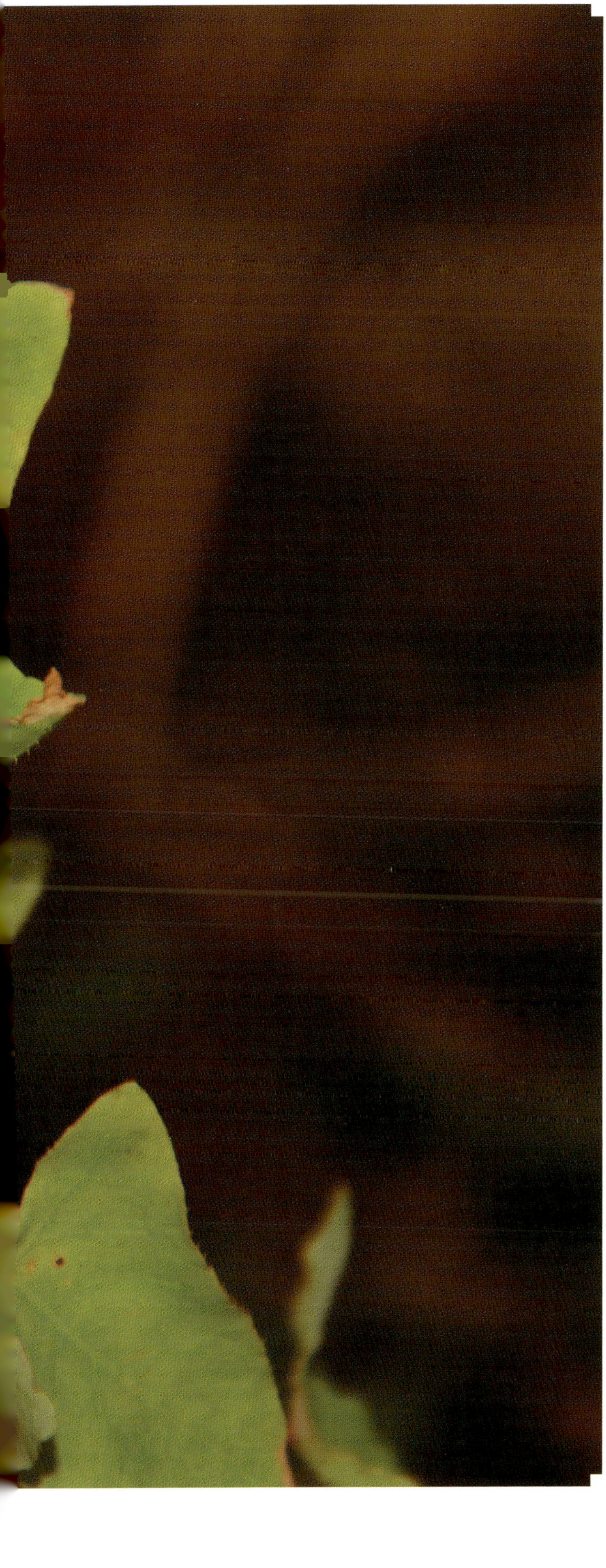

杠板归

【水药名】骂卯辉。

【别　名】蛇倒退、急解索、刺酸浆、刺刺菜、贯叶蓼。

【来　源】本品为蓼科植物杠板归 *Polygonum perfoliatum* L. 的全草。

【性味归经】味酸，性凉。归肺、膀胱经。

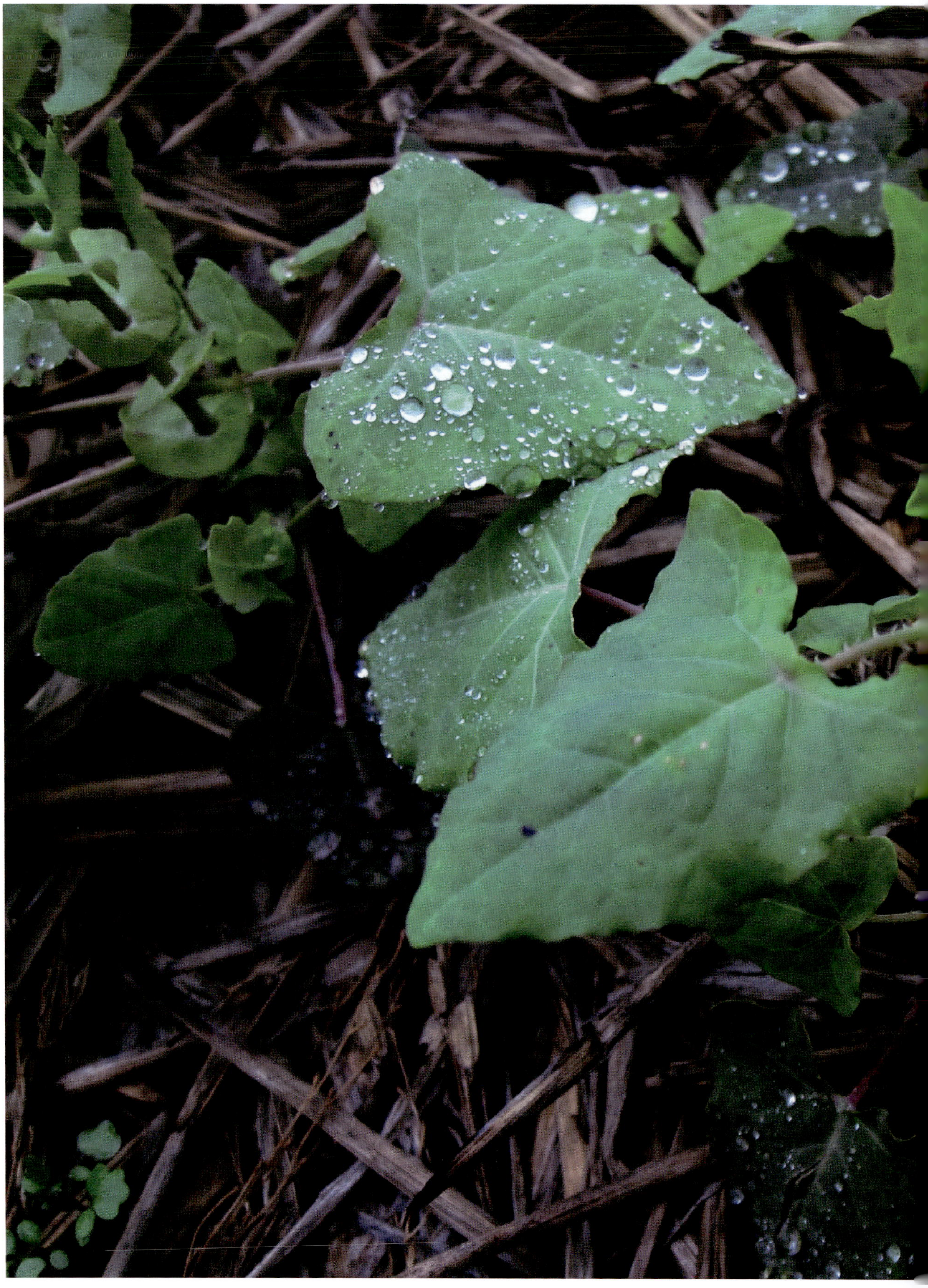

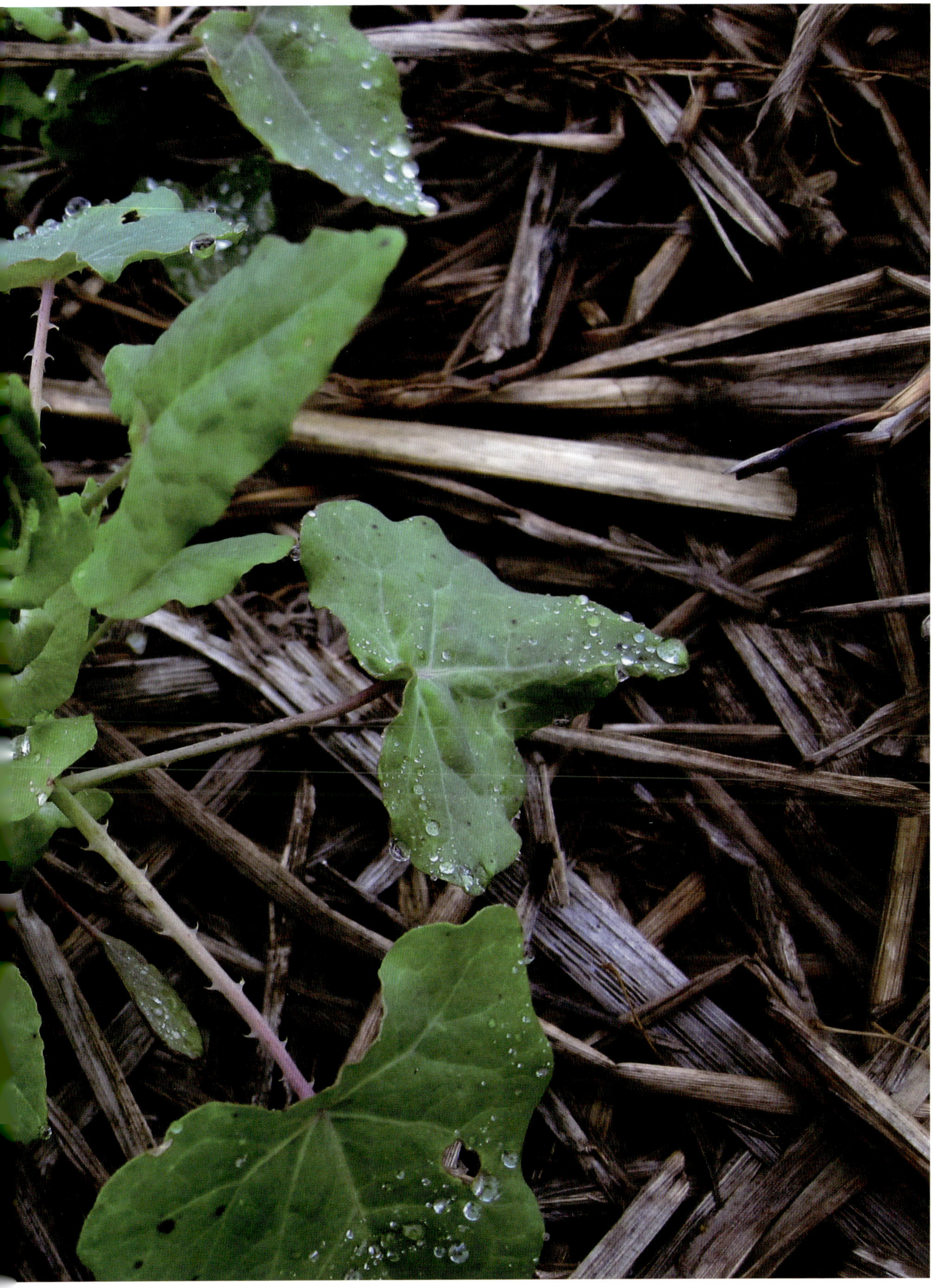

杠板归

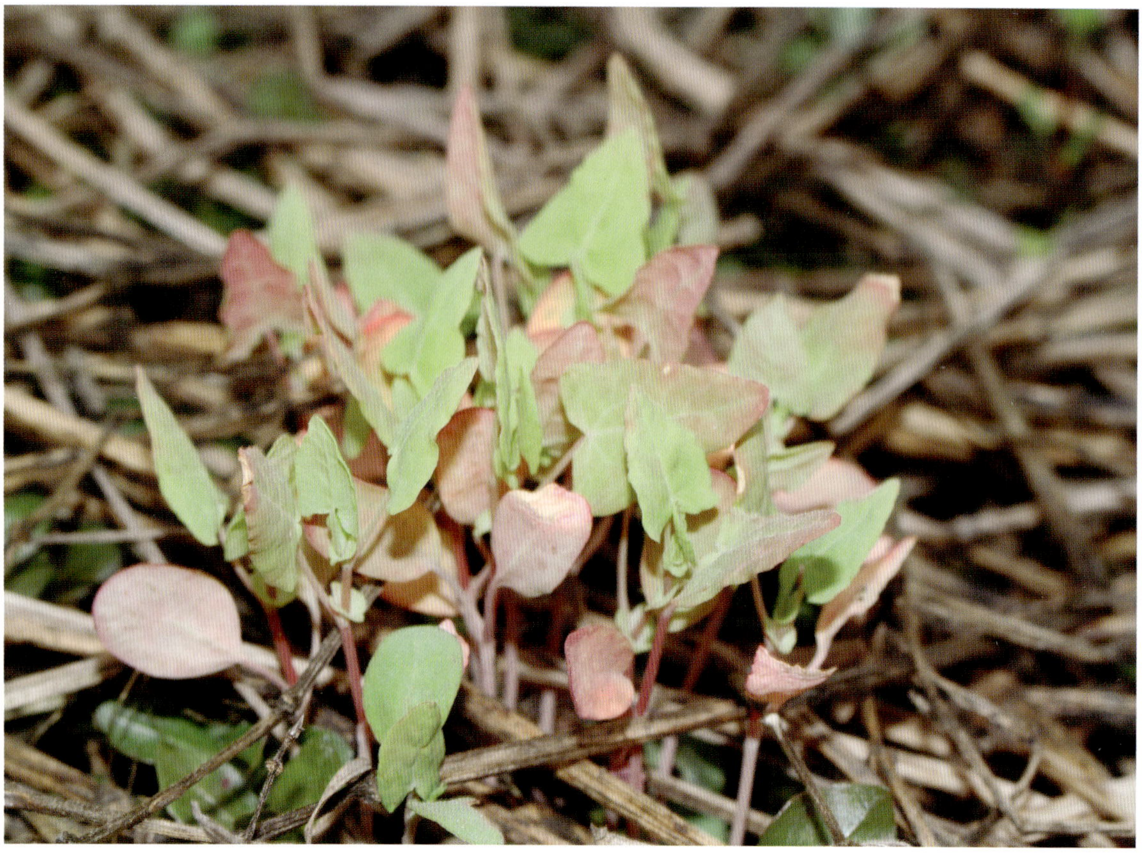

杠板归

识别特征

多年生蔓生草本，全体无毛，茎有棱，棱上有倒生钩刺，多分枝，绿色，有时带红色。叶互生，三角形，长宽近相等，高、宽 5 ~ 7 cm，淡绿色，下面叶脉疏生钩刺，叶柄盾状着生，有倒生钩刺；托鞘叶状，圆形或卵形，包茎。短穗状花序，顶生或生长于上部叶腋，花小，多数，白色或淡红紫色。瘦果球形，暗褐色，有光泽，包在兰色花被内。花期 6—8 月，果期 9—10 月。

生境分布

生长于荒地、沟岸、河边。分布于江苏、浙江、福建、江西、广东、广西、四川、湖南、贵州等省区。

采收加工

夏、秋二季采收，割取地上部分，鲜用或晾干。

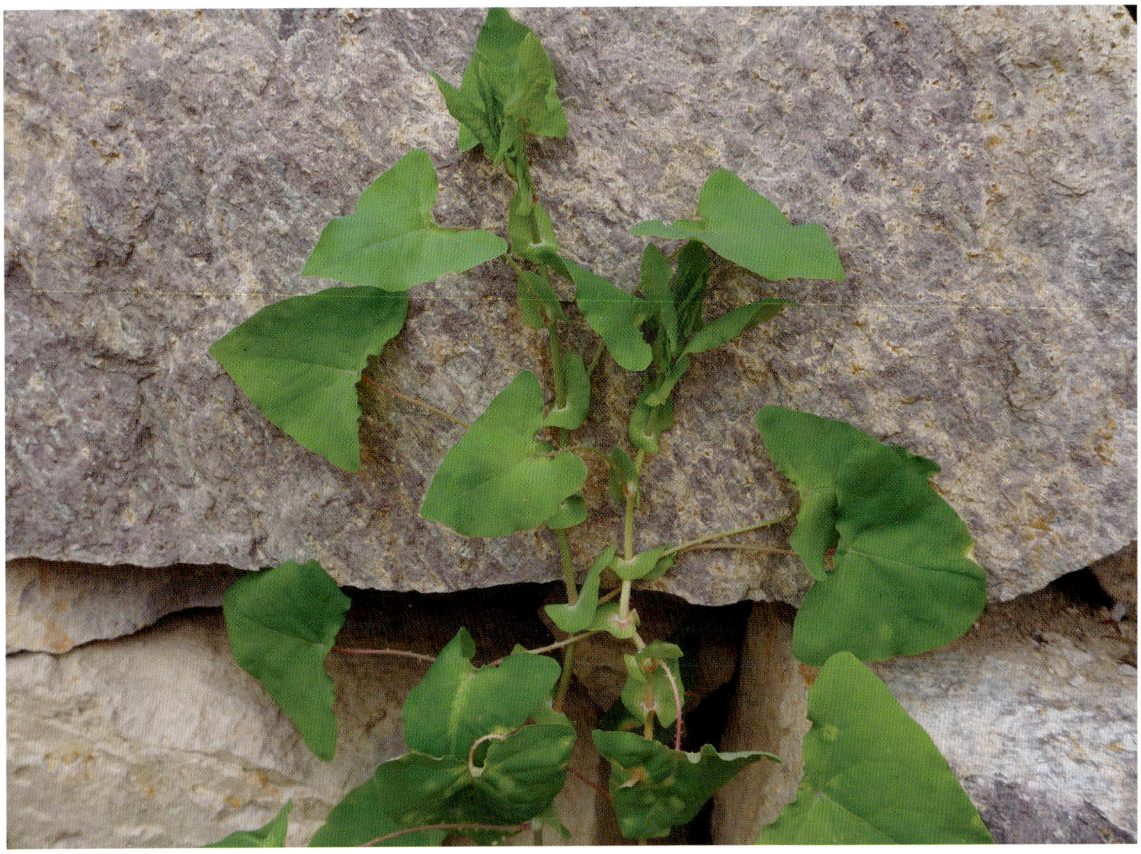
杠板归

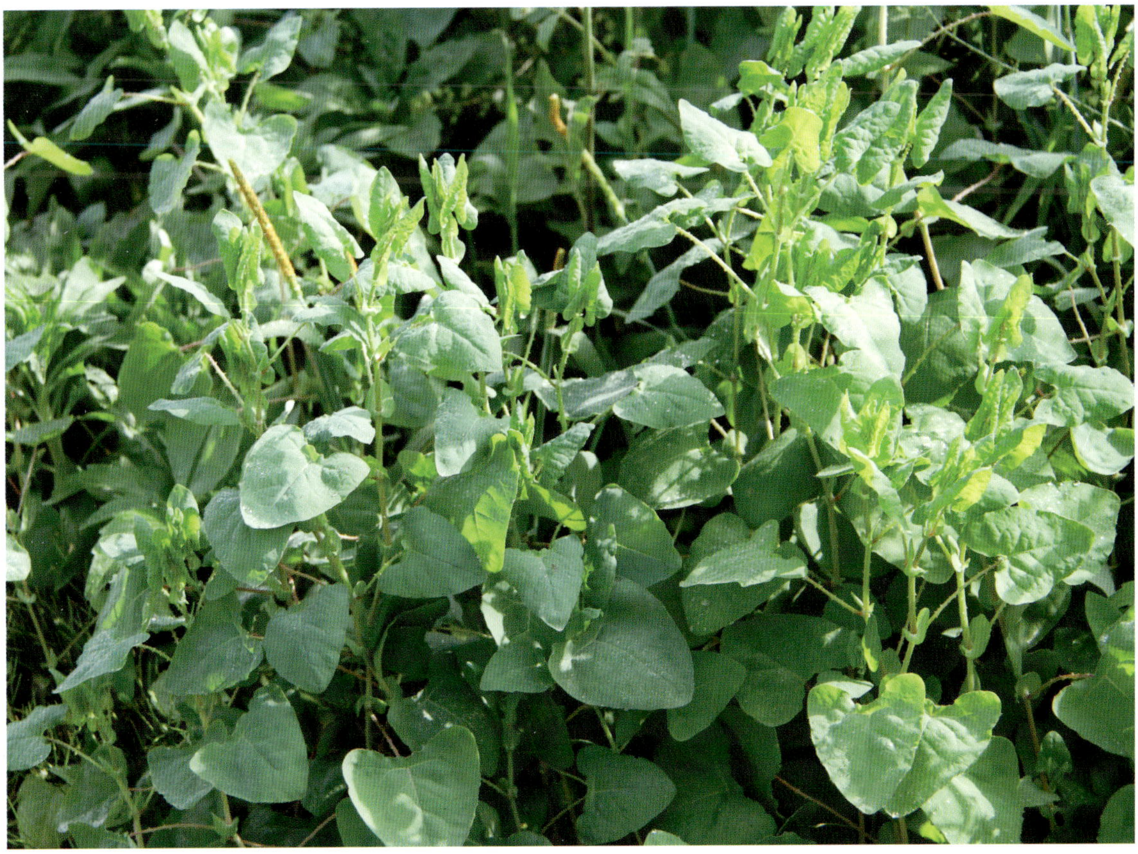
杠板归

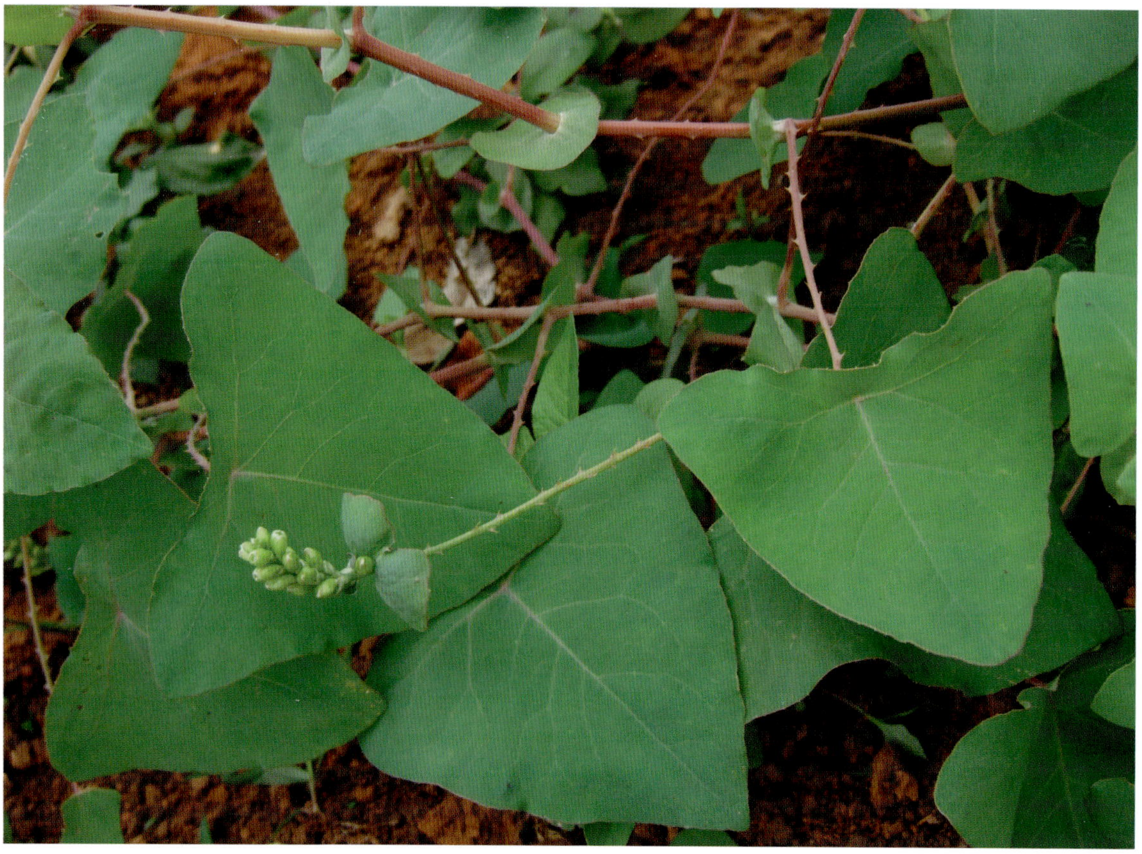

杠板归

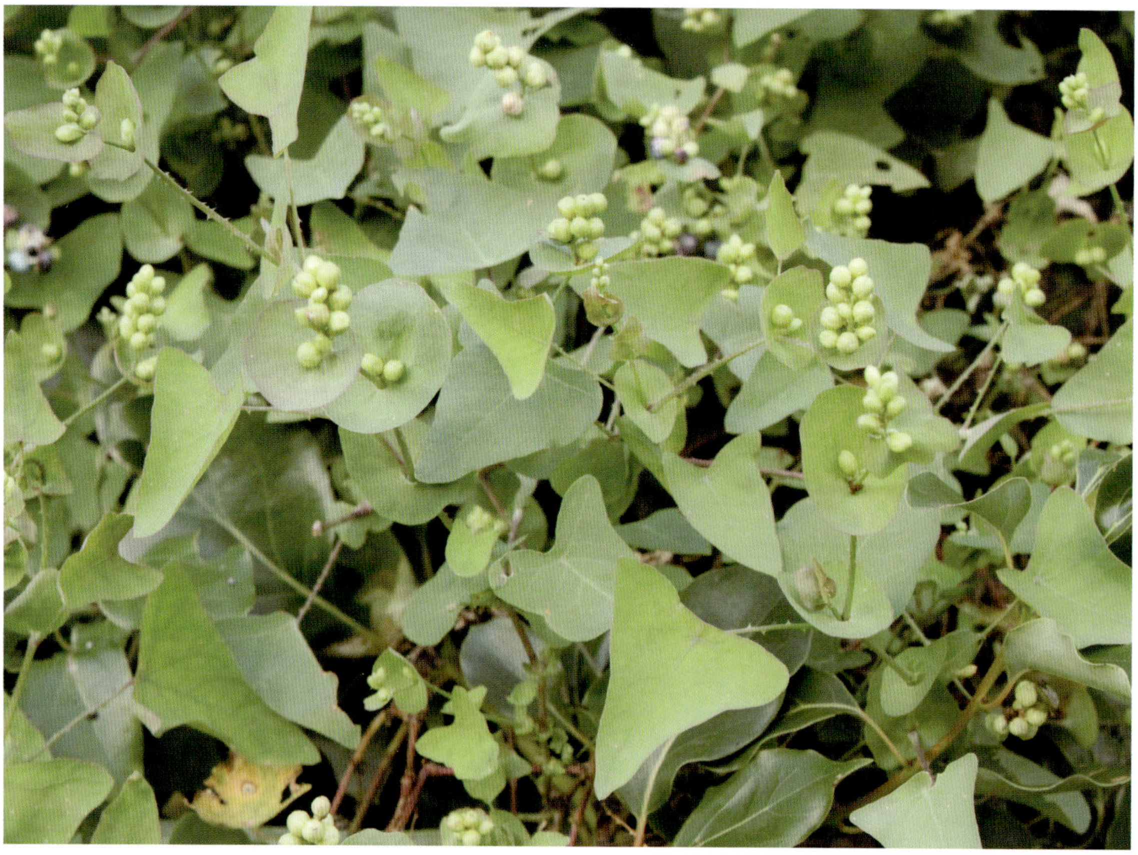

杠板归

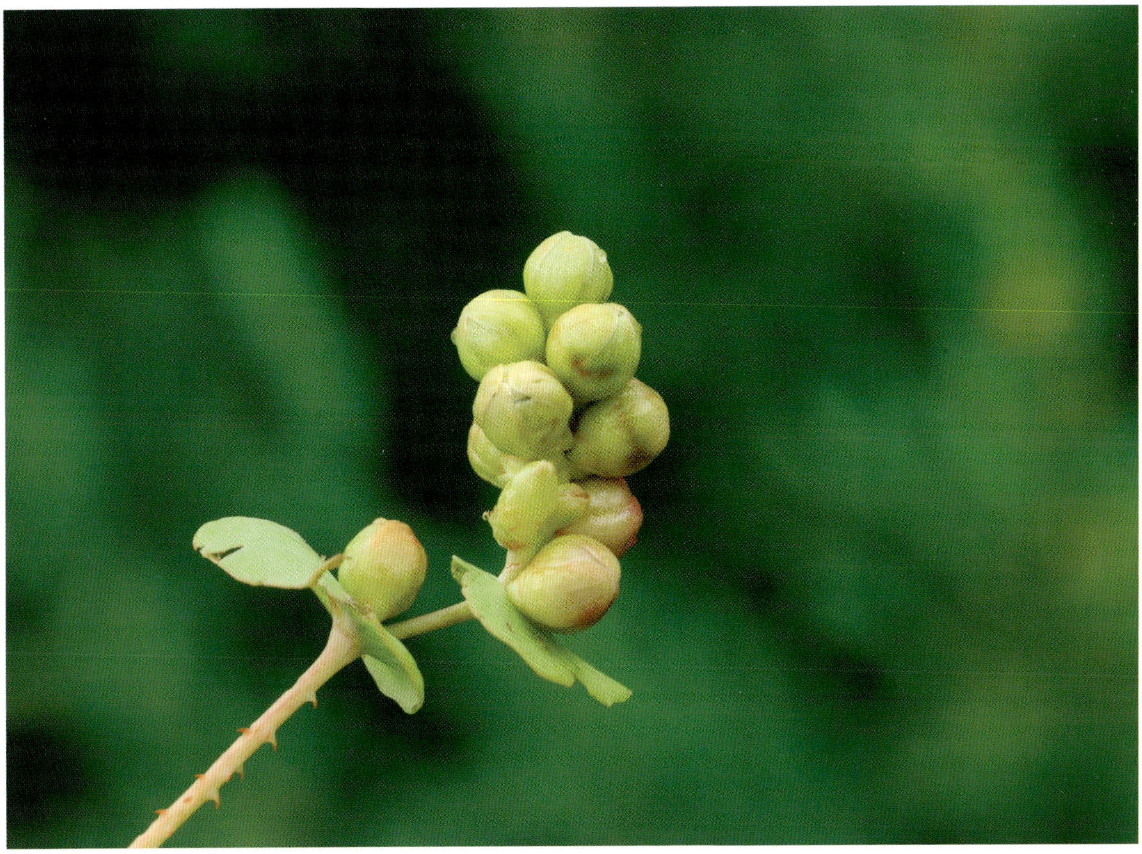

杠板归

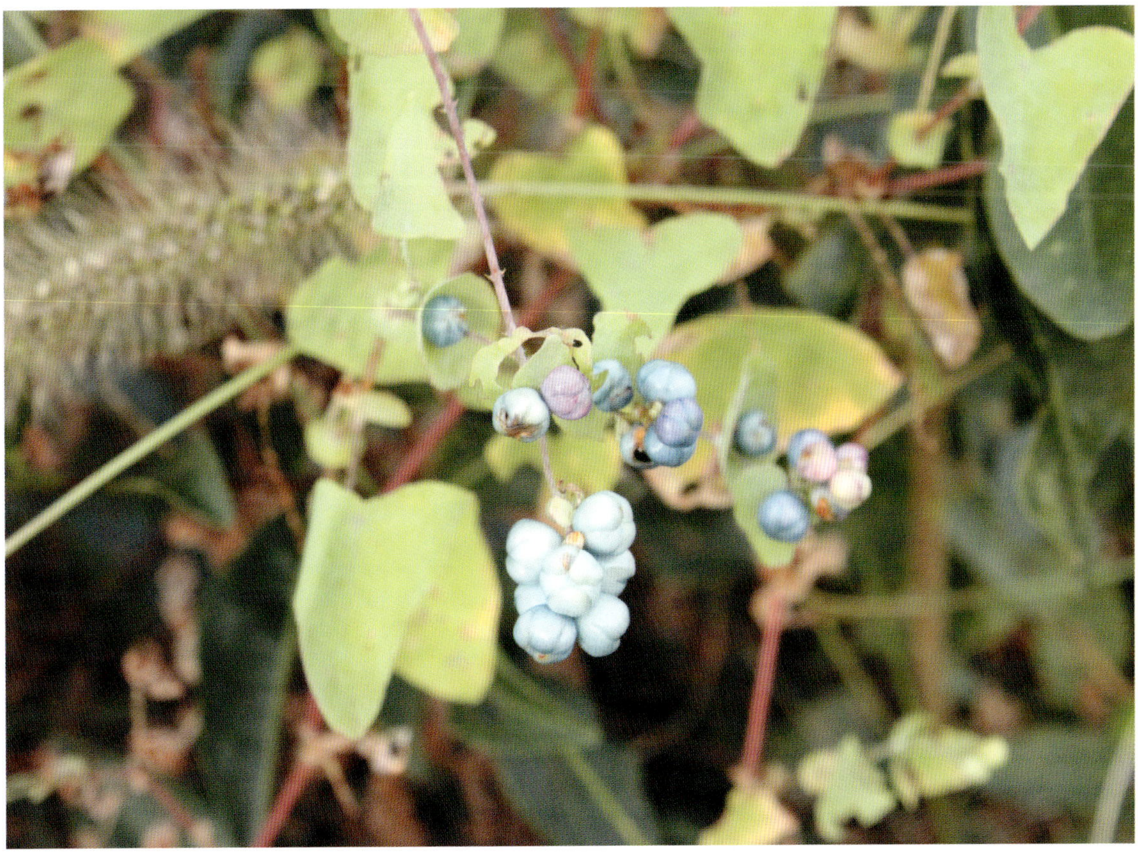

杠板归

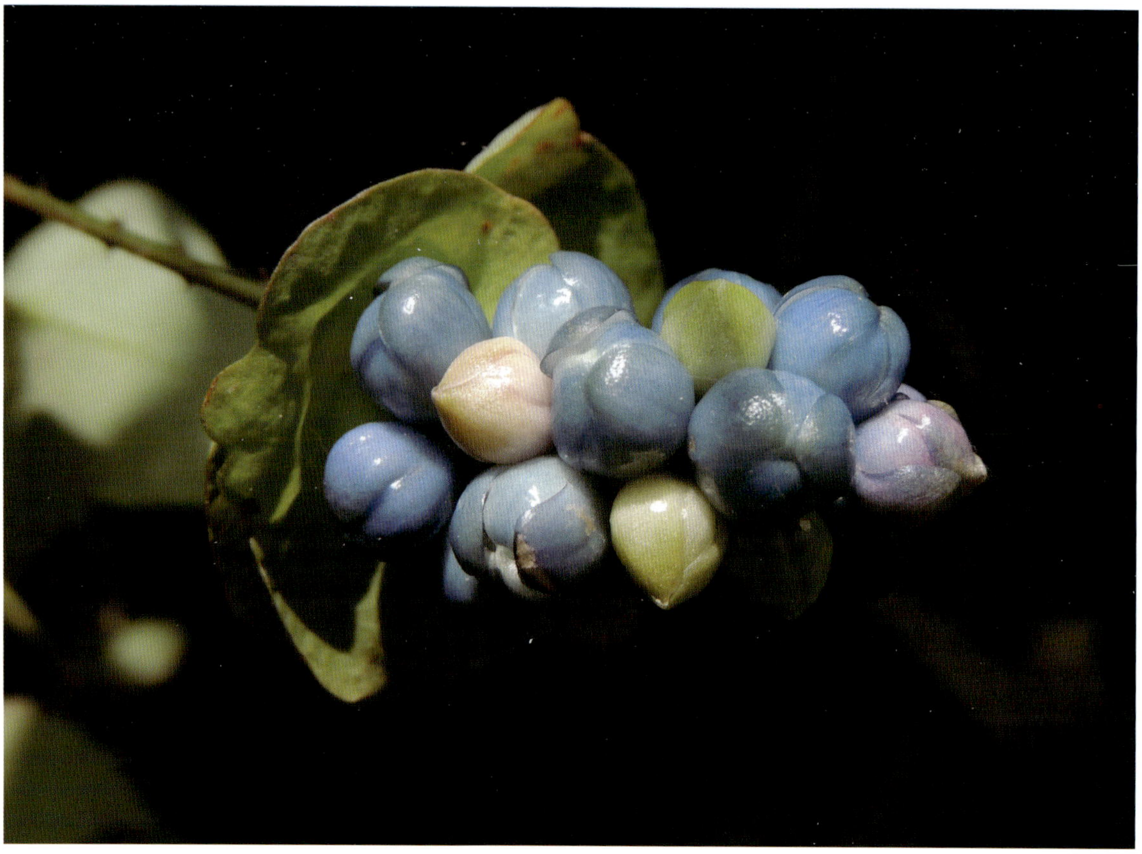

杠板归

药材鉴别

本品茎呈方形，有棱角，多分枝，直径可达0.2 cm，表面紫红色、棕黄色或黄绿色，棱角上有倒钩刺，节略膨大，节间长2 ~ 6 cm，断面纤维性，黄白色，有髓或中空。叶互生，有长柄，盾状着生；叶片多皱缩，展平后呈近等边三角形，灰绿色至红棕色，下表面叶脉及叶柄均有。倒生钩刺；托叶鞘包于茎节上或脱落。短穗状花序顶生于上部叶腋，苞片圆形，花小，多萎缩或脱落。气微，茎味淡，叶微酸。以叶多、色绿者为佳。

功效主治

利水消肿，清热，活血，解毒。主治水肿，黄胆，泄泻，疟疾，痢疾，百日咳，淋浊，丹毒，湿疹，疥癣。

用法用量

内服：10 ~ 30 g，煎汤。外用：捣敷、研末或煎水洗。

民族药方

1. **小儿百日咳** 杠板归 30 g。水煎服，每日 3 ~ 6 次，连服 7 日。
2. **热痱子** 杠板归、臭荆芥、野茱萸叶各等份。煎水外洗。
3. **黄水疮，皮肤湿疹** 杠板归适量。水煎洗患处。
4. **蛇咬伤** 鲜杠板归适量。捣烂敷患处。
5. **小儿高热、惊风** 杠板归 15 g。水煎服。
6. **湿疹、脓疱疮** 鲜杠板归 60 g。水煎服。
7. **下肢关节肿痛** 鲜杠板归 60 ~ 90 g。水煎服。
8. **乳痈** 鲜杠板归适量。洗净捣烂，敷贴于委中穴。

使用注意

体质虚寒者、孕妇禁用。

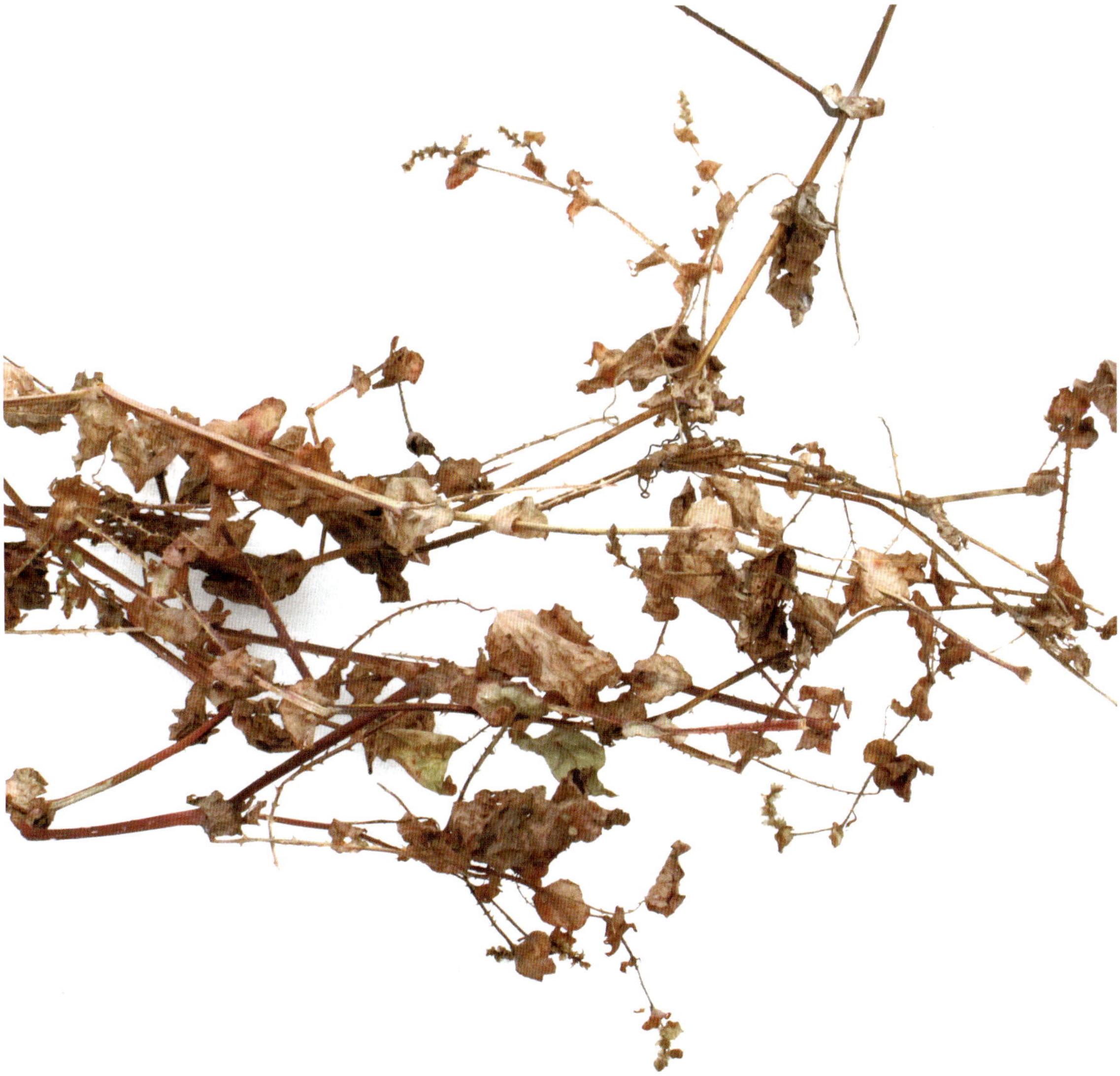

杠板归药材

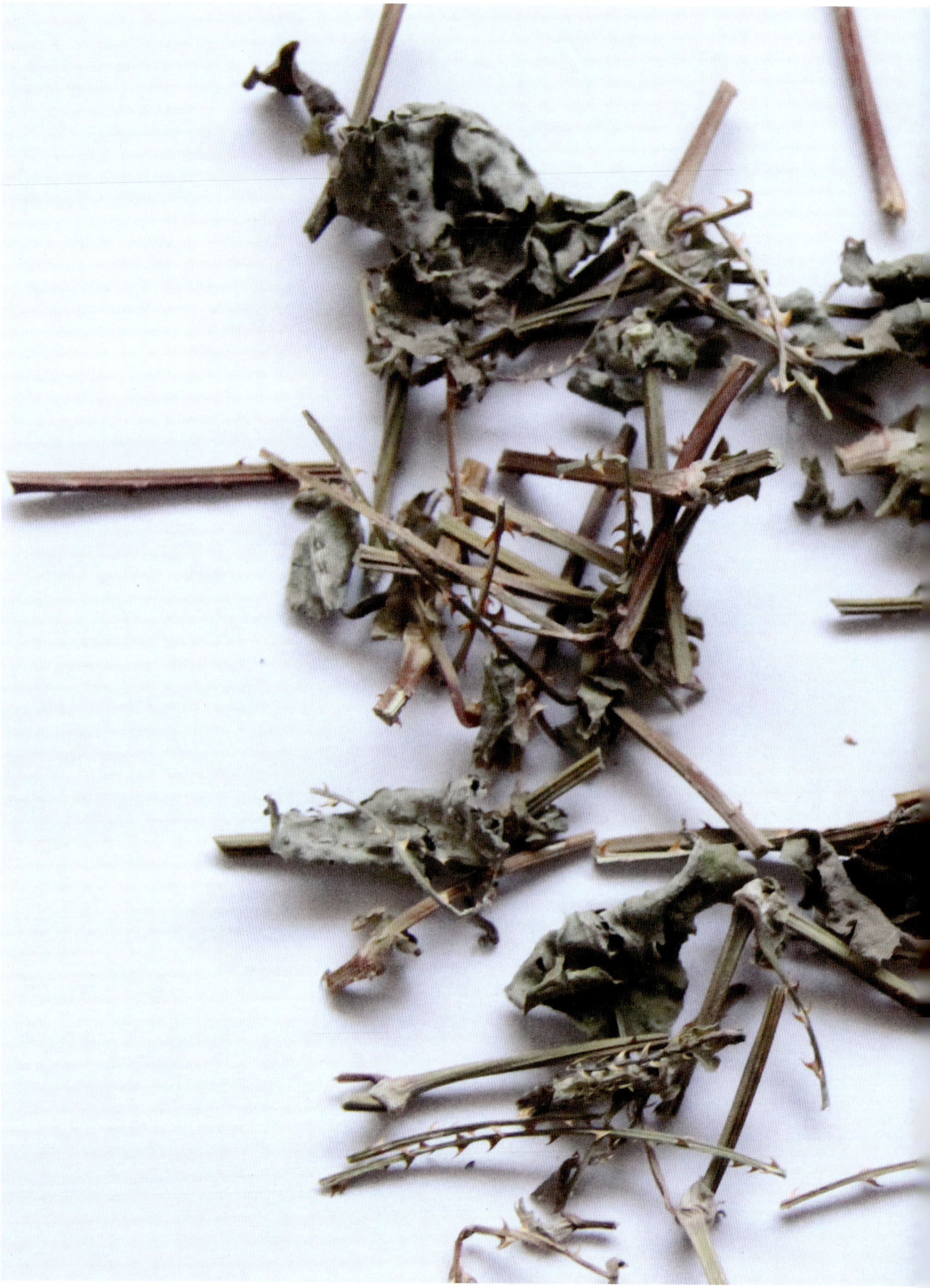

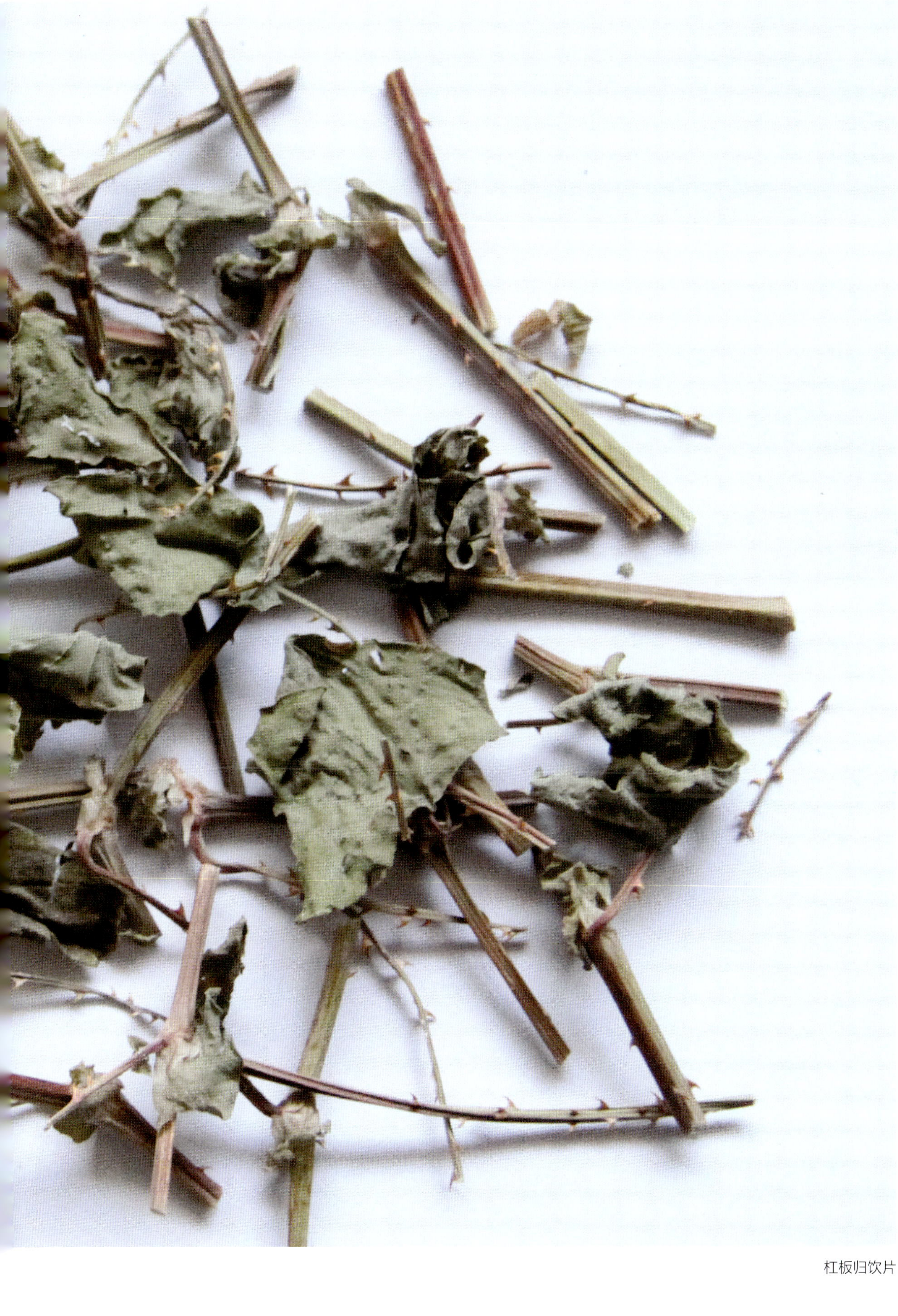

杠板归饮片

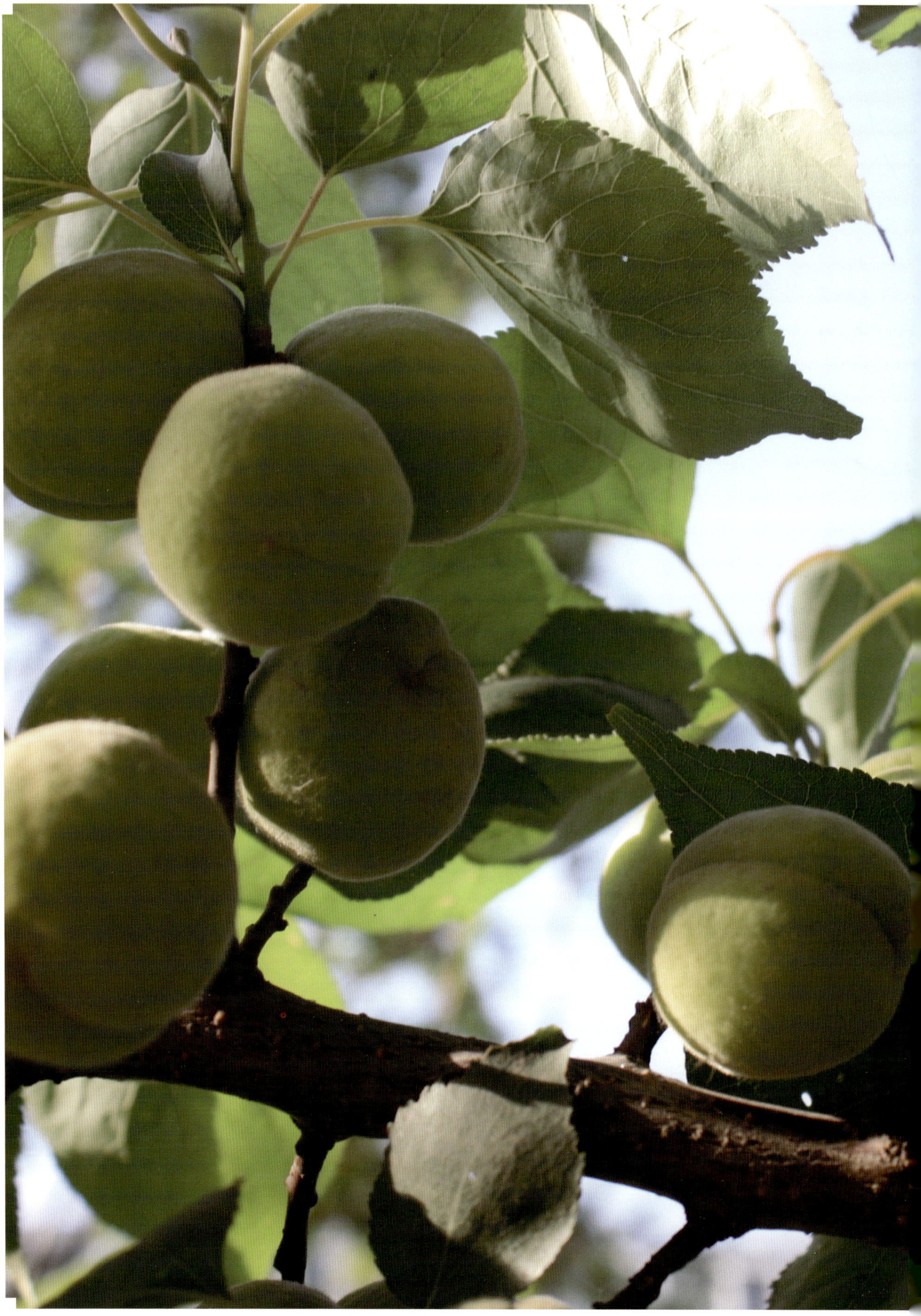

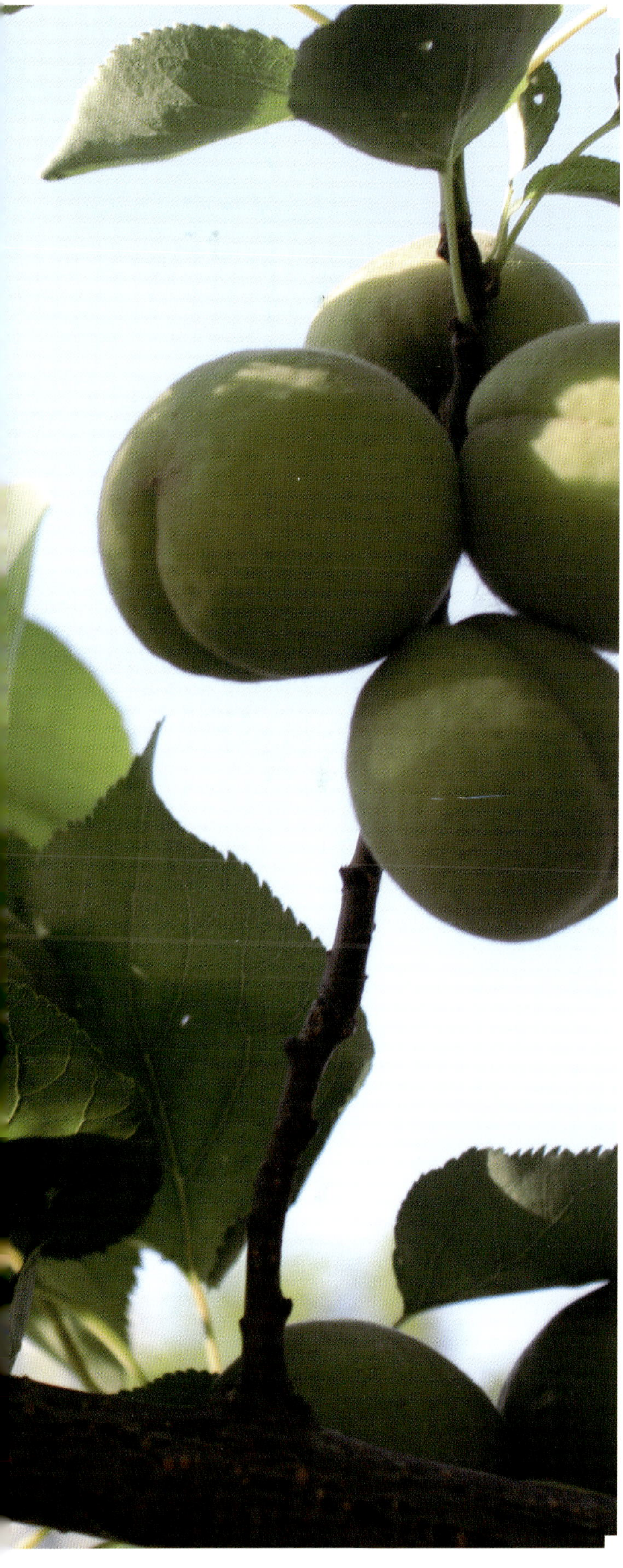

杏仁

【水 药 名】女梅风。
【别　　名】杏子、木落子、苦杏仁、甜梅、杏。
【来　　源】本品为蔷薇科植物杏 *Prunusar meniaca L.* 的干燥种子。
【性味归经】味苦，性温，有小毒。归肺、大肠经。

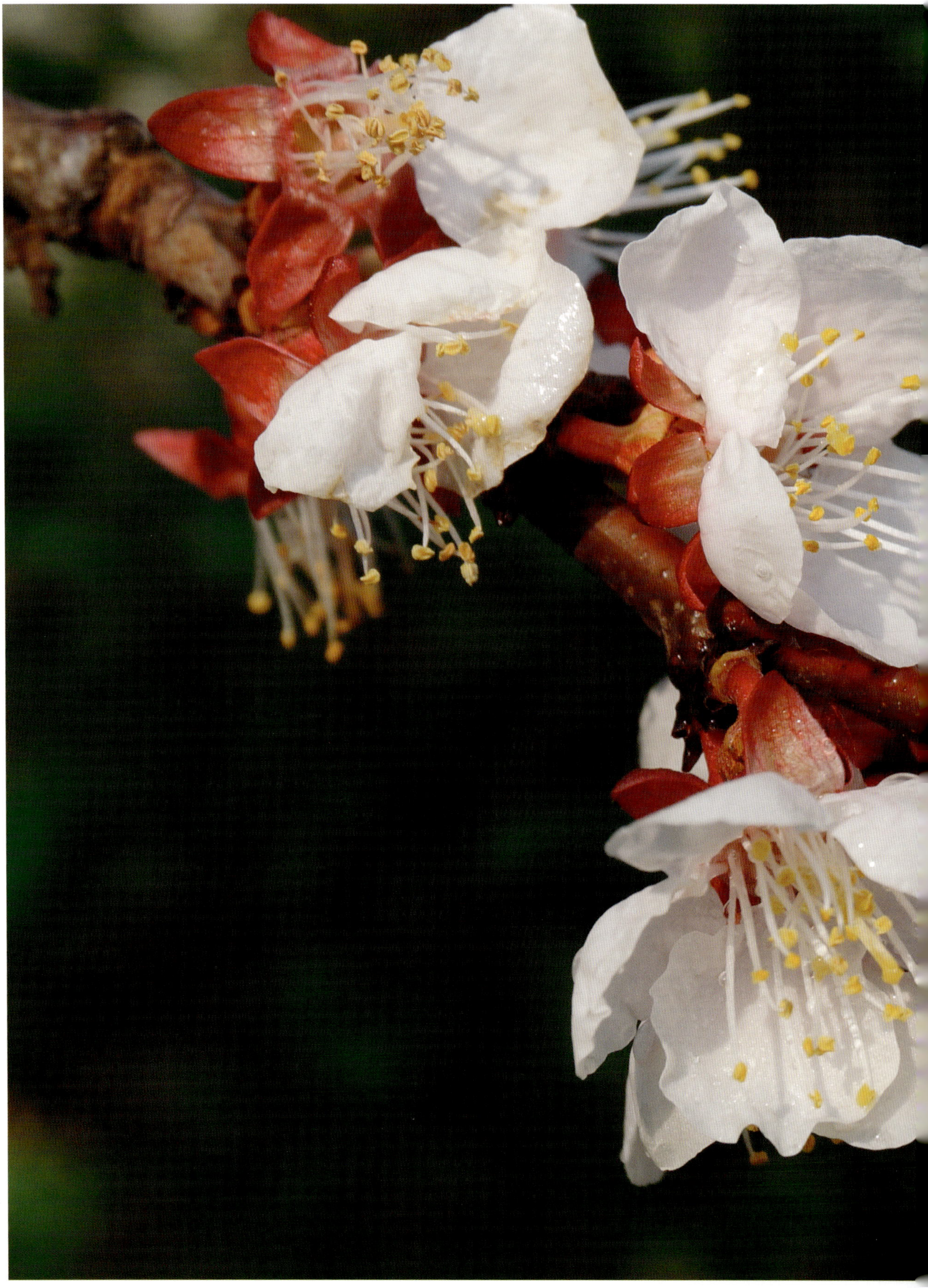

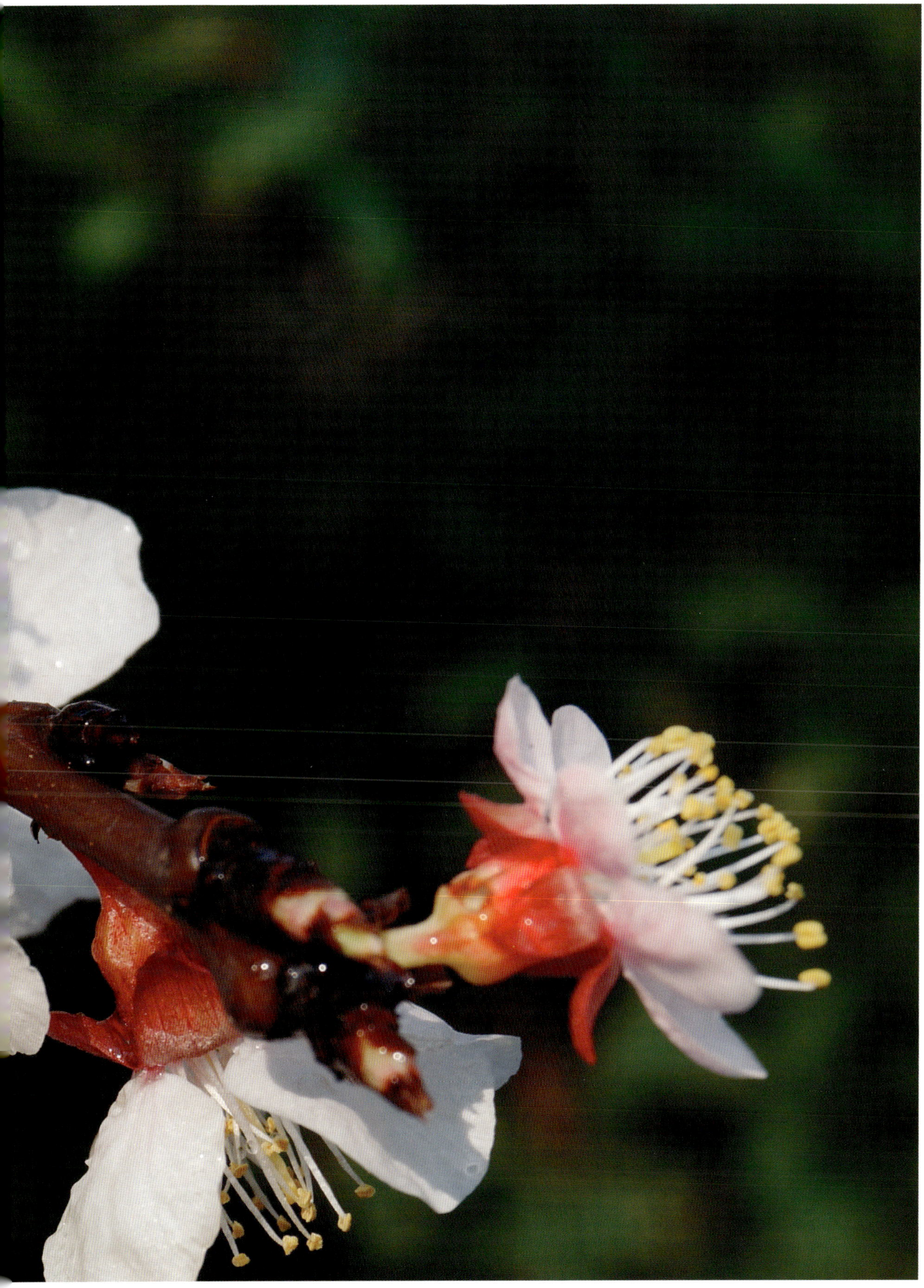

杏

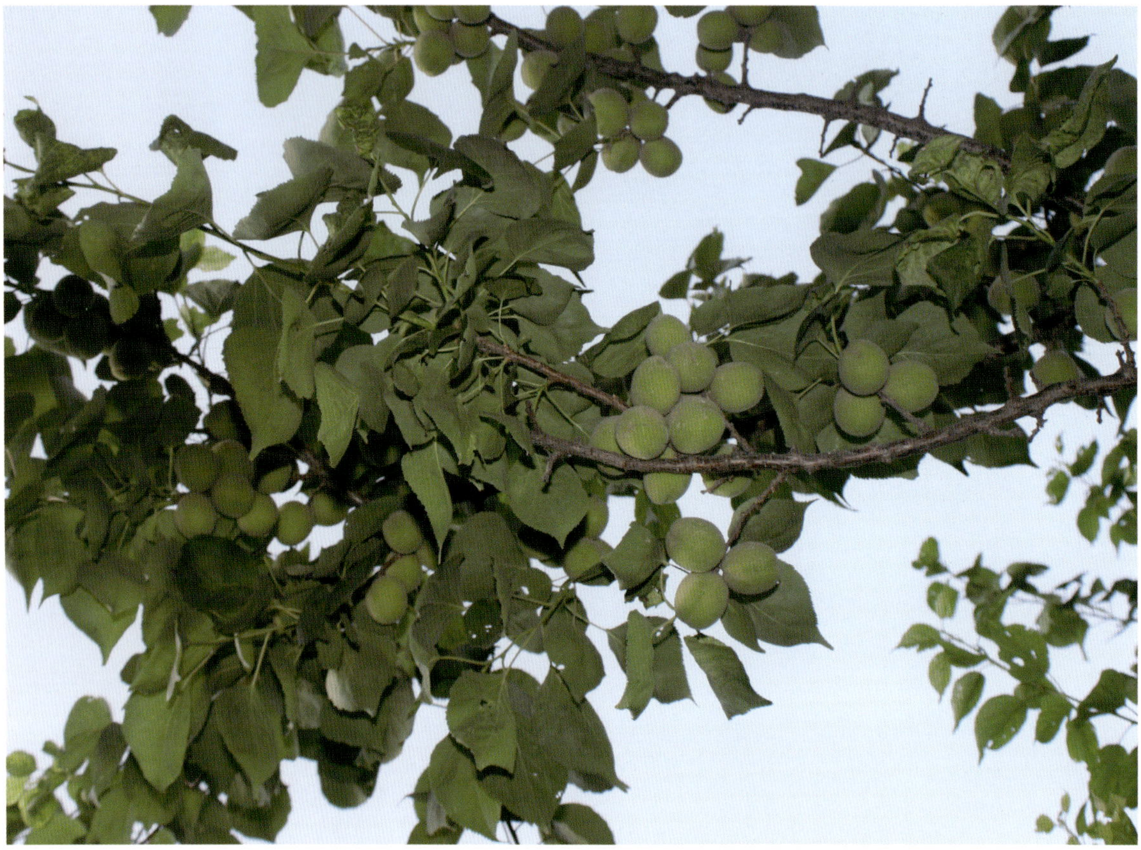

杏

识别特征

落叶乔木，高 4 ~ 9 m。树皮暗红棕色，幼枝光滑，有不整齐纵裂纹。叶互生；卵圆形，长 7 ~ 11 cm，宽 4 ~ 7 cm，先端长渐尖，基部圆形或略近心脏形，边缘有细锯齿或不明显的重锯齿，主脉基部被白色柔毛；叶柄带红色，具 2 腺体。花先叶开放，单生长于小枝端；花萼 5 裂，裂片三角状椭圆形，基部合成筒状；花瓣 5，白色或粉红色，阔卵形。核果黄红色，心脏卵圆形，略扁，侧面具一线凹槽，微被绒毛；核近于光滑，坚硬，扁心形，内有种子 1 枚，心脏卵形、红色。花期 3—4 月，果期 4—6 月。

生境分布

野生于山坡，栽培于庭园。分布于全国各地。

采收加工

夏季果实成熟时采摘，除去果肉及核壳，取种仁，晾干。置阴凉干燥处，防虫蛀。

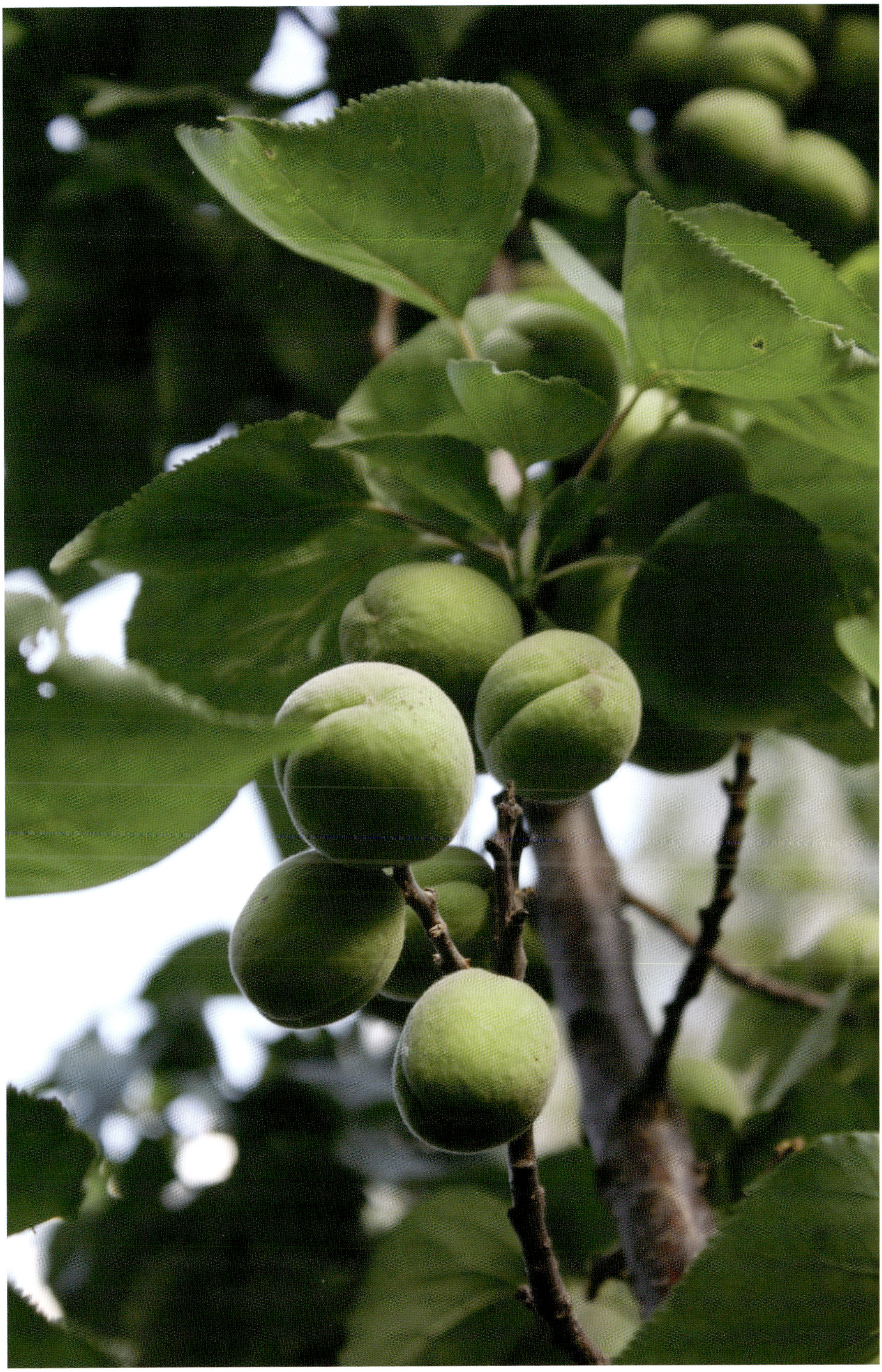

杏

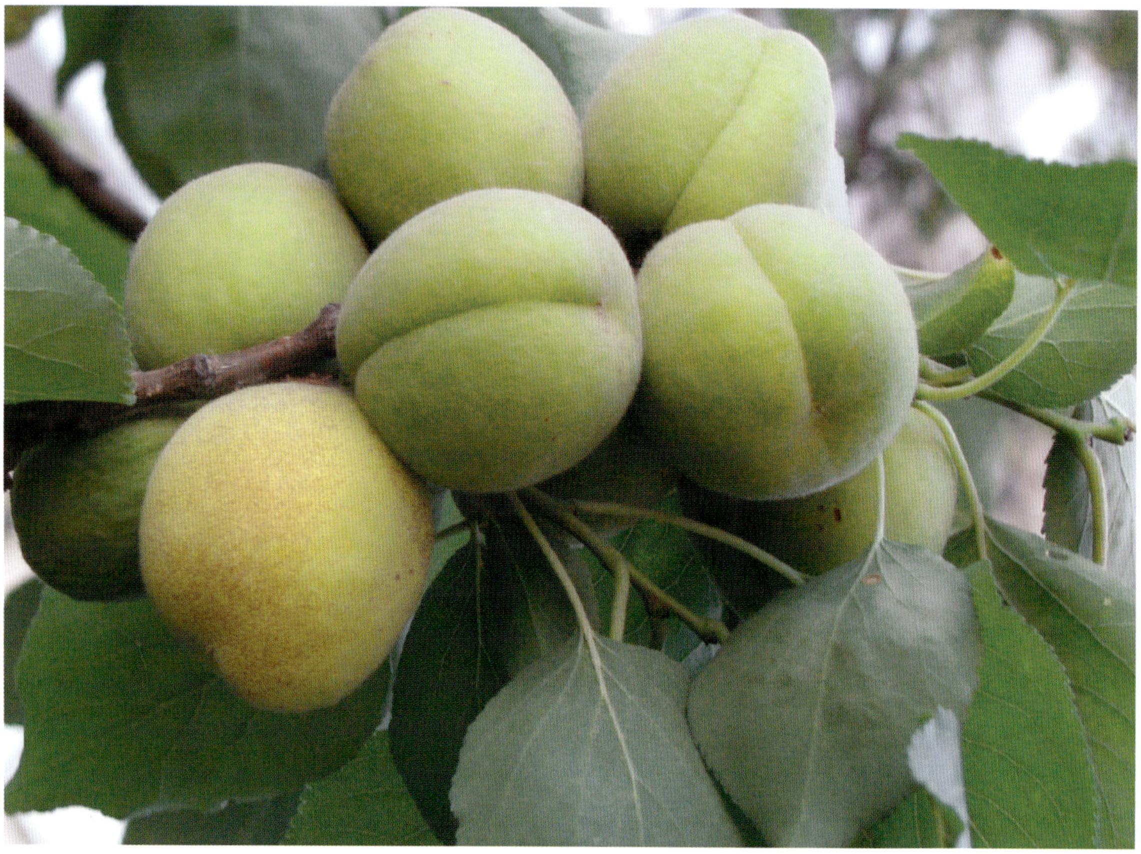

杏

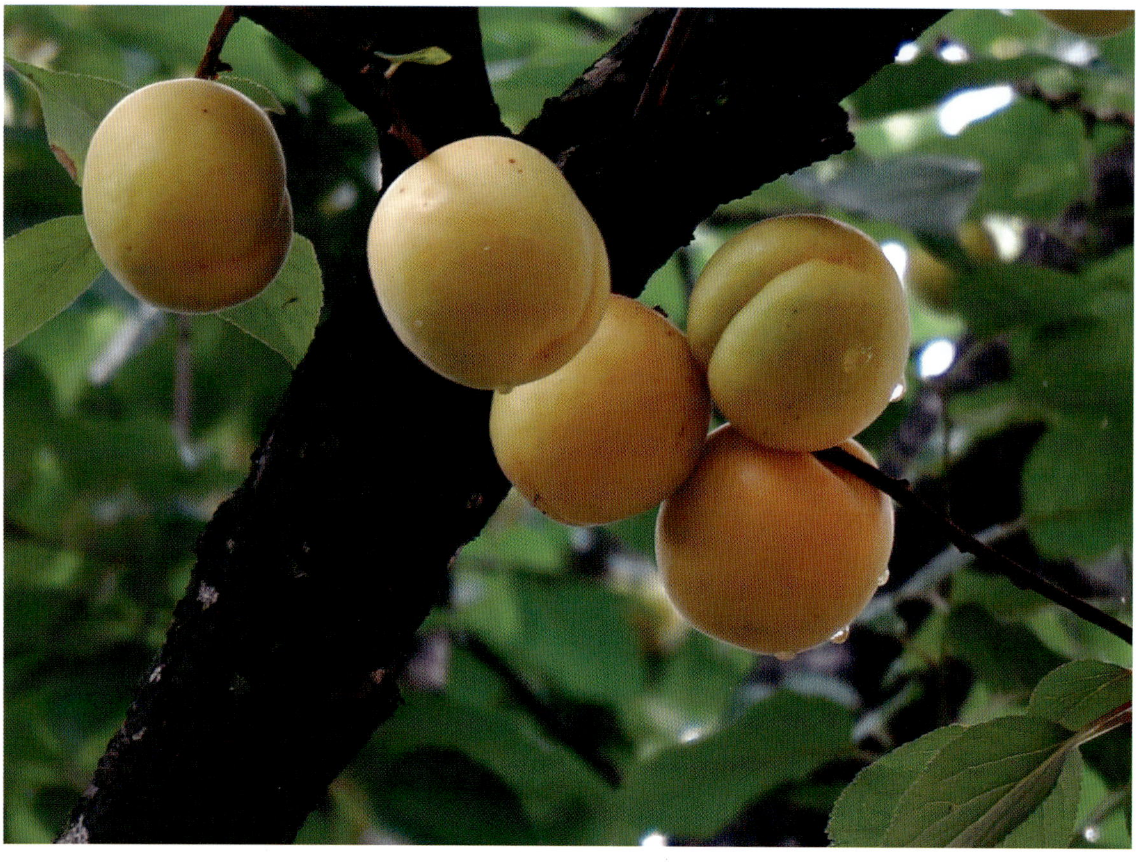

杏

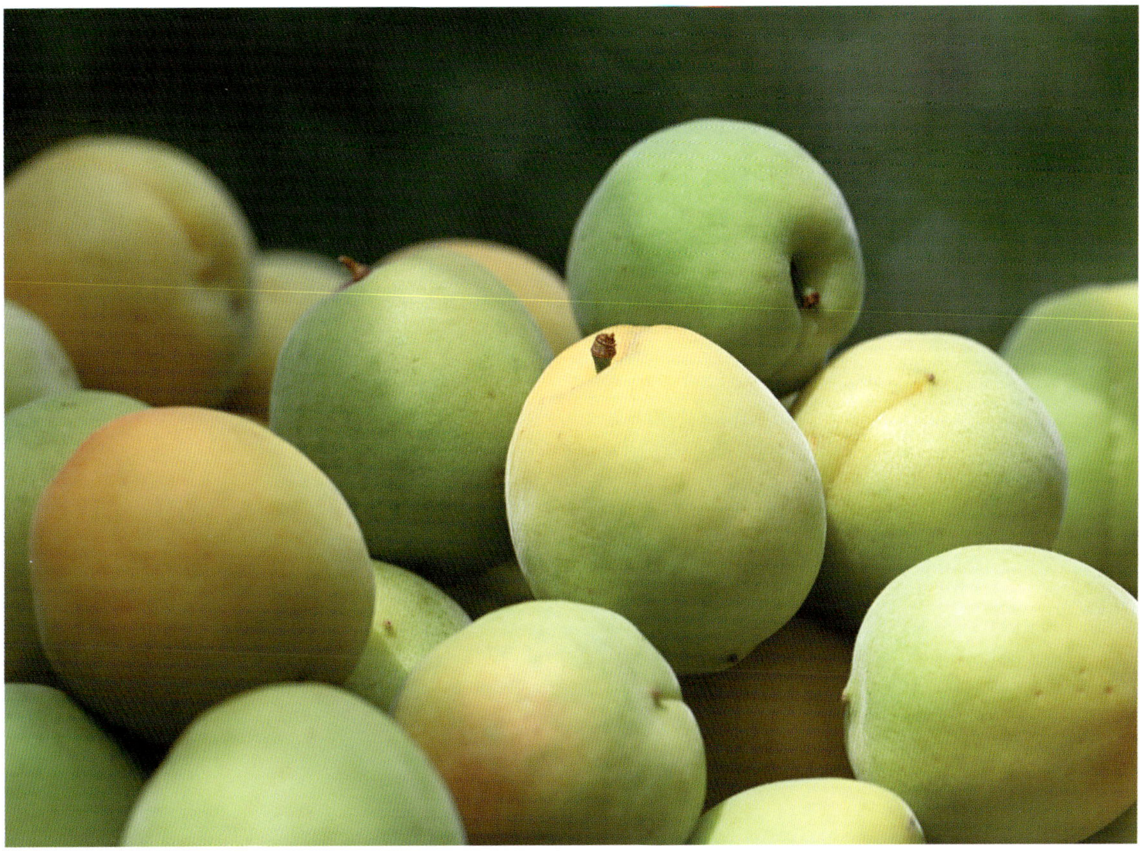

杏

药材鉴别

干燥种子呈心脏形略扁，长 1 ~ 1.5 cm，宽约 1 cm，顶端渐尖，基部钝圆，左右不对称。种皮红棕色或暗棕色，自基部向上端散出褐色条纹，表面有细微纵皱；尖端有不明显的珠孔，其下方侧面脊棱上，有一浅色棱线状的种脐，合点位于底端凹入部，自合点至种脐，有一颜色较深的纵线，是为种脊，种皮菲薄，内有乳白色肥润的子叶两片，富于油质，接合面中间，常有空隙，胚根位于其尖端，味苦，有特殊的杏仁味。以颗粒均匀、饱满肥厚、味苦、不发油者为佳。

功效主治

祛痰止咳，平喘，润肠。主治外感咳嗽，喘满，喉痹，肠燥便秘。

用法用量

内服：10 ~ 15 g，煎汤；或入丸、散服 。外用：捣敷。

民族药方

1．肺虚喘咳，睡不得卧 杏仁、胡桃肉各 50 g。均去皮，微炒干，入生蜜少许，同研极细，调为丸，每服 1 丸，姜汤服下。

2. 诸疮肿痛 杏仁适量。去皮，研滤取膏，入轻粉、麻油调搽，不拘大人小儿。

3. 老年慢性气管炎 杏仁、冰糖各适量。研碎混合，早、晚各服 9 g，连服 10 日。

4. 风热感冒 杏仁、连翘各 10 g，淡竹叶 12 g，薄荷 3 g（后下）。水煎服，每日 1 剂。

5. 肺结核 杏仁 120 g，百部 100 g，白及 60 g。研末冲服，每次 3 g，每日 3 次。

6. 哮喘 杏仁 5 g，麻黄 30 g，豆腐 120 g。共煮，去药渣，每日早、晚 2 次分服。

7. 胃痛 杏仁 5 个，白胡椒、大枣各 7 枚。同捣烂，蜜为丸，温水送服。

8. 便秘 杏仁、麻仁、瓜蒌各等份，白蜜适量。研细末，蜜为丸如枣大，每日 2 ~ 3 丸。

9. 肺心病 杏仁 10 g，百合 50 g，粳米 60 g。杏仁先煎取汁与百合、粳米同煮粥食用。

10. 肺气肿 杏仁、五味子、麦冬、玉竹、贝母各 9 g，沙参 12 g。水煎服，每日 2 次。

11. 风寒咳嗽 杏仁 6 ~ 10 g，生姜 3 片，白萝卜 100 g。加水 400 mL，文火煎至 100 mL，每日 1 剂，分早晚服。

使用注意

不宜生吃。

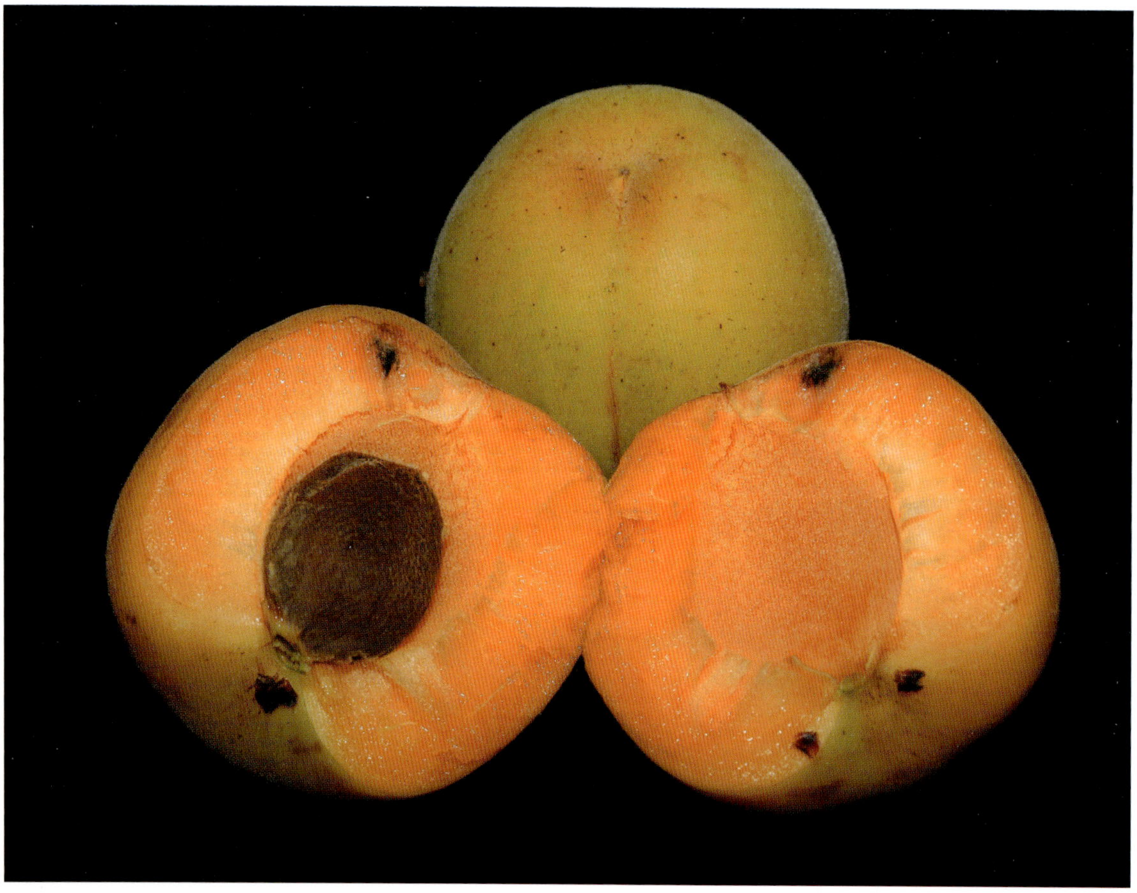

杏

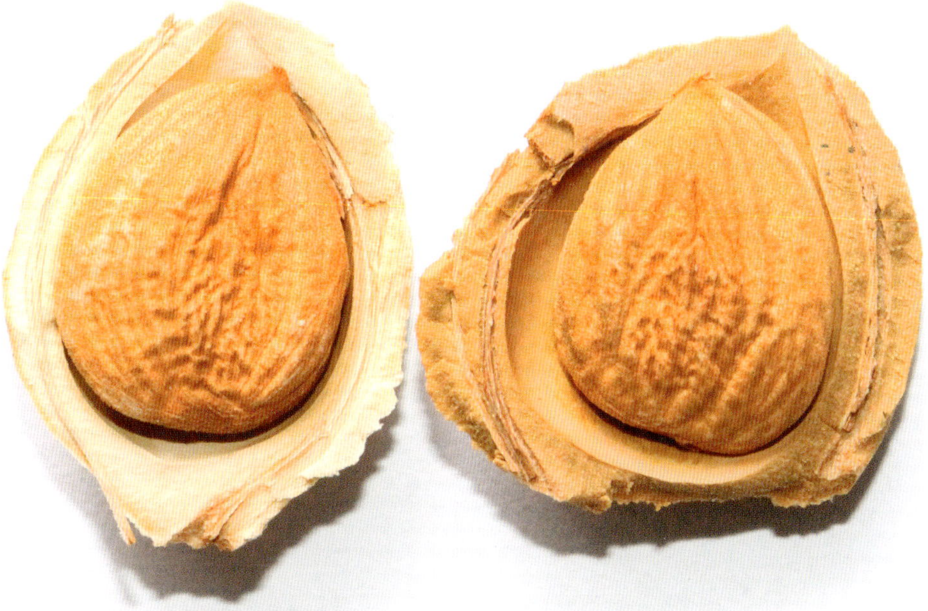

杏

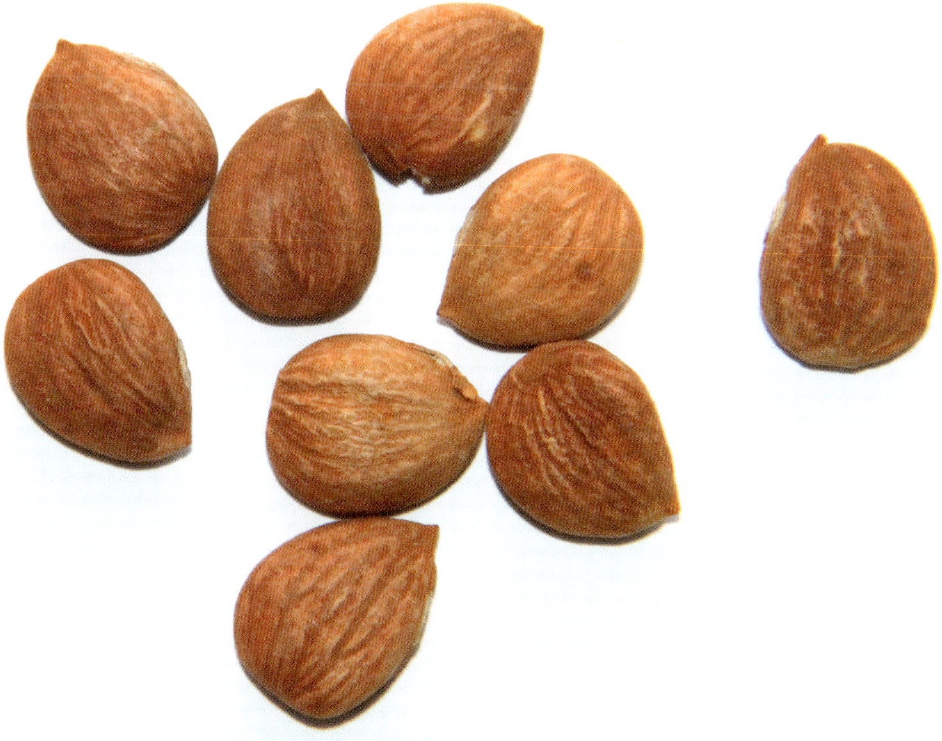

杏仁药材

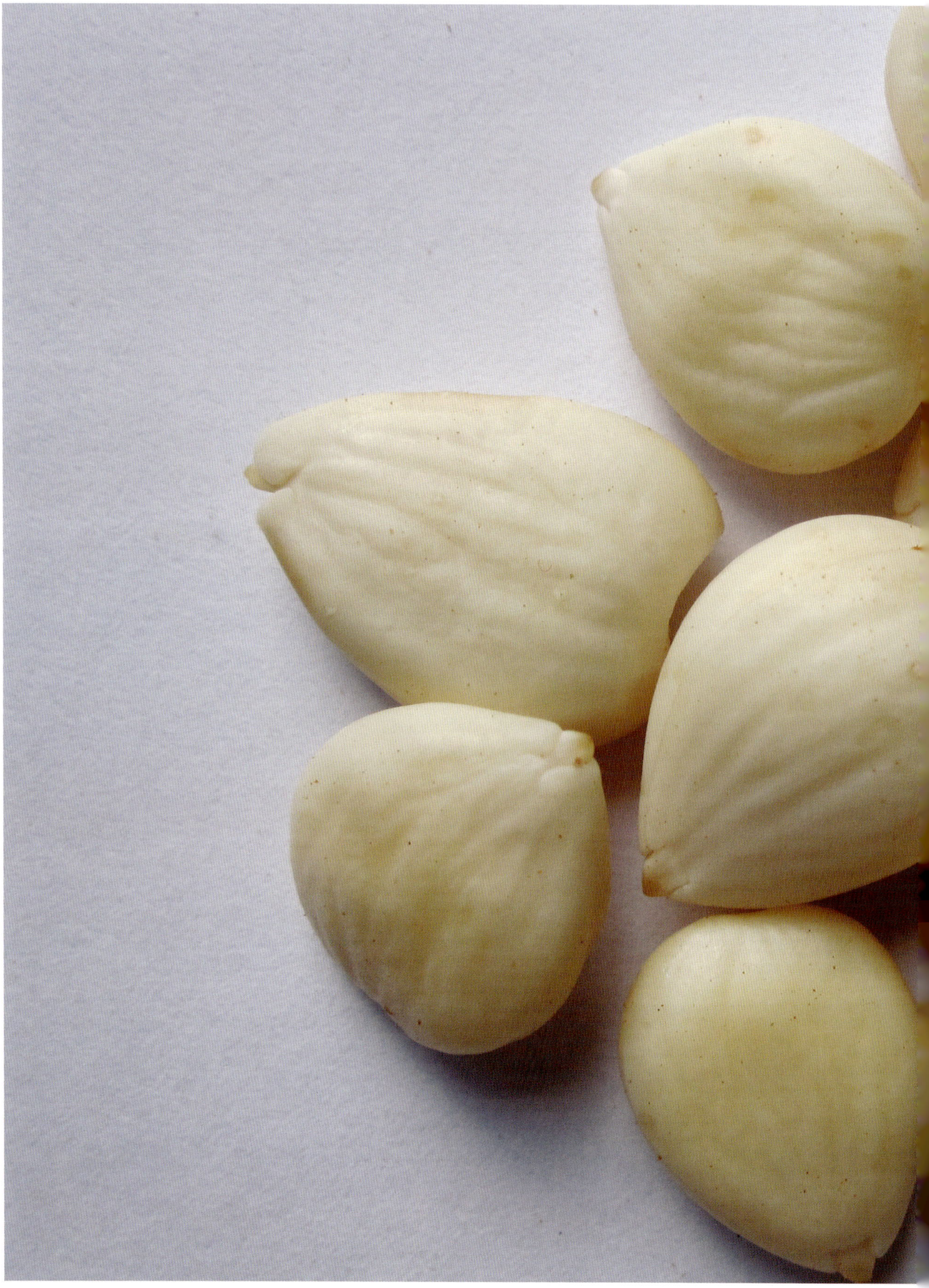

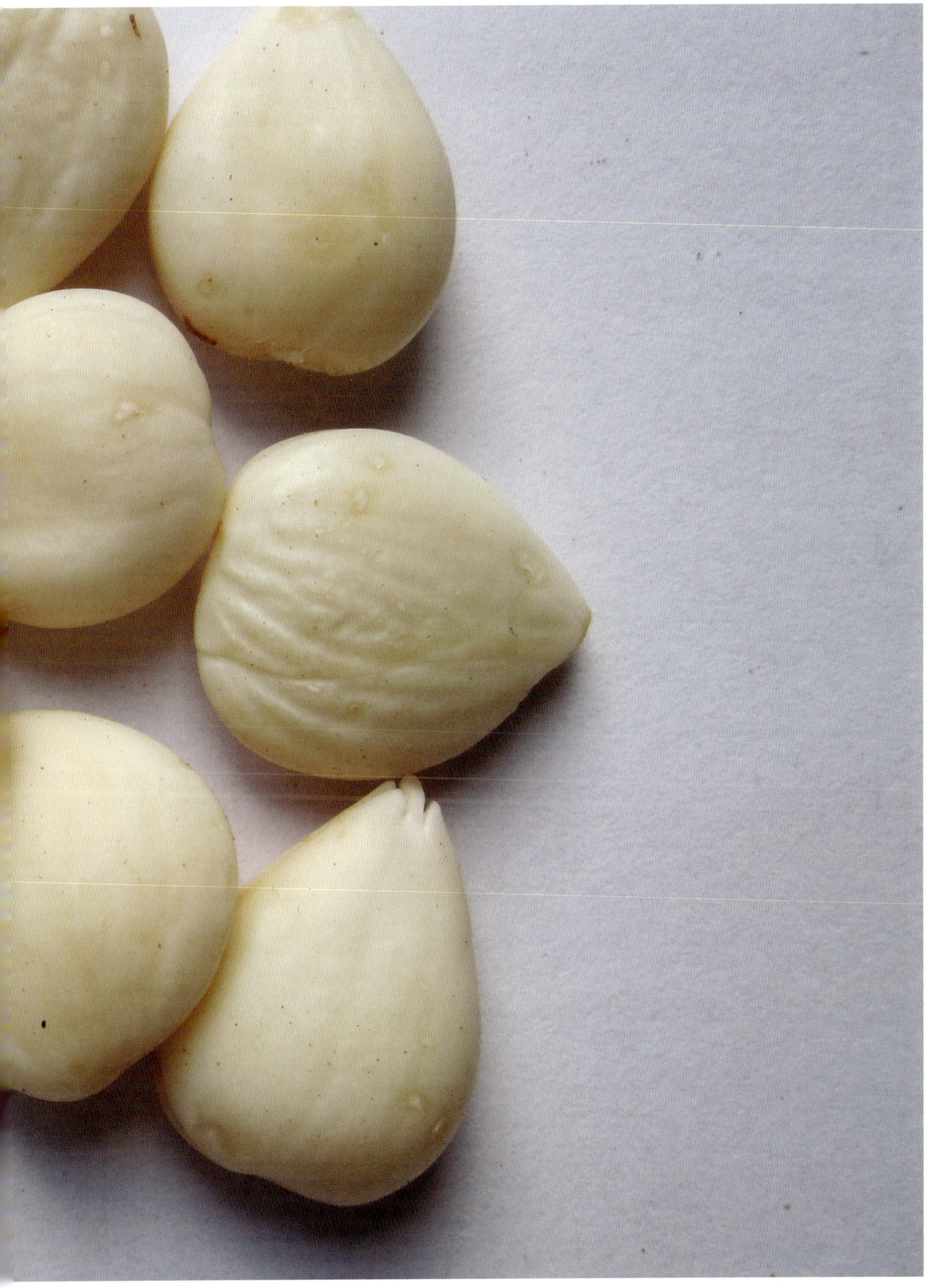

杏仁饮片

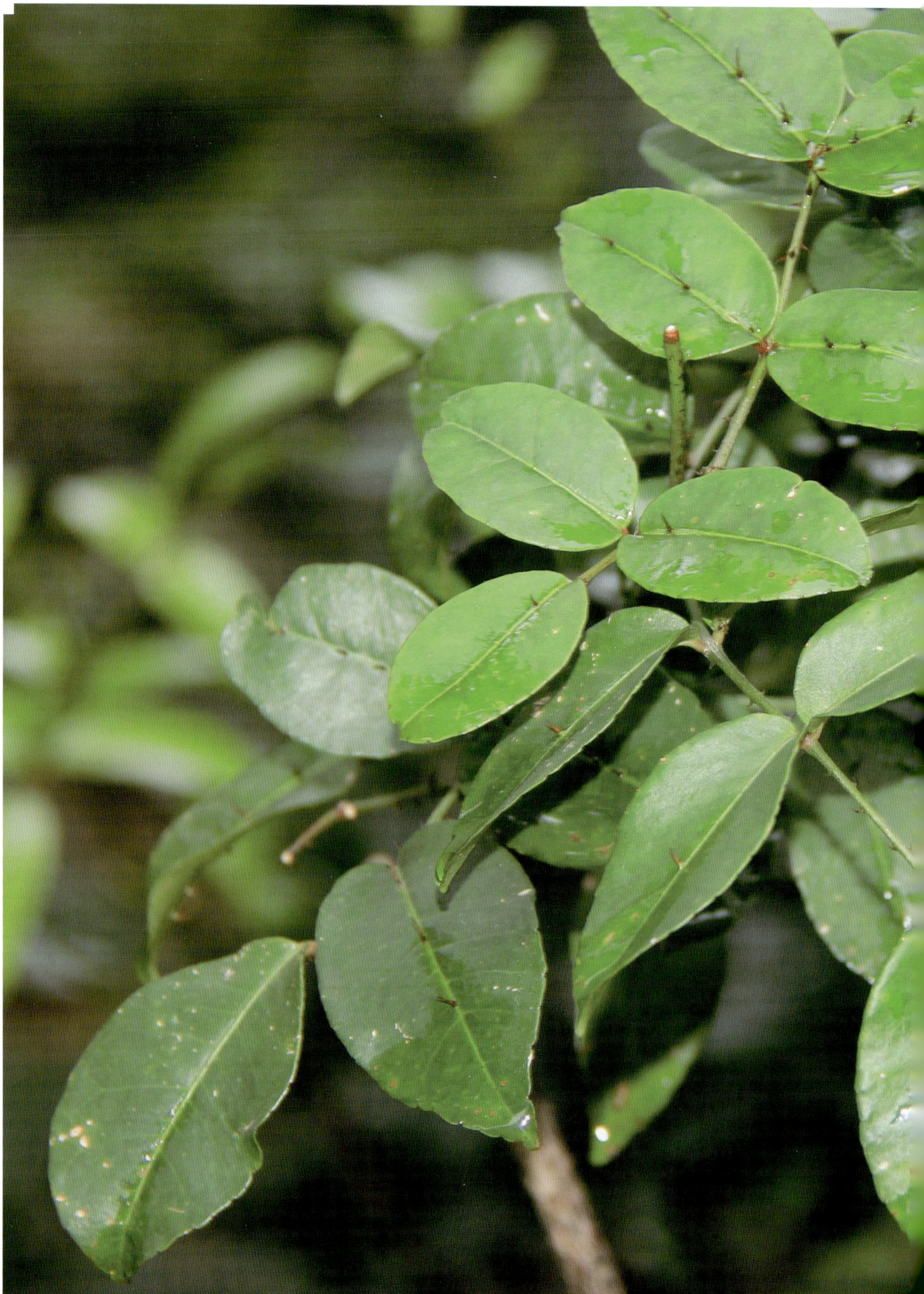

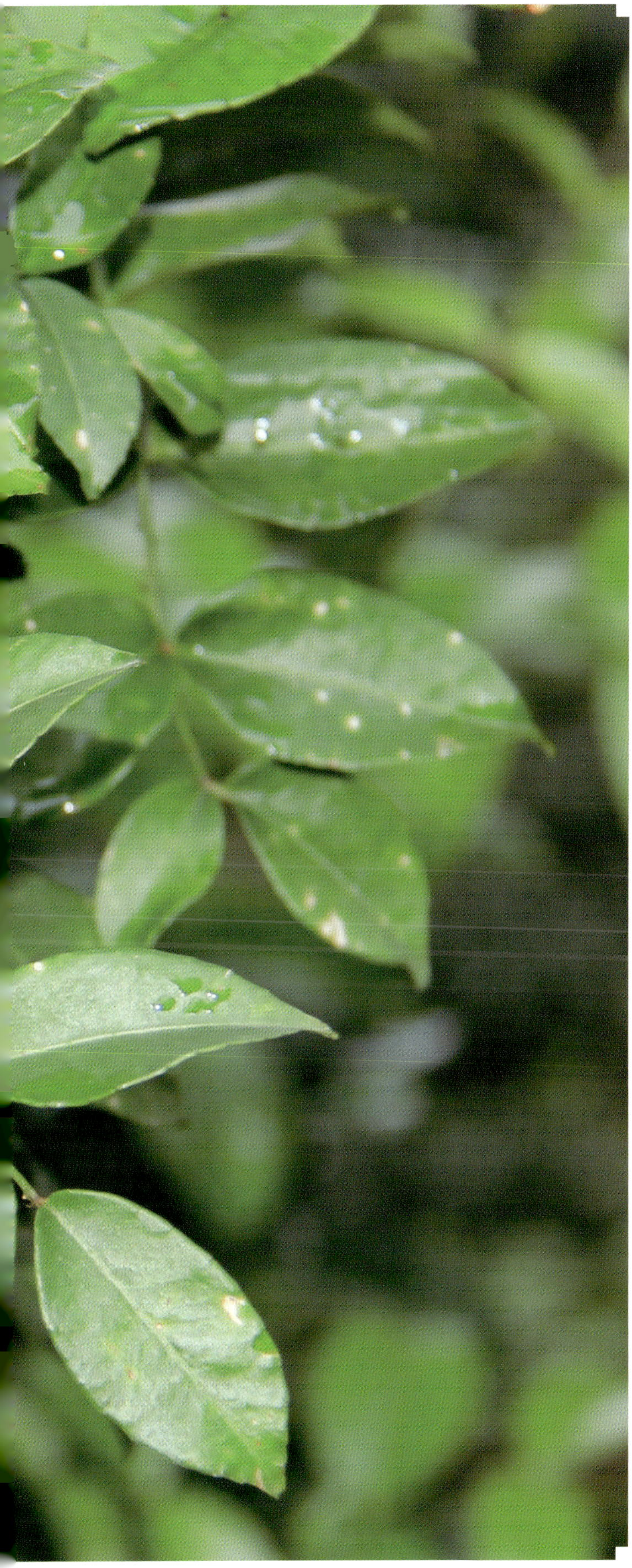

两面针

【水药名】骂八嘎。

【别　名】入地金牛、红倒钩簕、两背针、双面刺、叶下穿针、狗屎椒、山椒。

【来　源】本品为芸香科植物两面针 *Zanthoxylum nitidum* (Roxb.)DC. 的干燥根。

【性味归经】味辛、苦，性温。归肝、胃经。

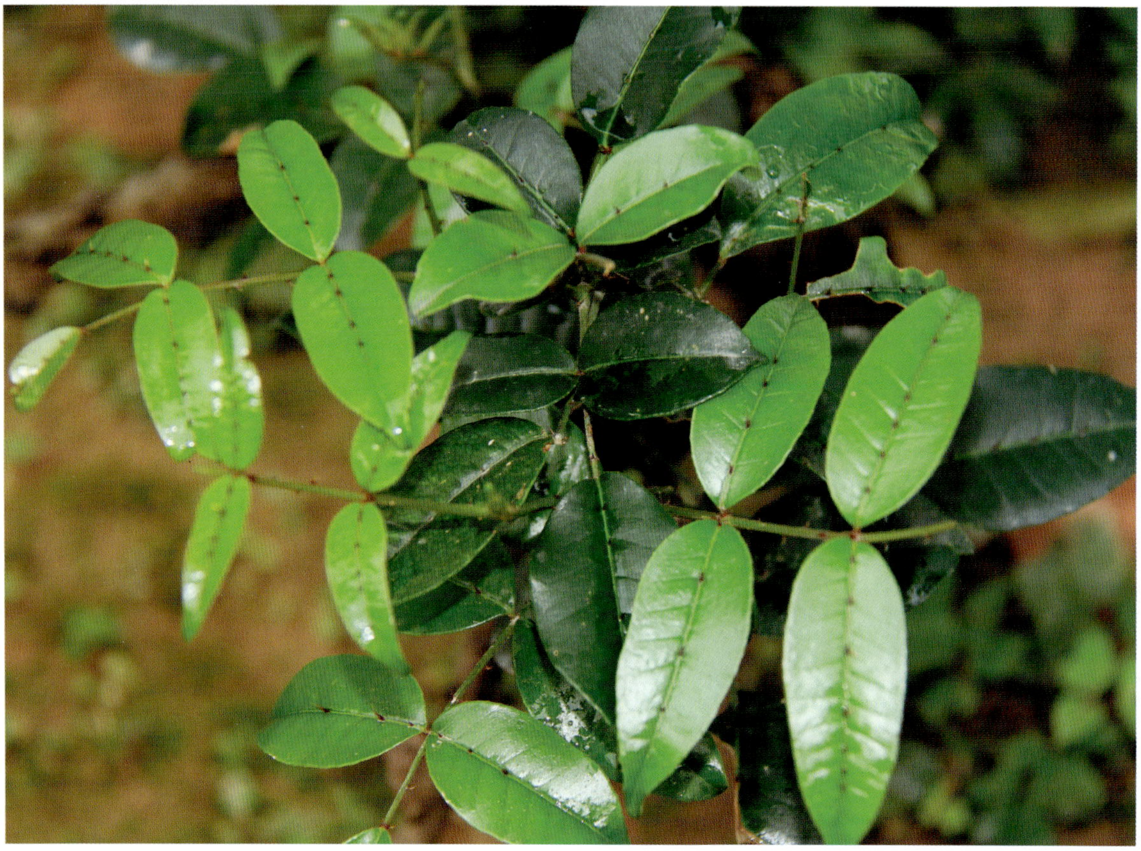

两面针

识别特征

木质藤本；茎、幼枝、叶轴下面和小叶中脉两面均着生钩状皮刺。单数羽状复叶，长 7 ~ 15 cm；小叶 3 ~ 8 枚，具短柄，卵形至卵状椭圆形，对生，革质而亮，长 4 ~ 7 cm，宽 2 ~ 3.5 cm，先端钝或短渐尖，基部浑圆，边缘有疏离的圆锯齿或几为全缘。花小，为腋生、无柄的圆锥花序，花序长 3 ~ 5 cm；萼片 4，花瓣 4，矩圆状卵形，长约 2 mm。蓇葖果成熟时紫红色，有粗大腺点，顶端正具短喙。

生境分布

生长于山区砂石坡地及岩脚、溪沟多石处。分布于贵州、福建、台湾、湖南、广东、云南、广西等省区。

采收加工

全年可采根，洗净去皮，切片晒干备用。

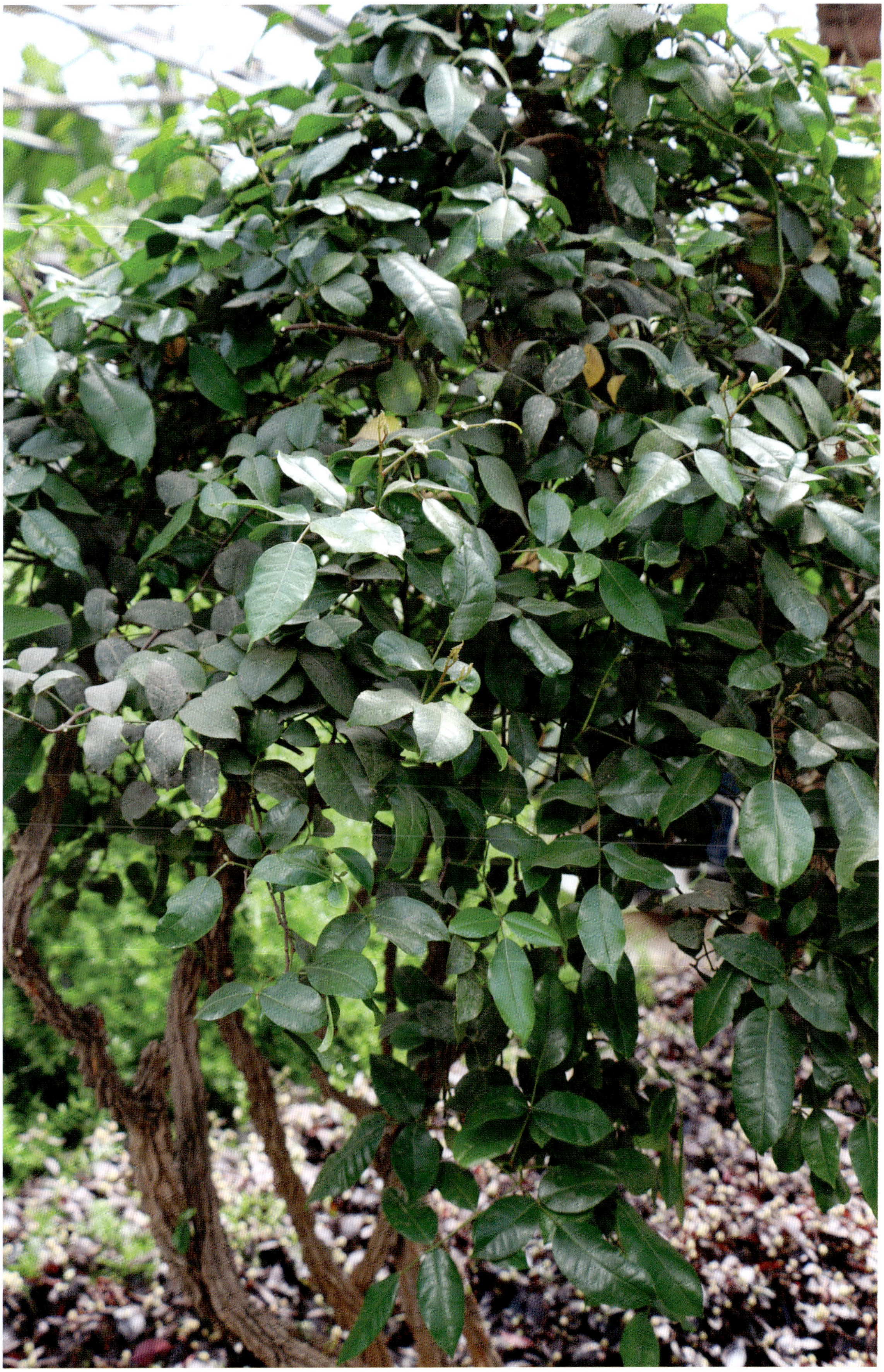

两面针

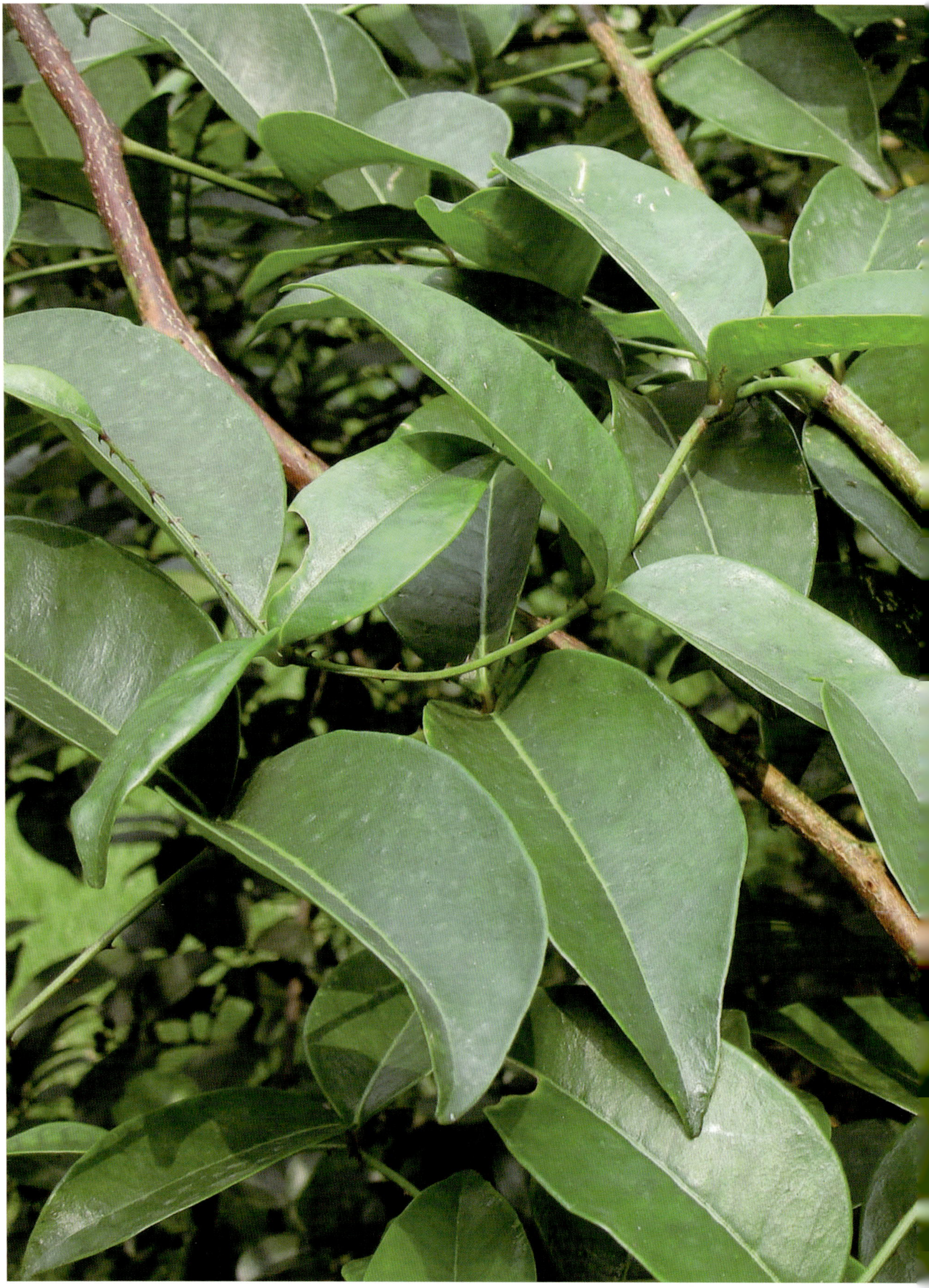

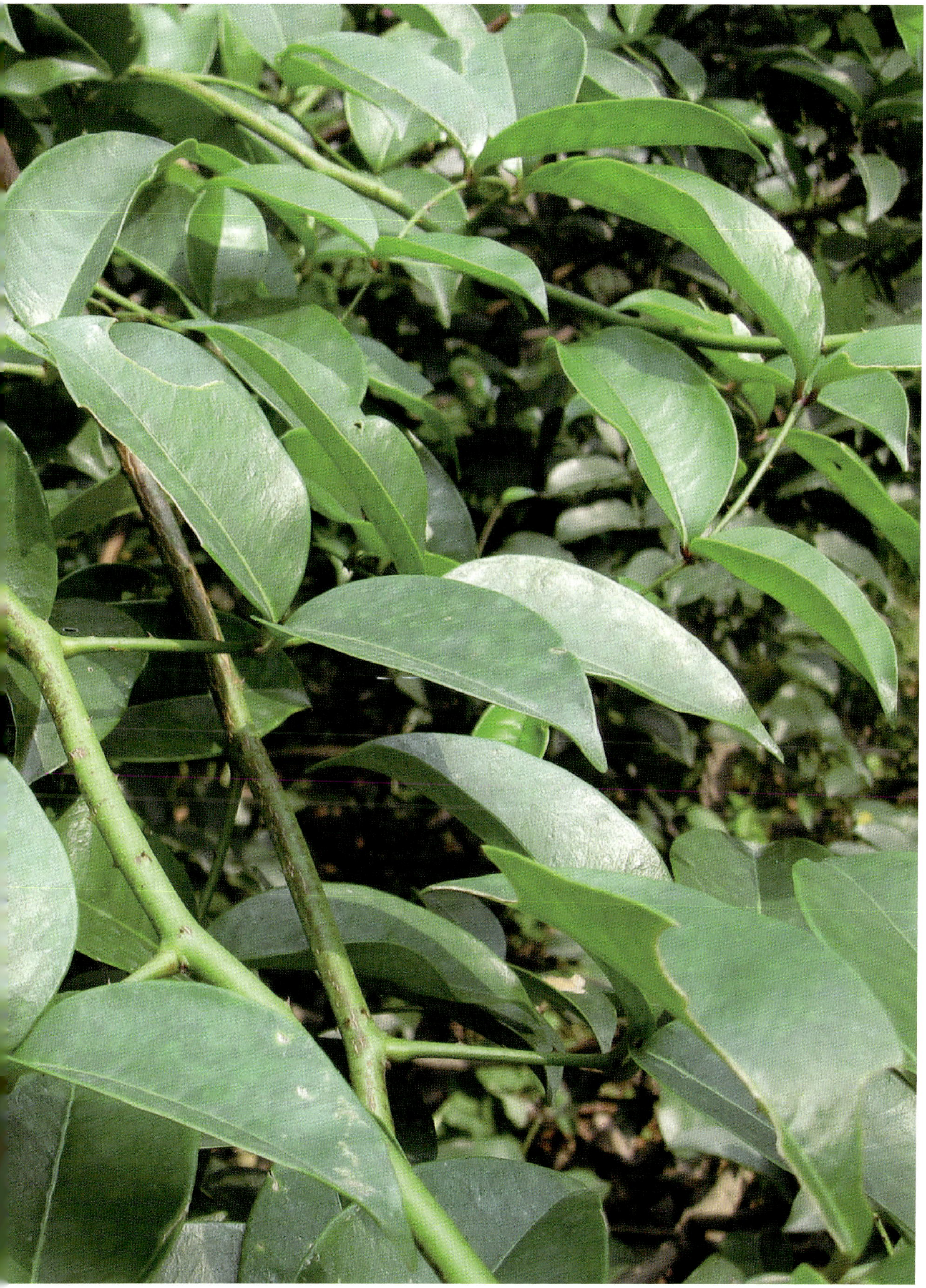

两面针

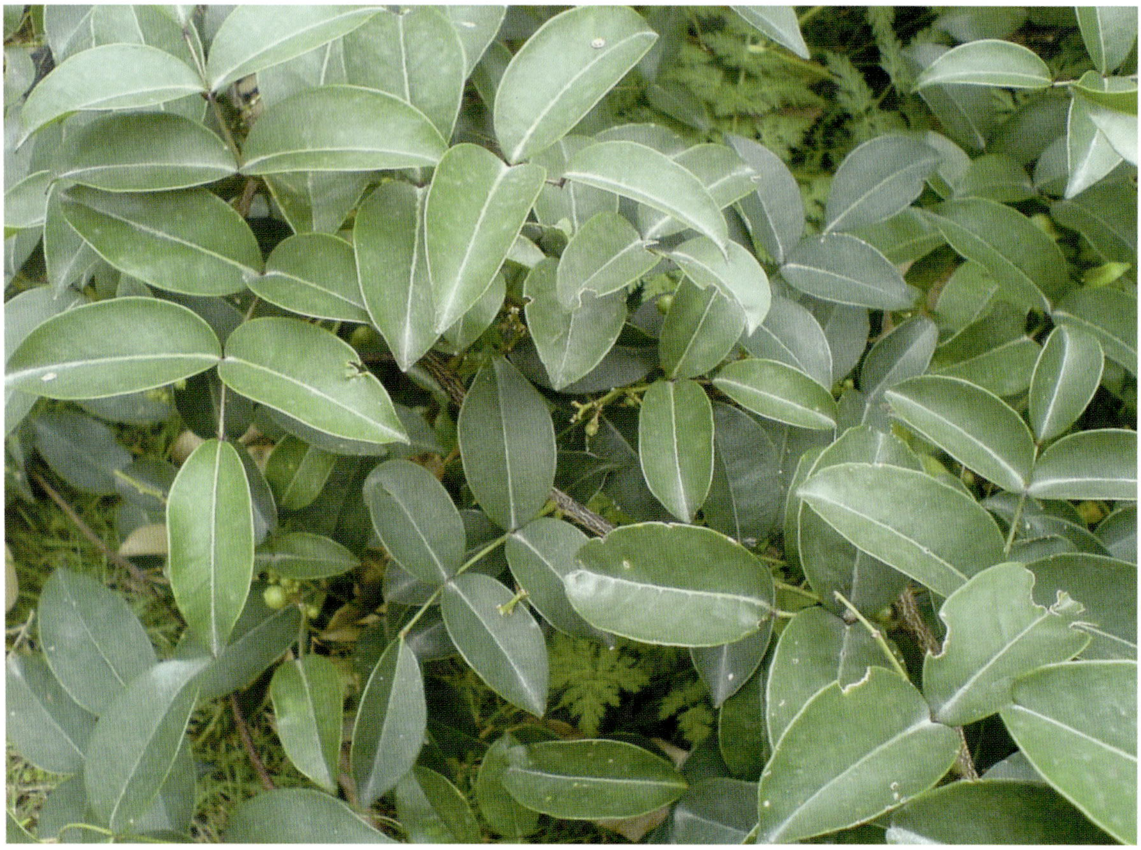

两面针

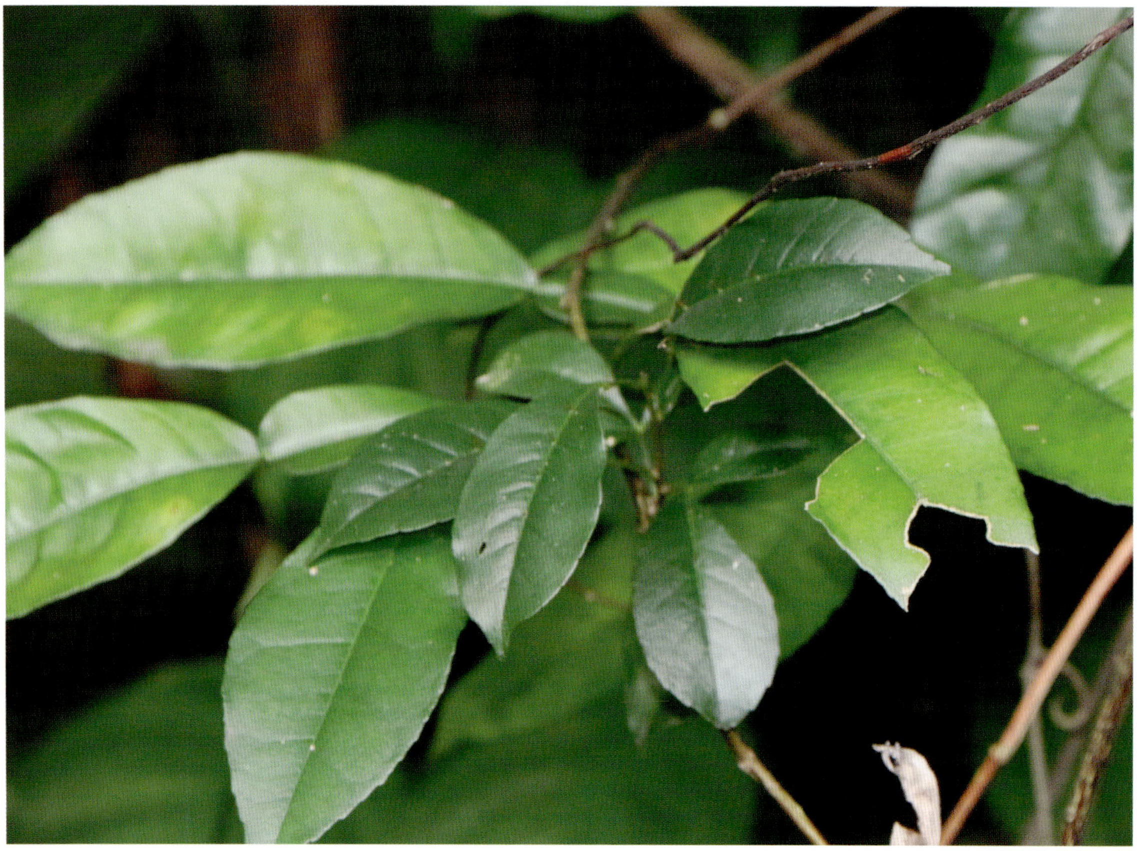

两面针

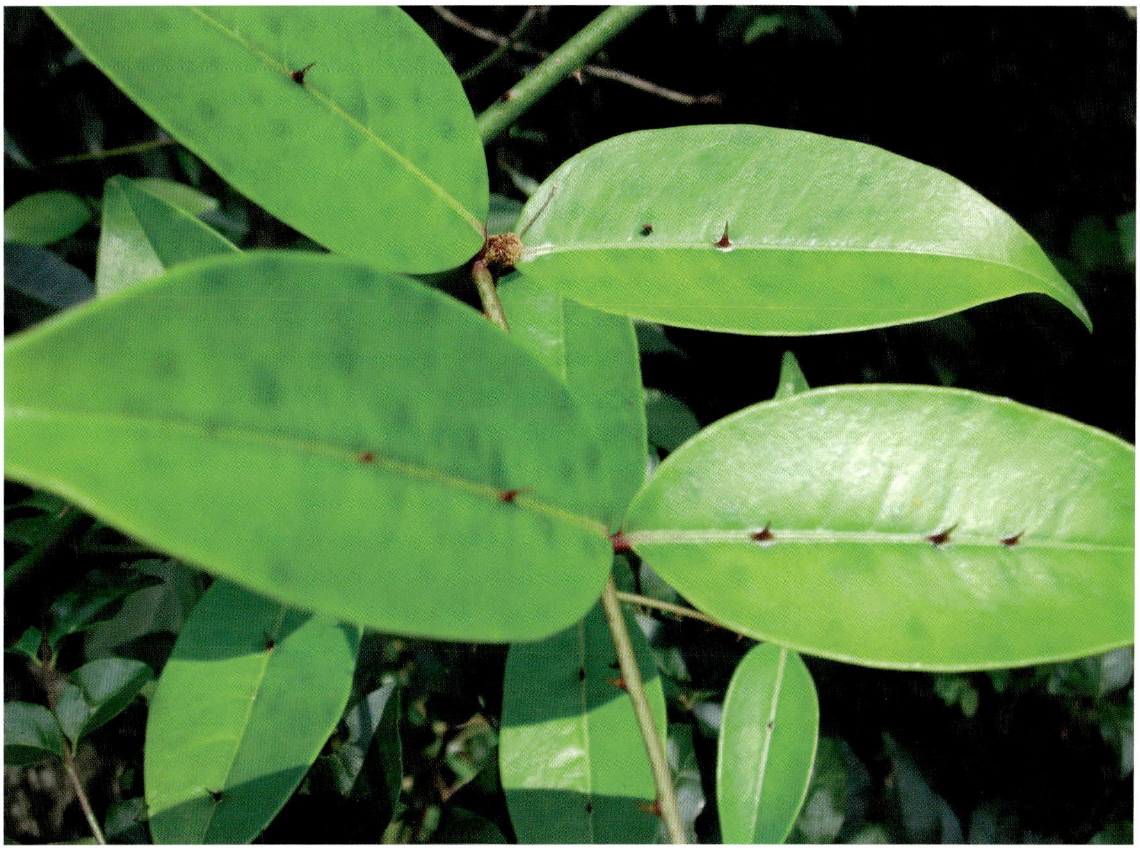

两面针

药材鉴别

本品为厚片或圆柱形短段，长 2 ~ 20 cm，厚 0.5 ~ 6 cm，少数 10 cm。表面淡棕黄色或淡黄色，有鲜黄色或黄褐色类圆形皮孔。切断面较光滑，皮部淡棕色，木部淡黄色，可见同心性环纹及密集的小孔。质坚硬。气微香，味辛辣麻舌而苦。

功效主治

行气止痛，活血化瘀，祛风通络。主治跌打瘀肿、风湿痹痛、胃痛、牙痛，毒蛇咬伤；外治汤火烫伤。

用法用量

内服：10 ~ 15 g，煎汤；或泡酒服用，30 ~ 60 g；或研末，入丸、散服。外用：适量，研末调敷或煎水洗患处。

民族药方

1. 风湿骨痛　两面针 30 g，海风藤、木瓜、大罗伞各 15 g。泡酒 1 500 mL，每晚服 25 ~ 50 mL。

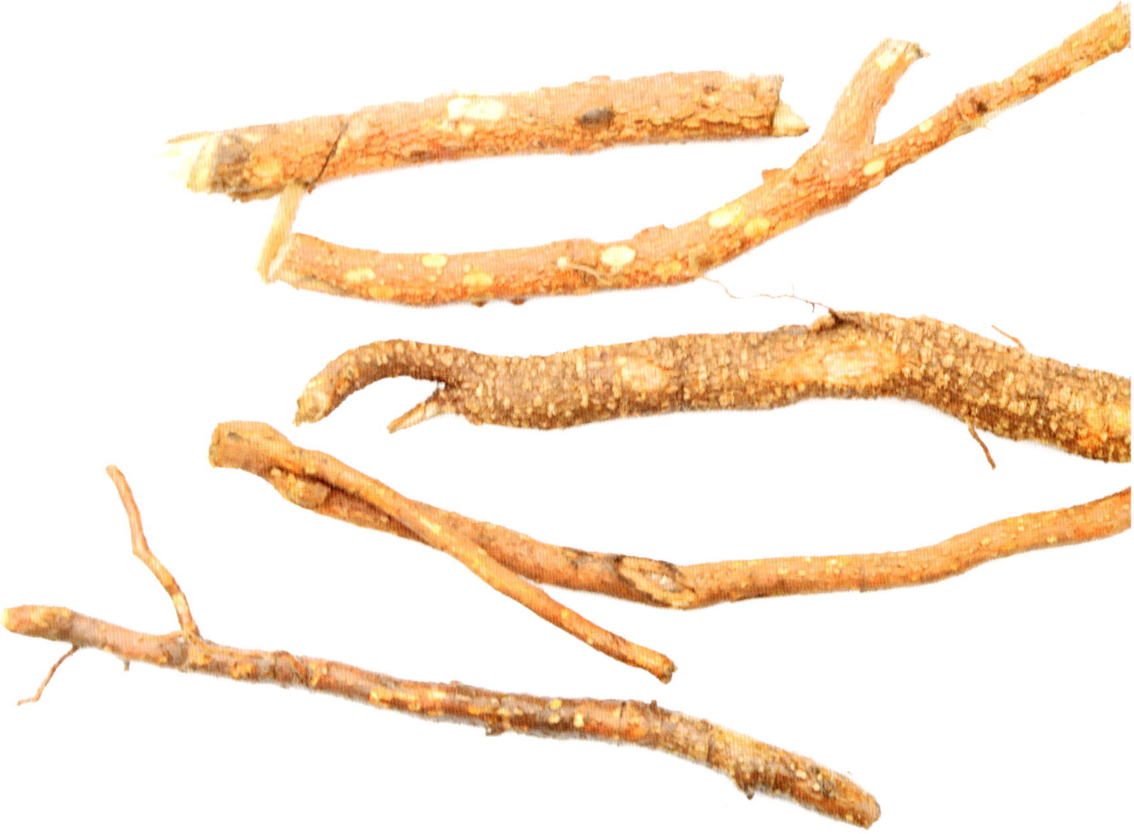

两面针

2. 脘腹疼痛 两面针、圆叶千斤藤各等份。研细粉混匀，温开水送服，每次 0.5 ~ 1 g。

3. 肚痛，腹泻，痢疾，疟疾 两面针 10 g，地胆草 30 g。水煎服。

4. 胃、十二指肠溃疡，慢性胃炎 两面针、千里光、甘草各 10 g，海螵蛸 30 g。水煎服。

5. 跌打肿痛 两面针、干大力王根各 60 g，大叶南五味 30 g。用白酒 1 000 mL 浸 7 日后服，每日服 2 次，每次 15 ~ 30 mL，并用药酒擦患处。

6. 外感风热吐泻 两面针 10 g，干山芝麻 15 g。水煎服，每日 3 次。

7. 寒疝疼痛 鲜两面针 30 g，茴香、黄皮核各 10 g，荔枝核 7 粒。水煎冲酒服。

8. 胃脘痛，痞块（脾脏肿大） 鲜两面针 30 g。水煎服；或鲜两面针根 100 g，米酒 500 mL。浸 7 日后去渣，每次饮 15 ~ 20 mL，每日 2 次。

使用注意

不能过量服用，忌与酸味食物同服。

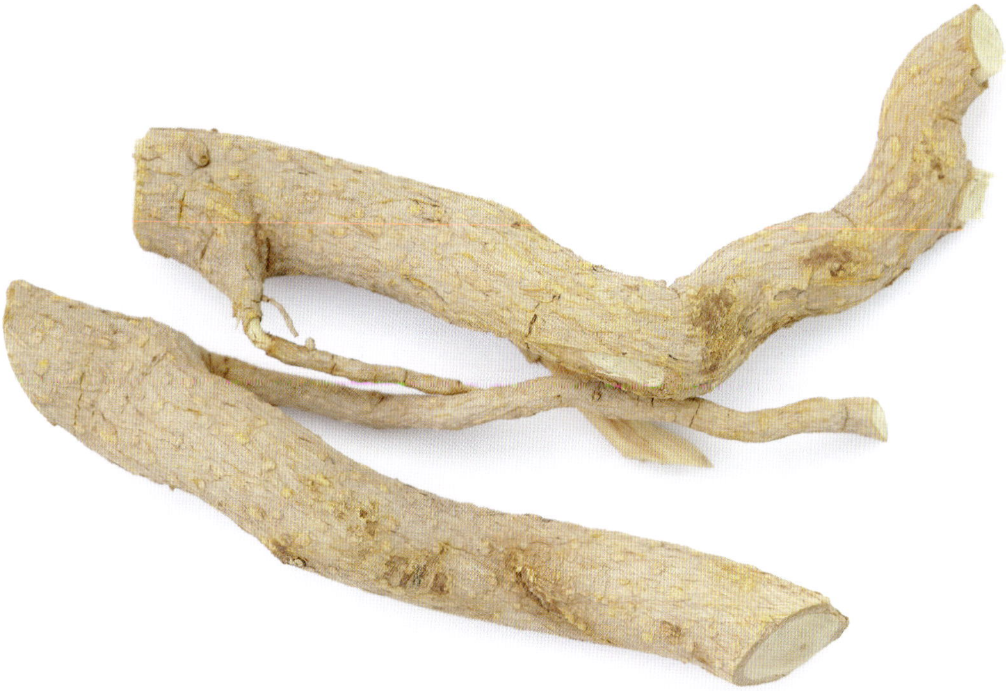

药材两面针

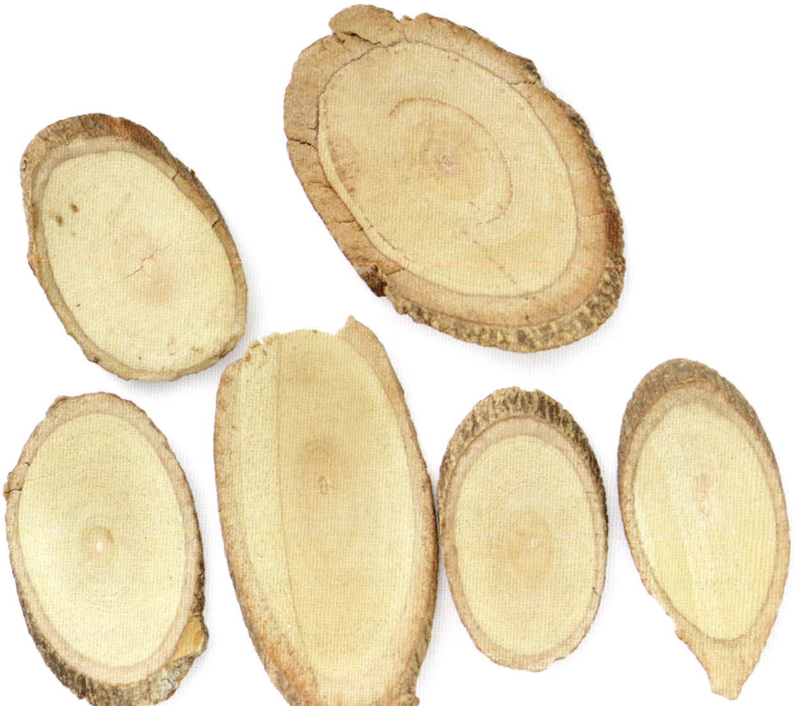

两面针饮片

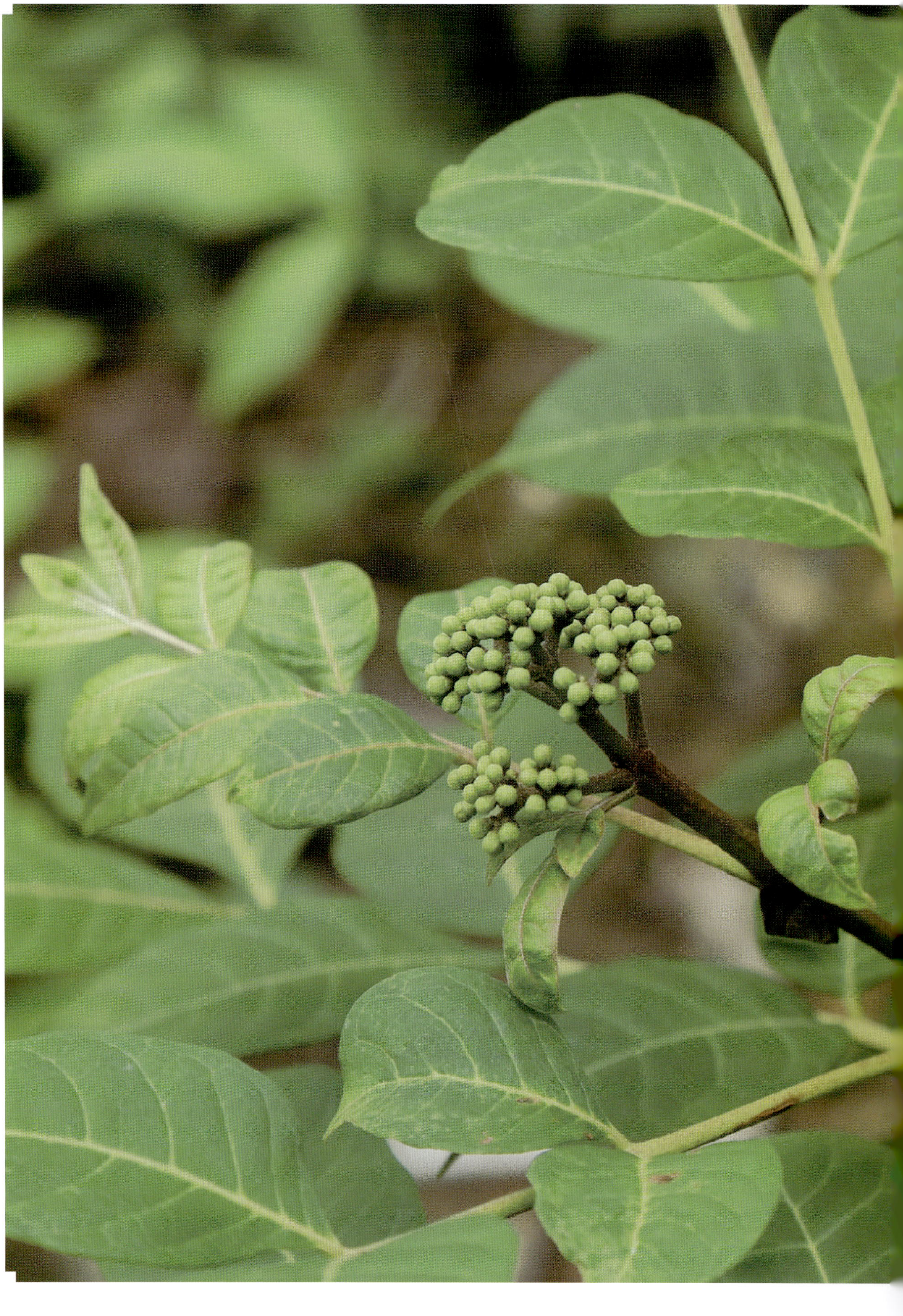

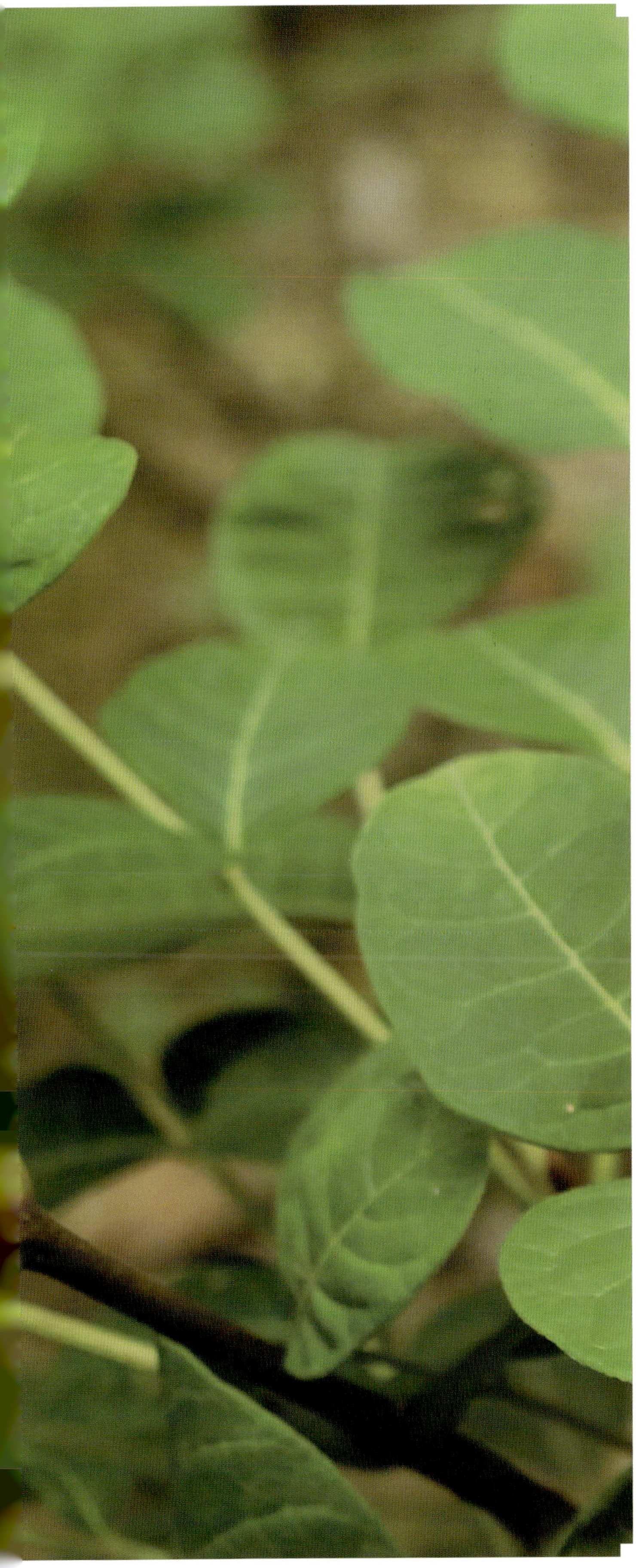

吴茱萸

【水药名】菊海。

【别　名】树腰子、红花树、臭油林、野米辣、擦树。

【来　源】本品为芸香料植物吴茱萸 *Evodia ruteacarpa* (Juss.) Benth. 的果实。

【性味归经】味苦，性寒。归肝、脾、胃、肾经。

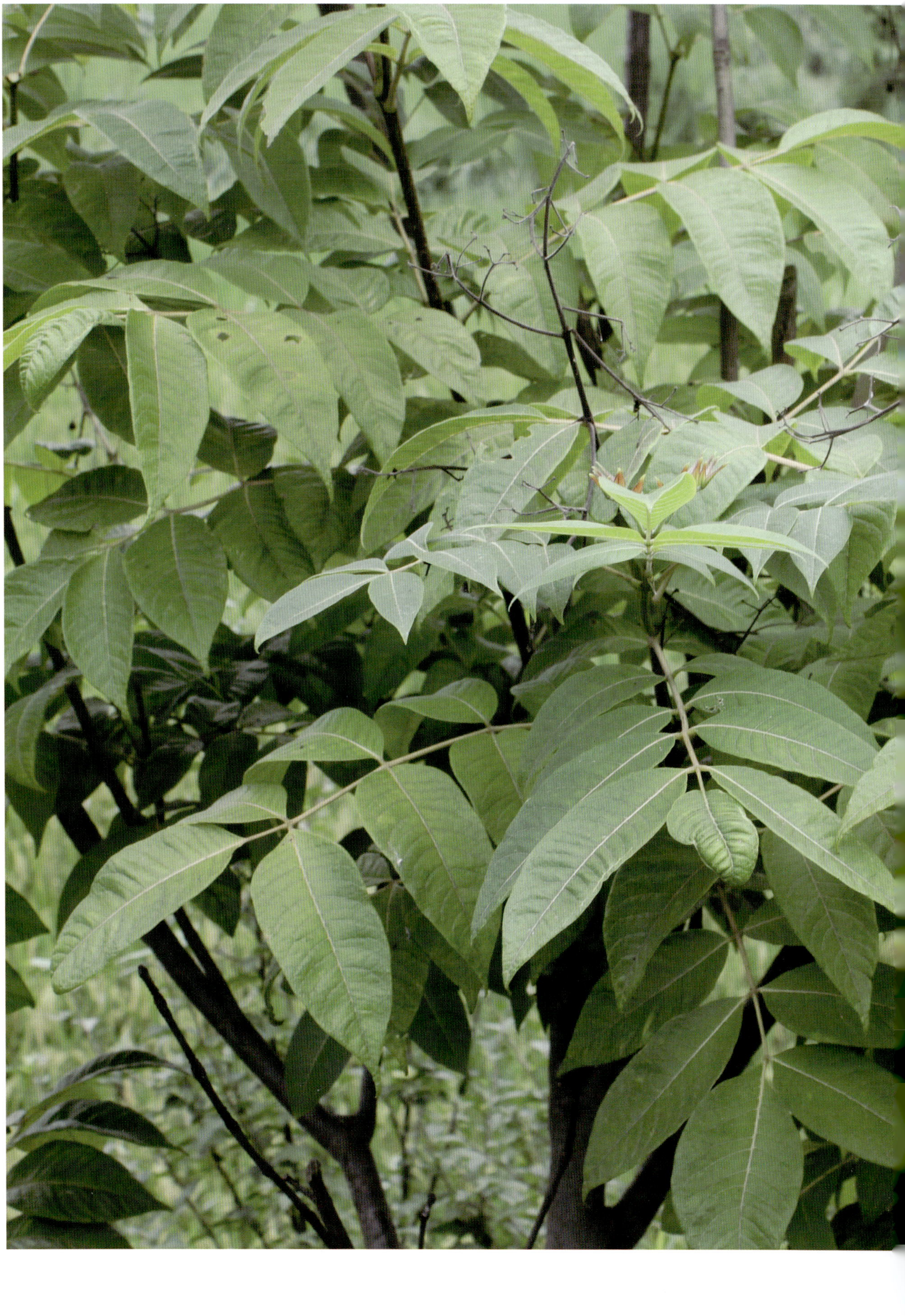

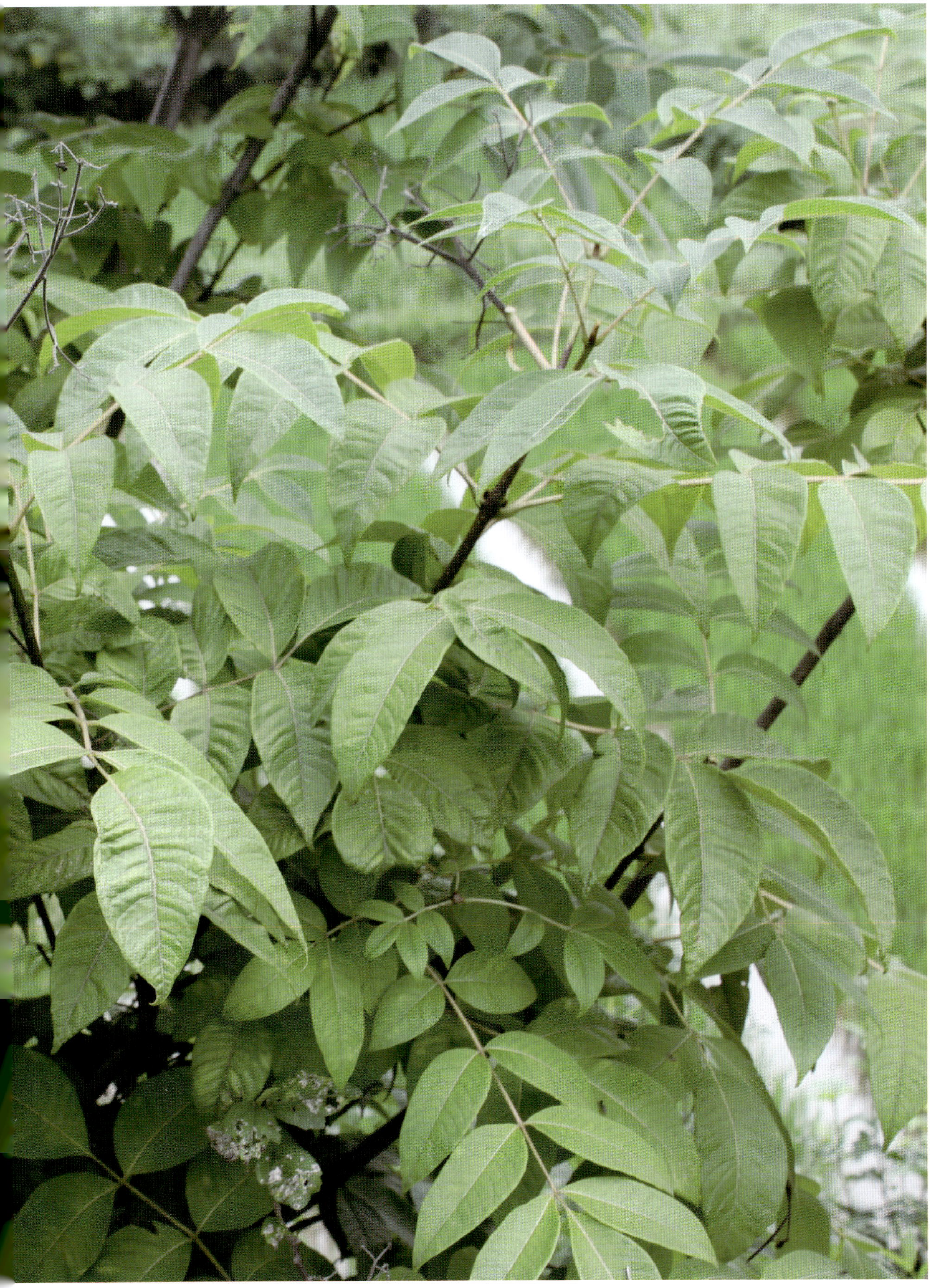

吴茱萸

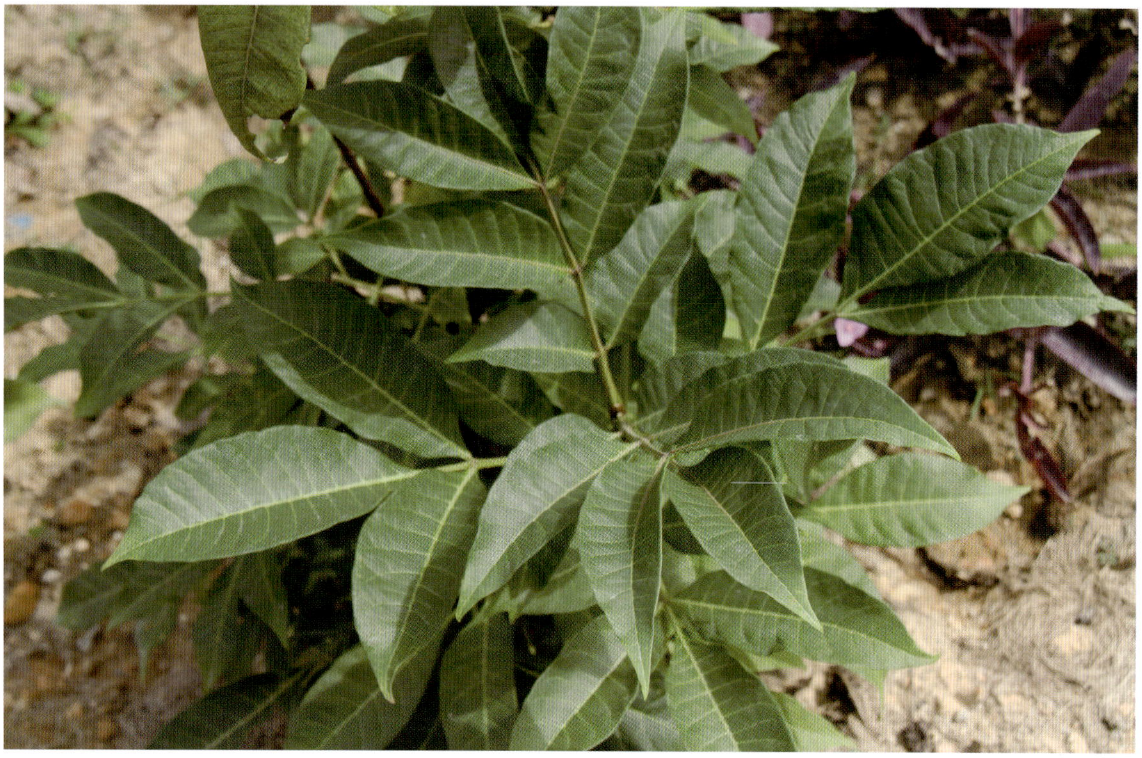

吴茱萸

识别特征

乔木。高达 20 m，枝近于无毛。单数羽状复叶对生，小叶 5 ~ 11，具柄，纸质，无腺点，卵形至长圆形，先端长渐尖，基部偏斜，边缘浅波状或具细钝锯齿，稀全缘，下面灰白或粉绿色花极小，通常单性，雌雄异株聚伞状圆锥花序顶生，雄花序较雌花序大；萼片 5；花瓣 5；雌花的花瓣较大，白色。蓇果紫红色，表面有网状皱纹，心皮不为喙状。种子卵球形，黑色。花期 7—8 月，果期 11 月。

生境分布

常生长于灌木丛中，村边溪边亦习见。分布于贵州、广西、湖南、云南、陕西、浙江、四川等省区。

采收加工

栽培后 3 年即可采收，常在夏、秋二季采收，鲜用或晒干备用。

药材鉴别

本品干燥果实呈五棱状扁球形，直径 2 ~ 5 mm，高 1.5 ~ 3 mm。表面绿色或绿褐色，粗糙，有细皱纹及鬃眼（油室）；顶平，中间有凹窝及 5 条裂缝，有时在裂缝中央有突起的柱头残存，基部有花萼及果柄，果柄方圆形，长 3 mm，棕绿色，密布毛茸。横切面，子房 5 室，每室有淡黄色种子 1 ~ 2 枚。种子富油性，质坚易碎。香气浓烈，味苦，微辛辣。以色绿、饱满者为佳。

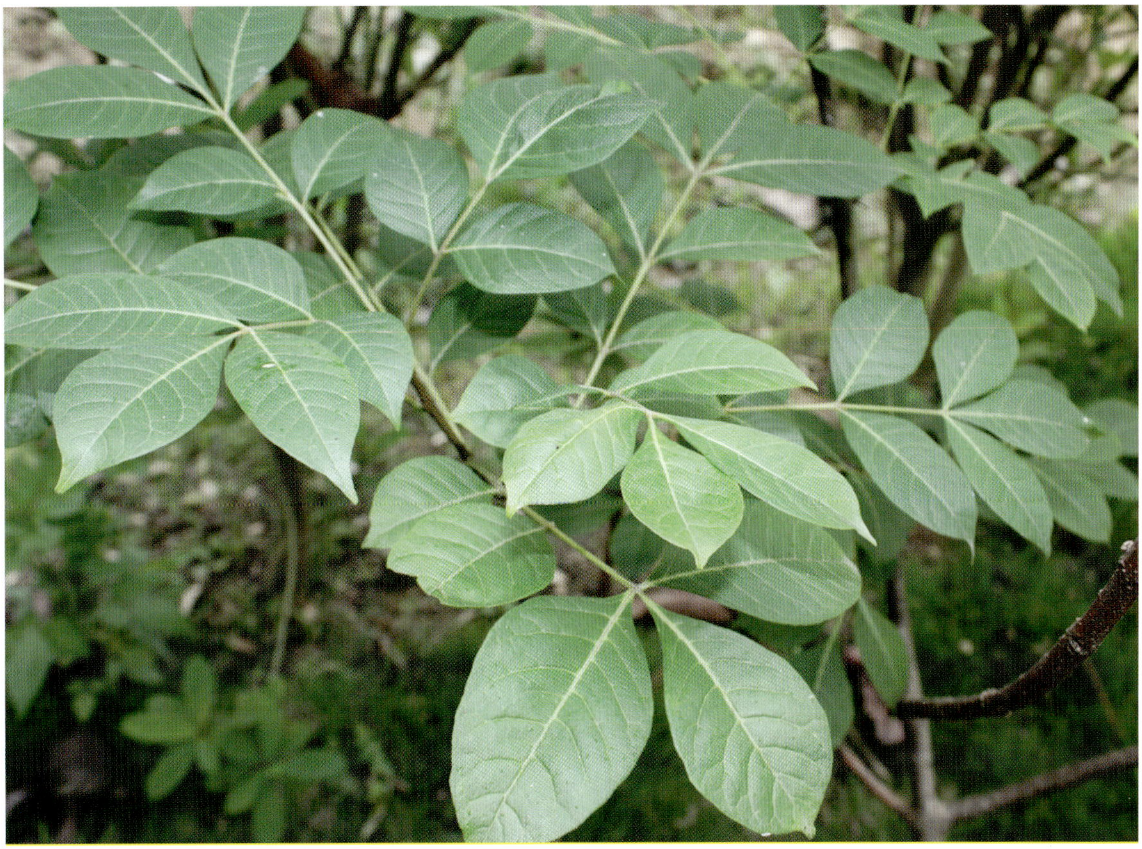

吴茱萸

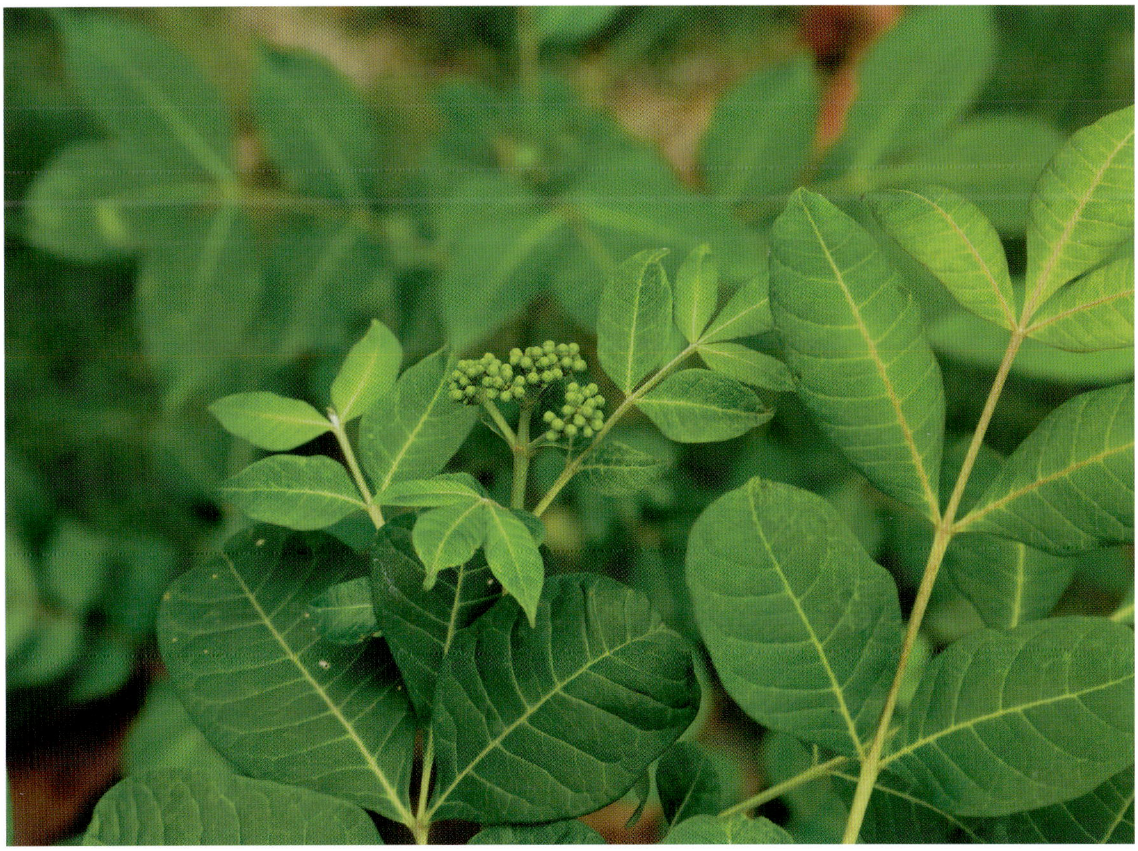

吴茱萸

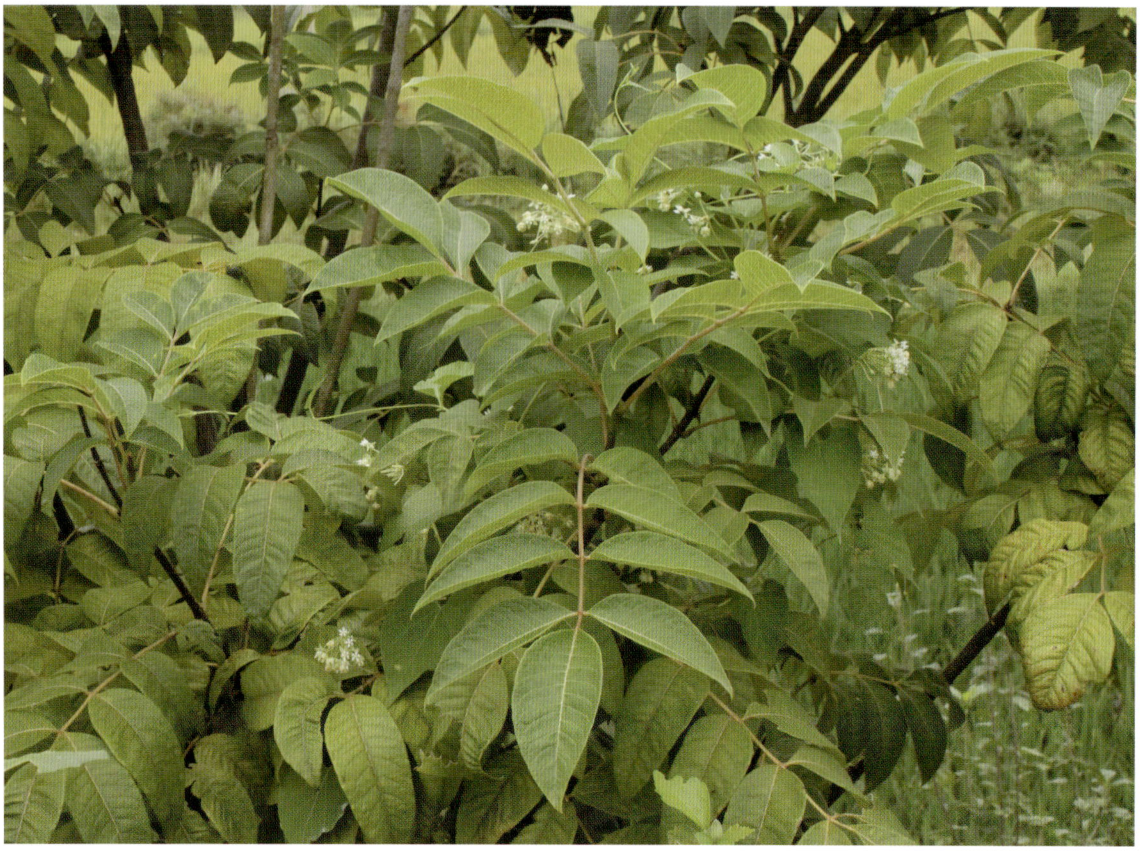

吴茱萸

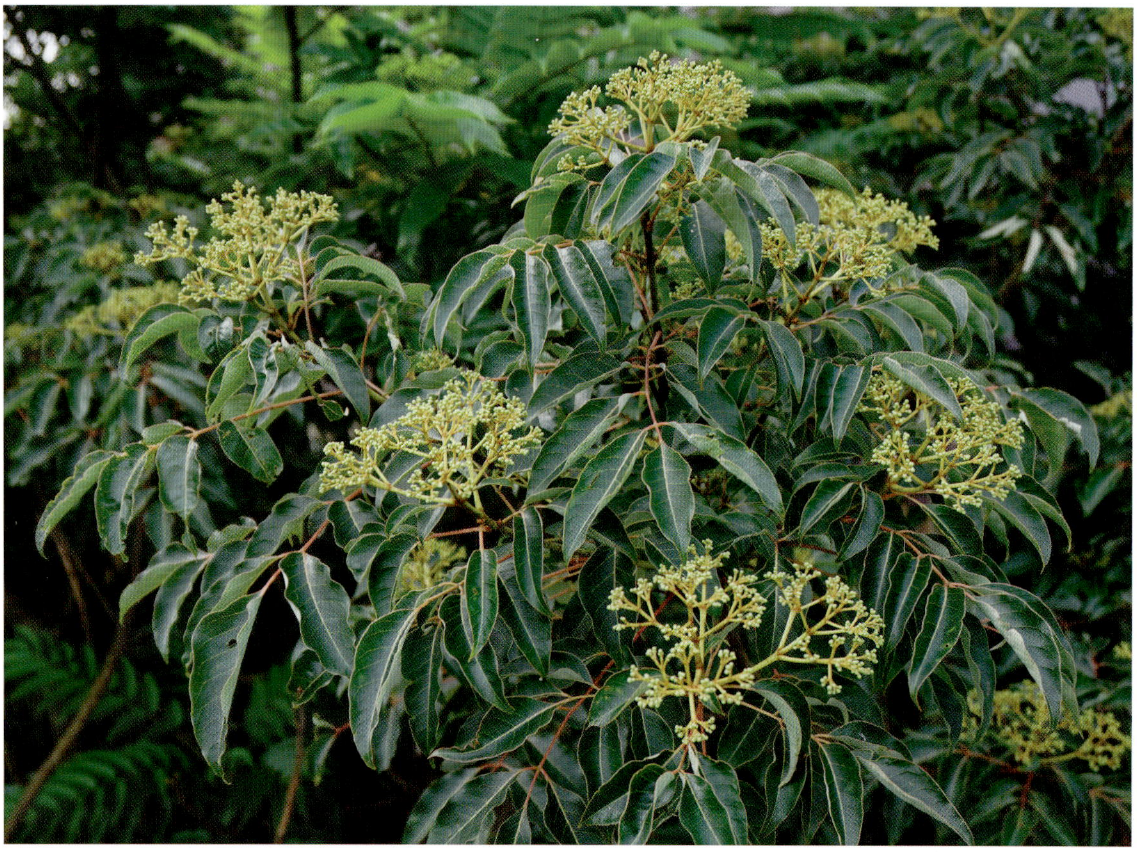

吴茱萸

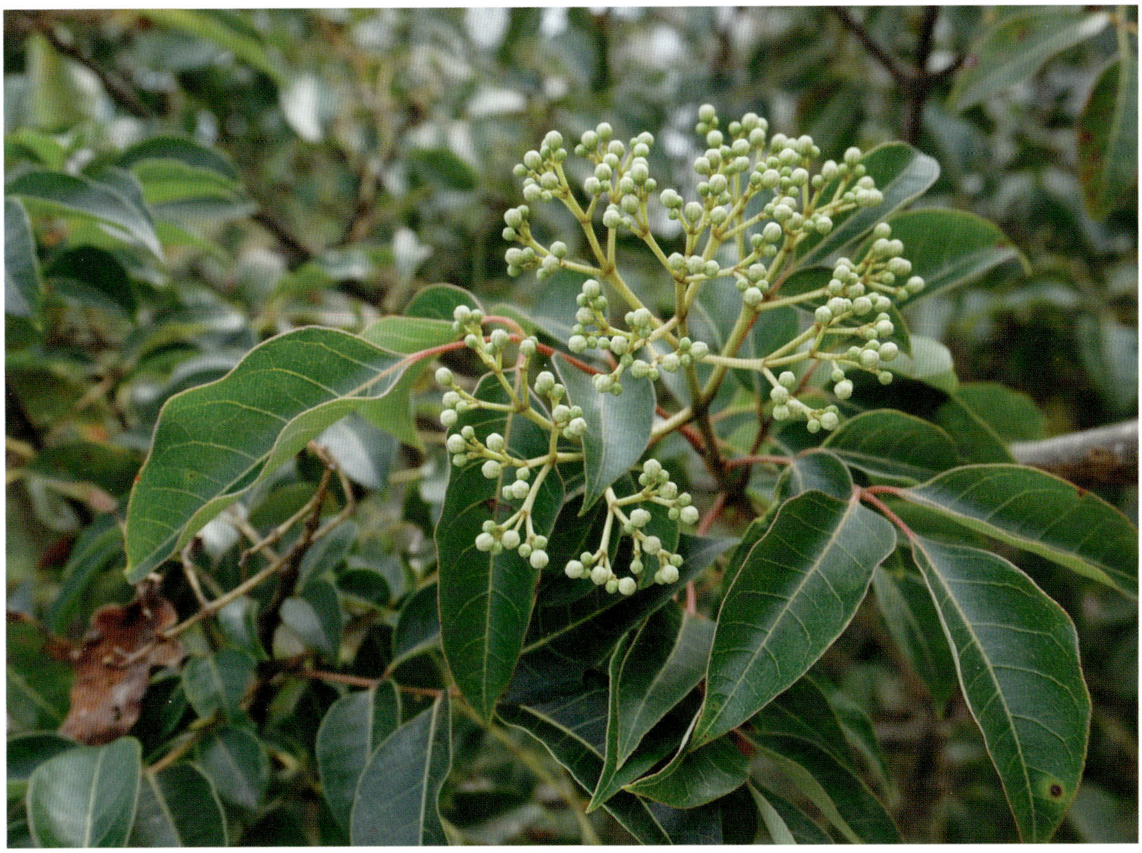

吴茱萸

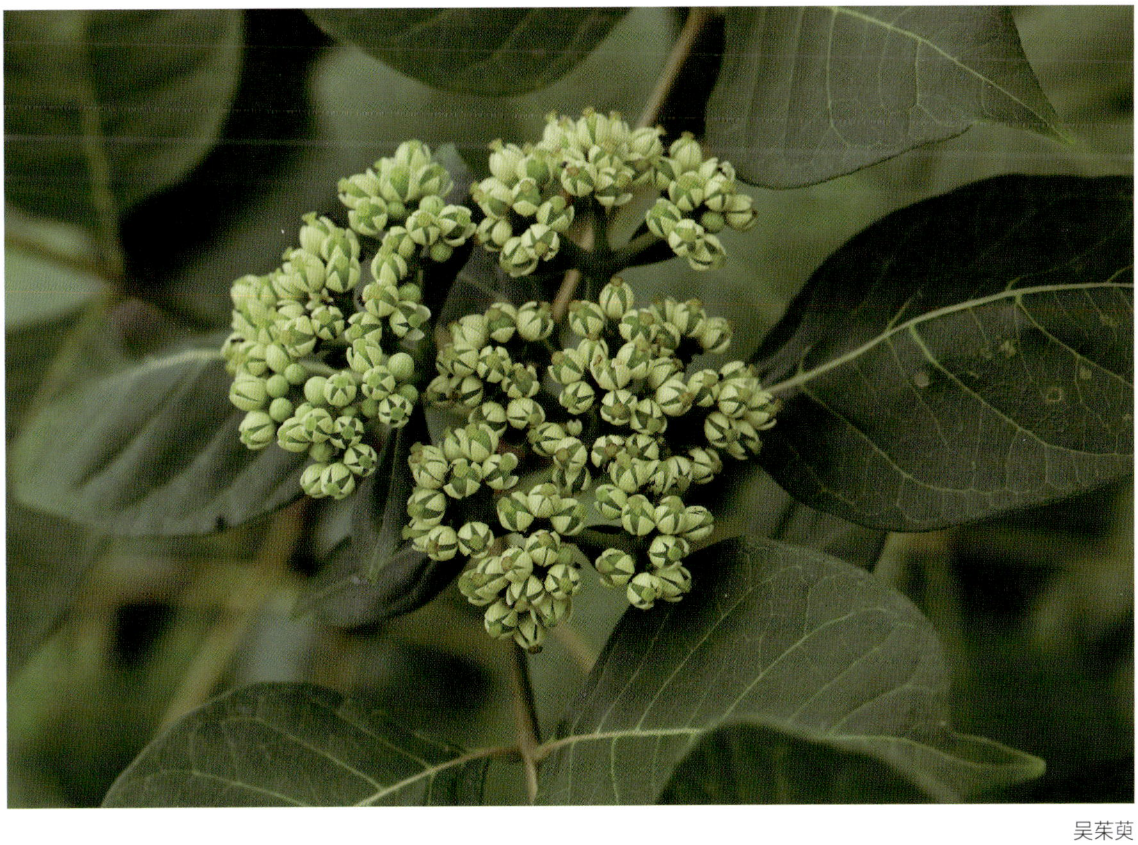

吴茱萸

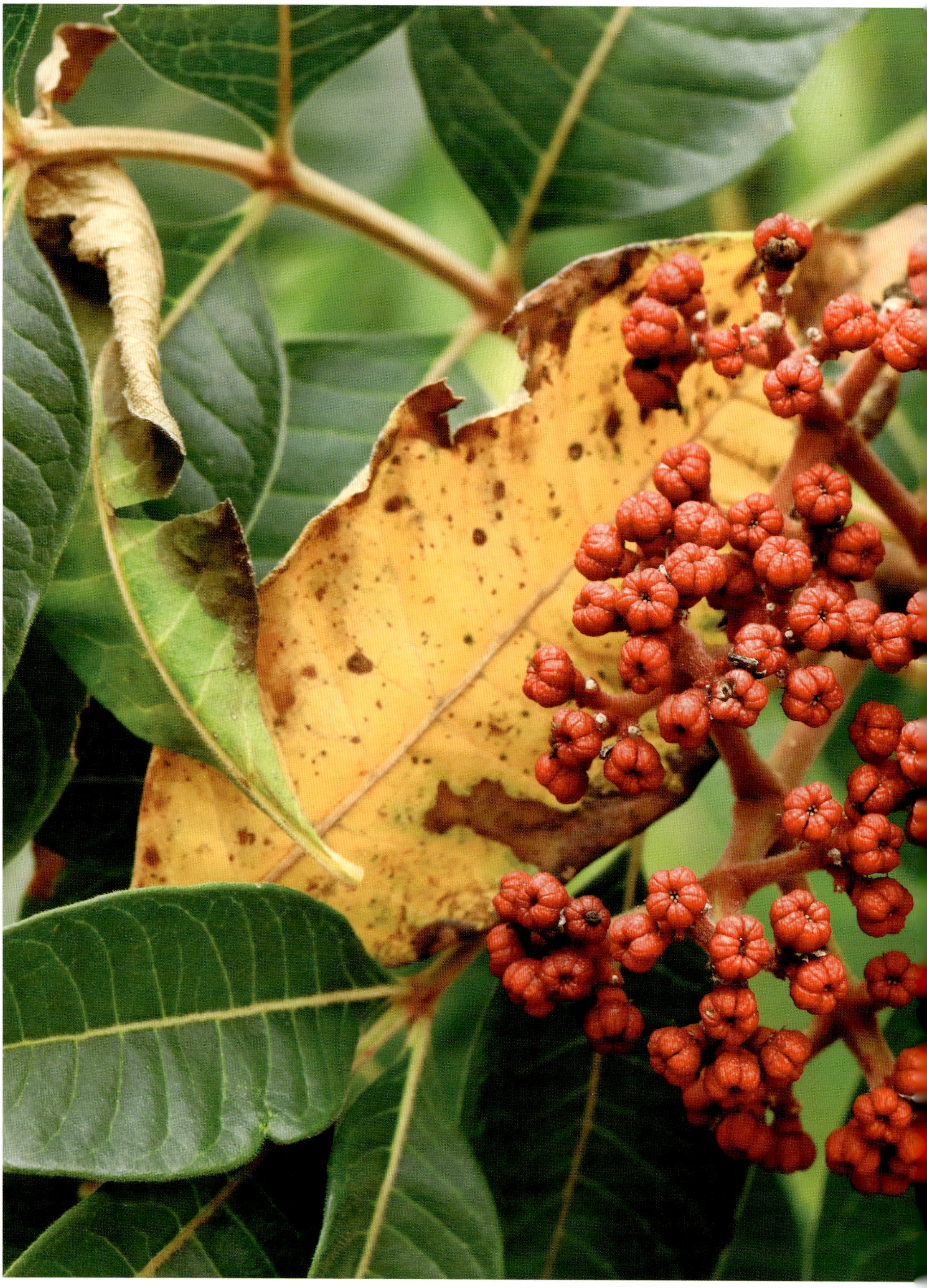

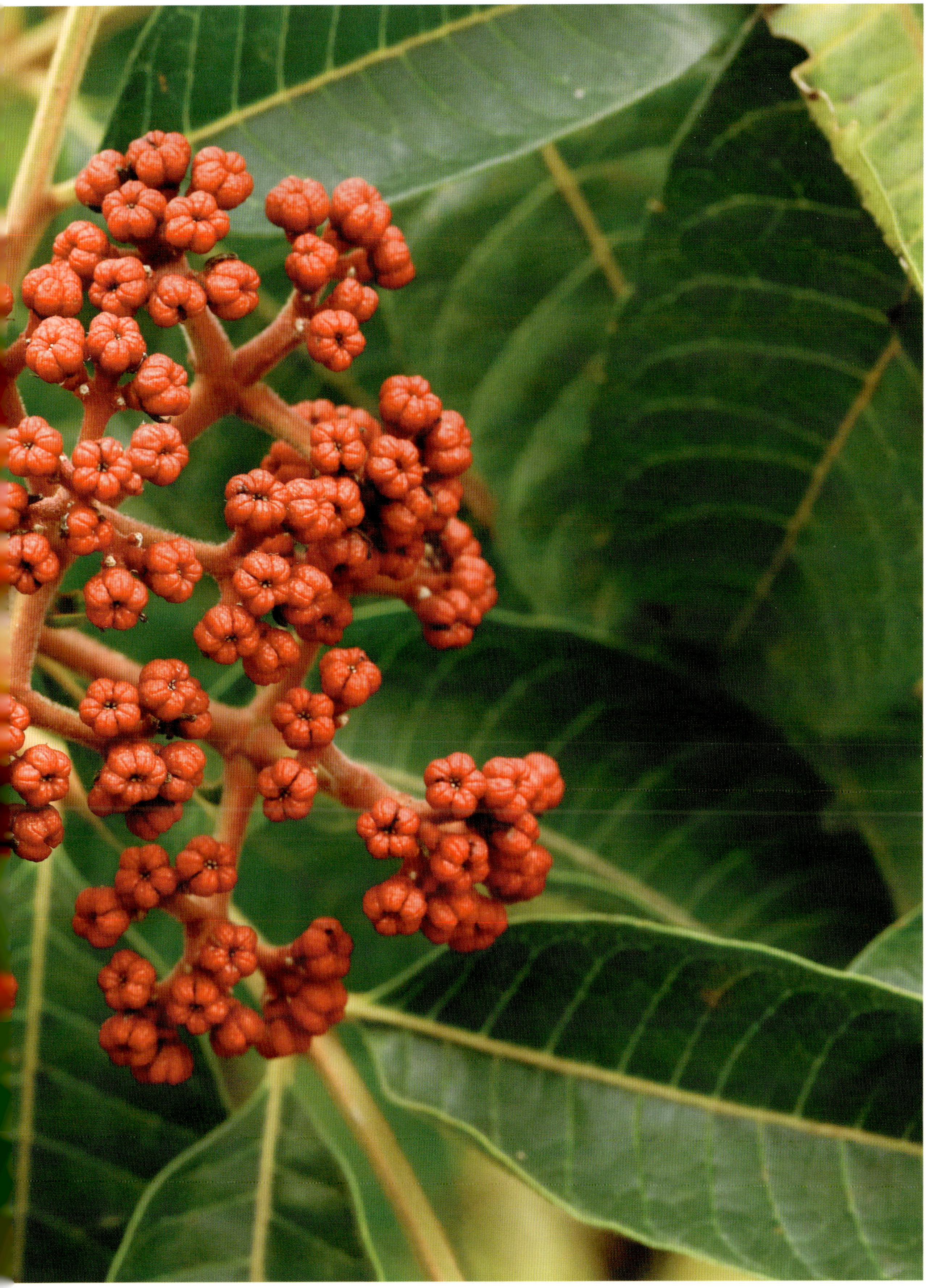

吴茱萸

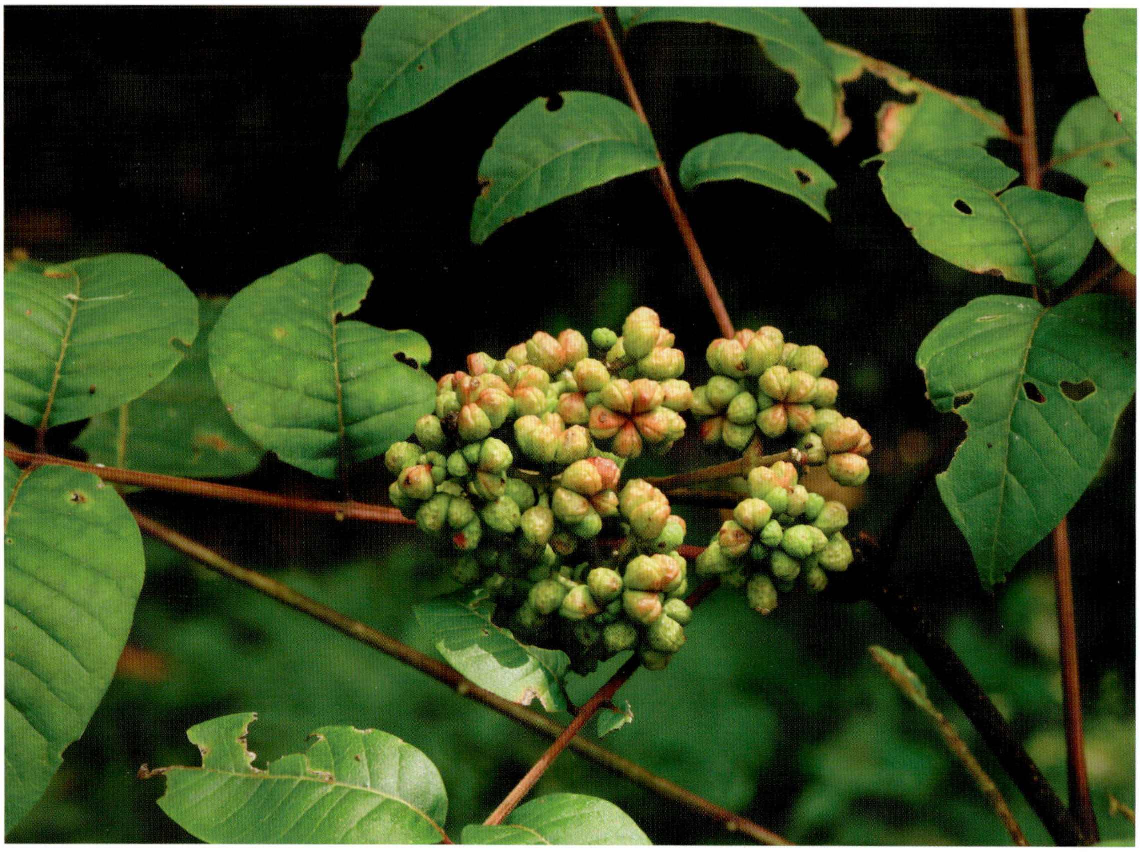

吴茱萸

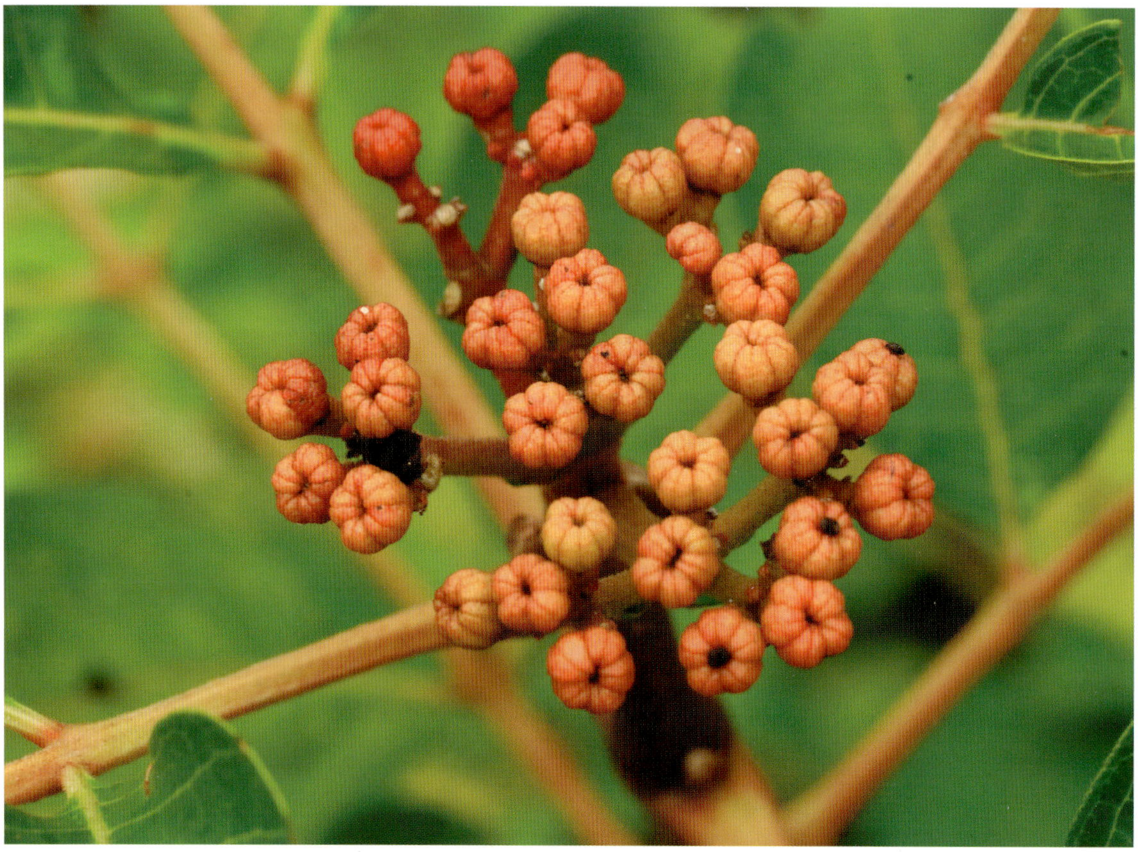

吴茱萸

功效主治

清热解毒，舒筋活络。主治肝炎，痢疾，腹泻，疟疾，风湿性关节炎。

用法用量

内服：15 ~ 30 g，煎汤。

民族药方

1．胃肠炎　吴茱萸适量。嚼烂，用白酒少许冲服。

2．行经腹痛　吴茱萸、木姜子各 3 g。水煎服。

3．腹部冷痛　吴茱萸 3 g，十大功劳 10 g，生姜 5 g。水煎服。

4．高血压　每晚临睡前将 1 包（18 g）吴茱萸粉调以白醋，调成浓稠浆状，分敷两足心穴（涌泉穴稍后方），外覆盖塑料薄膜，绷带固定 12 小时。每日用药 1 包，14 日为 1 个疗程，血压正常后改为每周敷药次。

5．口腔炎　吴茱萸适量。晒干捣成粉，加适量的醋调成糊状，置于清洁布上，敷于两脚涌泉穴及周围，24 小时后取下即可。用量：1 岁以下用 4.5 ~ 6.0 g；1 ~ 5 岁用 6 ~ 9 g；5 ~ 15 岁用 9 ~ 12 g；15 岁以上用 12 ~ 15 g。

使用注意

阴虚火旺者忌服。

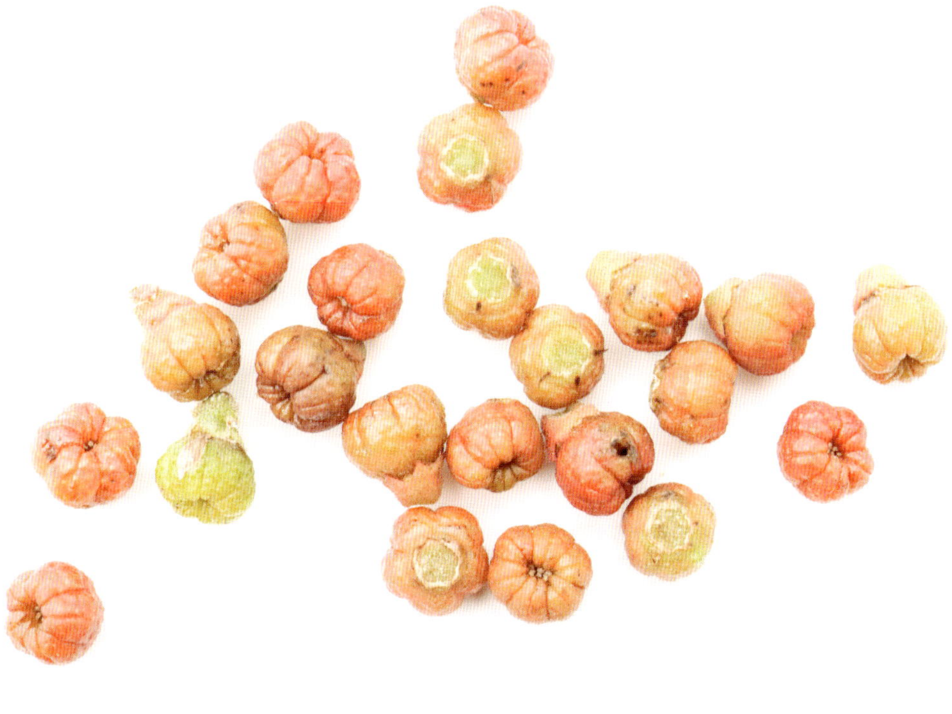

吴茱萸药材

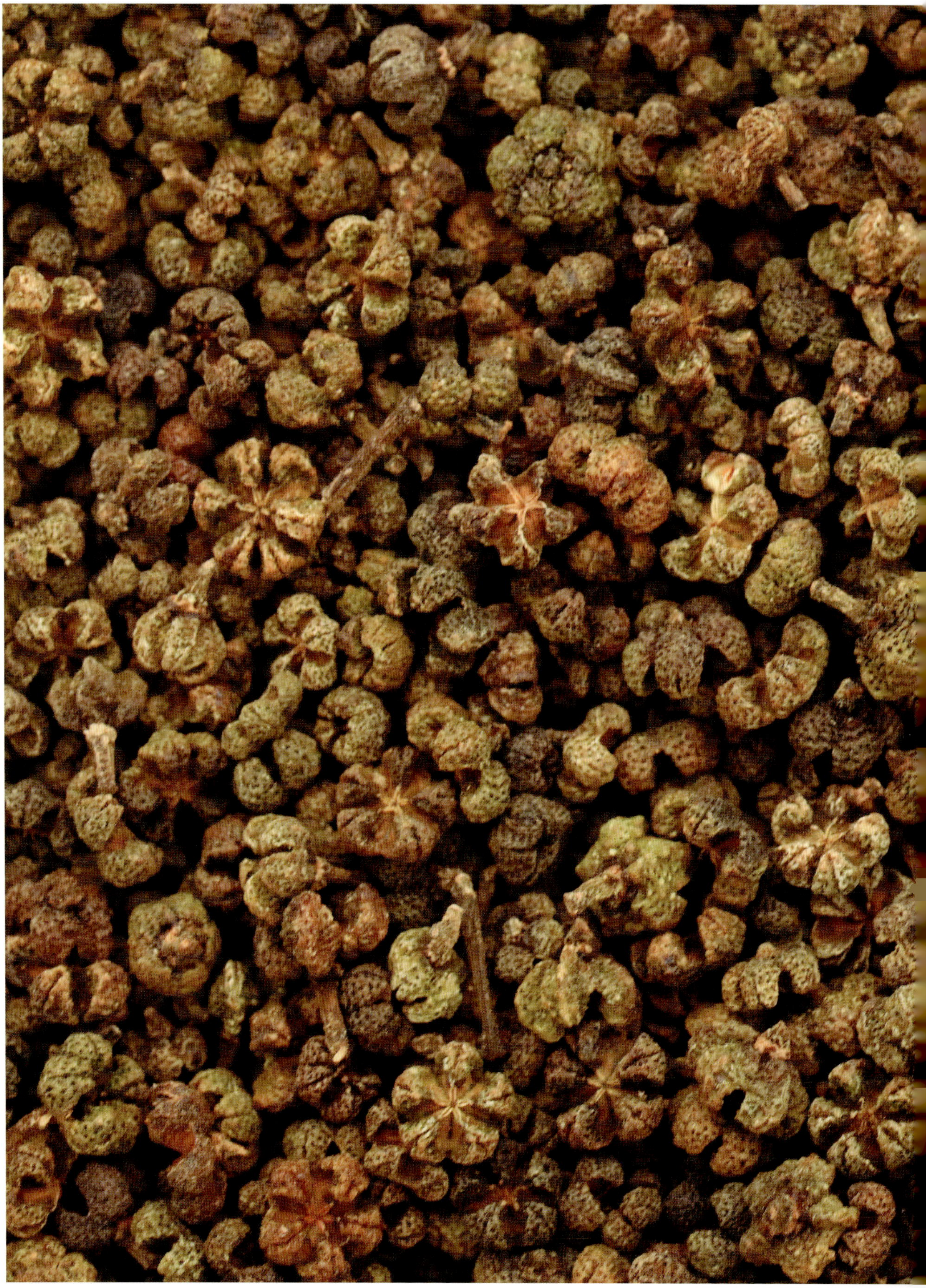

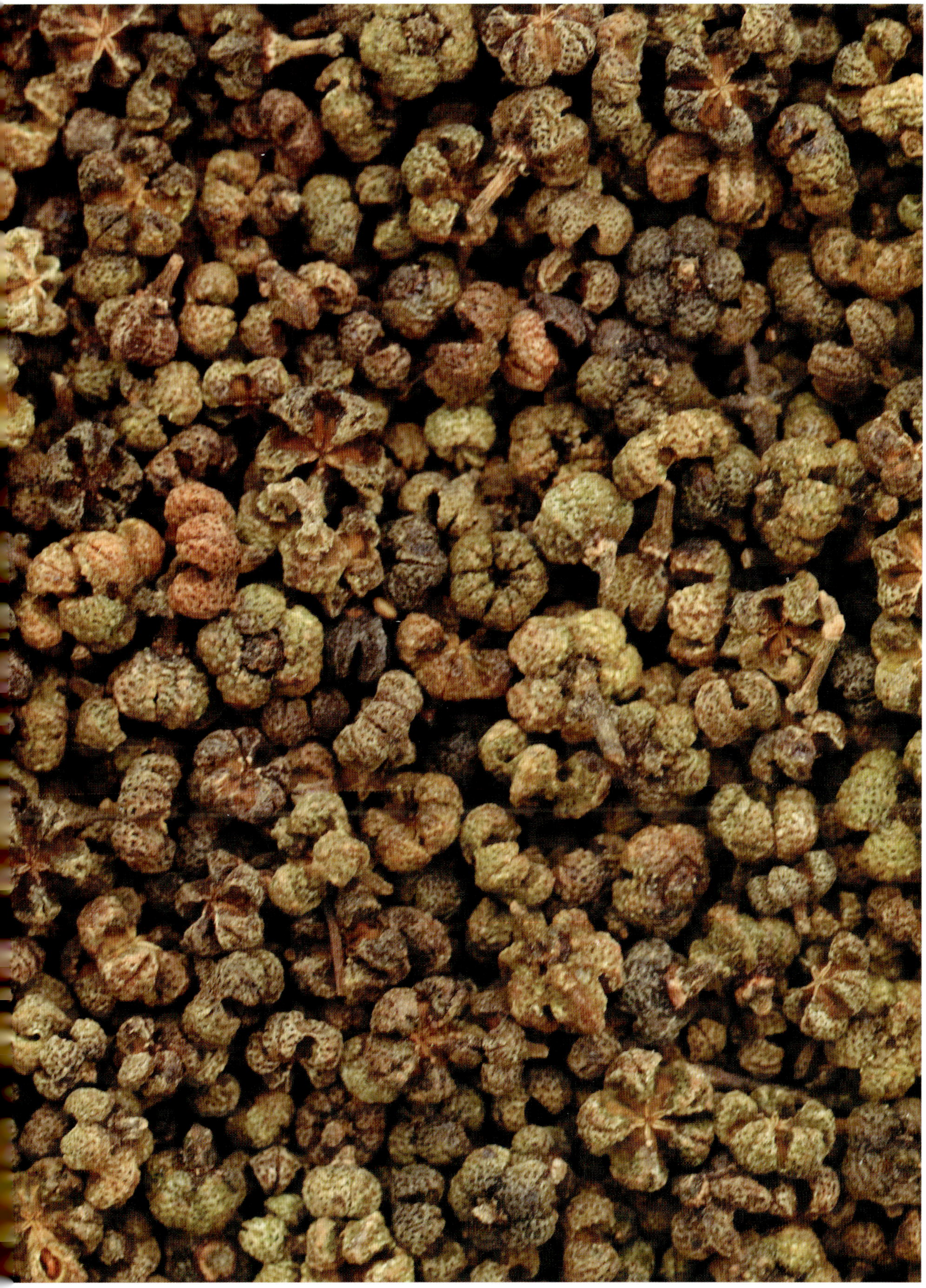

吴茱萸饮片

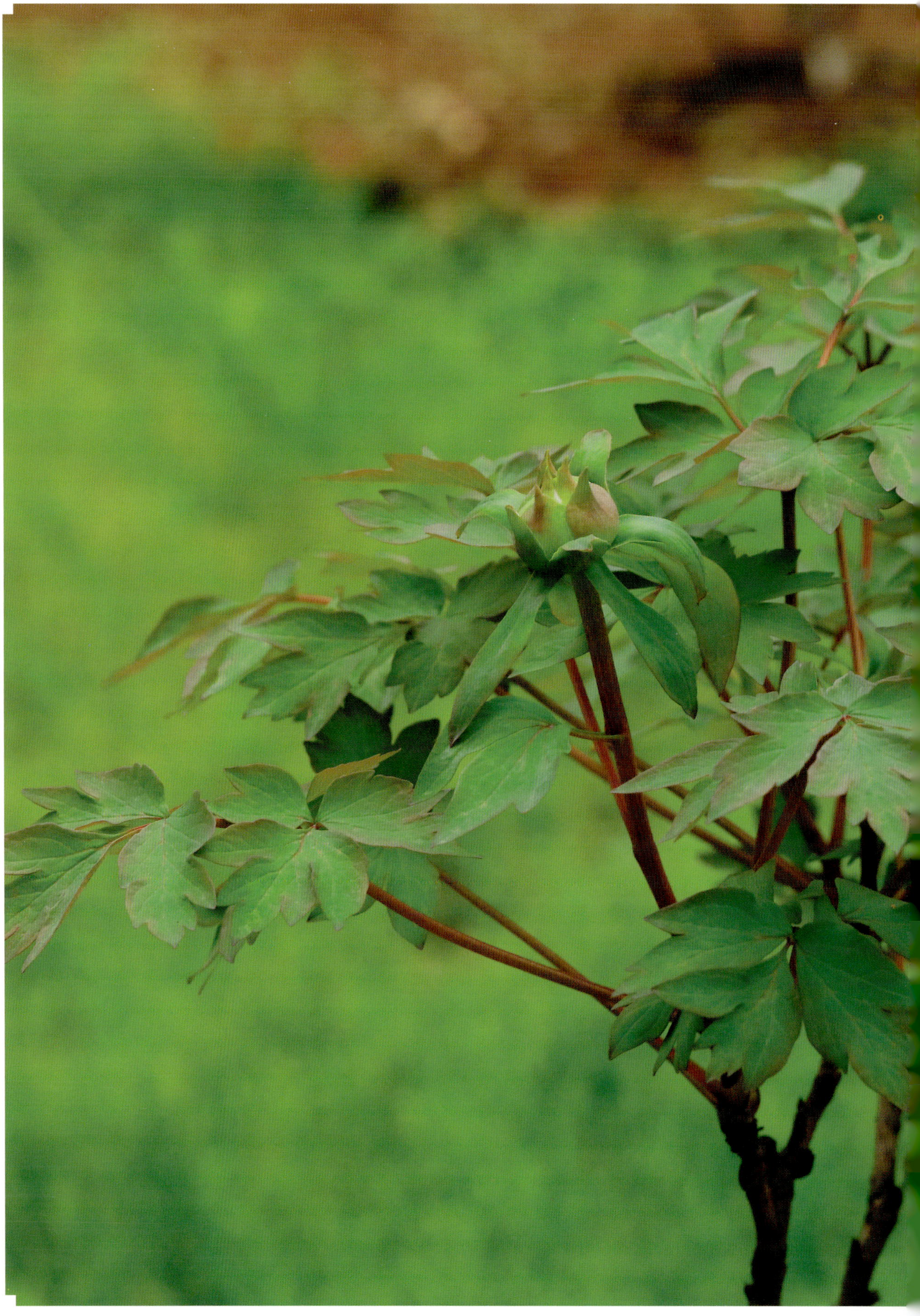

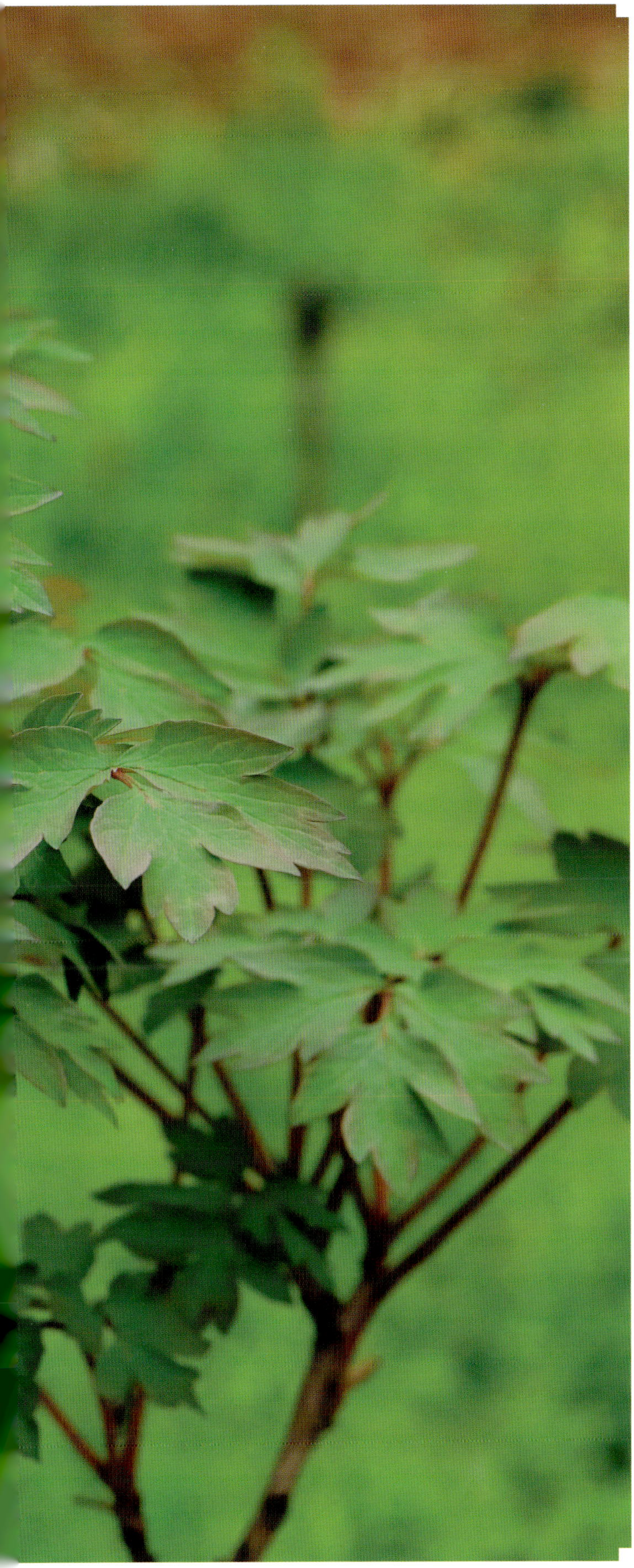

牡丹皮

【水药名】梅要你。

【别　名】花王、洛阳花、吴牡丹、丹皮、丹根。

【来　源】本品为毛茛科植物牡丹 *Paeonia suffruticosa* Andr. 的根皮。

【性味归经】味辛，苦，性凉。归心、肝、肾经。

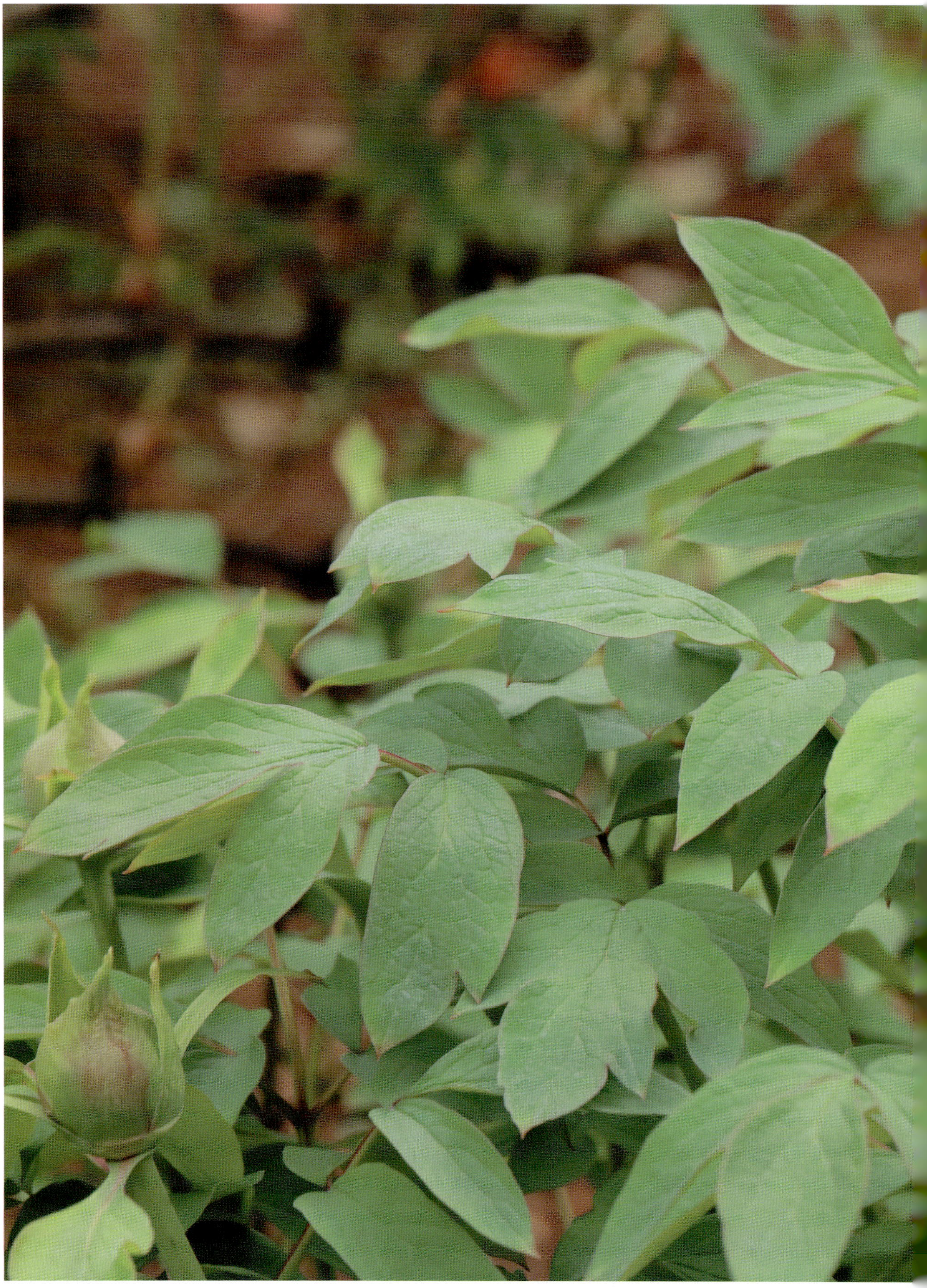

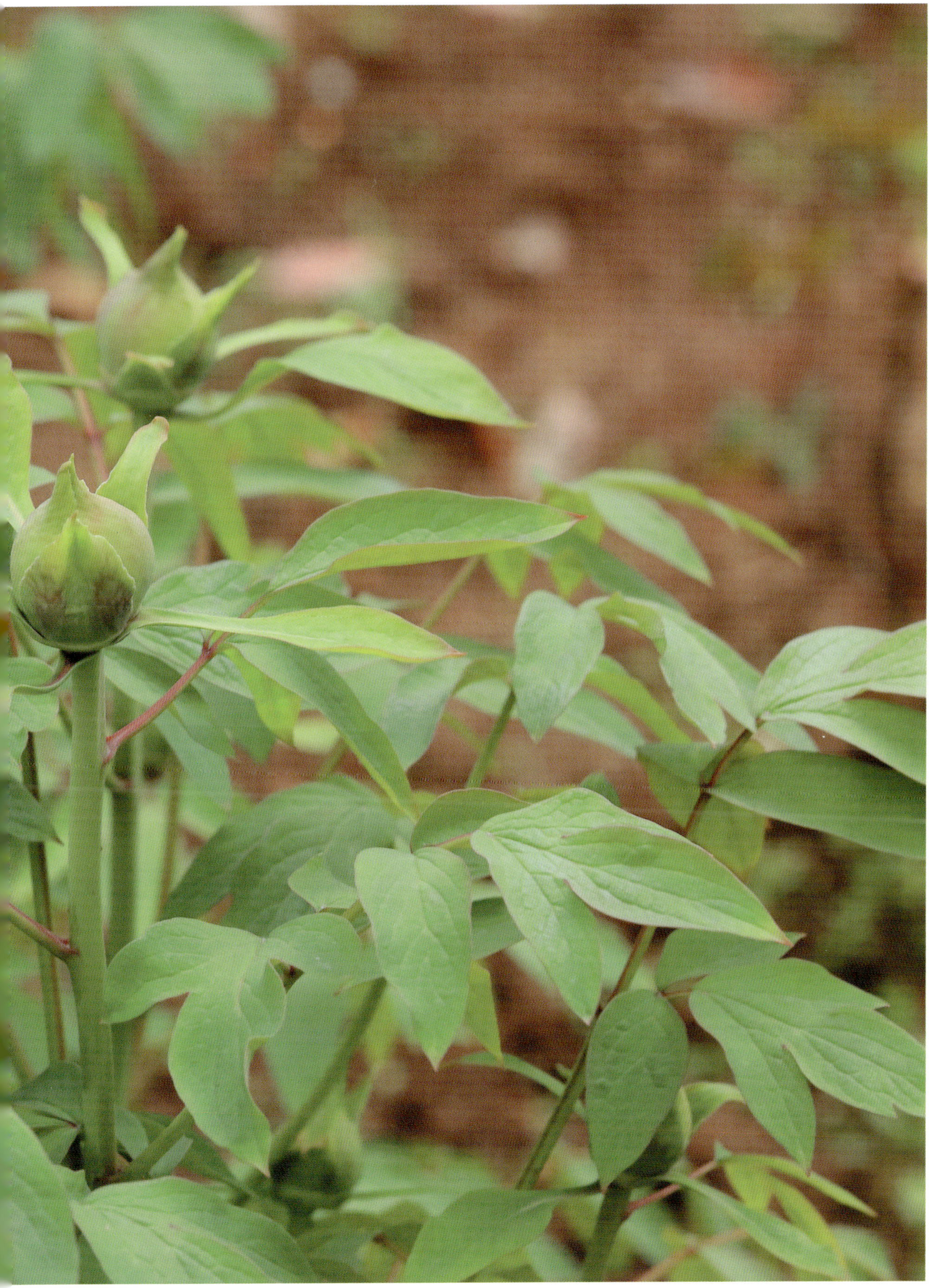

牡丹

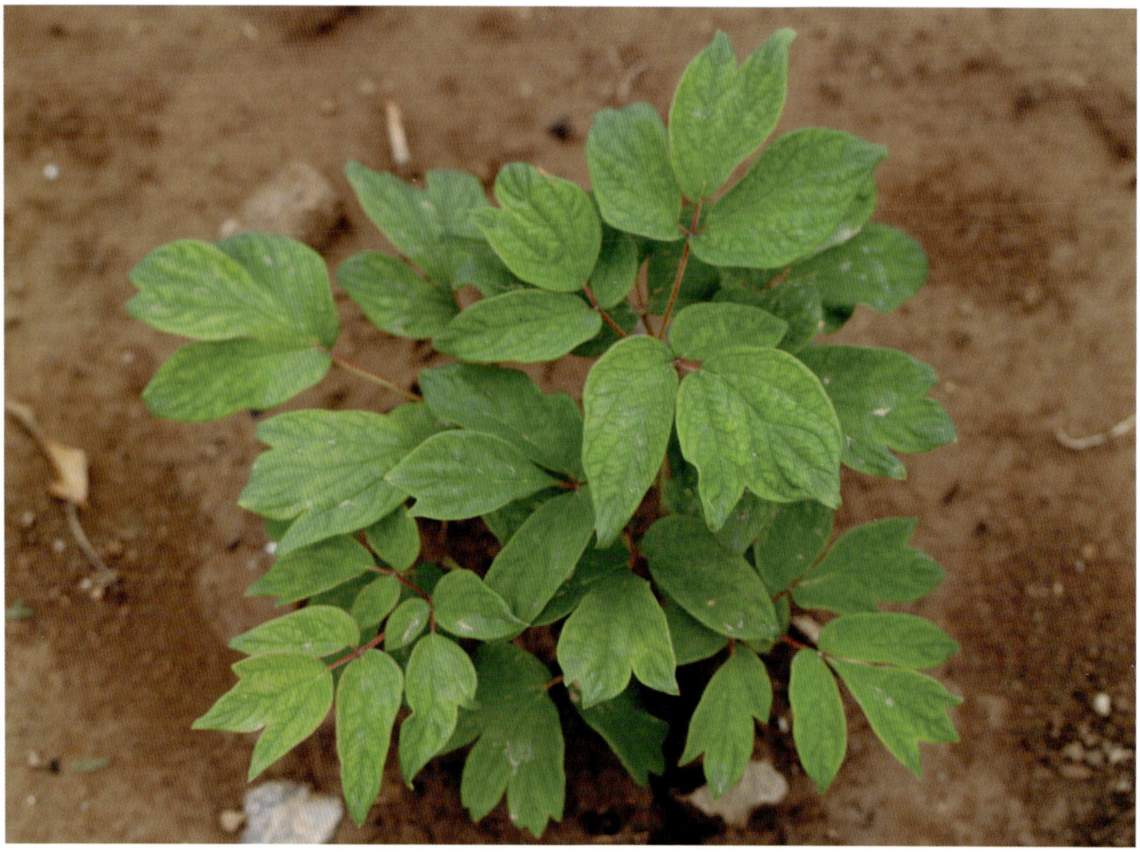

牡丹

识别特征

多年生落叶小灌木。根茎肥厚。枝短而粗壮。叶互生，通常为二回三出复叶；小叶卵形或广卵形，顶生小叶片通常为 3 裂，上面深绿色，下面略带白色。花单生长于枝端，大形；萼片覆瓦状排列，花瓣多为重瓣，倒卵形，顶端有缺刻，红、紫、白、玫瑰色均有。果实为蓇葖聚生果。花期 5—7 月，果期 7—8 月。

生境分布

多为栽培。分布于全国各地。

采收加工

选择栽培 3 ~ 5 年的牡丹，于秋季或春初采挖，洗净泥土，除去须根及茎苗，剖取根皮，晒干。或刮去外皮后，再剖取根皮晒干。前者称为原丹皮，后者称为刮丹皮。

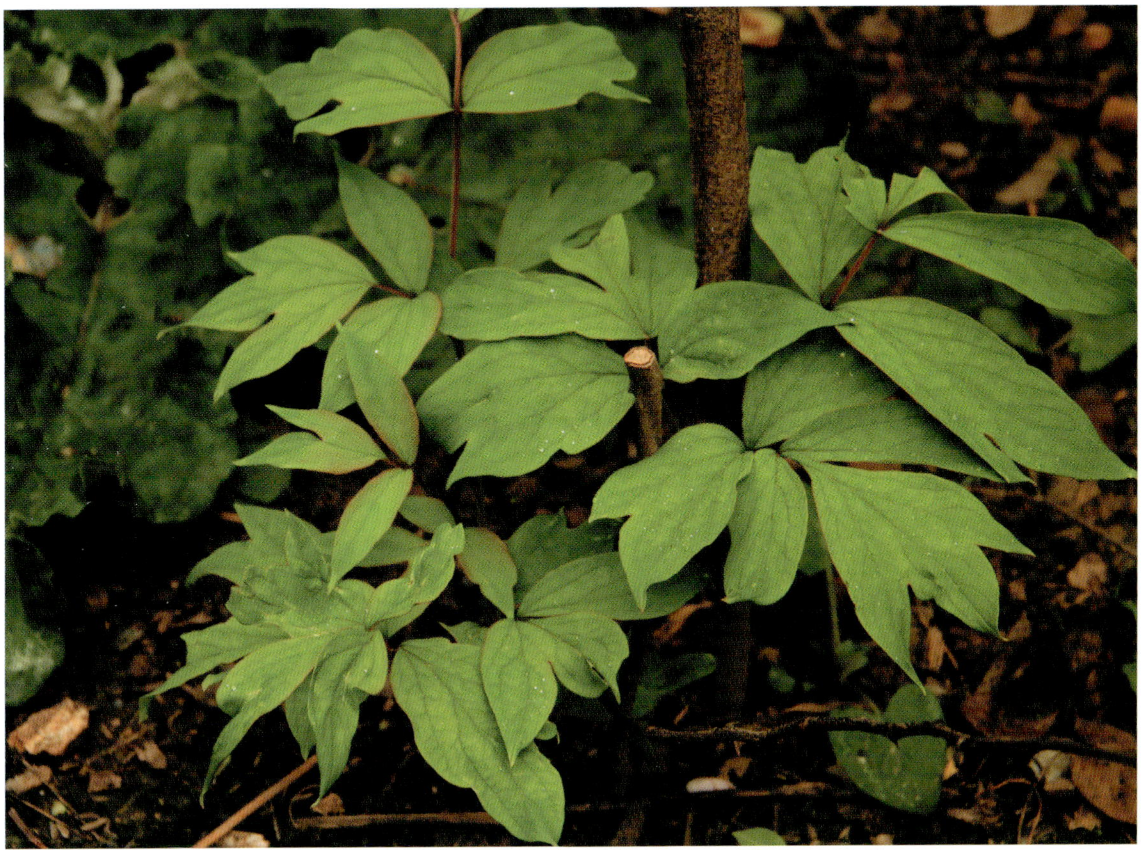

牡丹

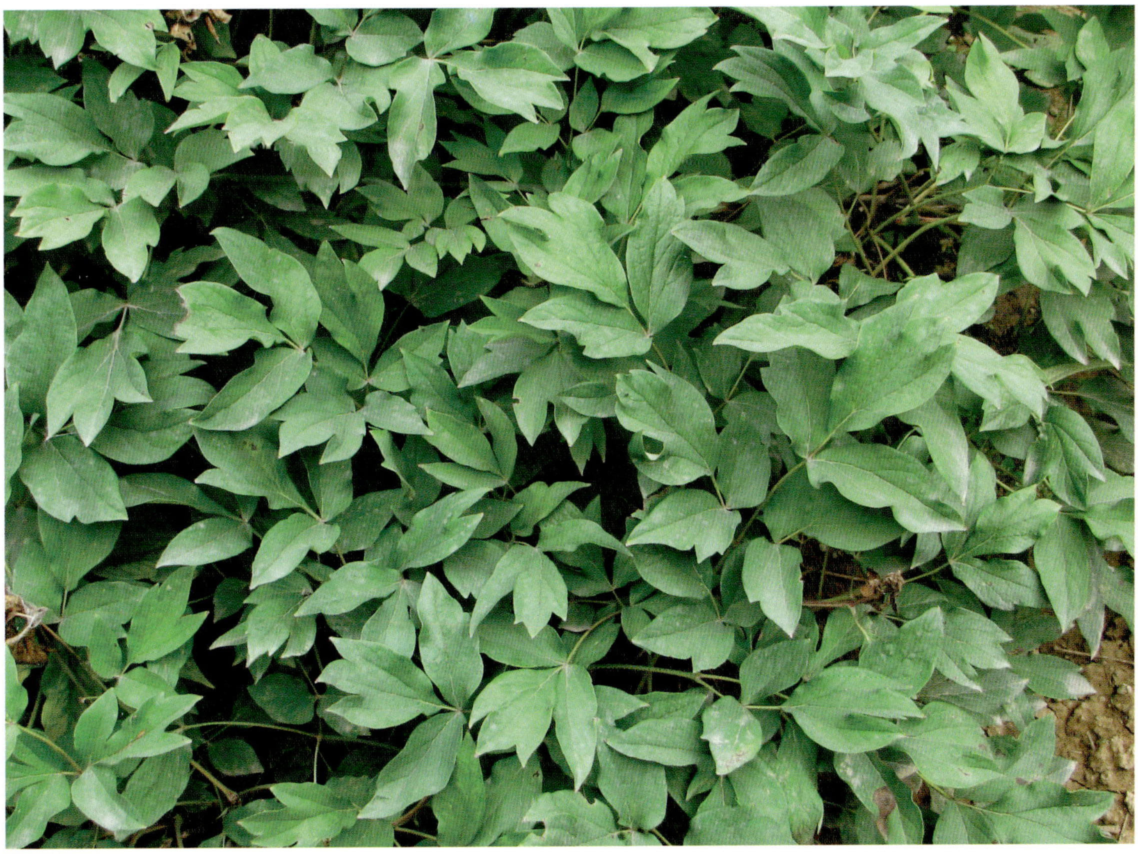

牡丹

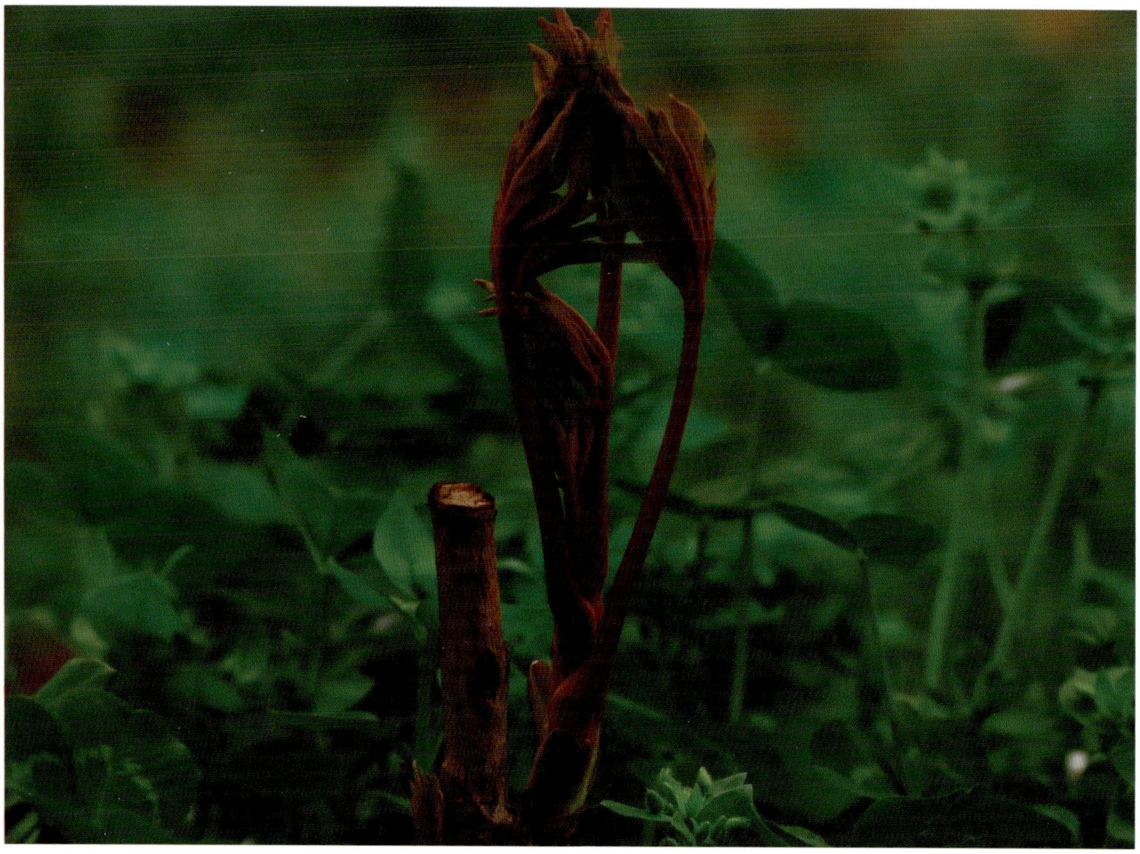

牡丹

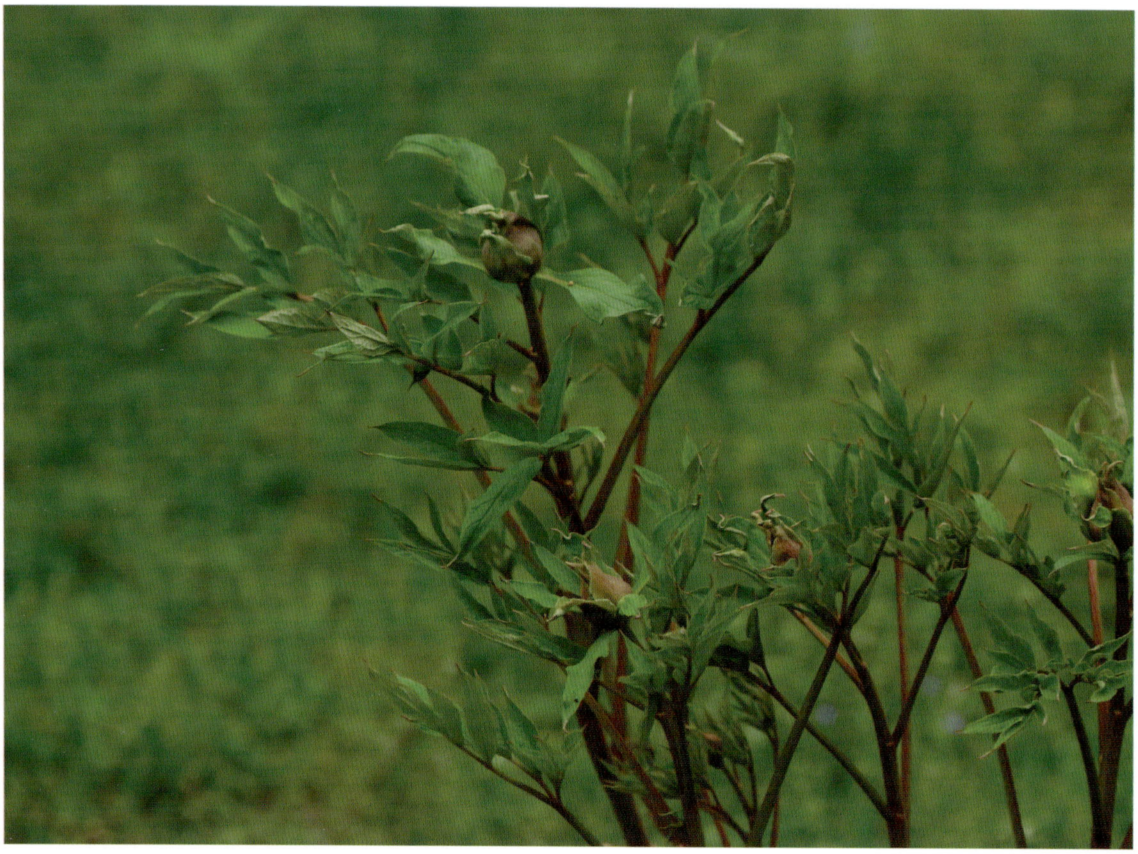

牡丹

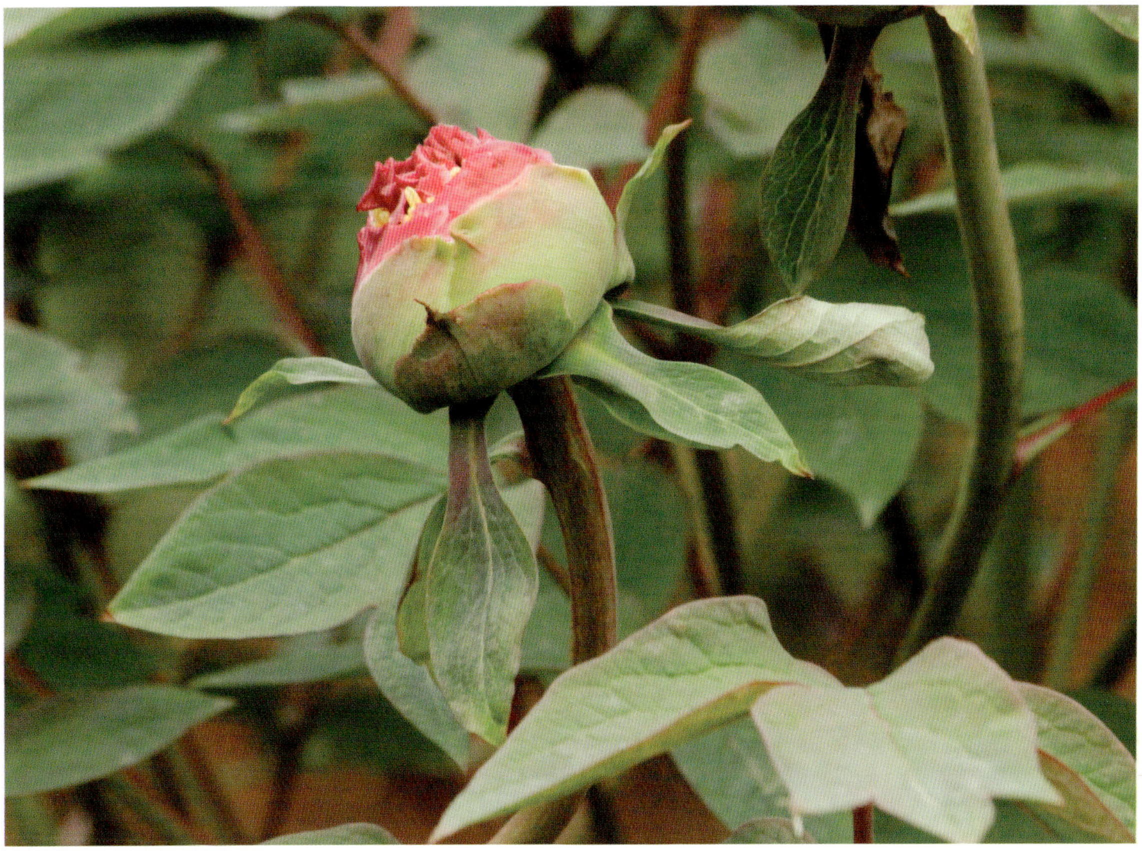

牡丹

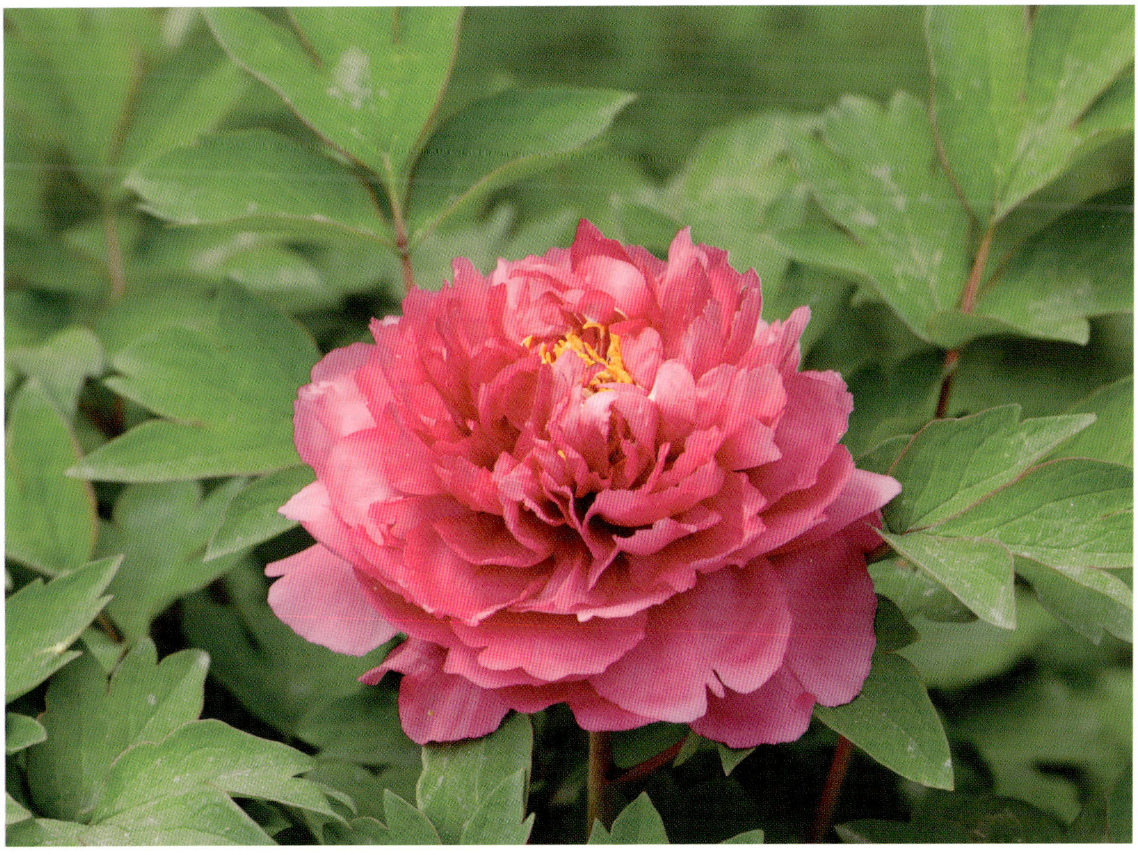

牡丹

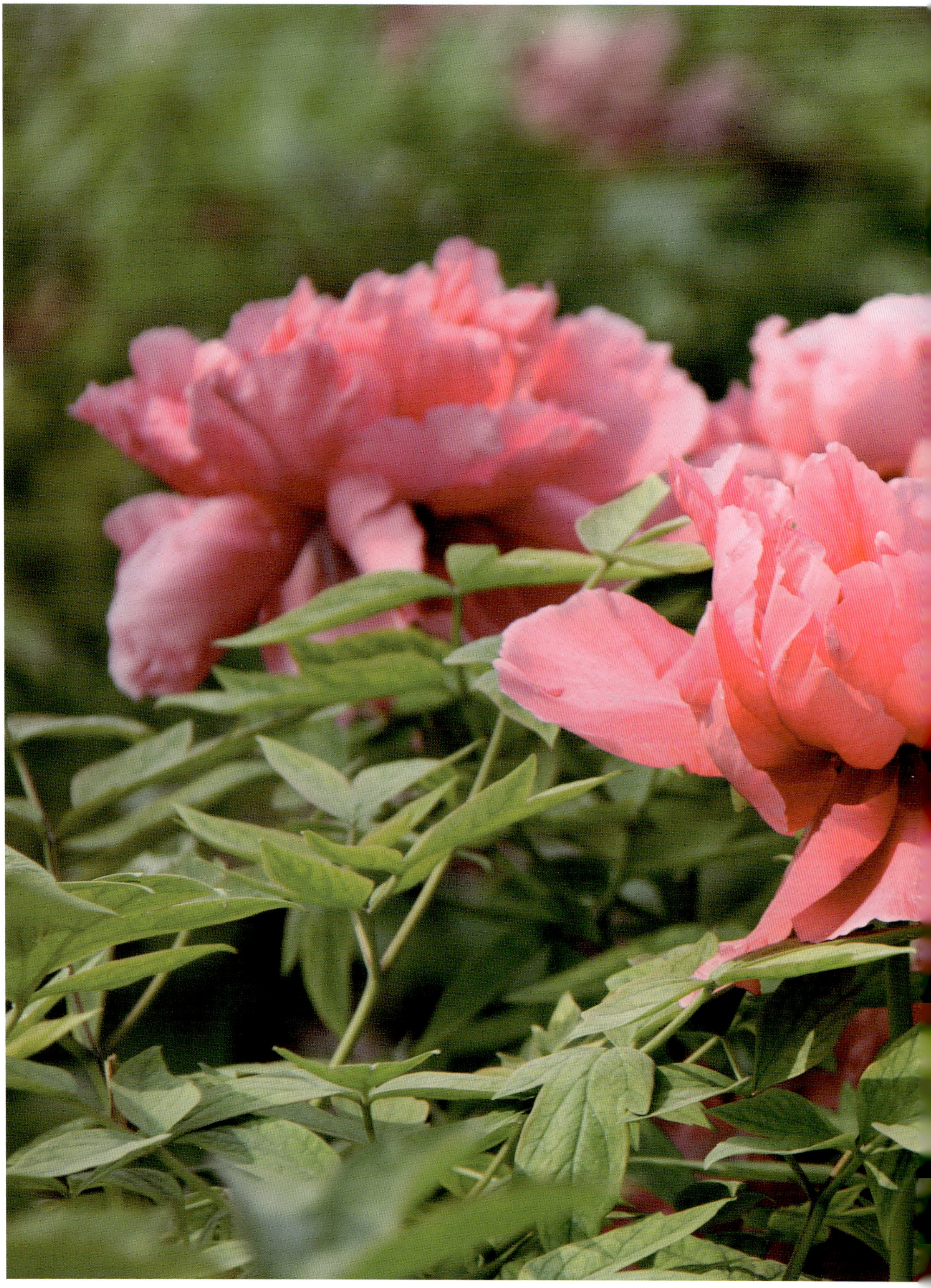

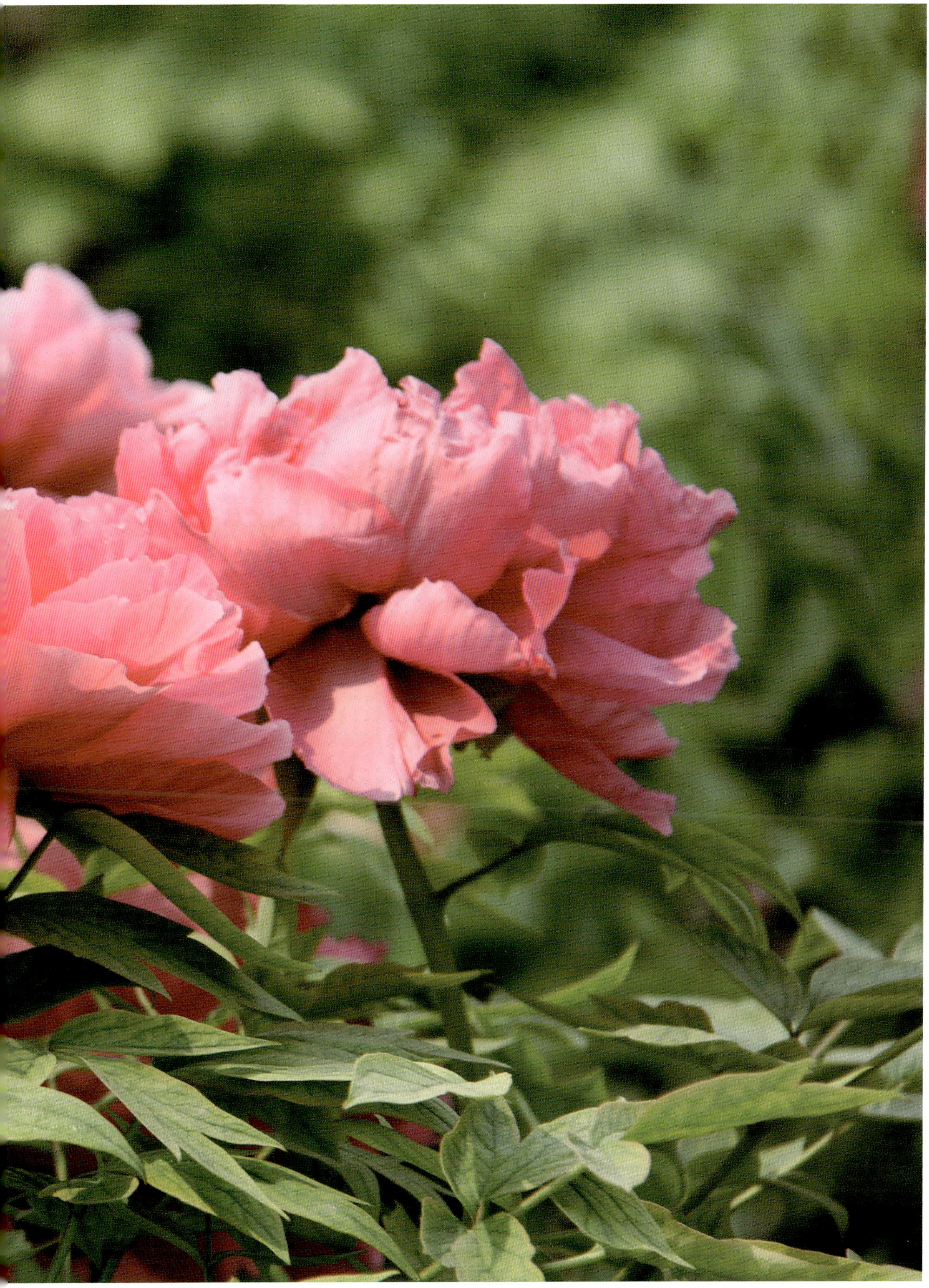

牡丹

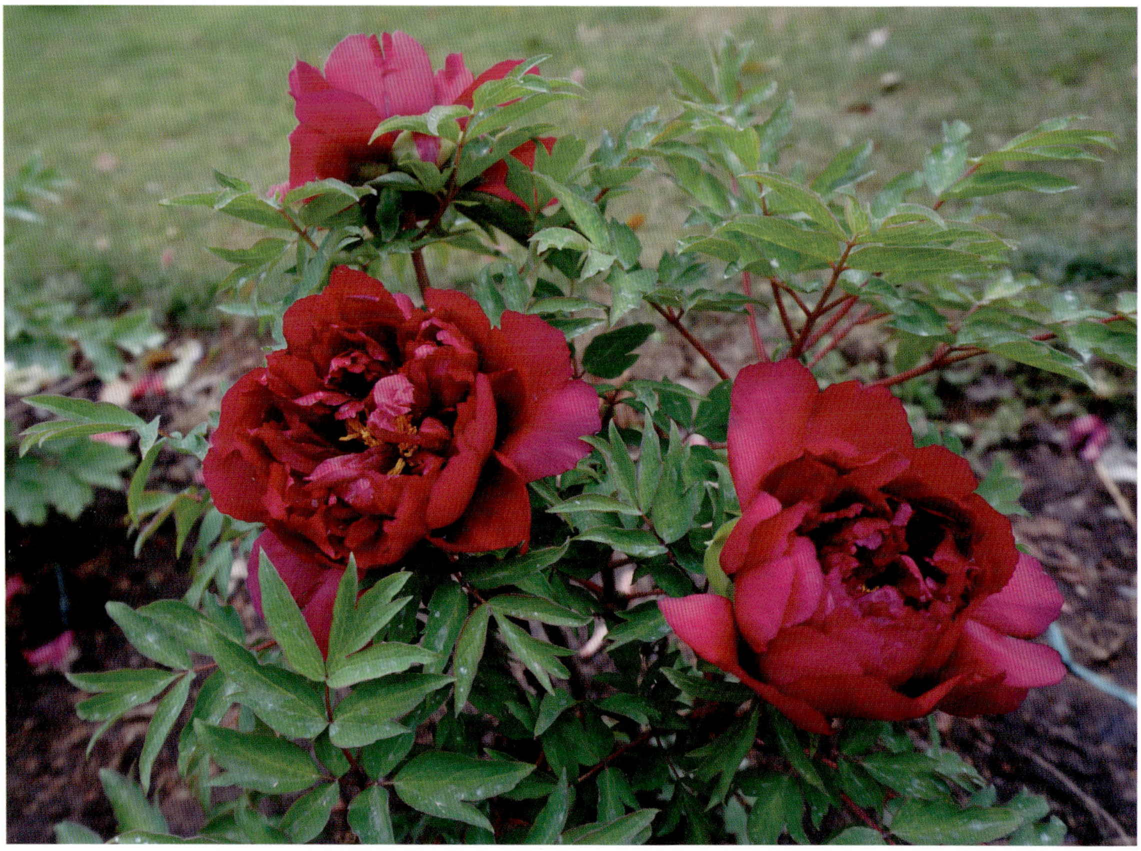

牡丹

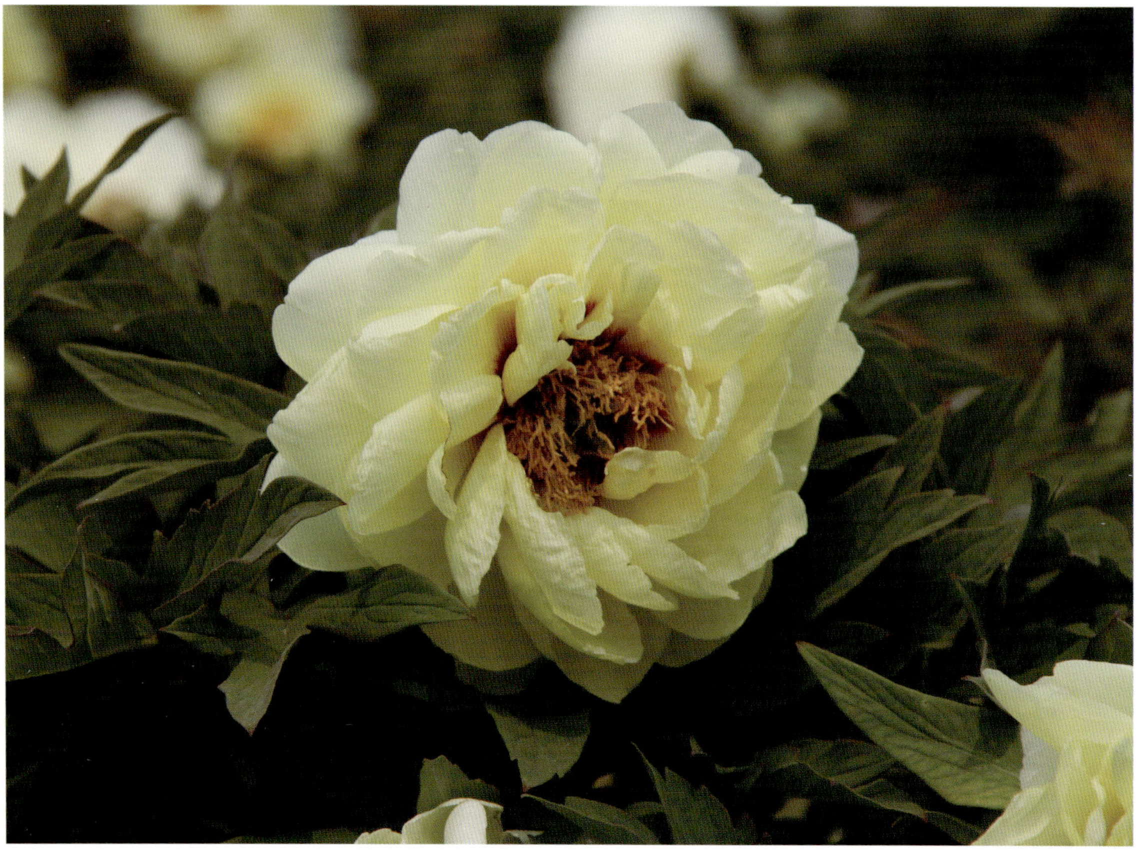

牡丹

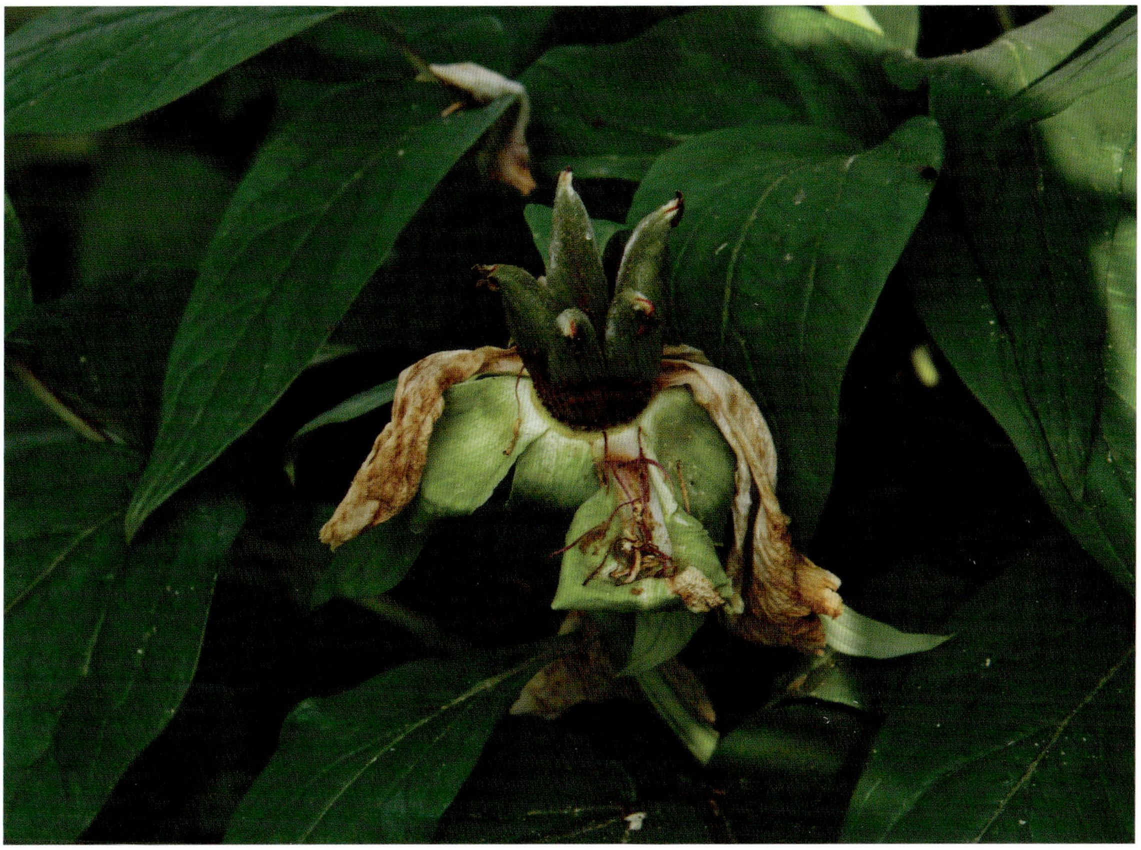

牡丹

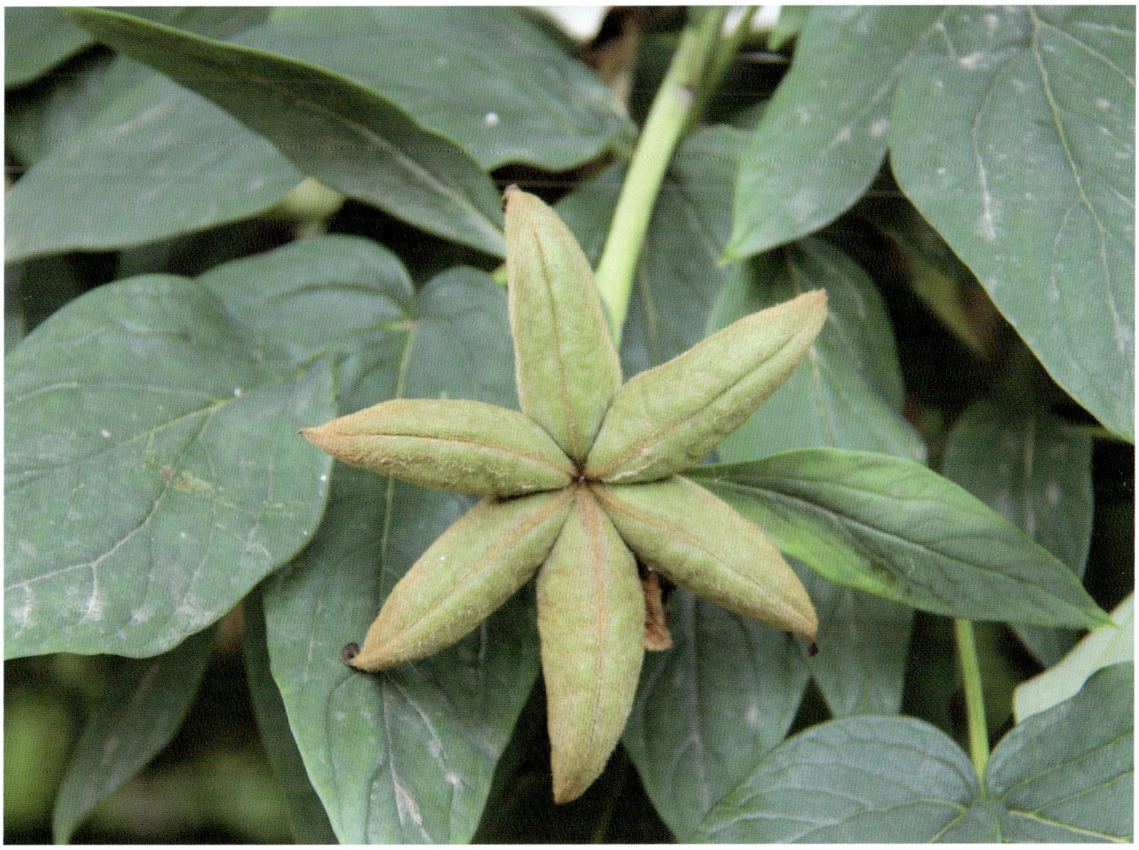

牡丹

药材鉴别

本品呈筒状或半筒状，有纵剖开的裂缝，略向内卷曲或张开，长 5 ~ 20 cm，直径 0.5 ~ 1.2 cm，厚 1 ~ 4 mm，外表面灰褐色或黄褐色，有多数横长皮孔及细根痕，栓皮脱落处粉红色。内表面淡灰黄色或浅棕色，有明显的细纵纹，常见发亮的结晶（亮星，牡丹酚结晶）。质硬而脆，易折断，断面较平坦，淡粉红色，粉性。气芳香，味微苦而涩。以皮厚、肉质、断面色白、粉性足、香气浓、亮星多者为佳。

功效主治

清热，凉血，和血，消瘀。主治热入血分，发斑，惊风，吐、衄、便血，骨蒸劳热，经闭，痈疡。

用法用量

内服：10 ~ 15 g，煎汤；或入丸、散服。

民族药方

1. 少年白发 牡丹皮、白芍各 30 g，何首乌、墨旱莲各 60 g。共研为细末，每服 3 ~ 6 g，温水送服；或装胶囊，水吞服。

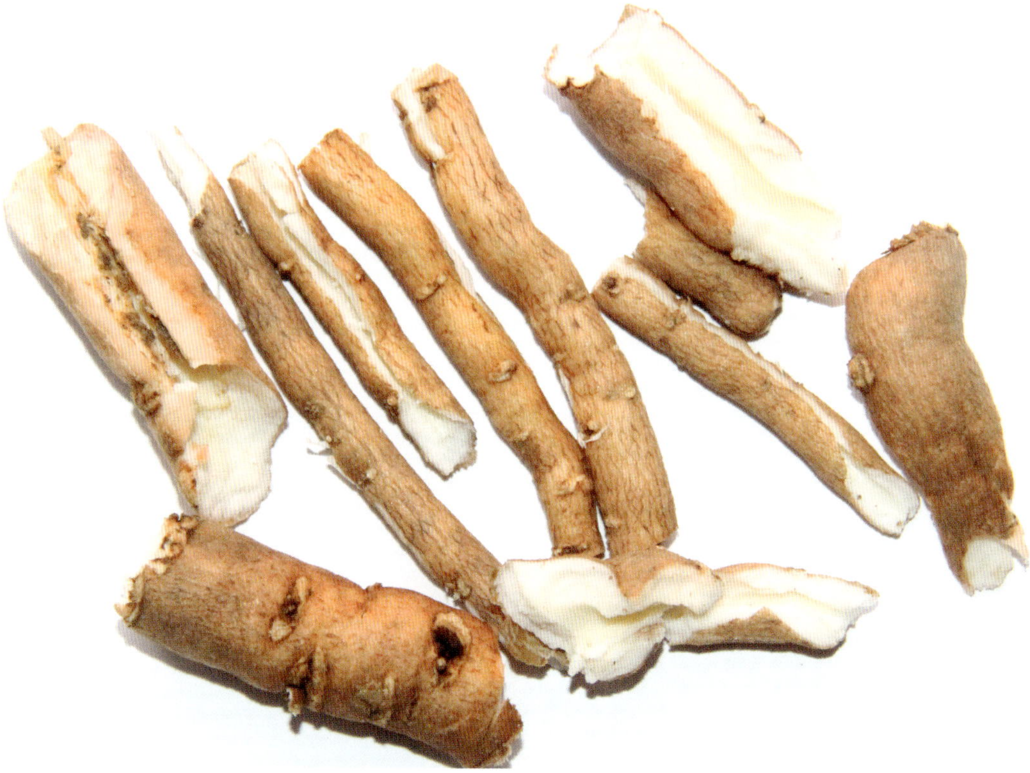

牡丹皮药材

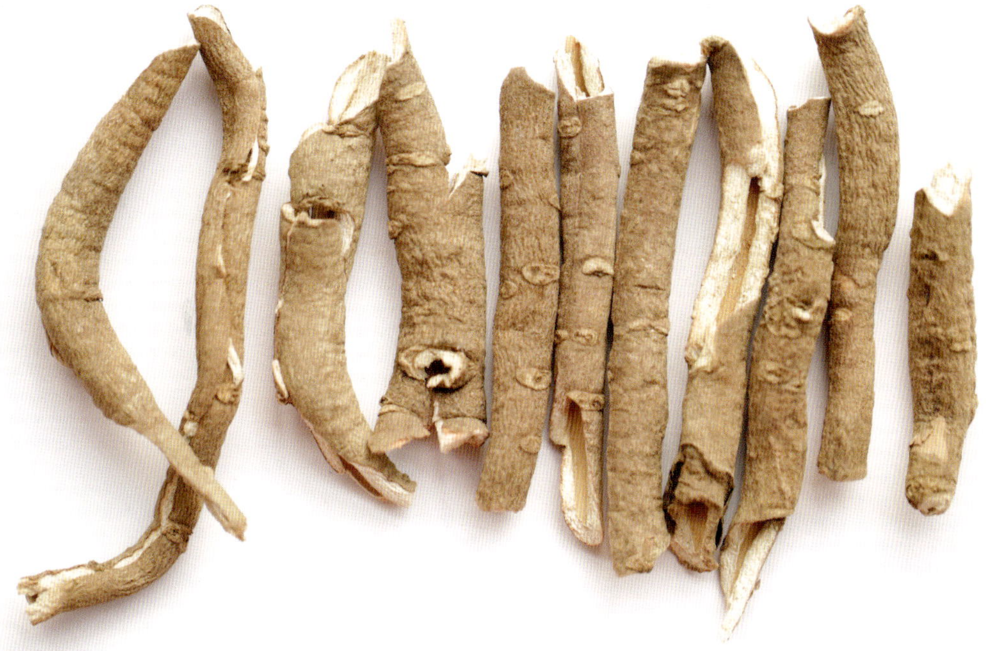

牡丹皮药材

2．热入血分，发斑　牡丹皮 15 g，生地黄 30 g，水牛角屑（先煎）、降龙草各 10 g。水煎服；或上三味煎汤，鲜降龙草 100 g。捣烂绞汁，调兑服。

3．血热型荨麻疹　牡丹皮 12 g，生地黄 15 g，赤芍 10 g，蝉蜕、浮萍各 6 g。水煎服，每日 1 剂。

4．血热型银屑病　牡丹皮、玄参、生地黄各 15 g，紫草 6 g，白鲜皮 10 g。水煎服。

5．过敏性皮炎（据皮损大小）　牡丹皮、白鲜皮、地肤子各等份。水煎待凉，纱布蘸药液湿敷患处，每日数次。

6．疮疖　牡丹皮 20 g，凡士林 100 g。牡丹皮研细粉后入凡士林中调匀涂敷，每日 2 次。

7．毛囊炎　牡丹皮 30 g，穿心莲 15 g。水煎适量待凉，纱布蘸药液频洗患处，每日数次。

8．单纯型紫癜　牡丹皮、牛膝、丹参、茜草各 10 g。水煎服，每日 1 剂。

9．药物性皮炎　牡丹皮 15 g，生地黄、白鲜皮、地肤子各 10 g，紫草 6 g。水煎服，每日 1 剂。

10．急性湿疹　牡丹皮 12 g，苦参 6 g，白鲜皮、地肤子、土茯苓各 9 g。水煎服，每日 1 剂。

11．水疱型足癣　牡丹皮 30 g，土茯苓、白鲜皮、土槿皮各 15 g。水煎待温浸泡，每次 20 分钟，每日 2 次，2 日 1 剂。

使用注意

脾胃虚寒泄泻者忌用。

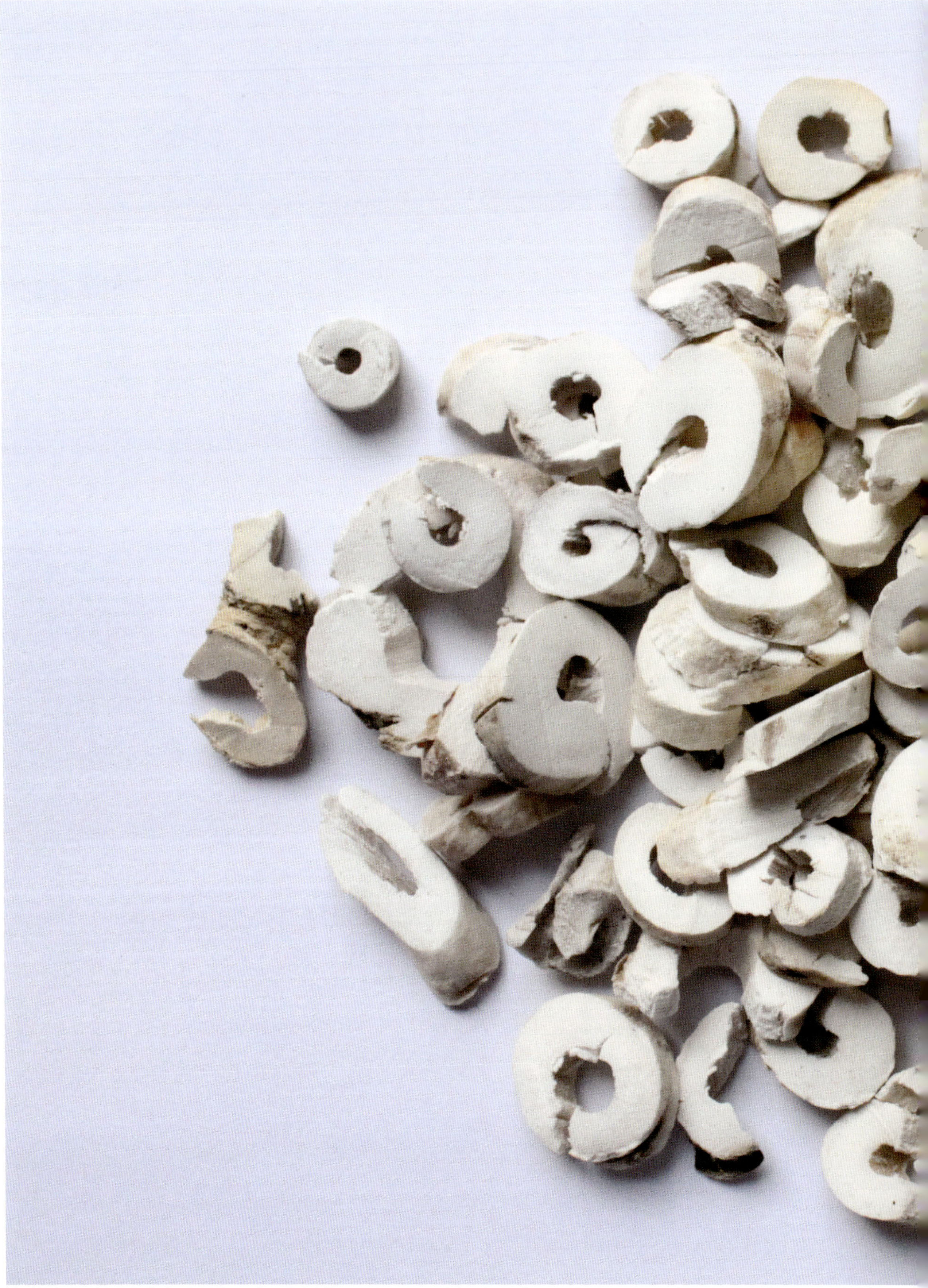

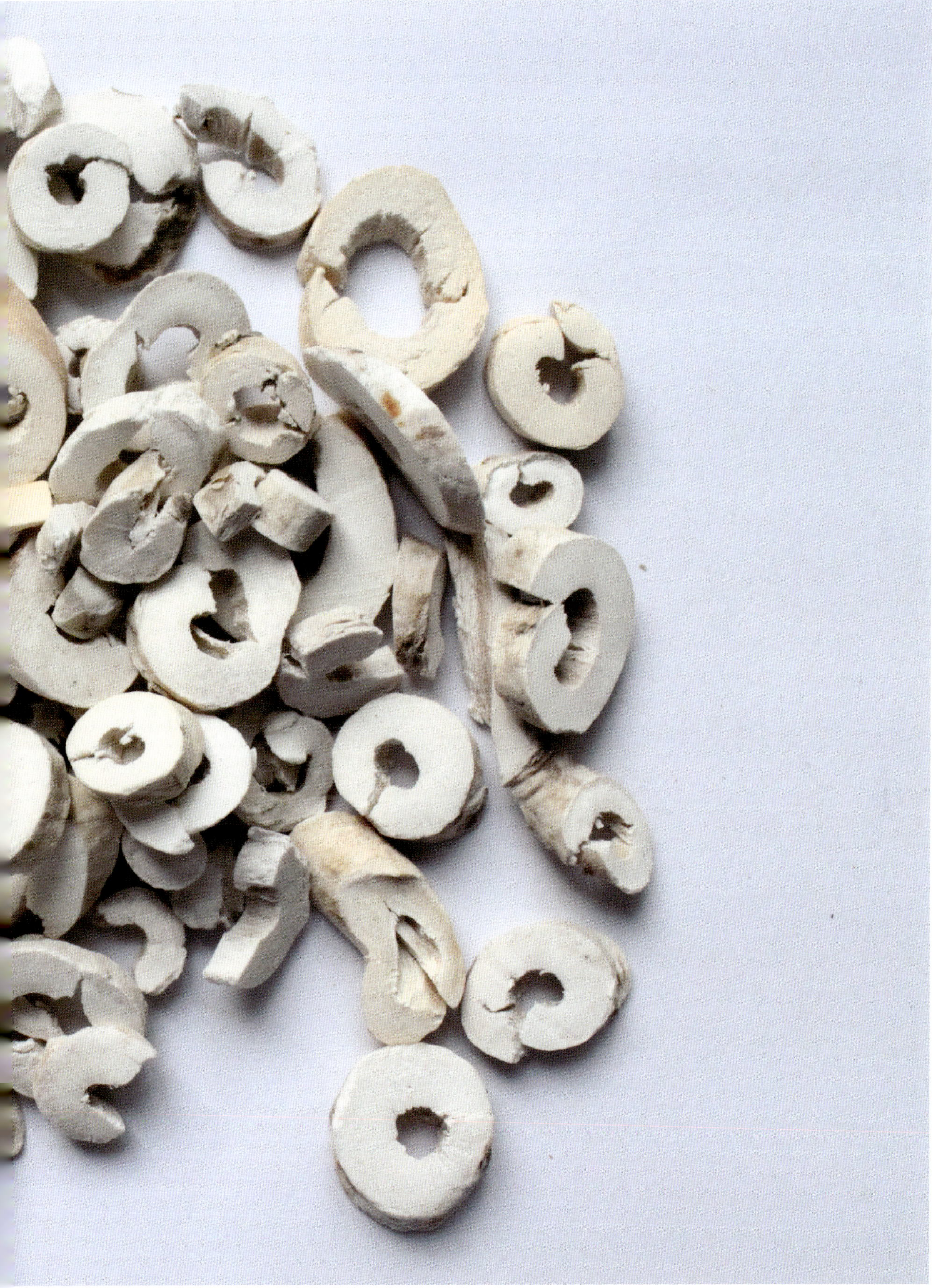

牡丹皮饮片

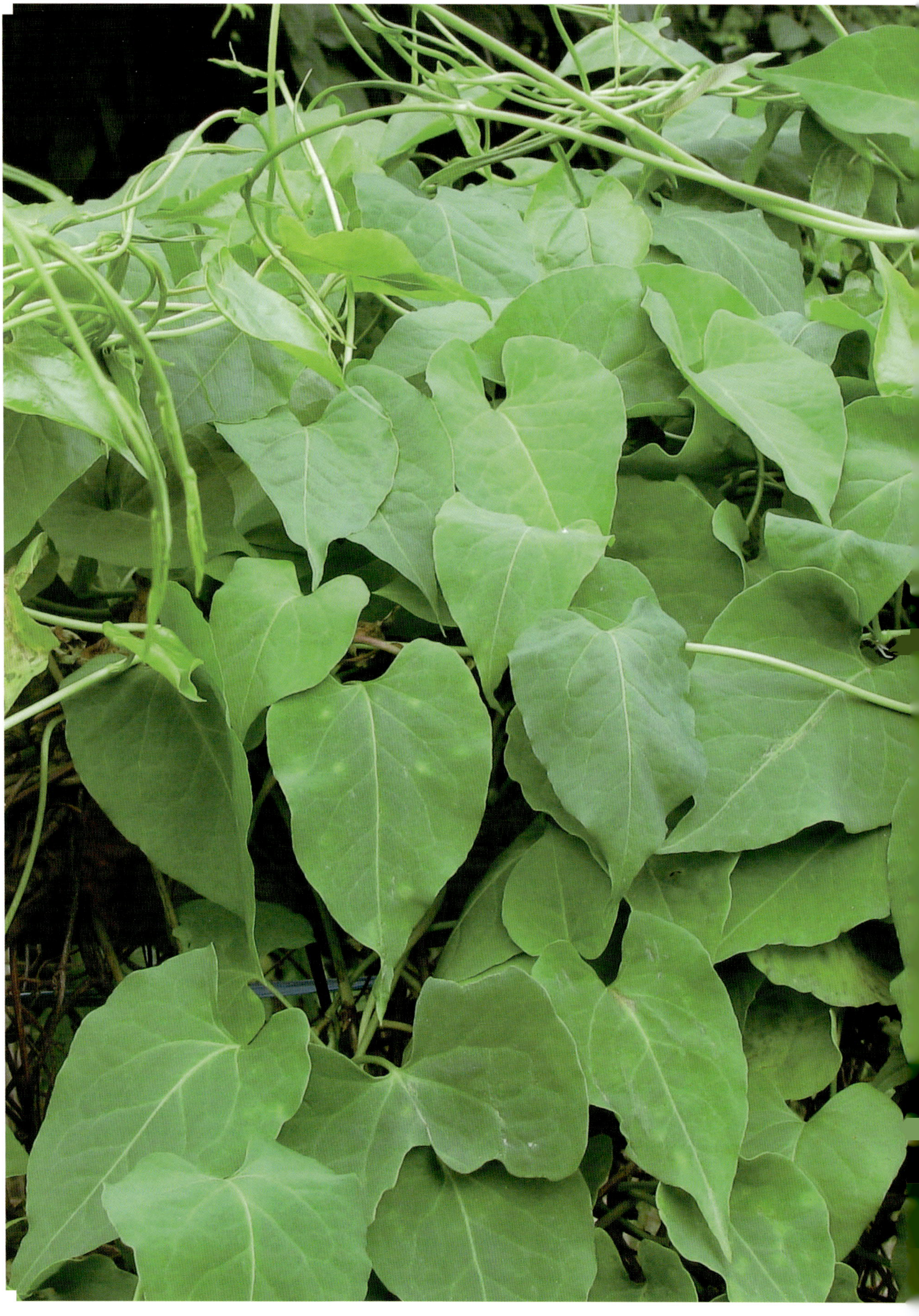

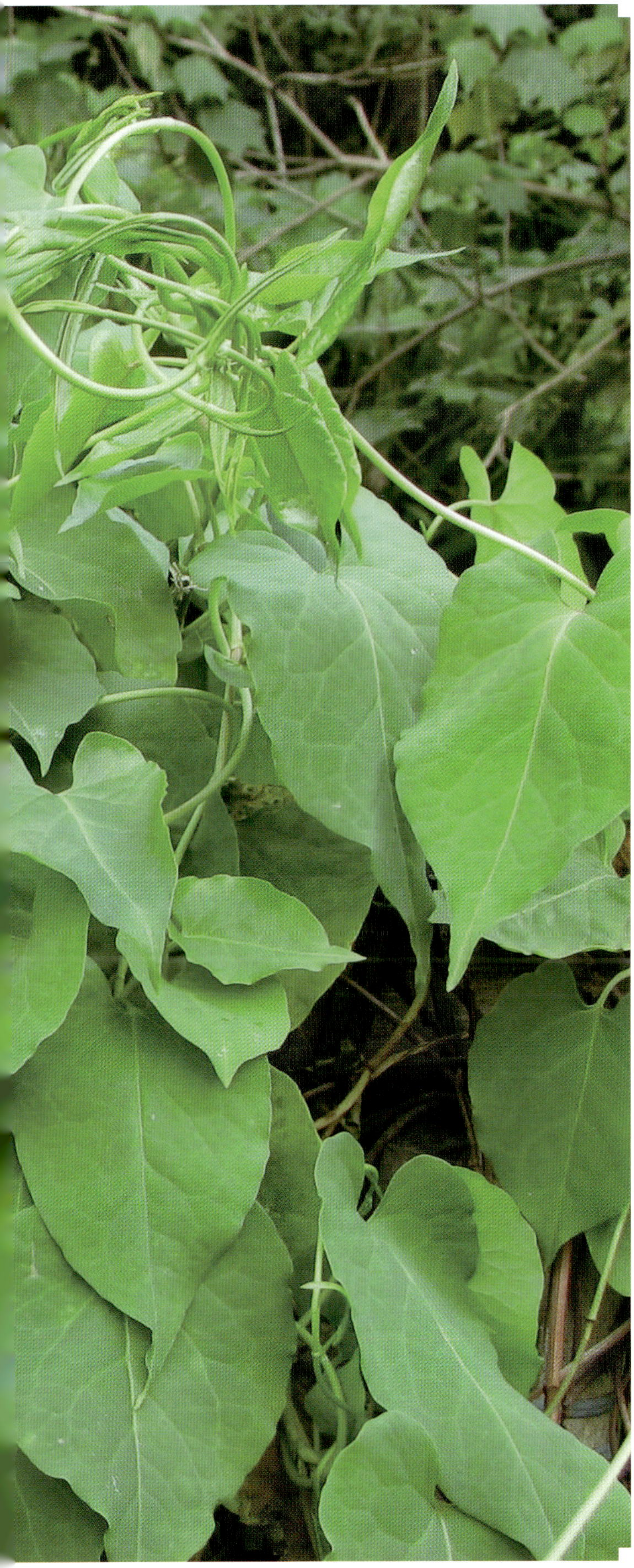

何首乌

【水 药 名】曼港系。

【别　 名】地精、赤敛、首乌、马肝石、交藤、夜交藤、紫乌藤。

【来　 源】本品为蓼科植物何首乌 *Polygonum multiflorum* Thunb. 的块根和藤茎。

【性味归经】味苦，涩，性微温。归肝、心、肾经。

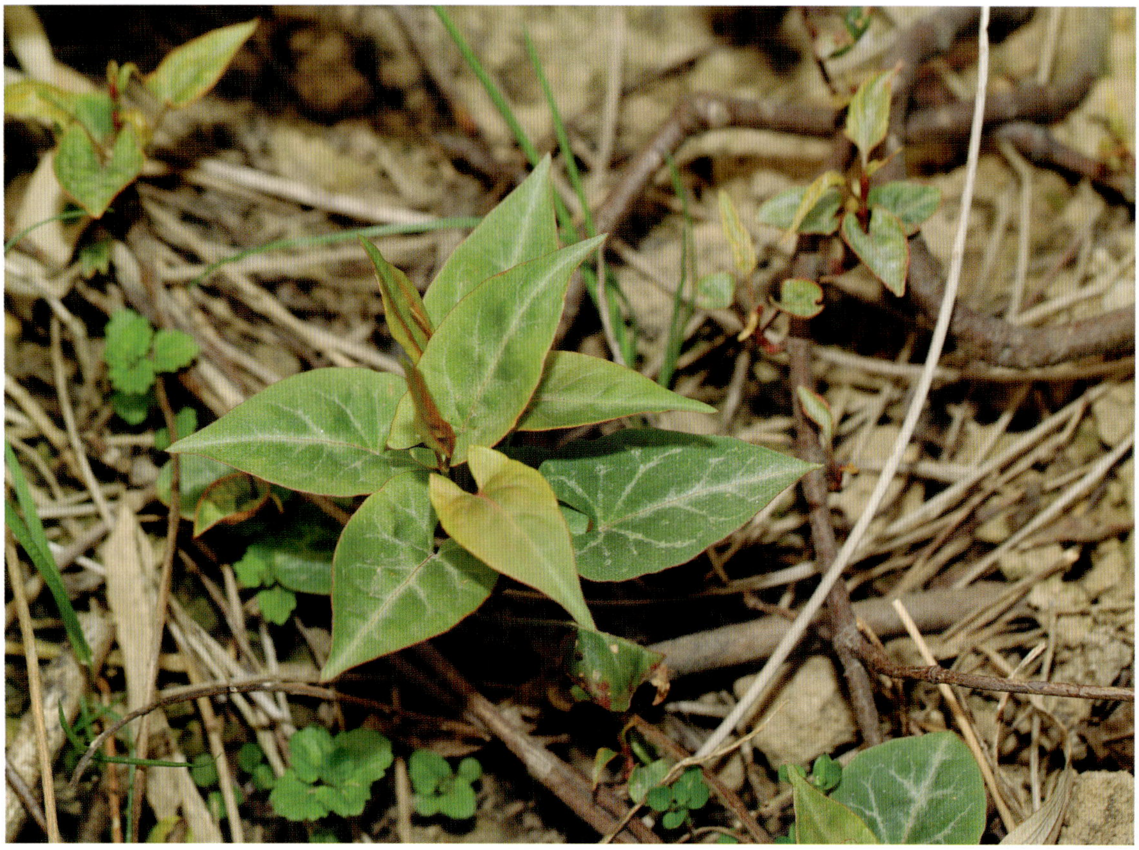

何首乌

识别特征

多年生缠绕草本。根细长，末端成肥大的块根，外表红褐色至暗褐色。茎基部略呈木质，中空。叶互生，具长柄，叶片狭卵形或心形，先端渐尖，基部心形或箭形，全缘或微带波状，上面深绿色，下面浅绿色，两面均光滑无毛。花小，多数，密聚成大形圆锥花序，花被绿白色。瘦果椭圆形，黑色光亮。花期 10 月，果期 11 月。

生境分布

生长于草坡、路边、山坡石隙及灌木丛中。分布于华北、中南及河北、山西、陕西、甘肃、台湾、四川、云南、贵州等省区。

采收加工

培育 3 ~ 4 年即可采收，但以 4 年收产量较高，在秋季落叶后或早萌发前采挖。除去茎藤，将根挖出，洗净泥土，大的切成 2 cm 左右的厚片，小的不切。晒干或烘干即成。

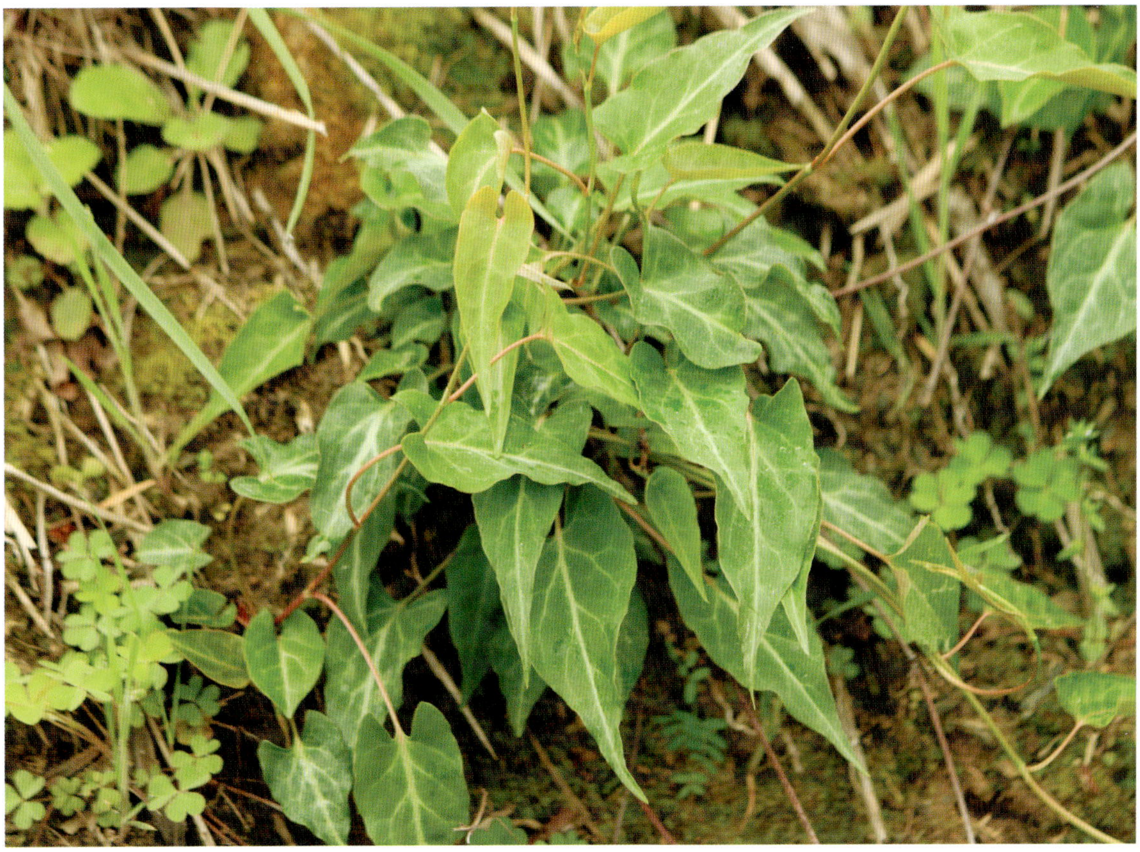

何首乌

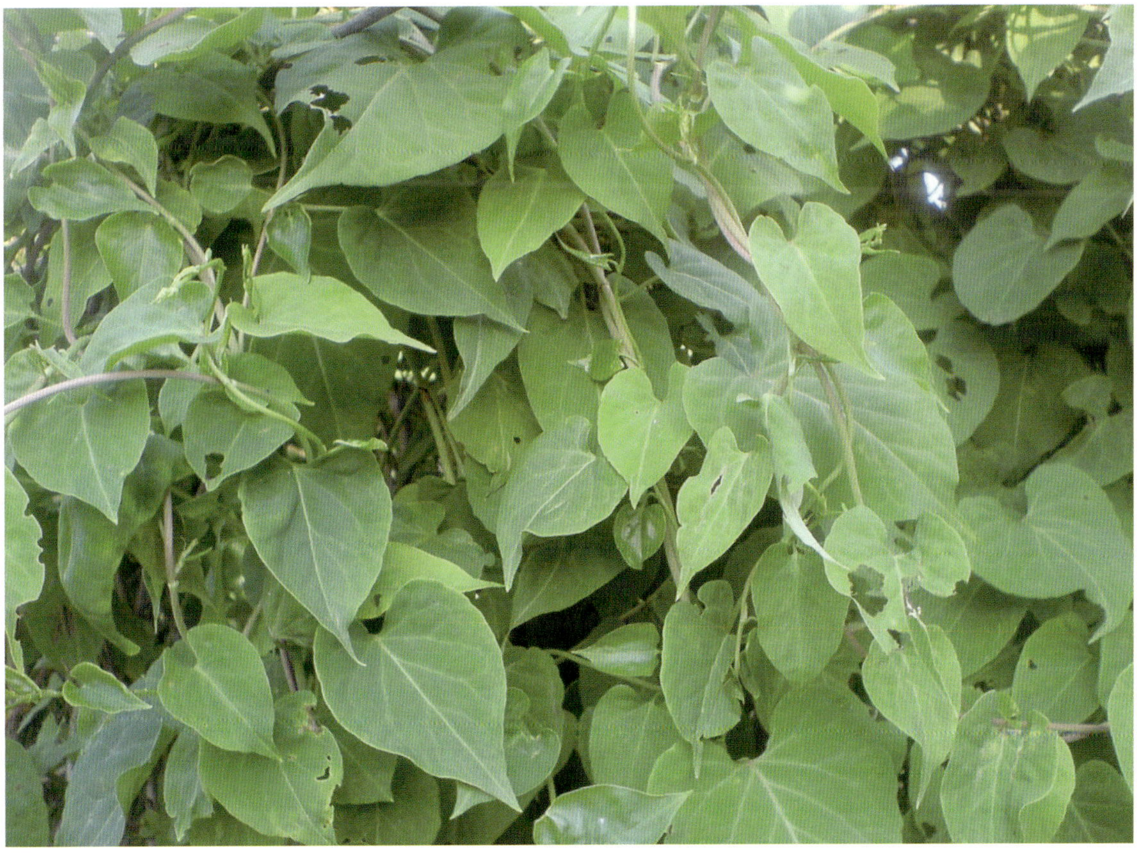

何首乌

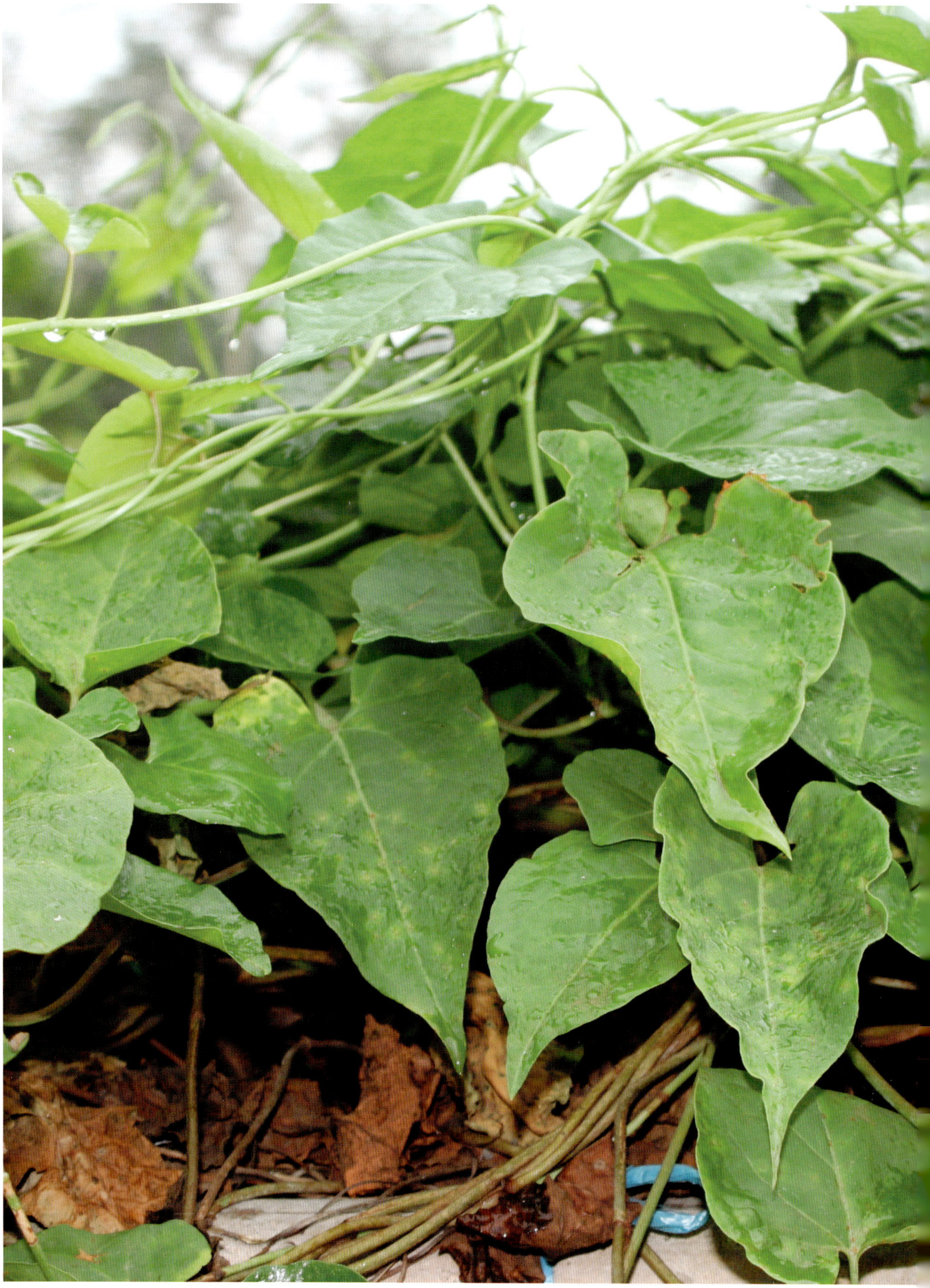

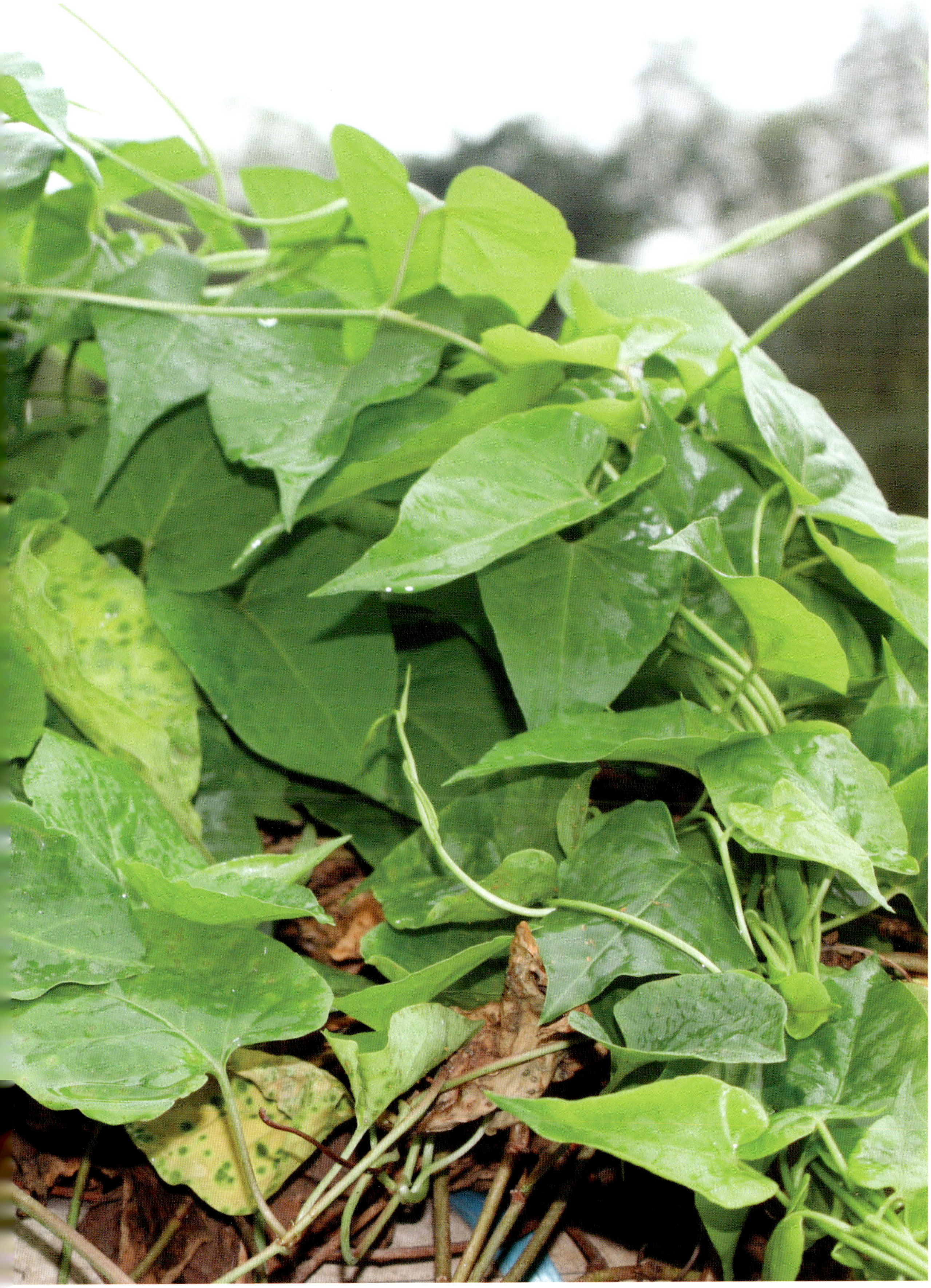

何首乌

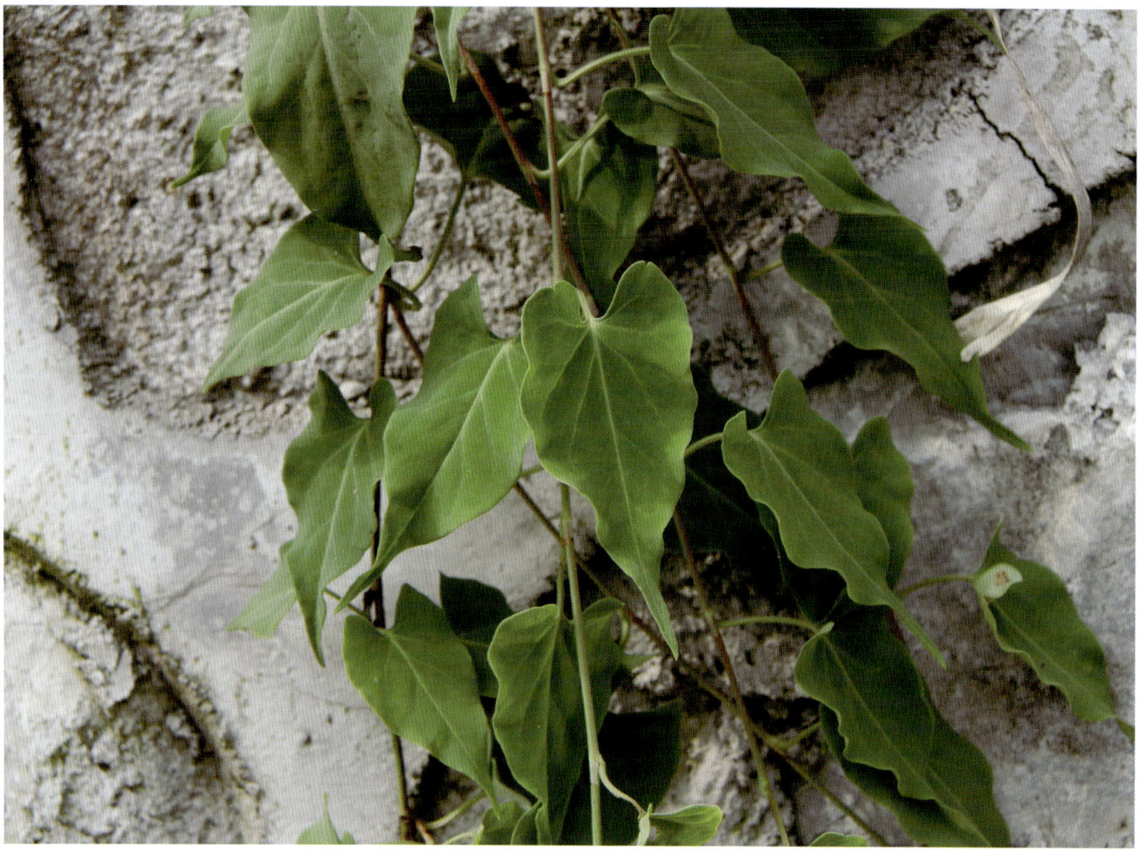

何首乌

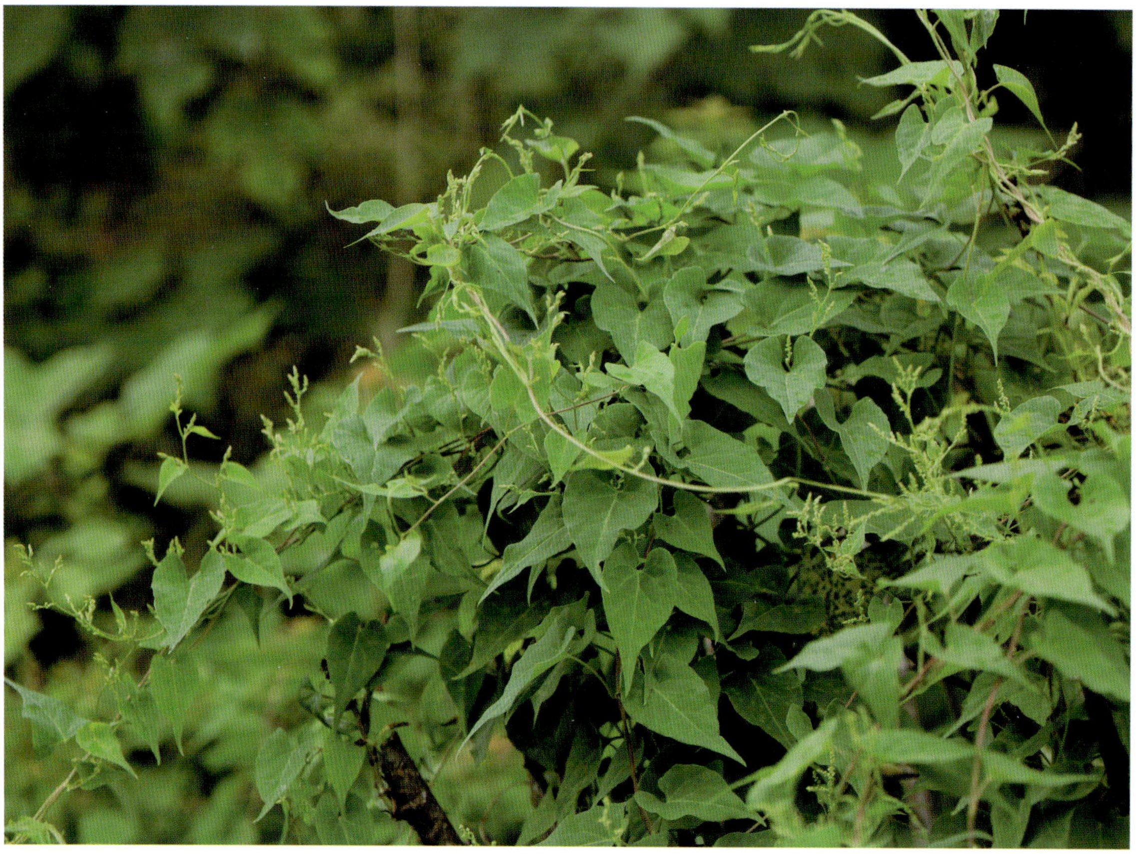

何首乌

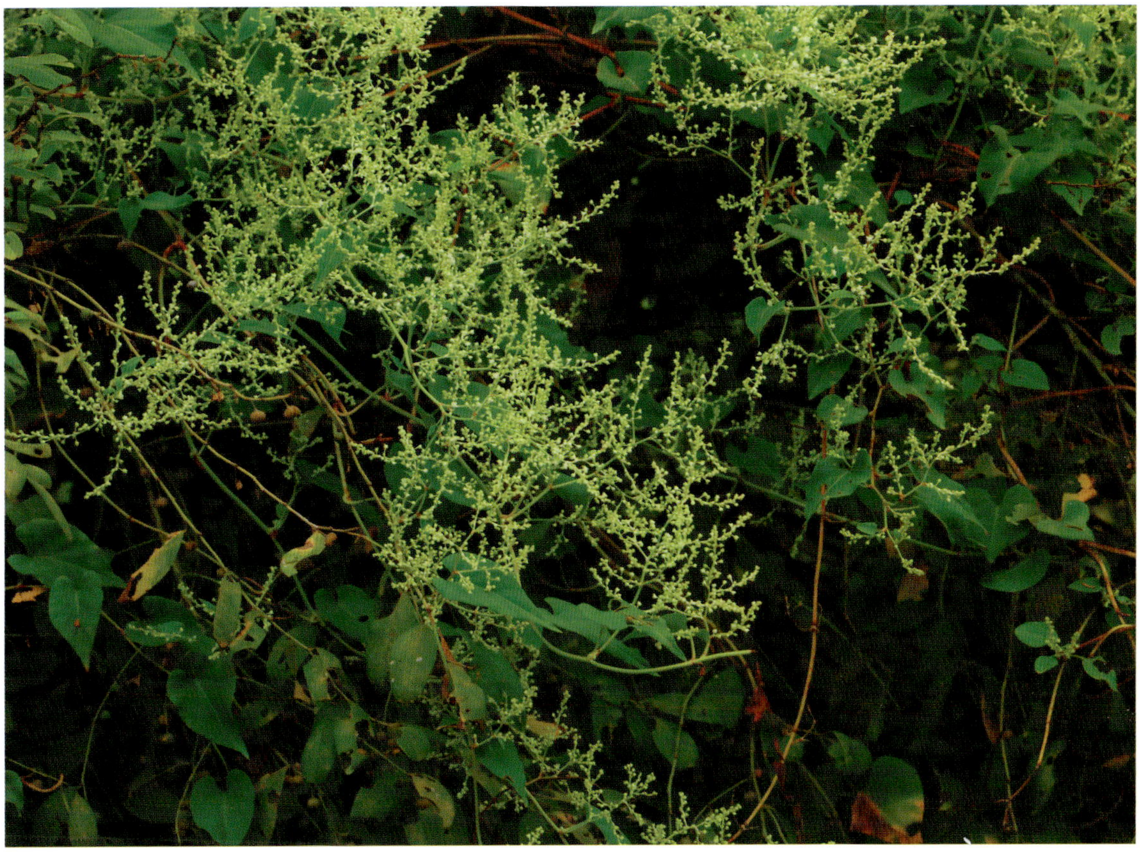

何首乌

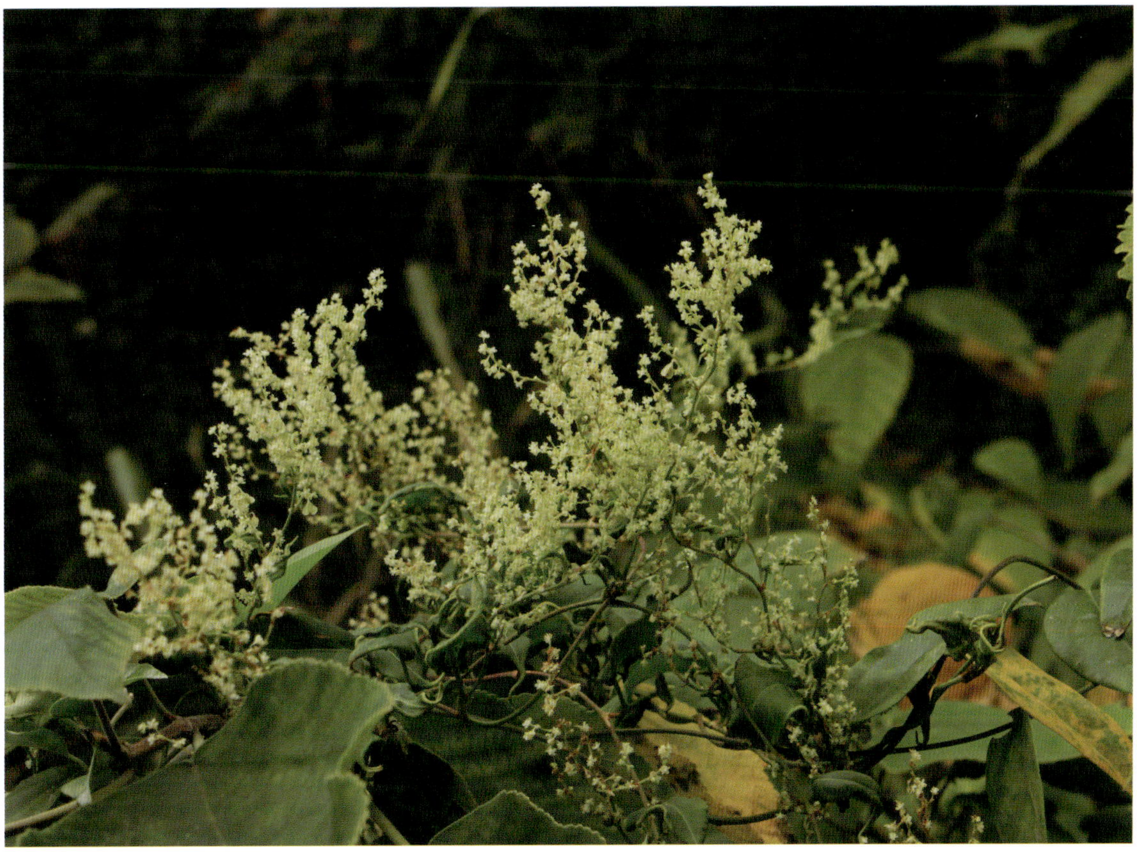

何首乌

何首乌

药材鉴别

本品干燥块根呈纺锤形或块状，长 6 ~ 15 cm，膨大部直径 3 ~ 12 cm，外表红褐色或紫褐色，有不整齐的纵沟，凹凸不平，两端各有一根痕。质坚，显粉性。横断面淡红棕色或淡黄棕色，中心为一个较大的木心，周围有数个类圆形的异形维管束，形成云锦状花纹；干后收缩而有稍突起的皱纹。气无，味苦涩。以质重、坚实、显粉性者为佳。

功效主治

补肝，益肾，养血，祛风。主治肝肾阳亏，发须早白，血虚头晕，腰膝软弱，遗精，崩带，痈肿，肠风，痔疮。

用法用量

内服：10 ~ 30 g，煎汤；熬膏、浸酒或入丸、散服。外用：煎水洗或研末调涂。

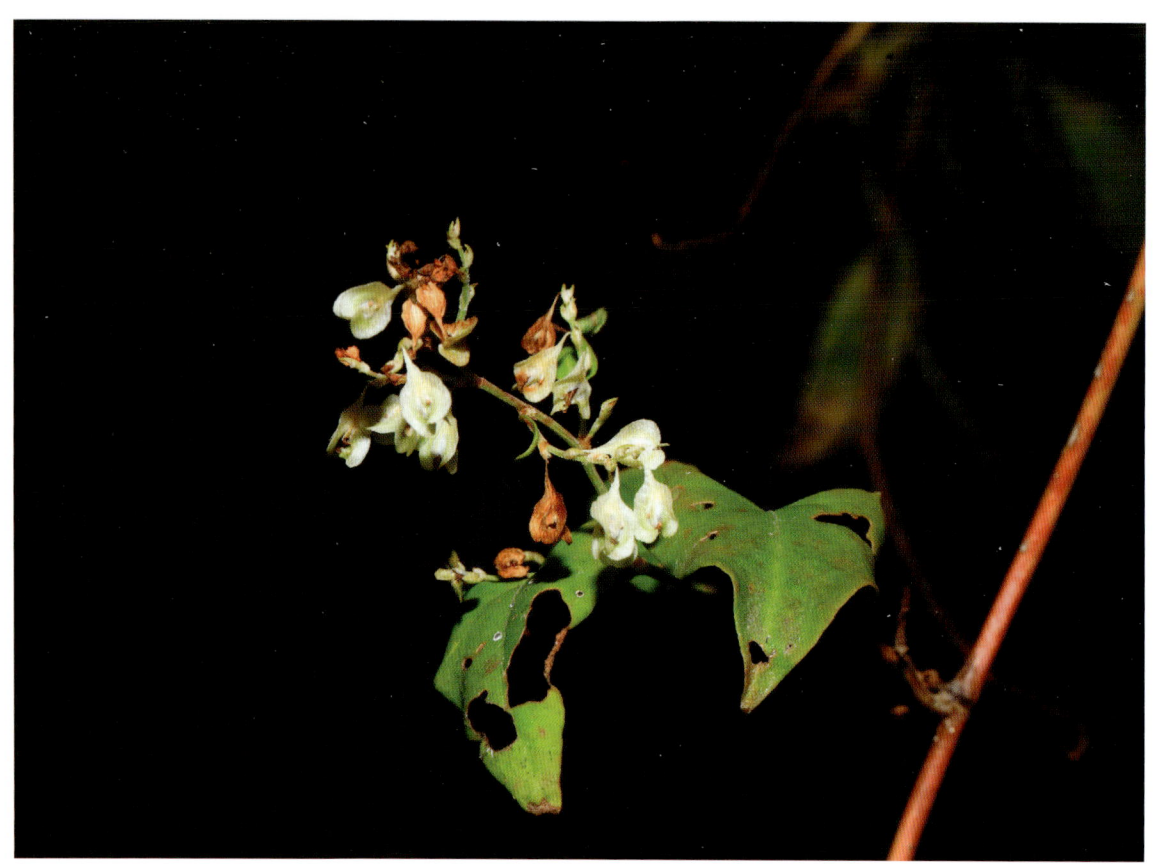

民族药方

1．少年头发早白　何首乌 30 g，墨旱莲、牡丹皮、芍药各 15 g，枫树叶、侧柏叶各 10 g。水煎常服。

2．腰酸遗精　何首乌 15 g，牛膝、菟丝子、补骨脂、枸杞子各 9 g。水煎服。

3．遍身疮肿痒痛　何首乌、防风、苦参、薄荷各等份。水、酒各半煎后，热洗。在避风处睡一觉。

4．遗精　何首乌、大叶关门根、臭牡丹根、螺蛳肉干末各 15 g，猪肾 1 副。文火炖服。

5．肾虚腰痛　何首乌、预知子各 10 g，双肾草 16 g。水煎服，每日 1 剂，分 3 次服。

6．发落不生　何首乌、麦冬全草、伏龙肝（灶心土）各 31 g，吴茱萸 10 g。水煎服，每日 1 剂，分 3 次服，连服 10 剂。

7．虚弱停经　何首乌、当归各 16 g，大枣 5 个，马蹄当归 10 g。水煎服。

使用注意

大便溏泄及有湿痰者不宜。

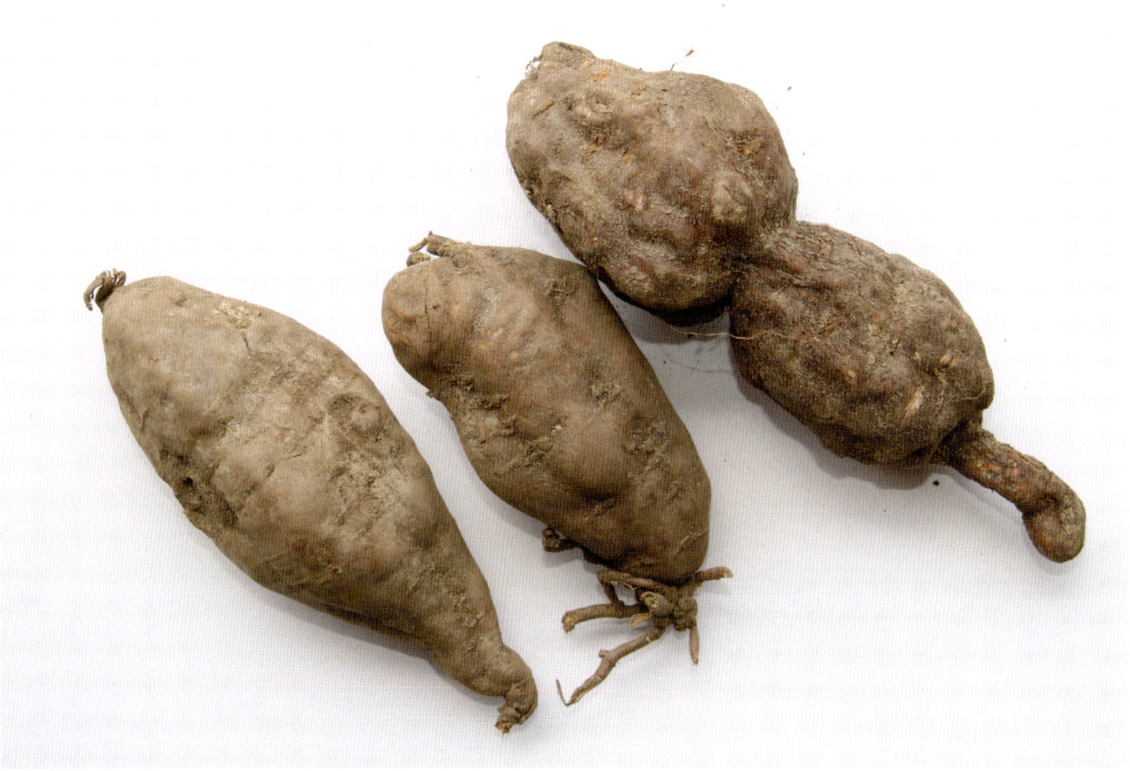

何首乌药材

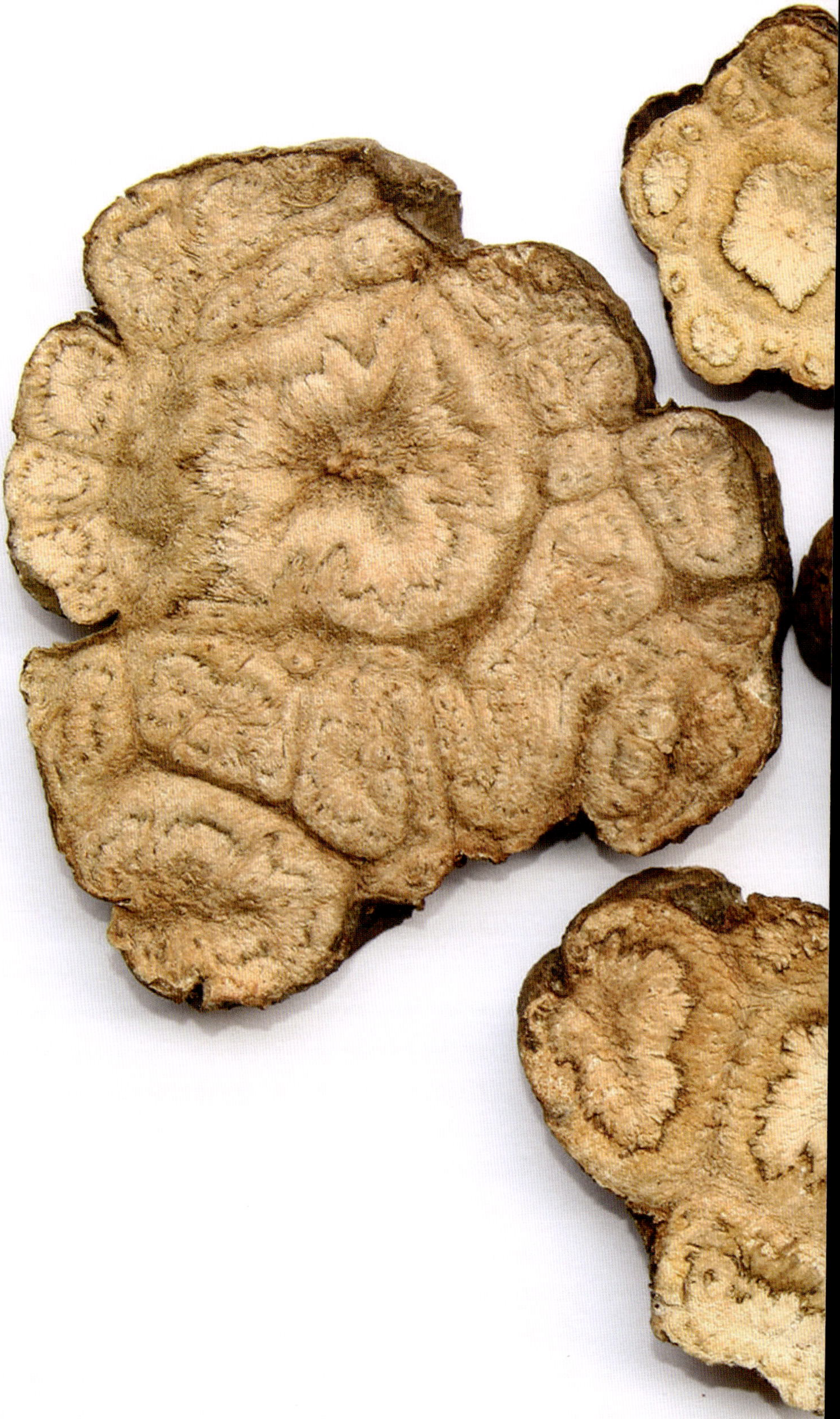

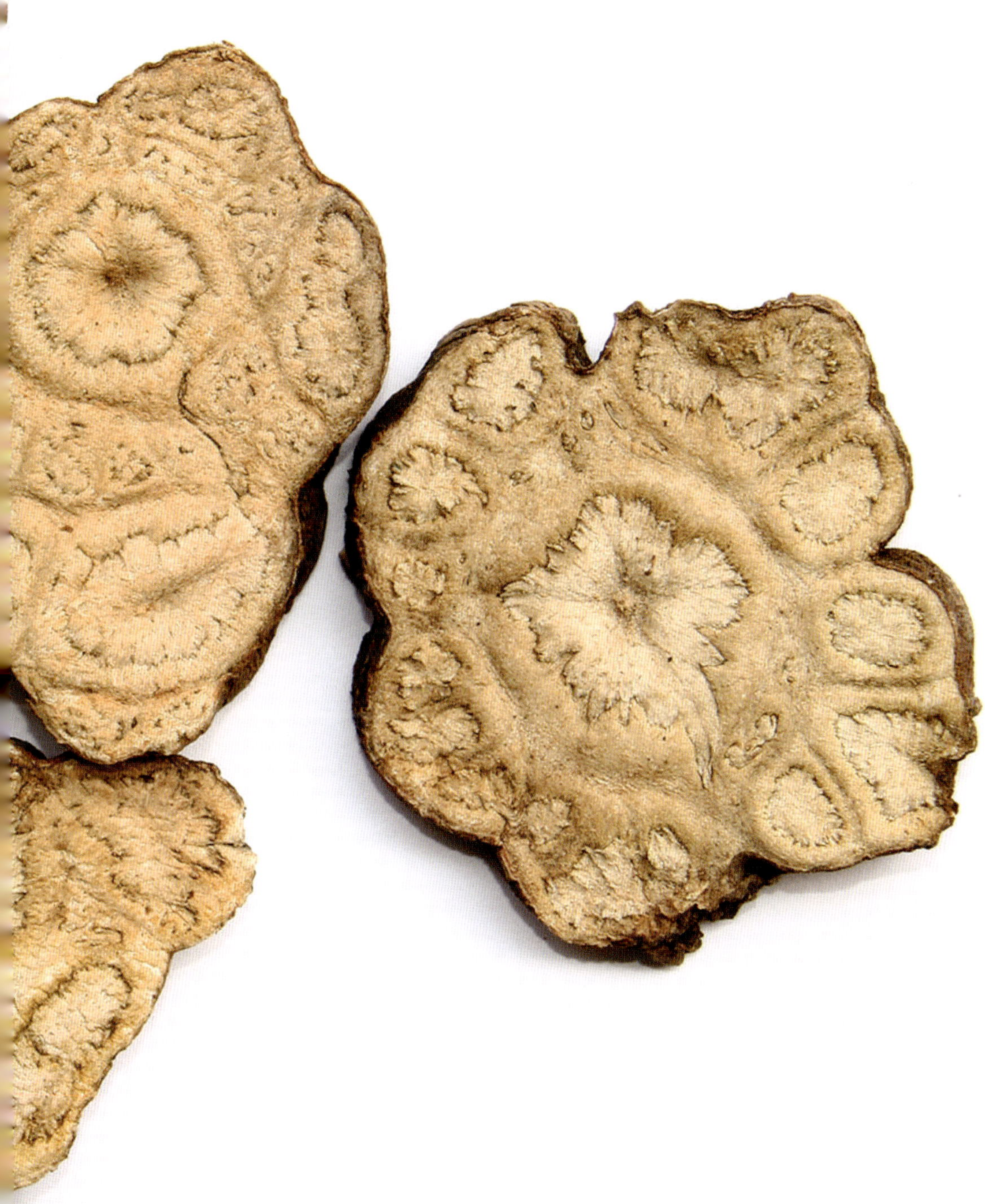

何首乌饮片

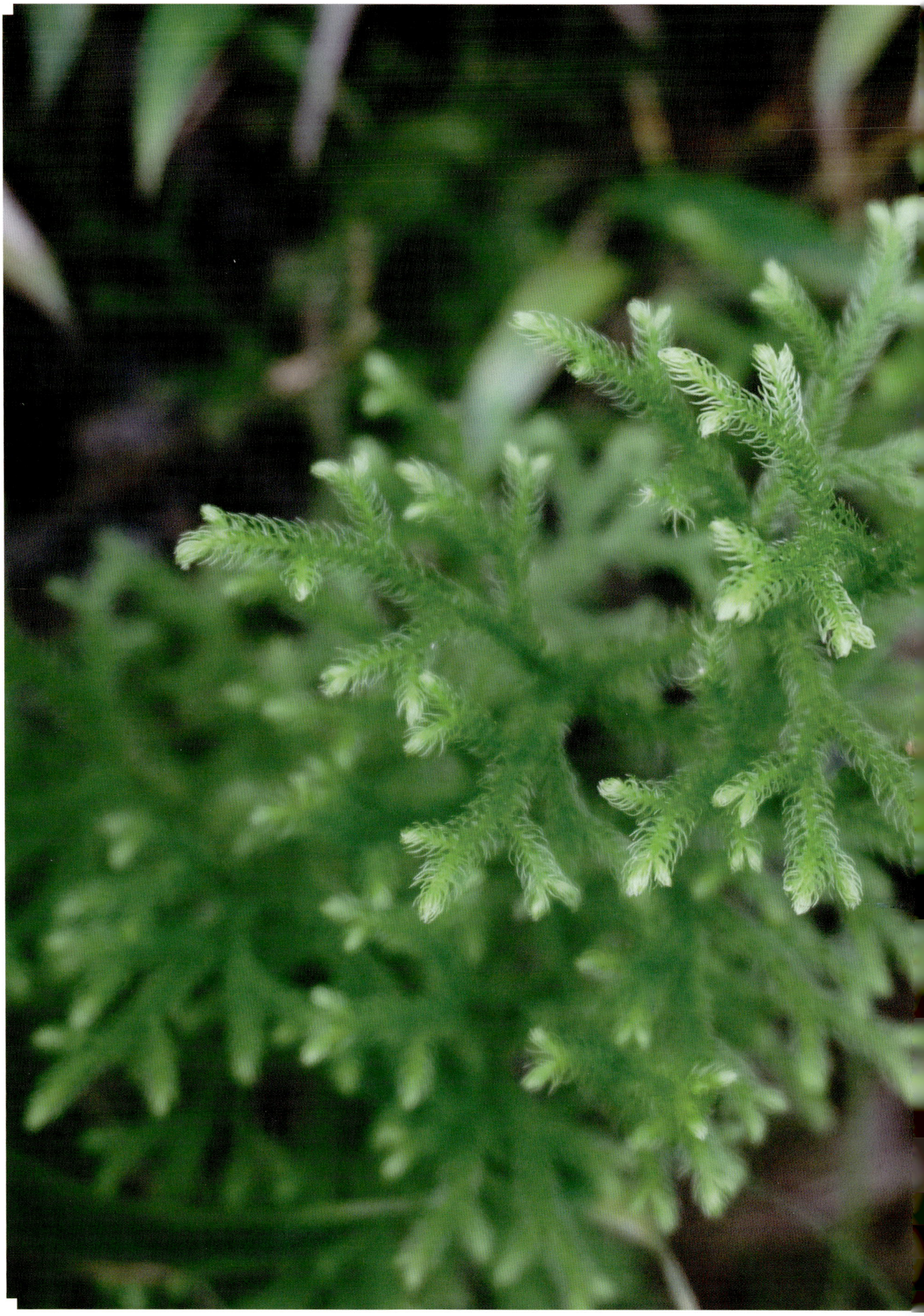

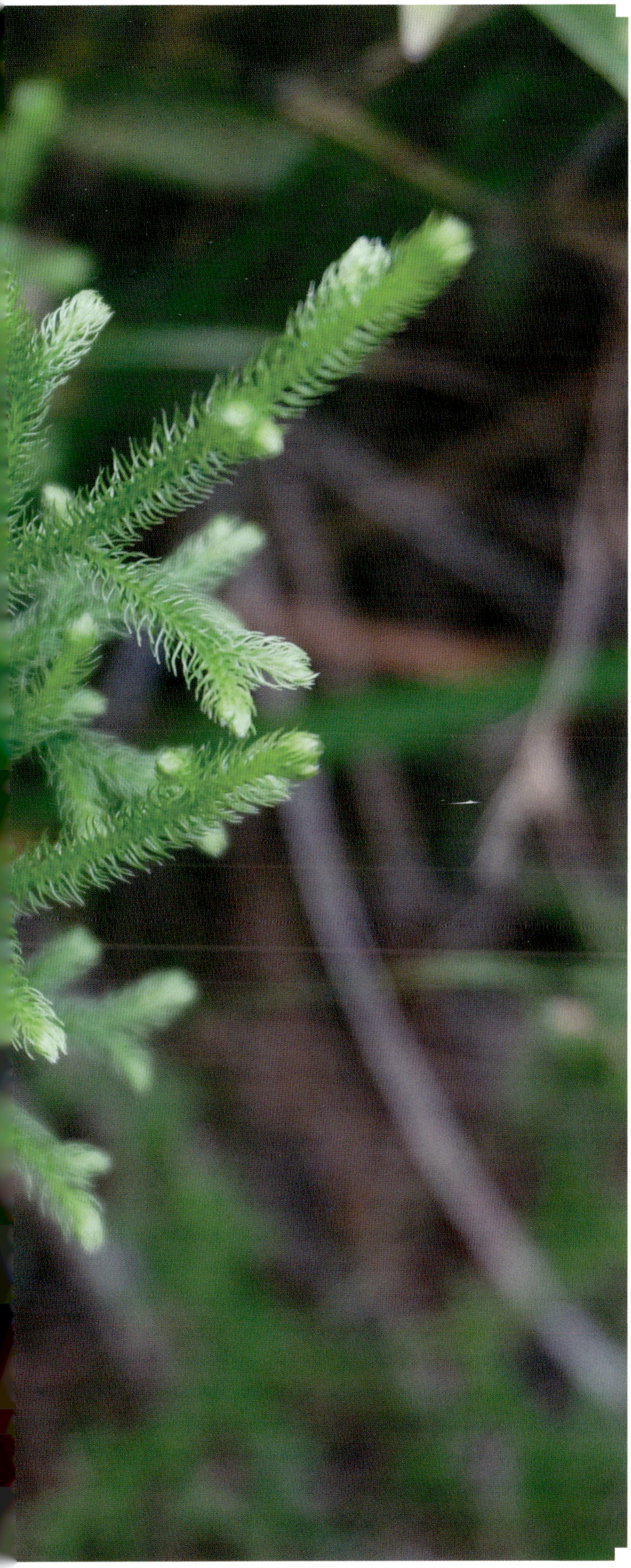

伸筋草

【水药名】要满阶。

【别　名】石松、宽筋藤、火炭葛、狮子草。

【来　源】本品为石松科植物石松 *Lycopodium jaPonicum* Thunb. 的干燥全草。

【性味归经】味苦，辛，性温。归肝、脾、肾经。

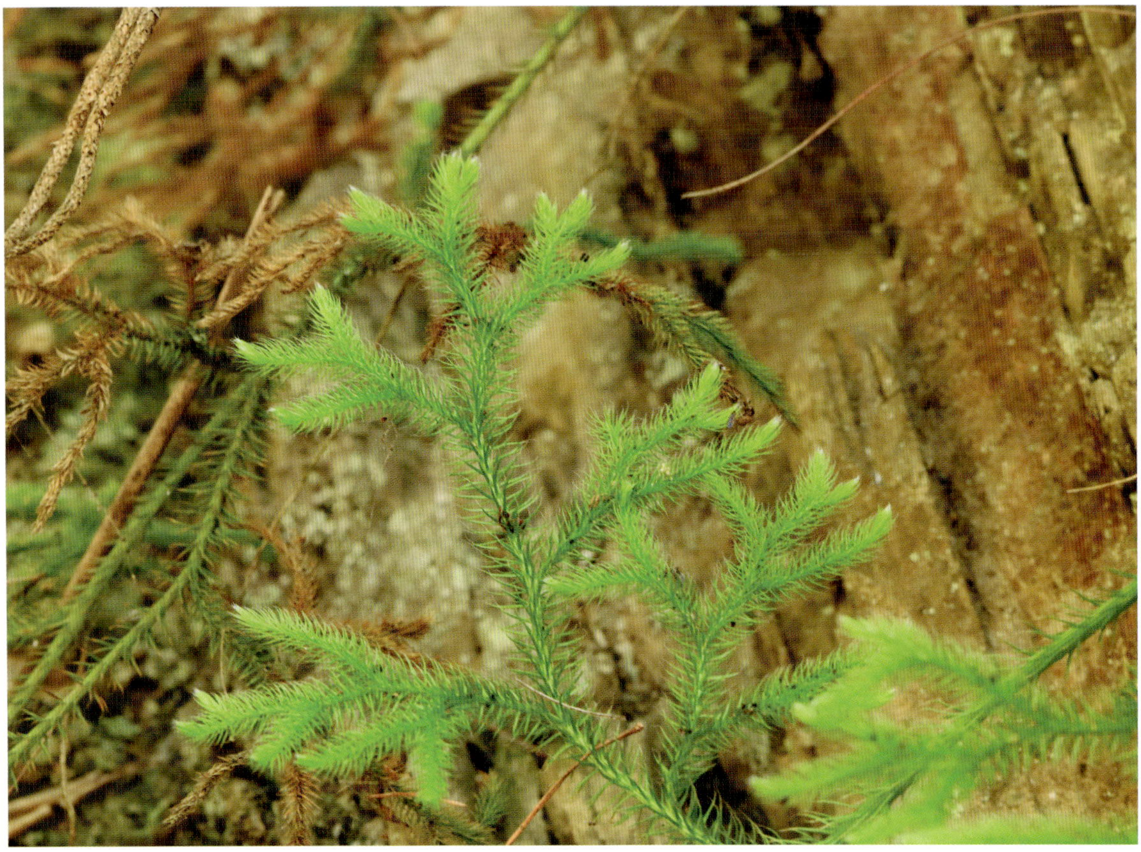

石松

识别特征

多年生草本。匍匐茎蔓生，分枝有叶疏生。直立茎高 15 ~ 30 cm，分枝；营养枝多回分叉。密生叶，叶针形，先端有易脱落的芒状长尾；孢子枝从营养枝上长出，远高出营养枝，叶疏生；孢子囊穗常 2 ~ 6 个生长于孢子枝上部。孢子囊肾形，淡黄褐色，孢子同形。7—8 月间孢子成熟。

生境分布

生长于疏林下阴蔽处。分布于东北、华东、华南、西南及内蒙古、河南等省区。

采收加工

夏、秋二季茎叶茂盛时采收，除去杂质，晒干。

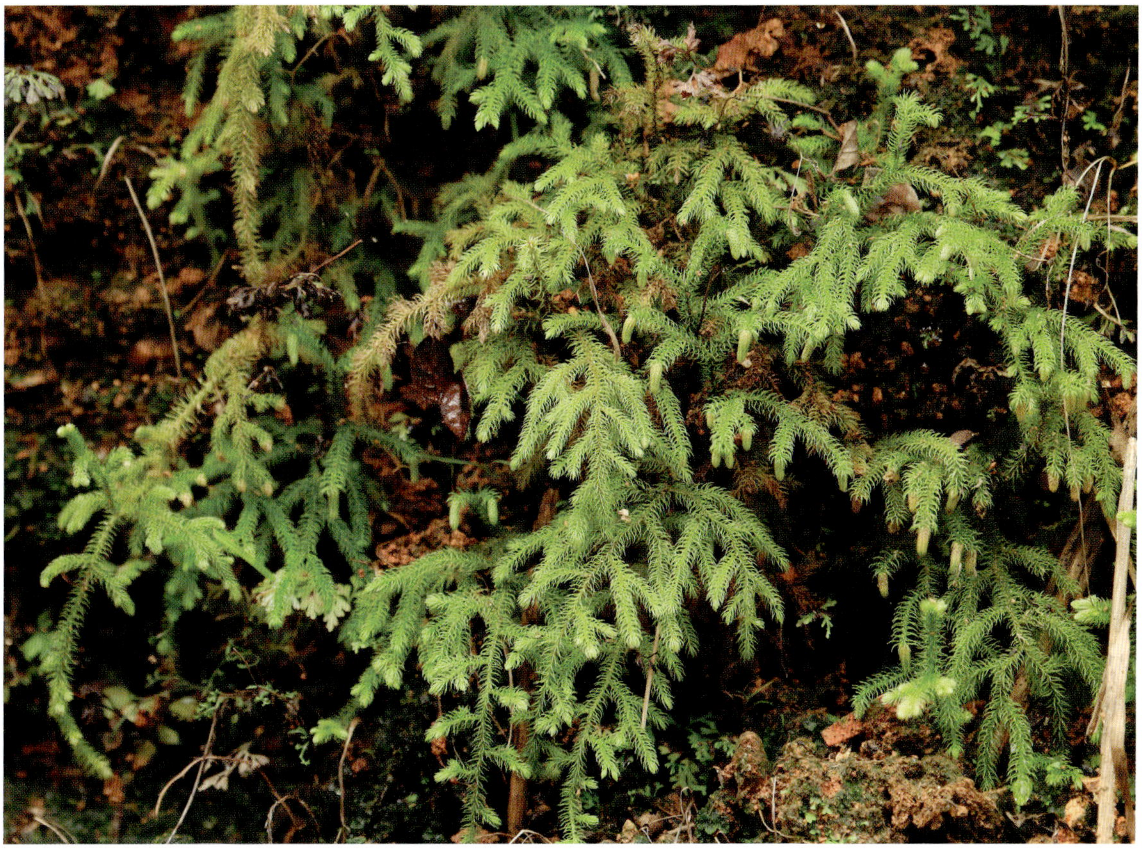

石松

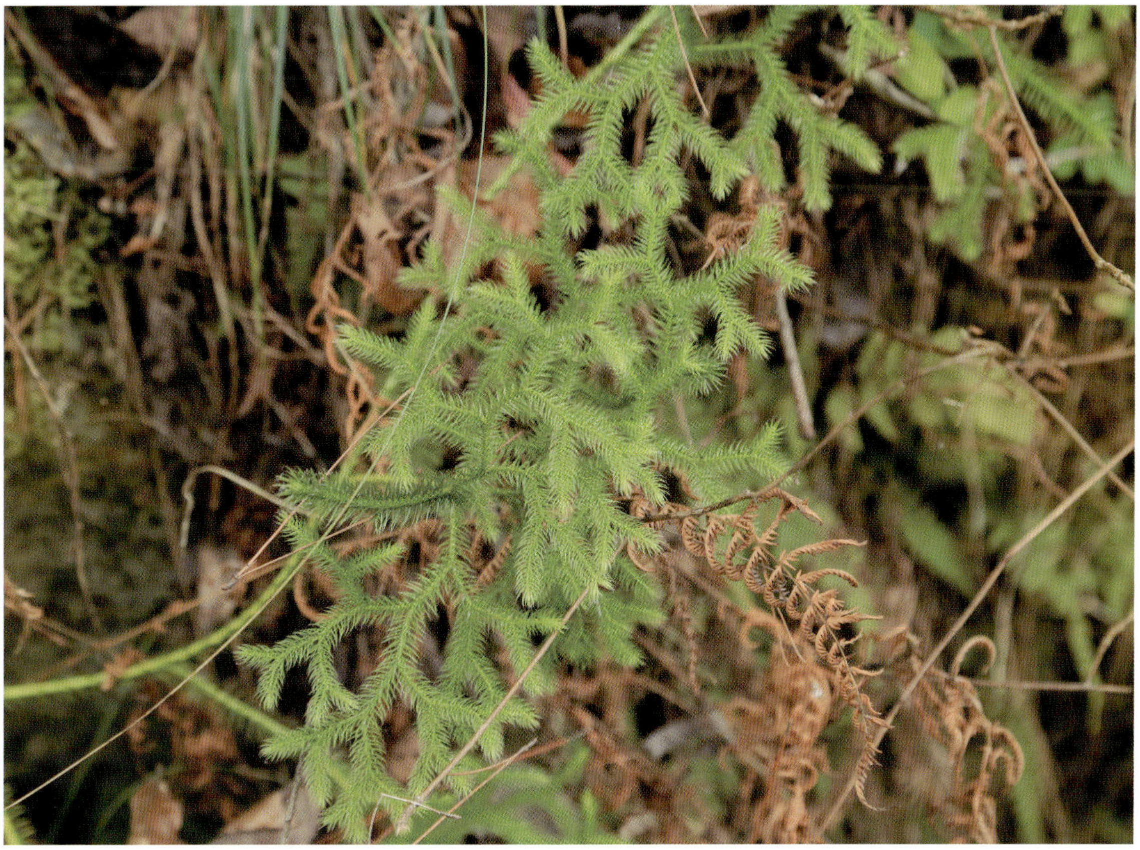

石松

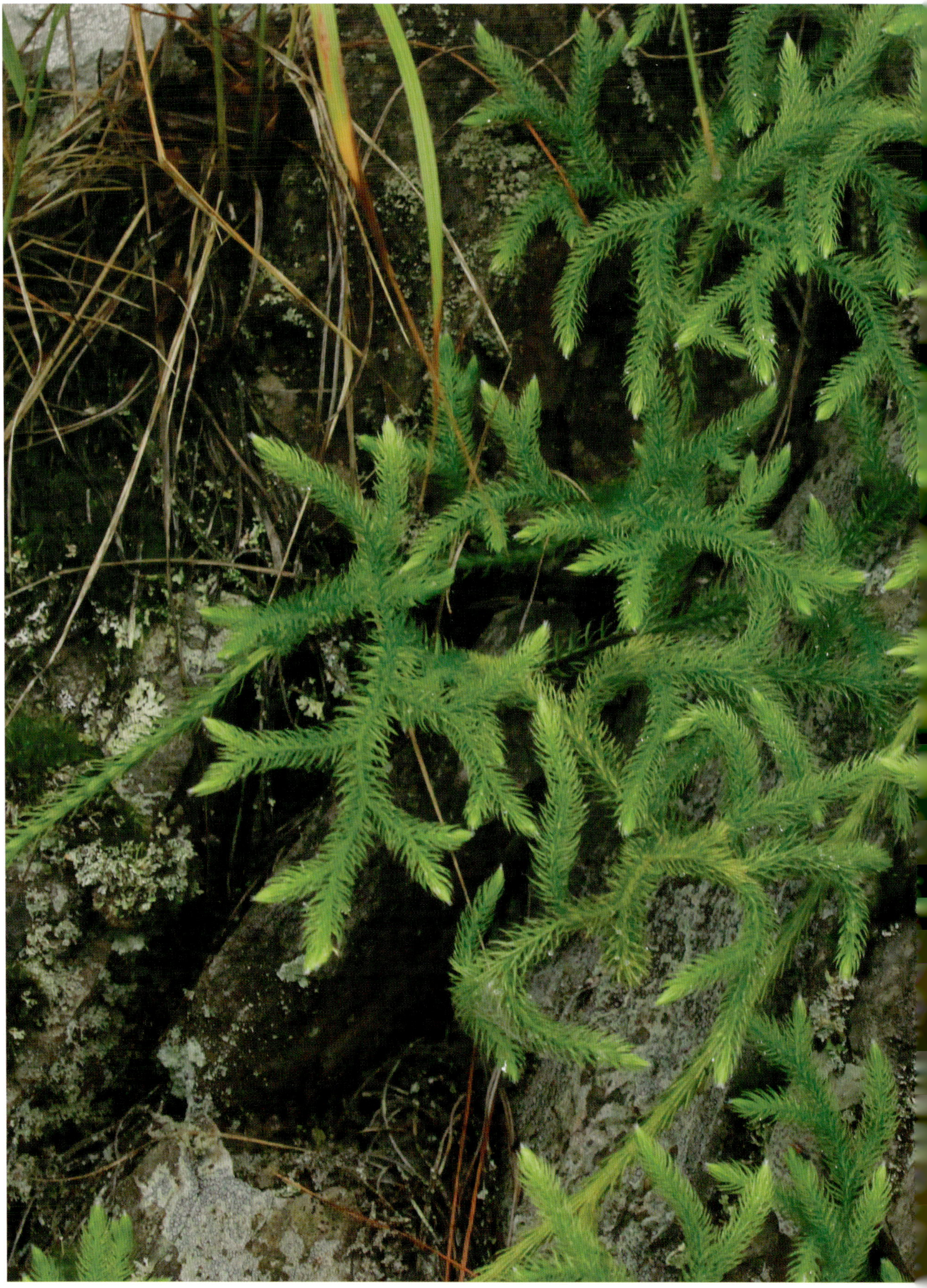

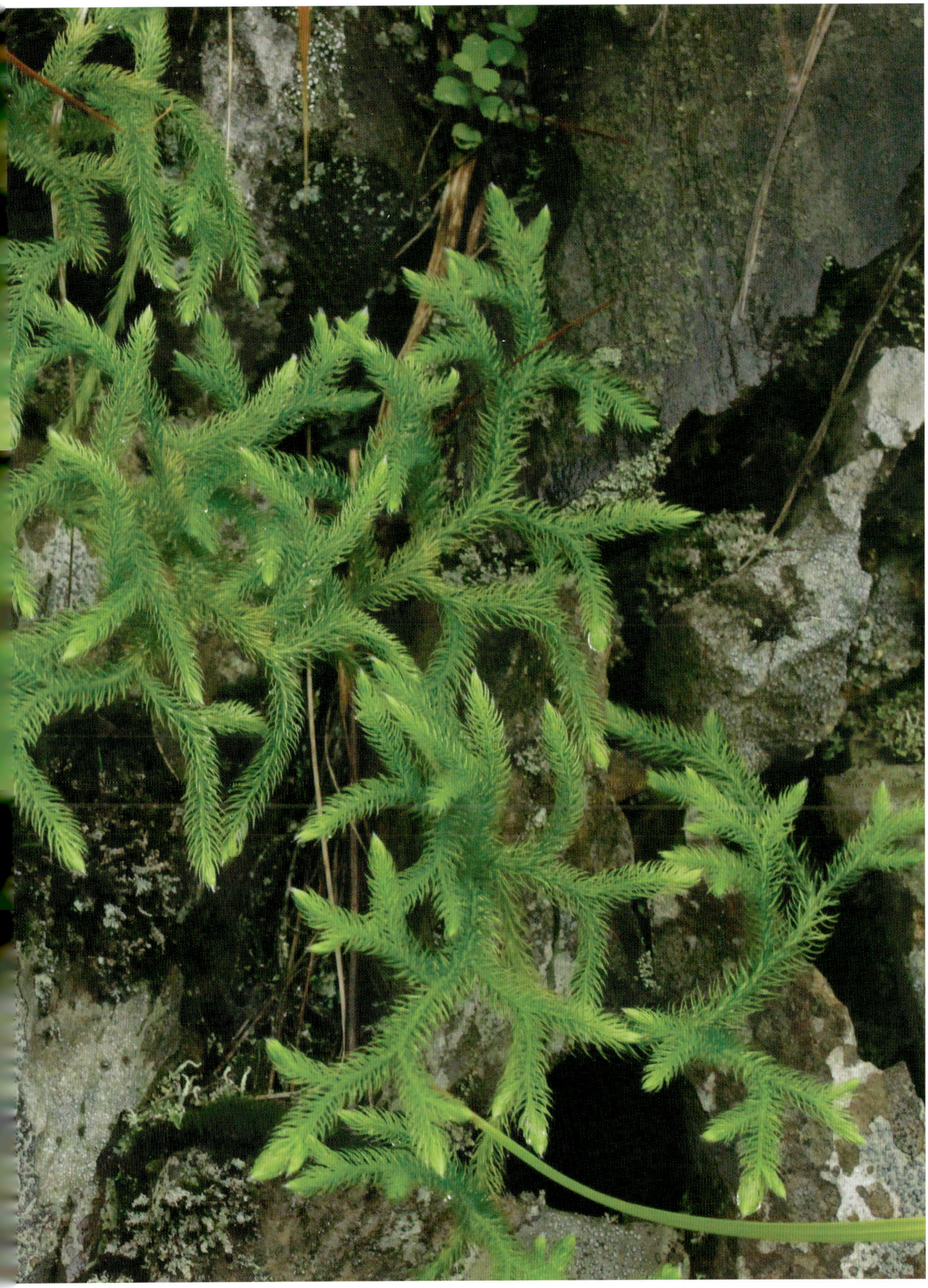

石松

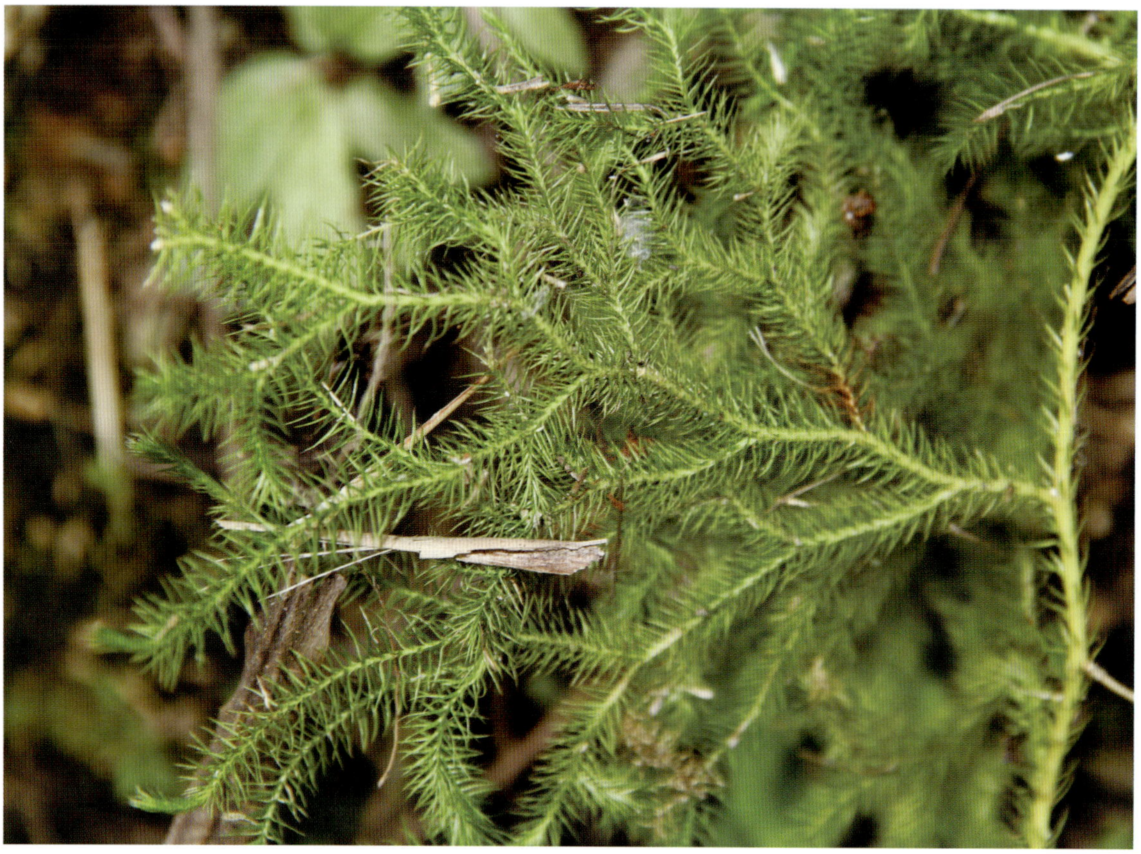

石松

药材鉴别

本品干燥匍匐茎细长而弯曲，黄色或黄绿色，长 30 ~ 120 cm，径粗 1 ~ 3 mm。质柔韧，不易折断，折断面近白色，内有黄白色木心，常可见近直角生出的黄白色细根，外皮常脱落。直立茎 2 歧式分枝。鳞叶常皱而弯曲，密生于茎上，线形或线状钻形，黄绿色或黄色，无毛，略有光泽。叶端渐尖呈芒状，全缘，叶脉不明显。质薄，易碎。气无，味淡。以茎长、黄绿色者为佳。

功效主治

祛风散寒，除湿消肿，舒筋活血。主治风寒湿痹，关节酸痛，皮肤麻木，四肢软弱，水肿，跌打损伤。

用法用量

内服：10 ~ 30 g，煎汤；或浸酒。外用：捣敷。

民族药方

1．风湿性偏瘫 伸筋草、威灵仙各 30 g，八角枫 3 ~ 5 g，石南藤、当归、川芎、羌活、独活、桂枝、松节、木瓜各 15 g，细辛 5 g，炙草乌 10 g。水煎服。

2．中风后遗症偏瘫 伸筋草、茴香杆、威灵仙、透骨香各 100 g。煎水熏洗。

3．风痹筋骨不舒 伸筋草 9 ~ 30 g。水煎服。

4．关节酸痛 伸筋草、大血藤各 9 g，虎杖根 15 g。水煎服。

5．手足麻痹 伸筋草30 g，丝瓜络、爬山虎各15 g，大活血9 g。水、酒各半煎服。

6．小儿麻痹后遗症 伸筋草、南蛇藤根、松节、寻骨风各 15 g，威灵仙 9 g，茜草 6 g，杜蘅 3 g。水煎服。

7．带状疱疹 伸筋草适量。焙干研粉，青油或麻油调成糊状，涂患处，每日数次。

使用注意

孕妇及出血过多者忌服。

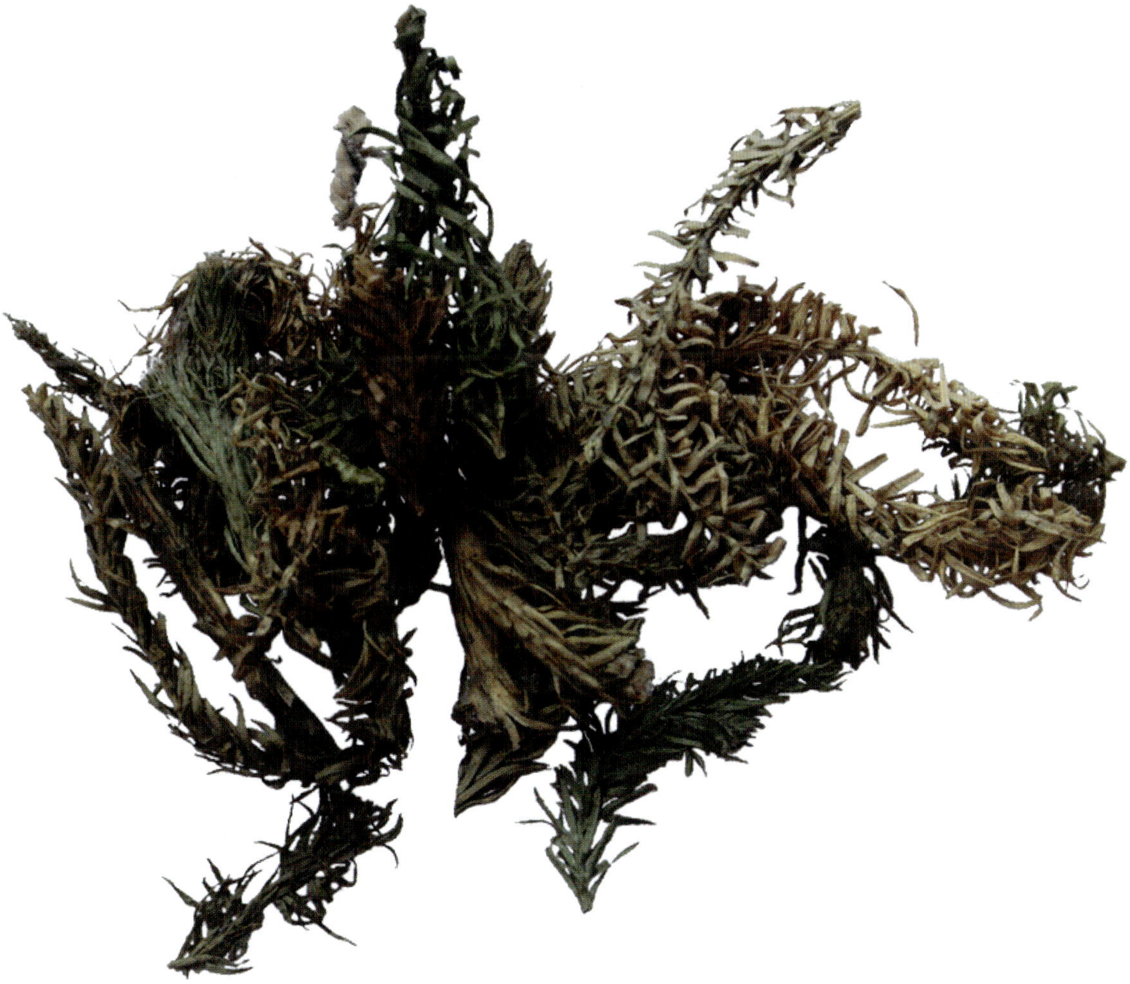

伸筋草药材

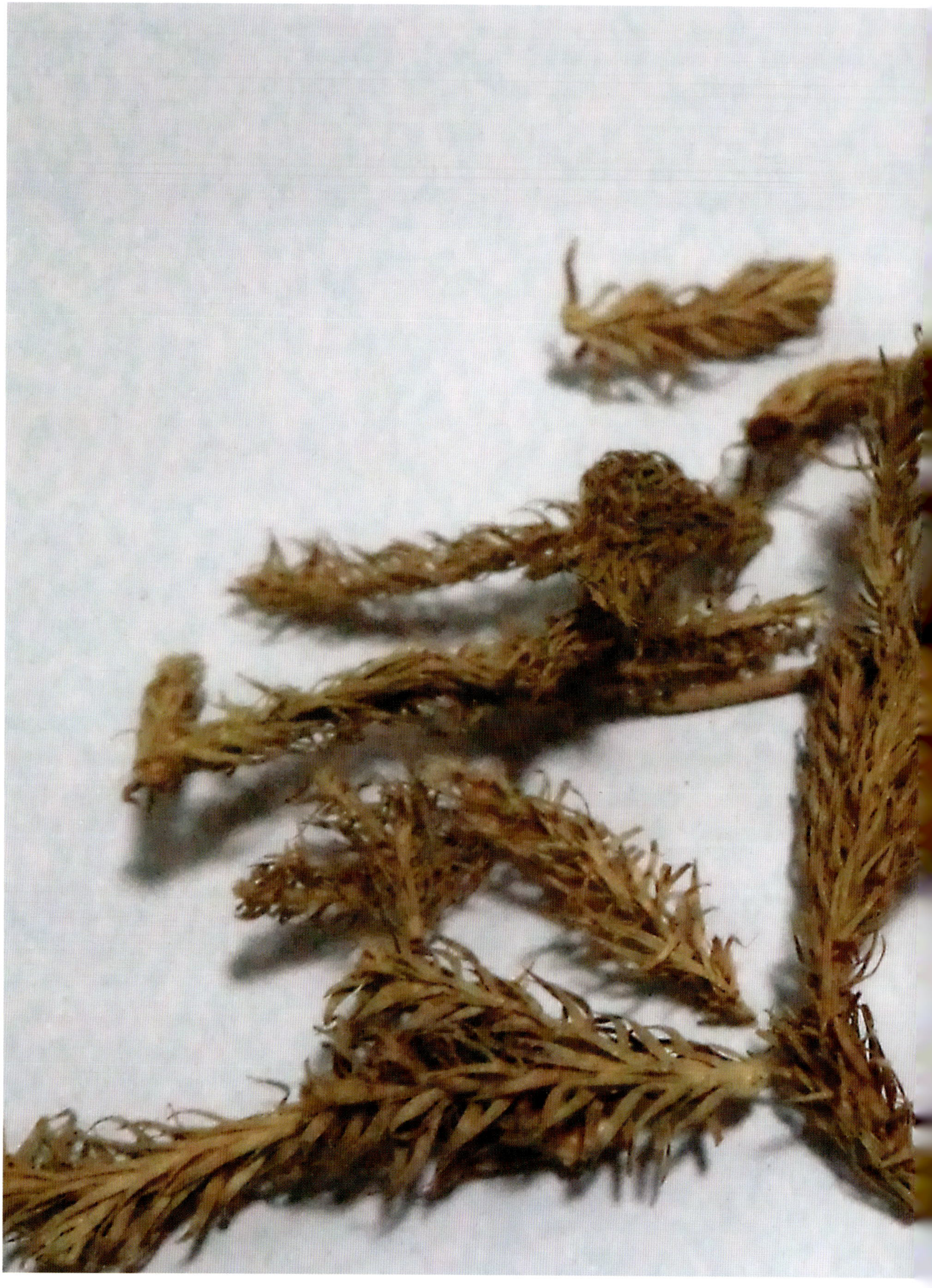

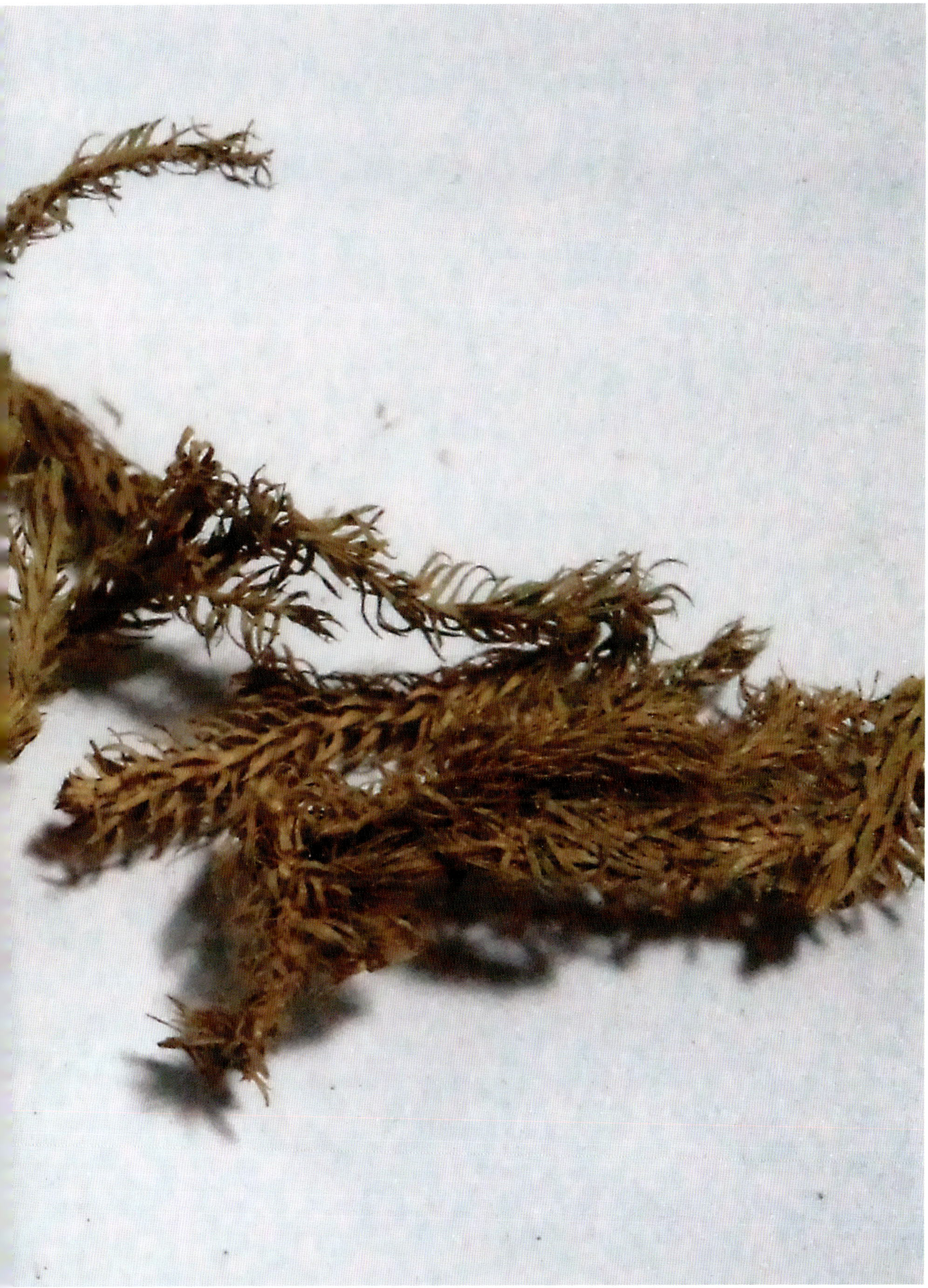

伸筋草饮片

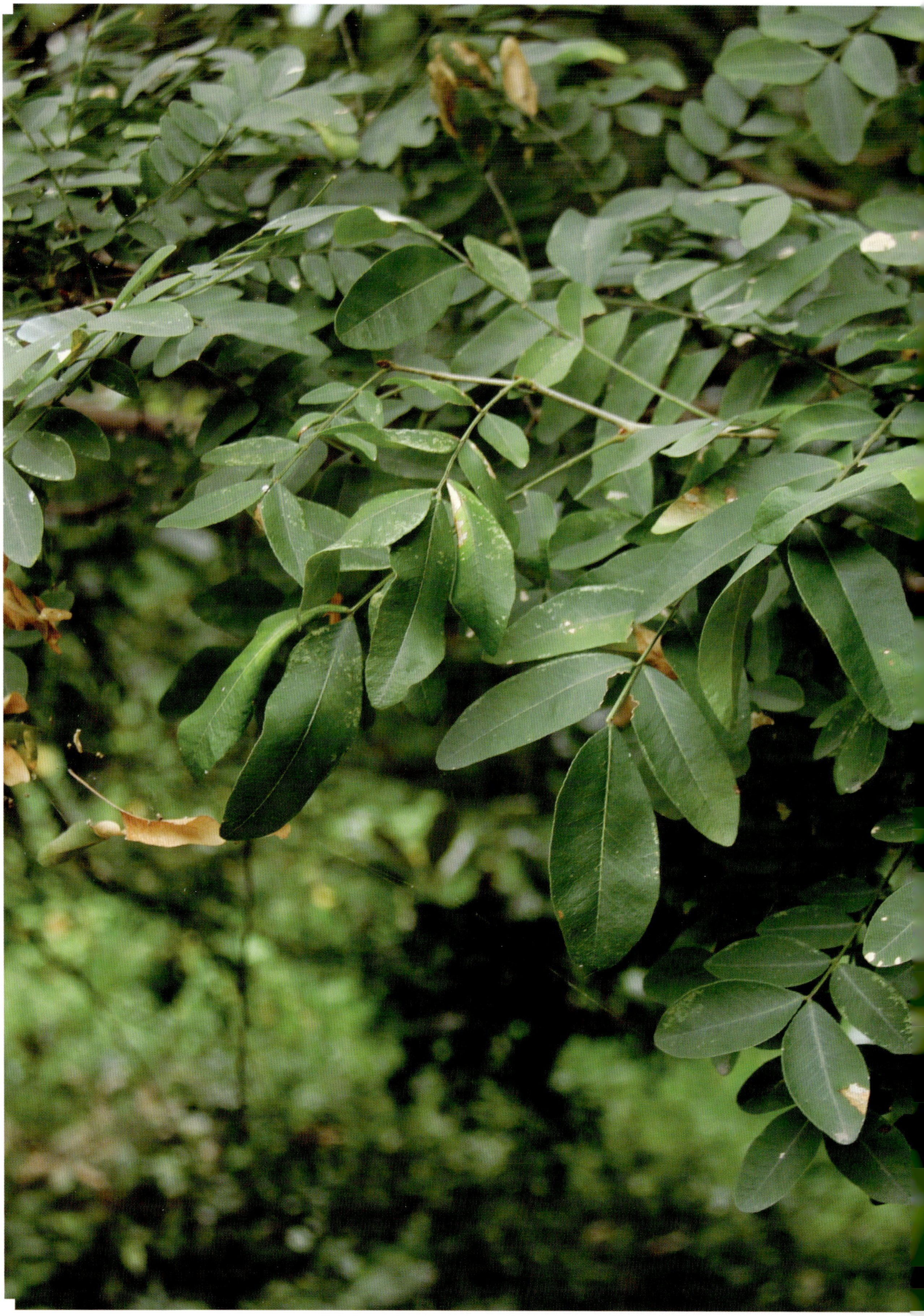

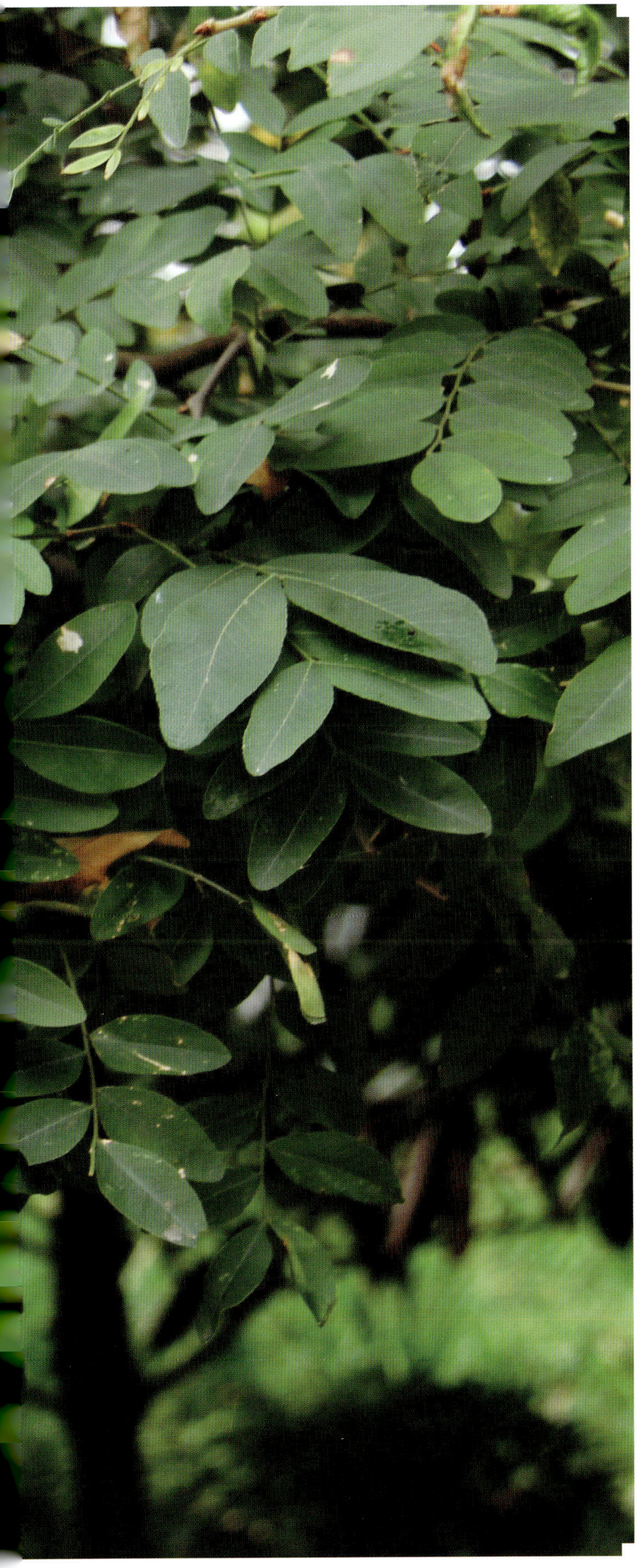

皂角刺

【水药名】梅皂角。

【别　名】鸡栖子、皂角、大皂荚、悬刀、大皂角。

【来　源】本品为豆科植物皂荚 *Gleditsia sinensis* Lam. 的干燥棘刺。

【性味归经】味辛，性温，微毒。归肝、脾经。

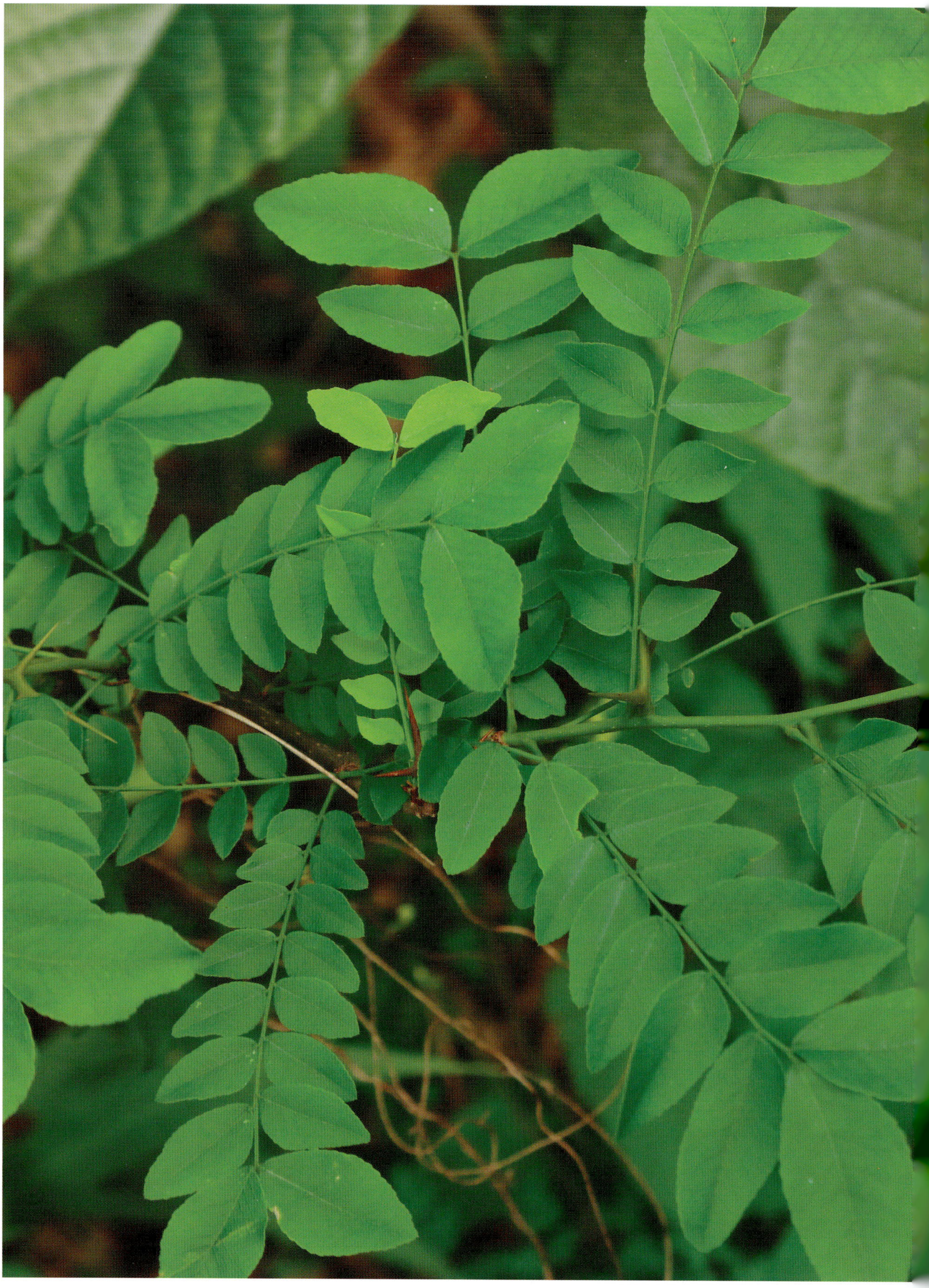

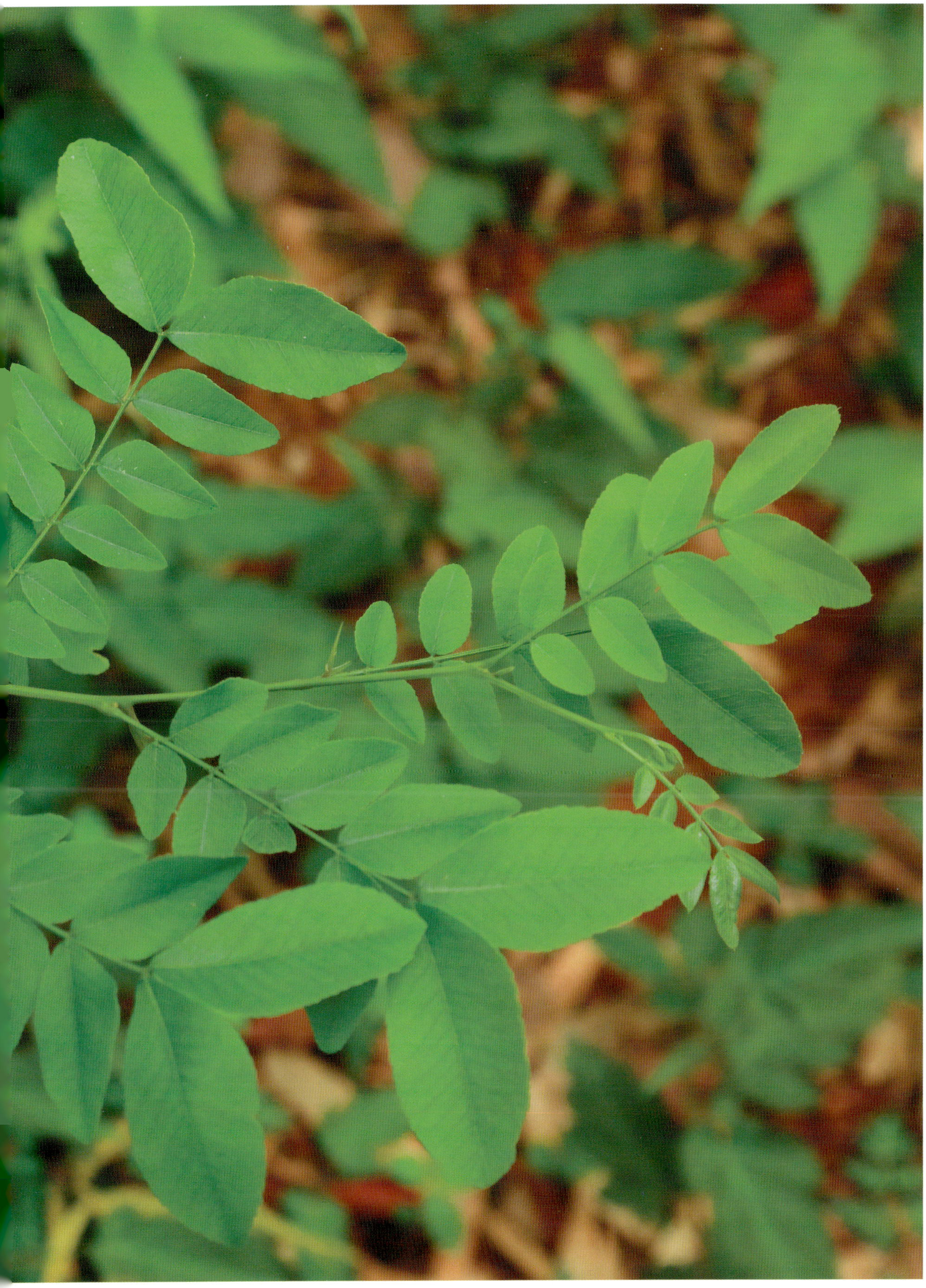

皂荚

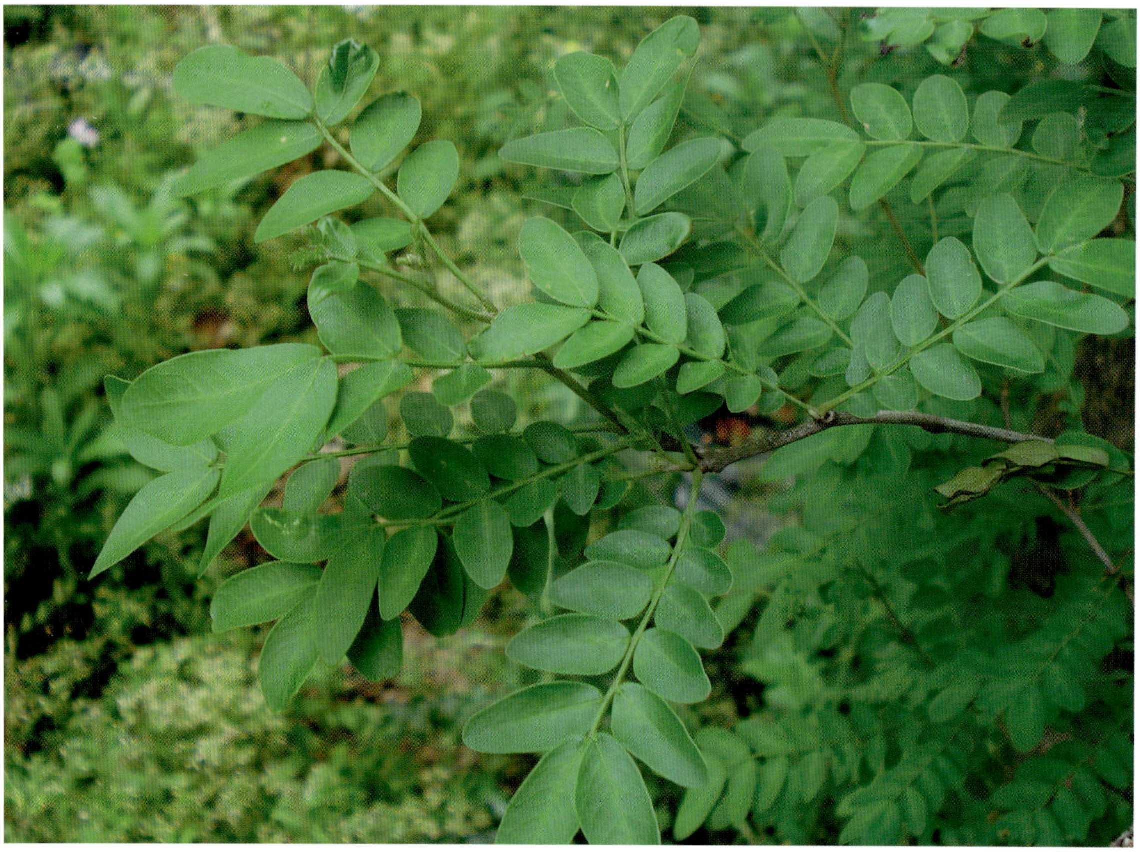

皂荚

识别特征

落叶乔木，高达 15 m。棘刺粗壮，红褐色，常分枝。双数羽状复叶；小叶 4 ~ 7 对，小叶片卵形、卵状披针形或长椭圆状卵形，先端钝，有时稍凸，基部斜圆形或斜楔形，边缘有细锯齿。花杂性，成腋生及顶生总状花序，花部均有细柔毛；花萼钟形，裂片 4，卵状披针形；花瓣 4，淡黄白色，卵形或长椭圆形。荚果直而扁平，有光泽，紫黑色，被白色粉霜。种子多数，扁平，长椭圆形，红褐色，有光泽。花期 5 月，果期 10 月。

生境分布

生长于海拔 650 ~ 1 300 m 的山坡和村旁。分布于东北、华北、华东、中南和贵州、四川等省区。

采收加工

全年均可采，但以 9 月至翌年 3 月间为宜，切片晒干。

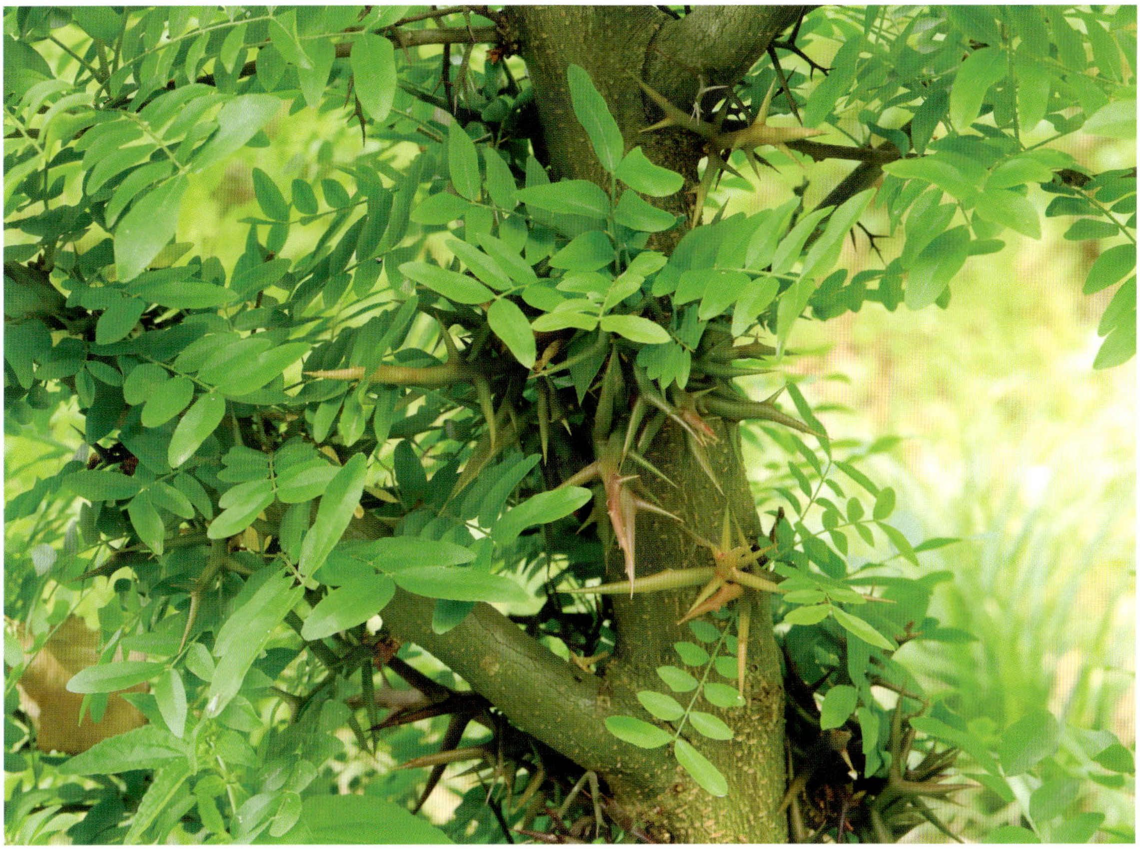

皂荚

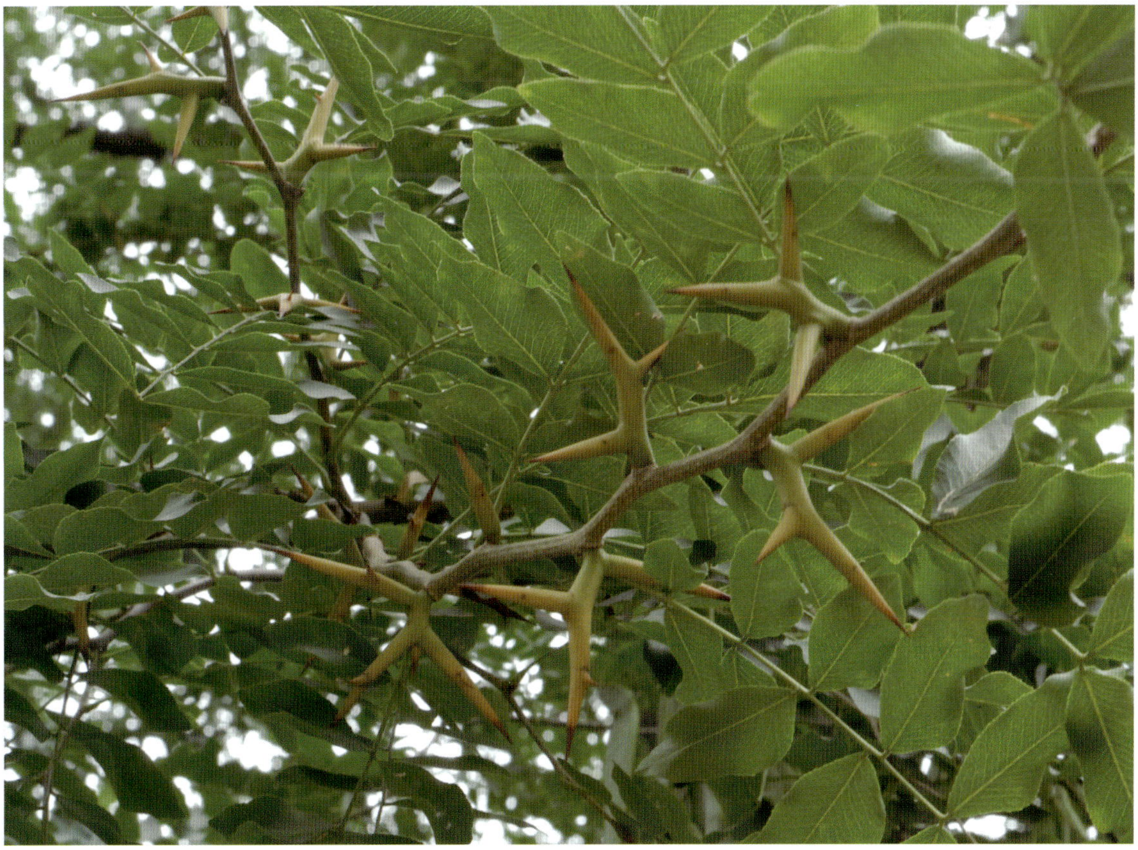

皂荚

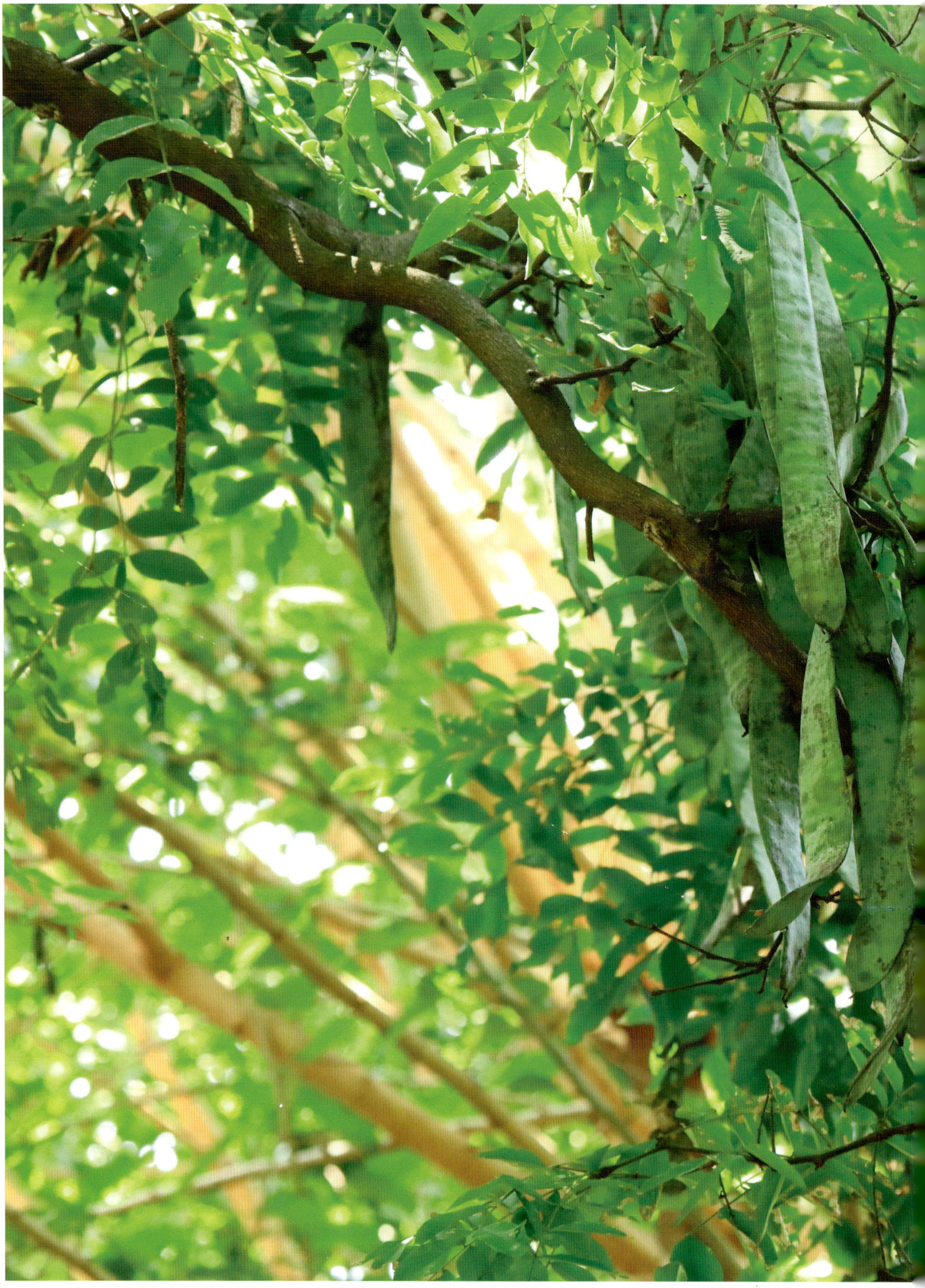

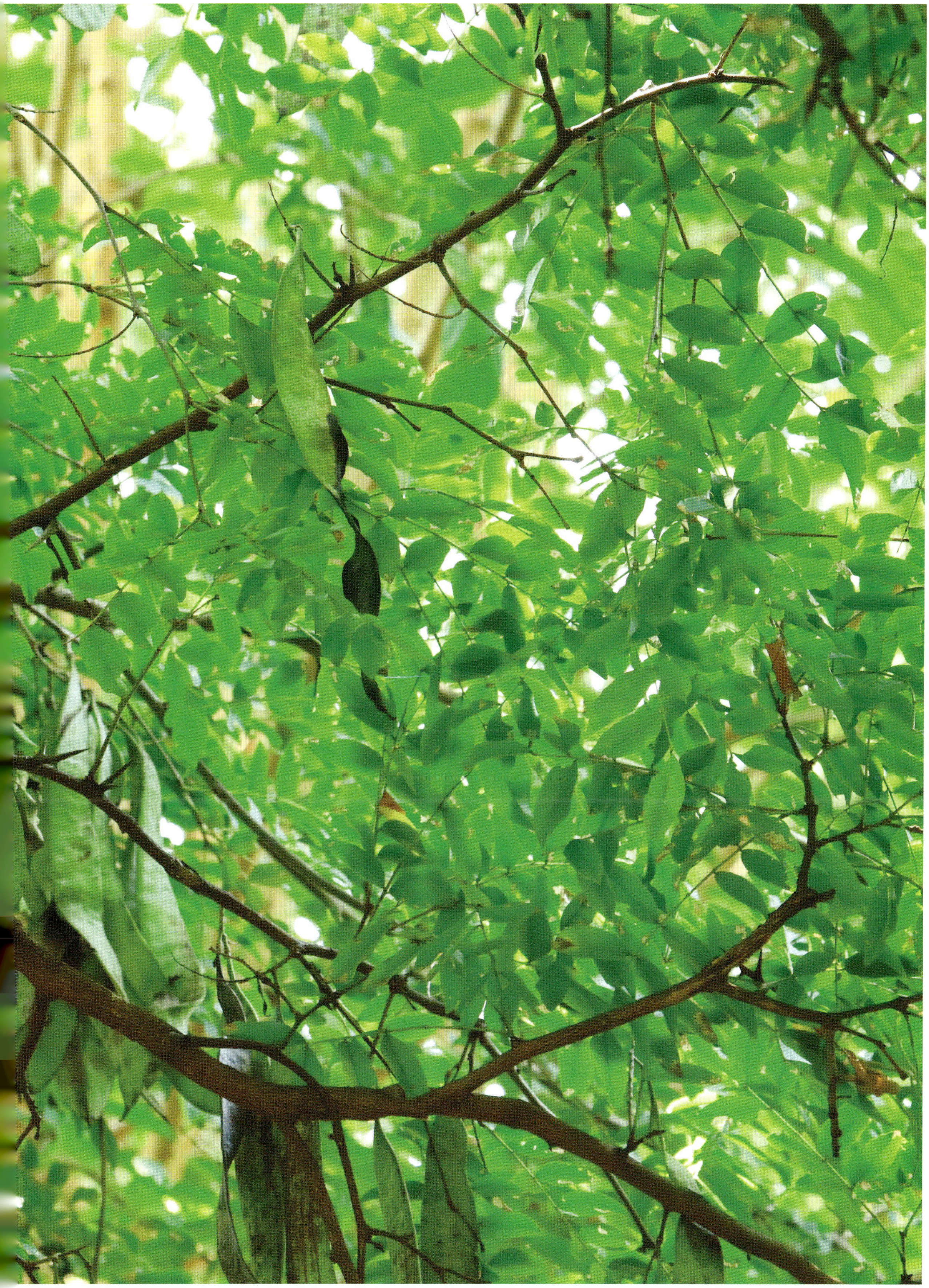

皂荚

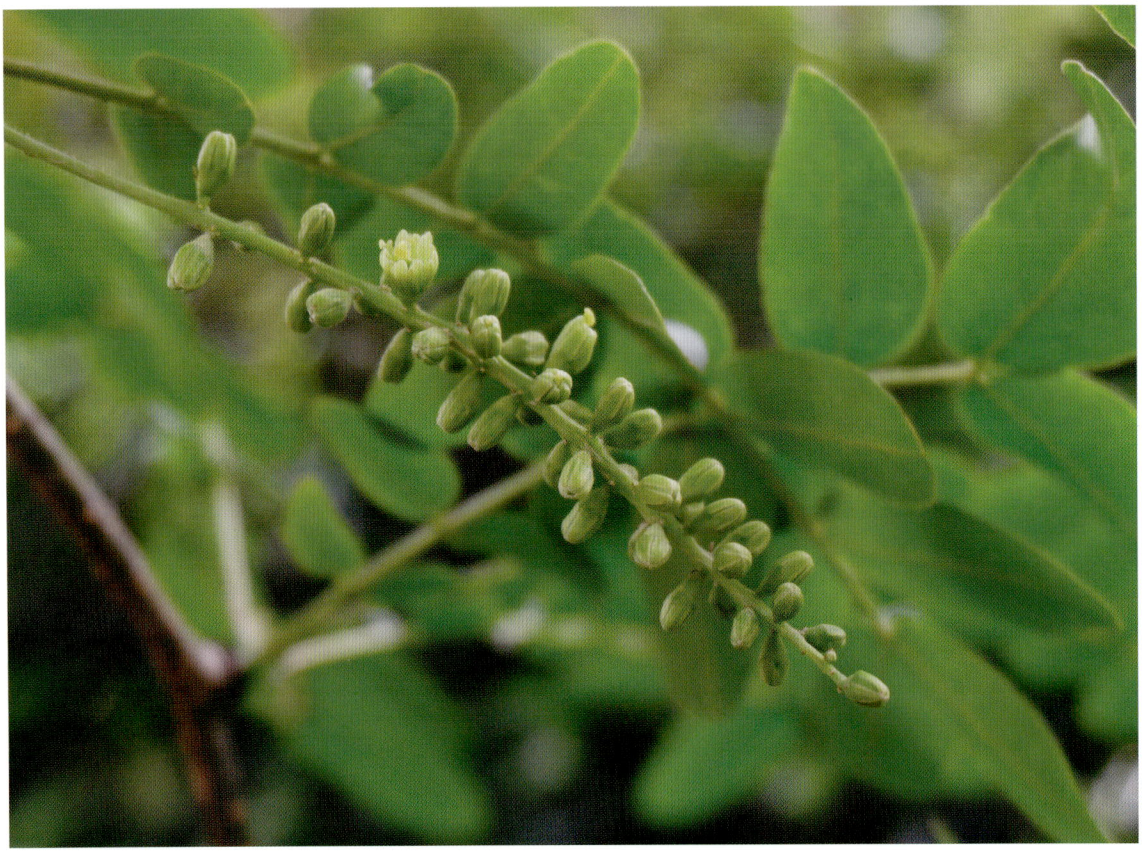

皂荚

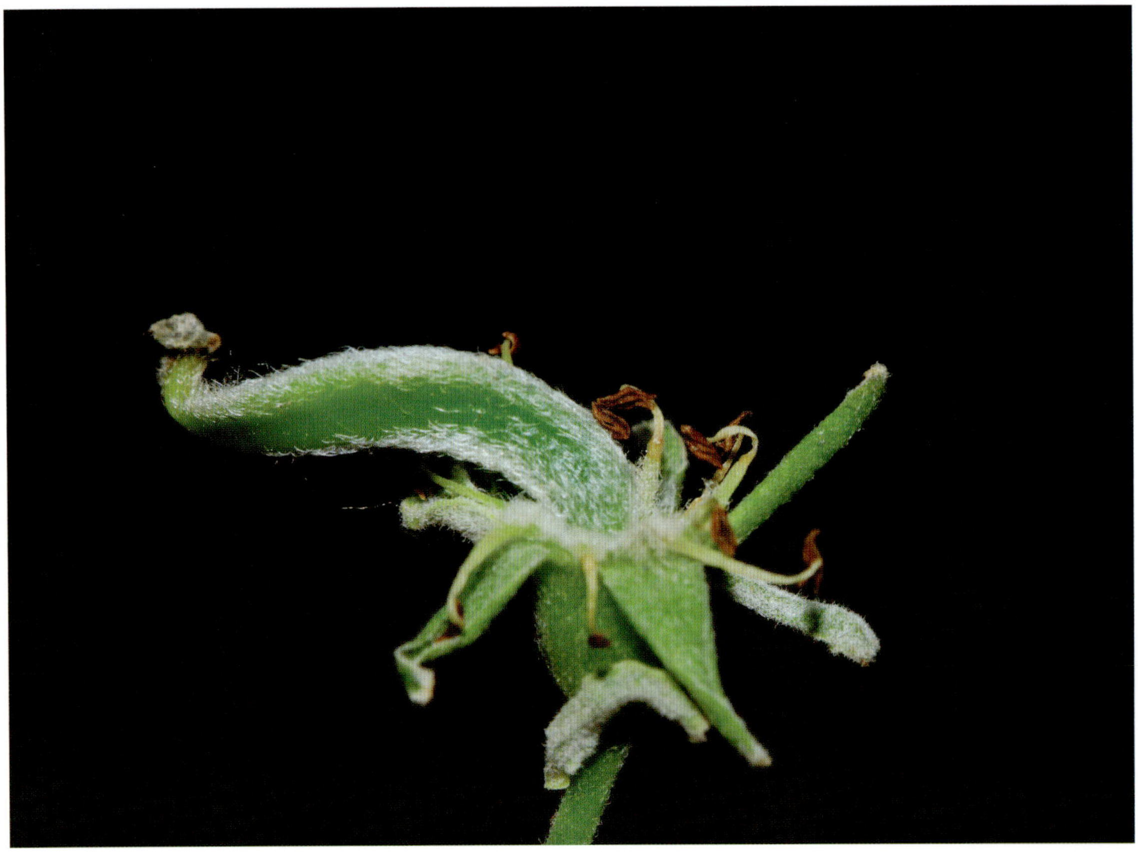

皂荚

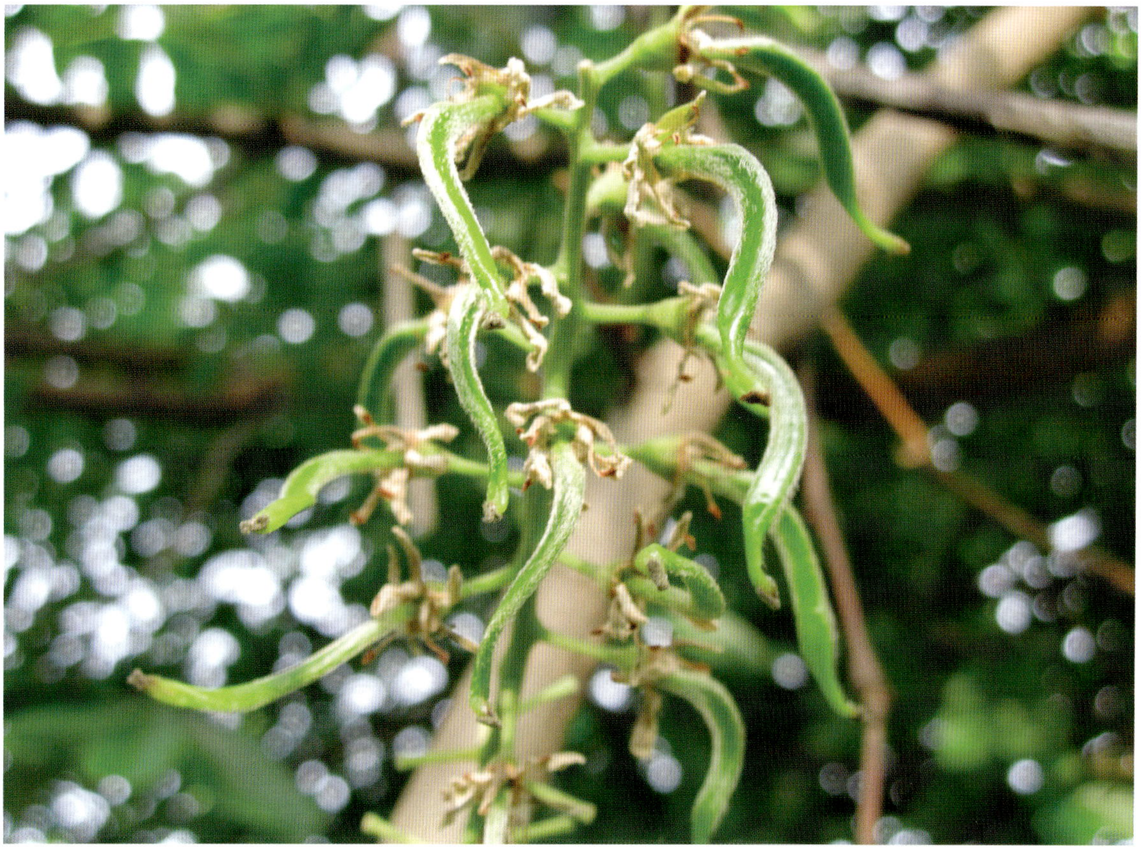
皂荚

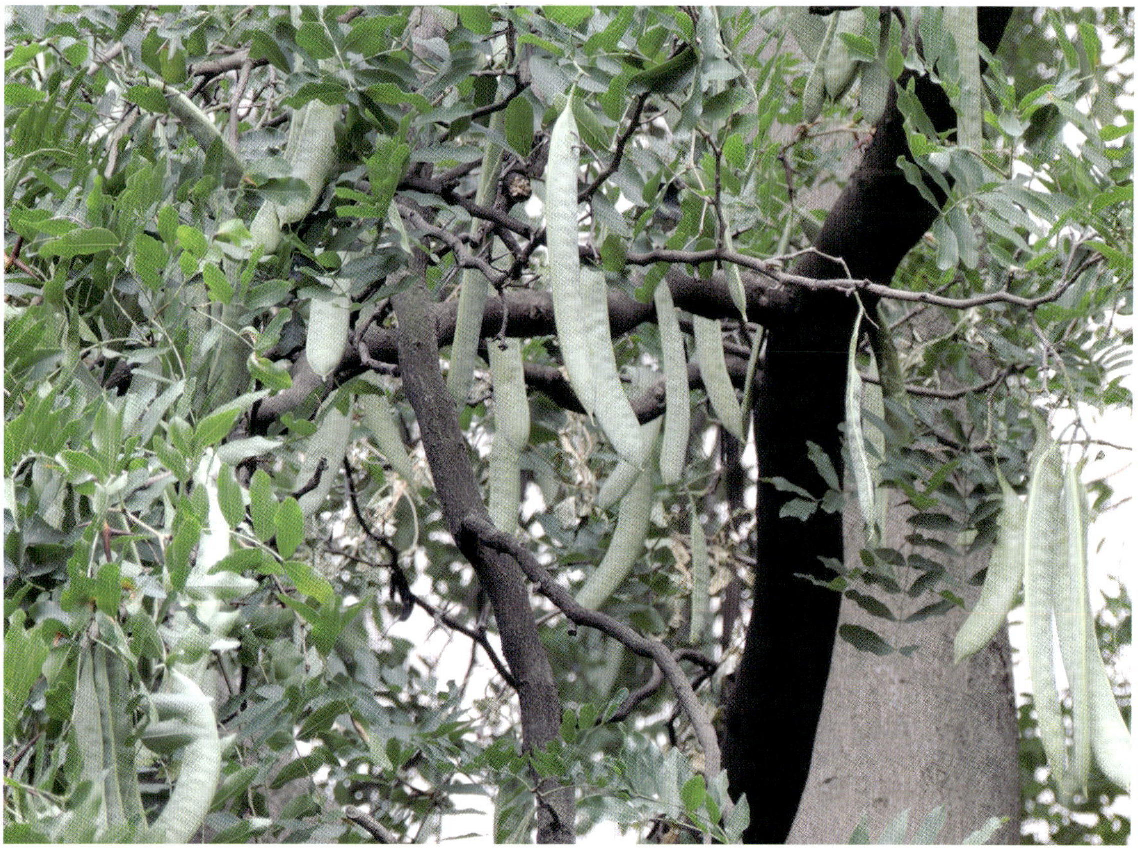
皂荚

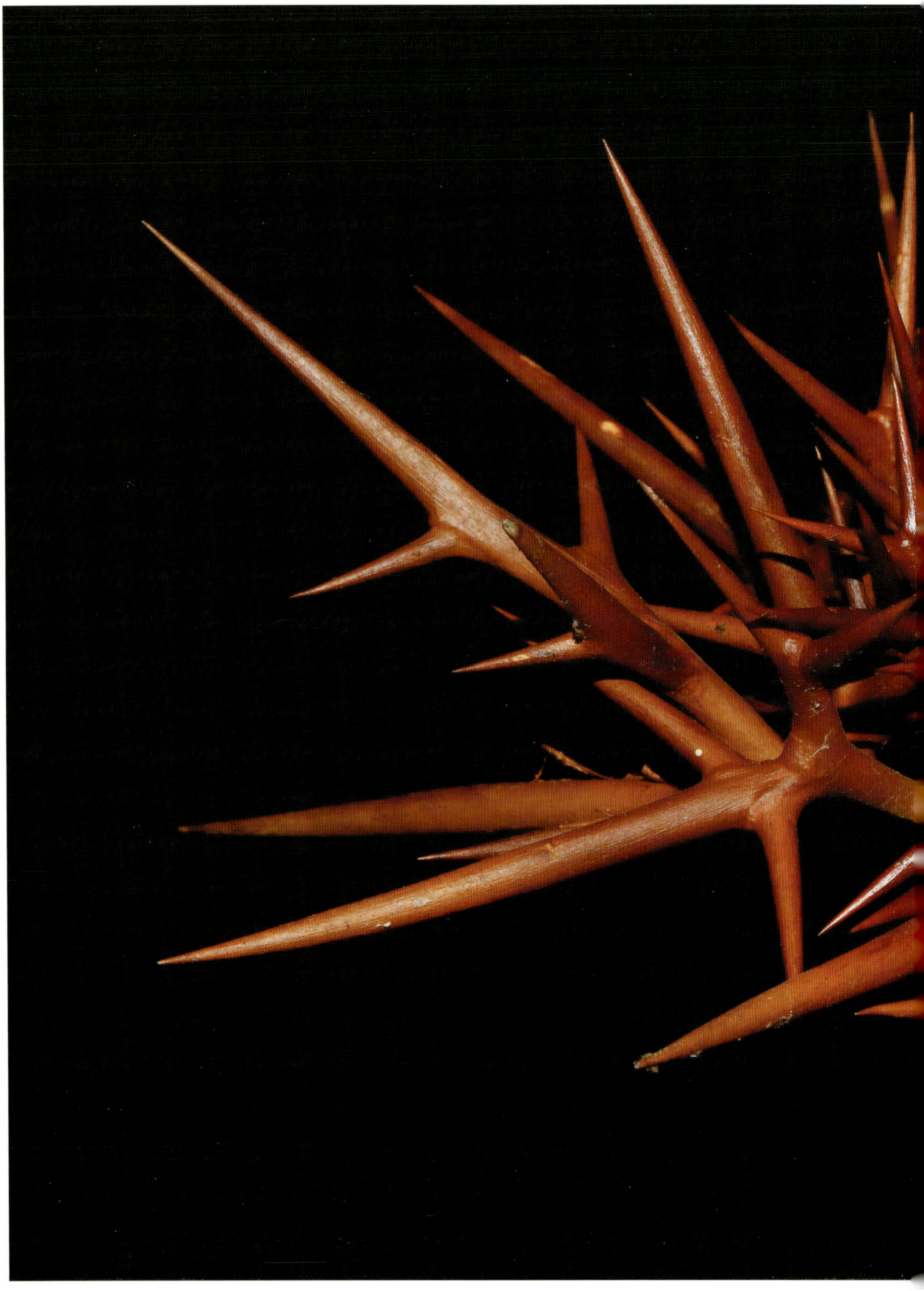

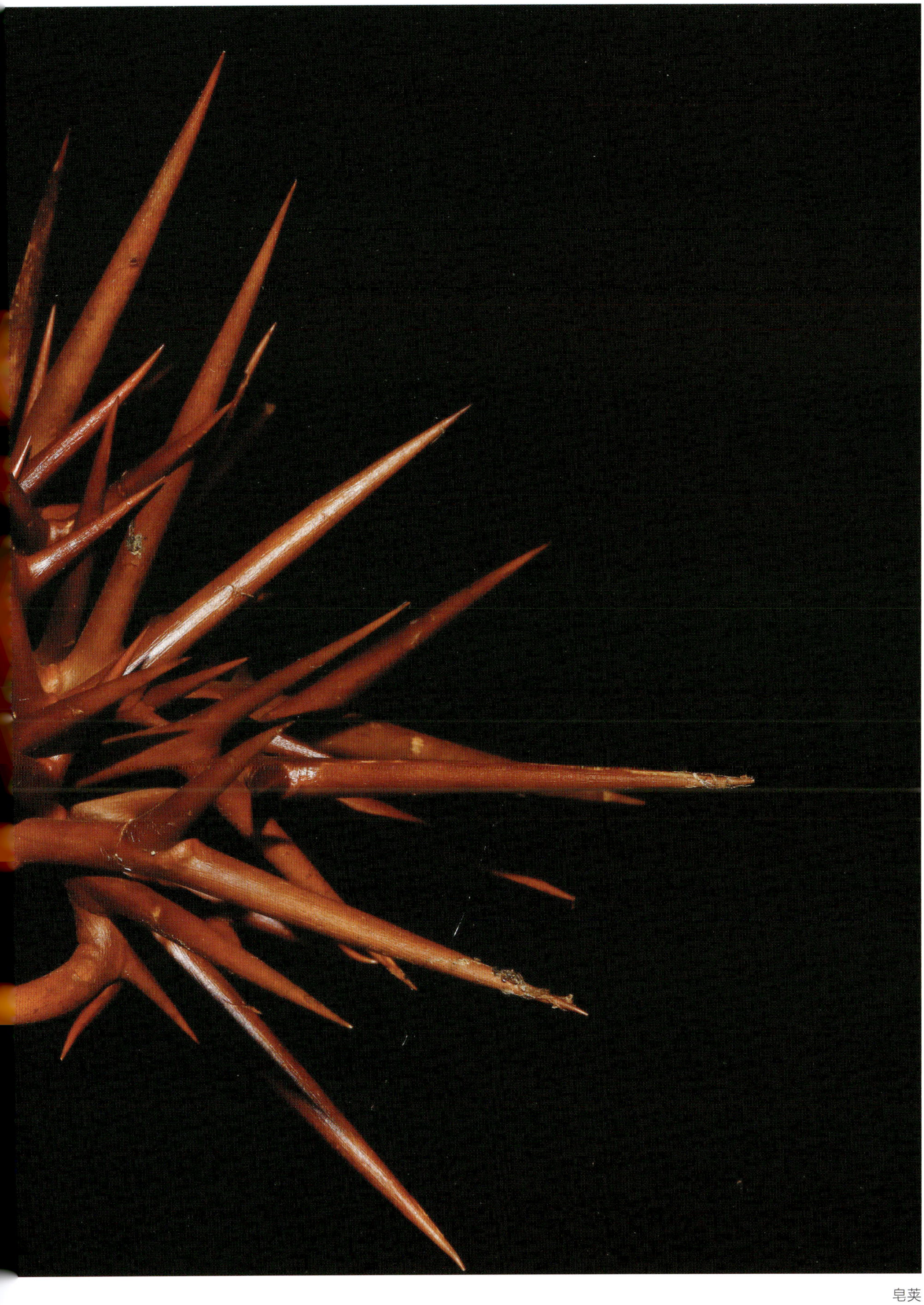

皂荚

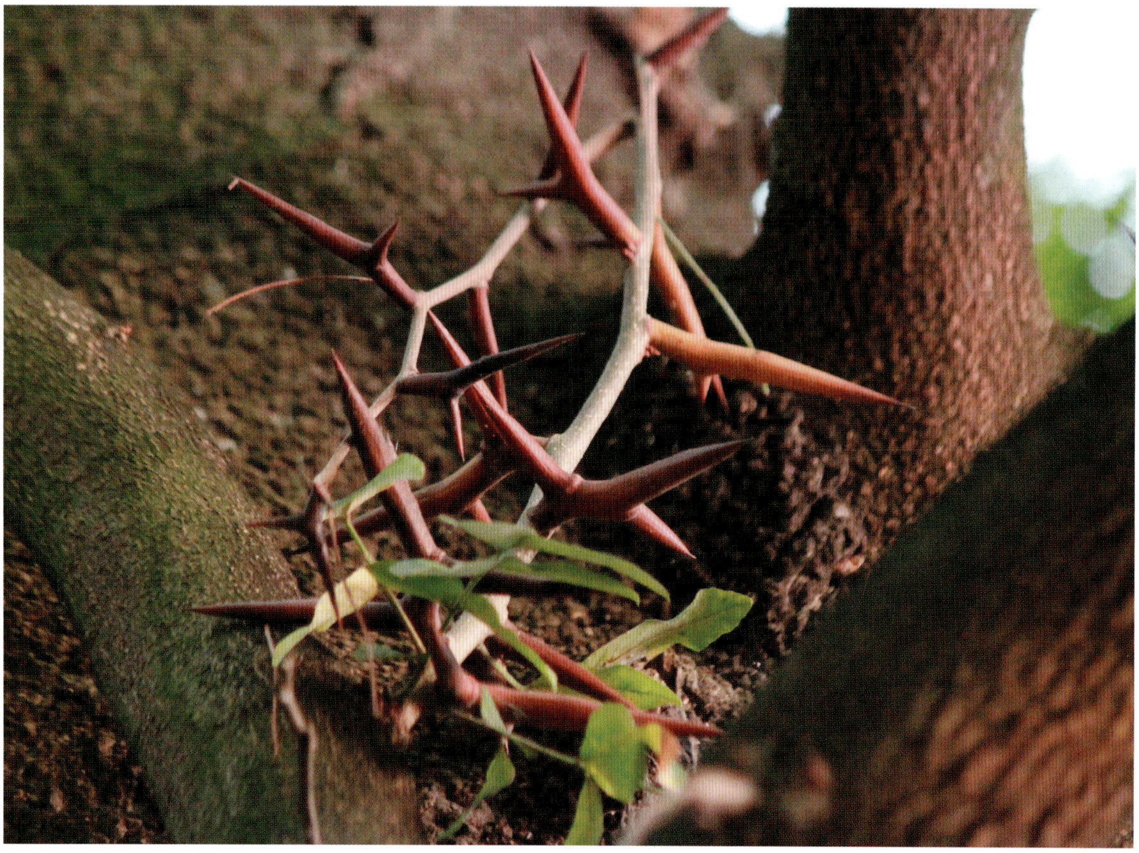

皂荚

药材鉴别

本品完整的棘刺为主刺及 1 ~ 2 次分支；扁圆柱状，长 5 ~ 18 cm，基部粗 8 ~ 12 mm，末端尖锐；分支刺螺旋形排列，与主刺呈 60° ~ 80° 角，向周围伸出，一般长 1 ~ 7 cm；于次分支上又常有更小的刺，分支刺基部内侧常呈小阜状隆起；全体紫棕色，光滑或有细皱纹。体轻，质坚硬，不易折断。以片薄、纯净、无枝梗、色棕紫、切片中间棕红色者为佳。

功效主治

祛风痰，除湿毒，杀虫。主治中风口眼斜，头风头痛，咳嗽痰喘，肠风便血，下痢噤口，痈肿便毒，疮癣疥癞。

用法用量

内服：10 ~ 15 g，煎汤；研末或入丸剂。外用：煎汤洗，捣敷或烧存性研末敷。

民族药方

1. 缩舌症 皂角刺适量。用木炭火炮后浸水服；或皂角刺粉末由鼻吹入。

2. 痔瘘 皂角刺（去尖）125 g，马陆 5 条。将皂角刺加水煎汤，将马陆加酒 125 mL 蒸汁。内服皂角刺煎汤，服后则流黄水；待黄水流尽，休息 2 日，内服马陆酒，服后则流青水；待流尽后，取出蒸过之马陆，捣烂敷患处，即愈。

3. 乳痈 皂角刺 6 g，蒲公英、海桐皮、夏枯草各 15 g，野菊花 9 g。煨水服。

4. 急性扁桃体炎 皂角刺 9 g。水煎，早晚 2 次分服。

5. 乳汁不足 皂角刺、王不留行各 6 g，黄芪 15 g，猪蹄 2 只。煎煮至肉烂，去药渣，吃肉喝汤。

6. 鼻咽癌 皂角刺 360 g。煎汤至黄酒色，每日 3 次，分 2 日服完。

7. 产后乳汁不泄 皂角刺、蔓荆子各等份。烧存性，研为细末，每温酒服 6 g。

8. 肠粘连 皂角刺、生黄芪各 30 g。武火烧开，文火煮至黏稠，去渣用液，加粳米 50 ~ 100 g，煮粥喝，15 日为 1 个疗程。

使用注意

孕妇忌服。

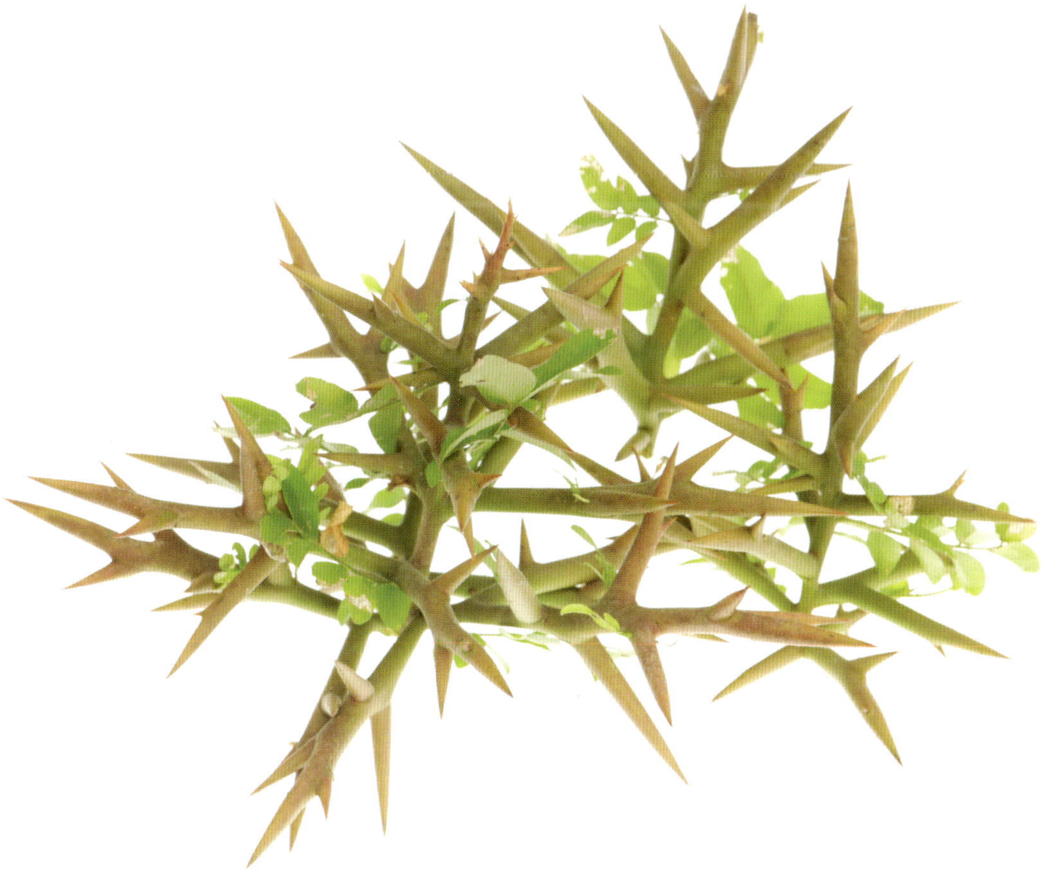

皂角刺药材

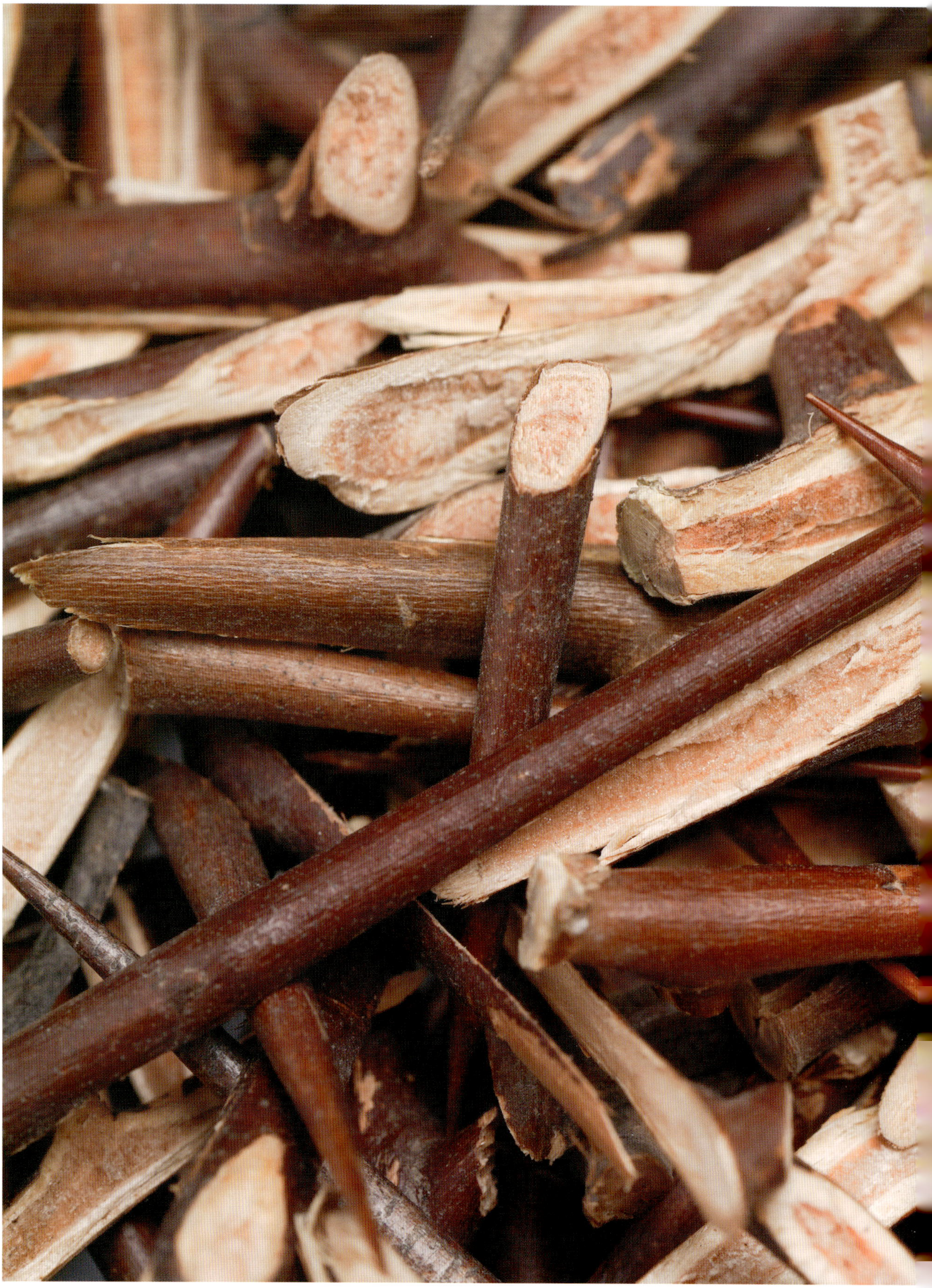

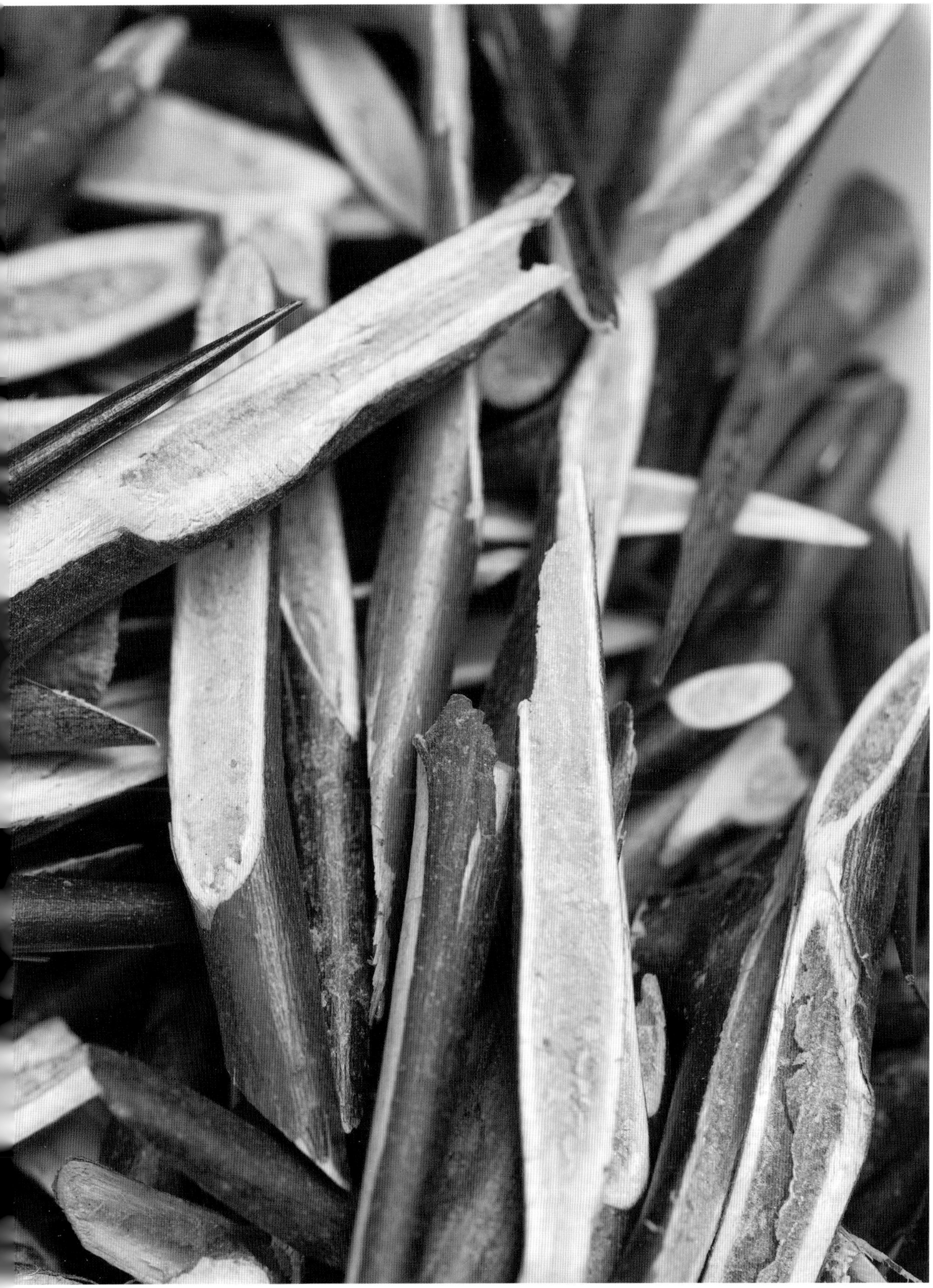

皂角刺饮片

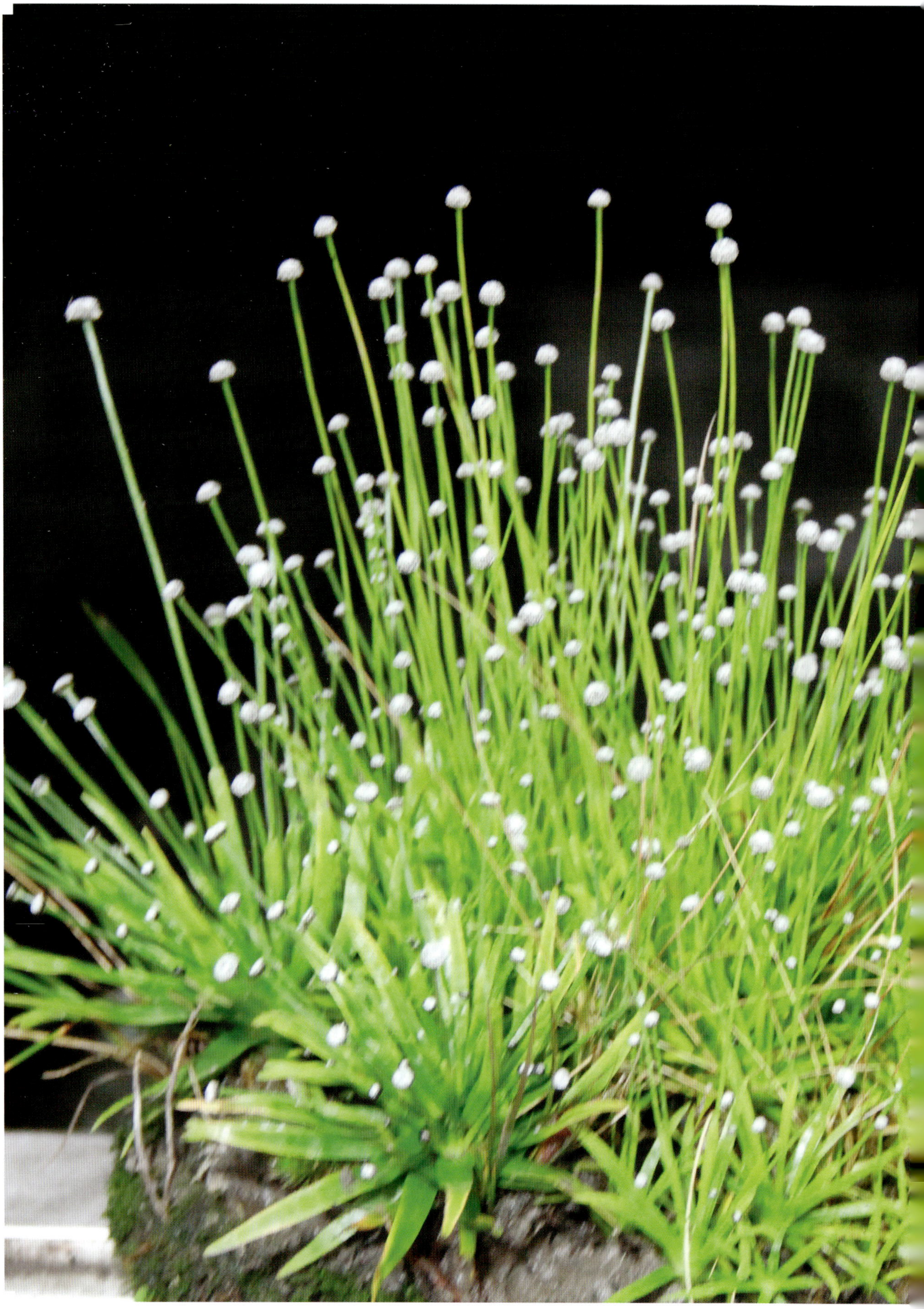

谷精草

【水药名】要乍梗。

【别　名】耳朵刷子、挖耳朵草、珍珠草、鼓槌草、衣钮草、谷精珠、谷桩草。

【来　源】本品为谷精草科植物谷精草 *Eriocaulom buergerianum* Koern. 的带花茎的头状花序。

【性味归经】味甘，性平。归肝、肺经。

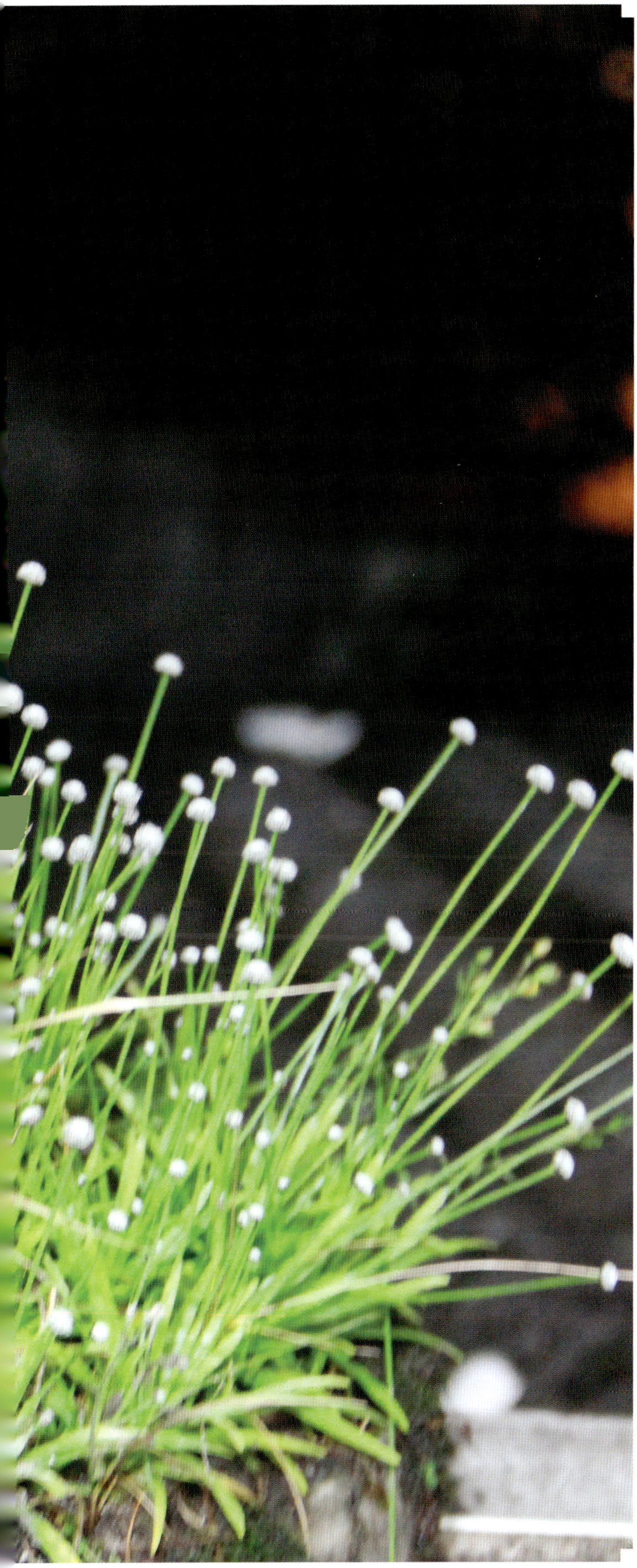

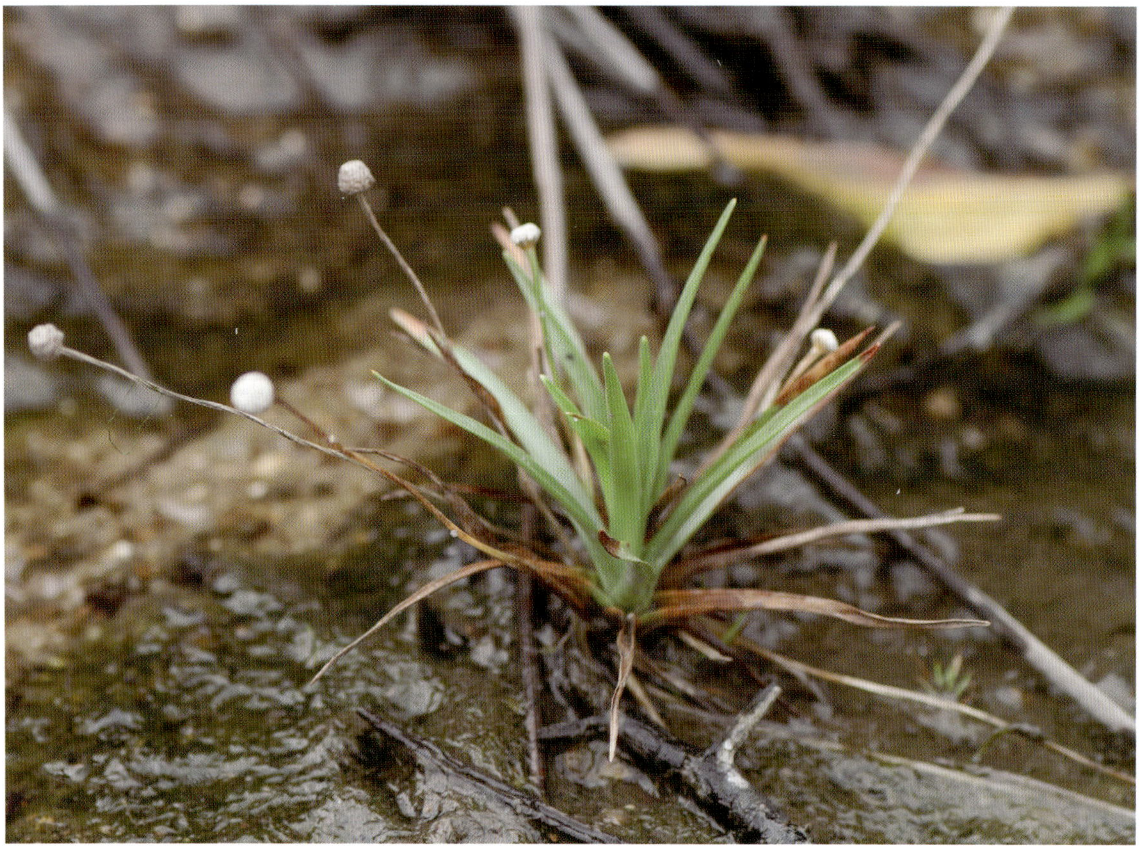

谷精草

识别特征

一年生草本，叶簇生，线状披针形，长 8 ~ 15 cm，中部宽 0.3 ~ 0.4 cm，先端稍钝，无毛。花茎多数，簇生，长可达 20 cm，呈向上辐射。基部宽 4 ~ 6 mm。头状花序球形，顶生，直径 4 ~ 6 mm；总苞片倒卵形，苞片膜质，楔形，于背面上部及边缘密生白色棍状短毛；花单性，生长于苞片腋内，雌雄花生于同一花序上，有短花梗；雄花少数，生于花序中央，萼片愈合成佛焰苞状，倒卵形，侧方开裂，先端 3 浅裂，边缘有短毛；花瓣连合成倒圆锥形的管，先端 3 裂，裂片卵形，上方有黑色腺体 1 枚，雄蕊 6，花药圆形，黑色；雌花多数，生于花序周围，几无花梗；花瓣 3，离生，匙状倒披针形，上方的内面有黑色腺体 1 枚，质厚；子房 3 室，各室具 1 胚珠，柱头 3 裂。蒴果 3 裂。花期 6—11 月。

生境分布

生长于水稻或池沼边潮湿处。分布于贵州、安徽、江苏、浙江、广东、广西、湖南、湖北、云南、四川等省区。

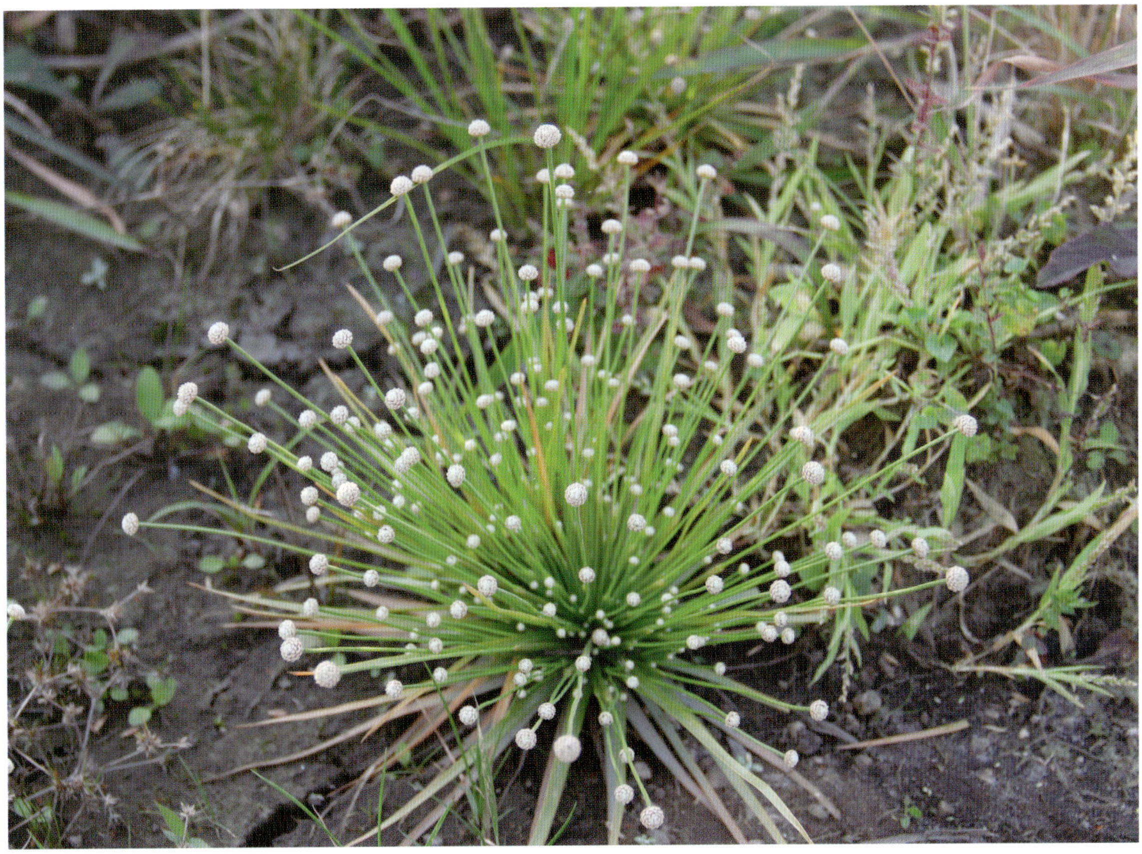

谷精草

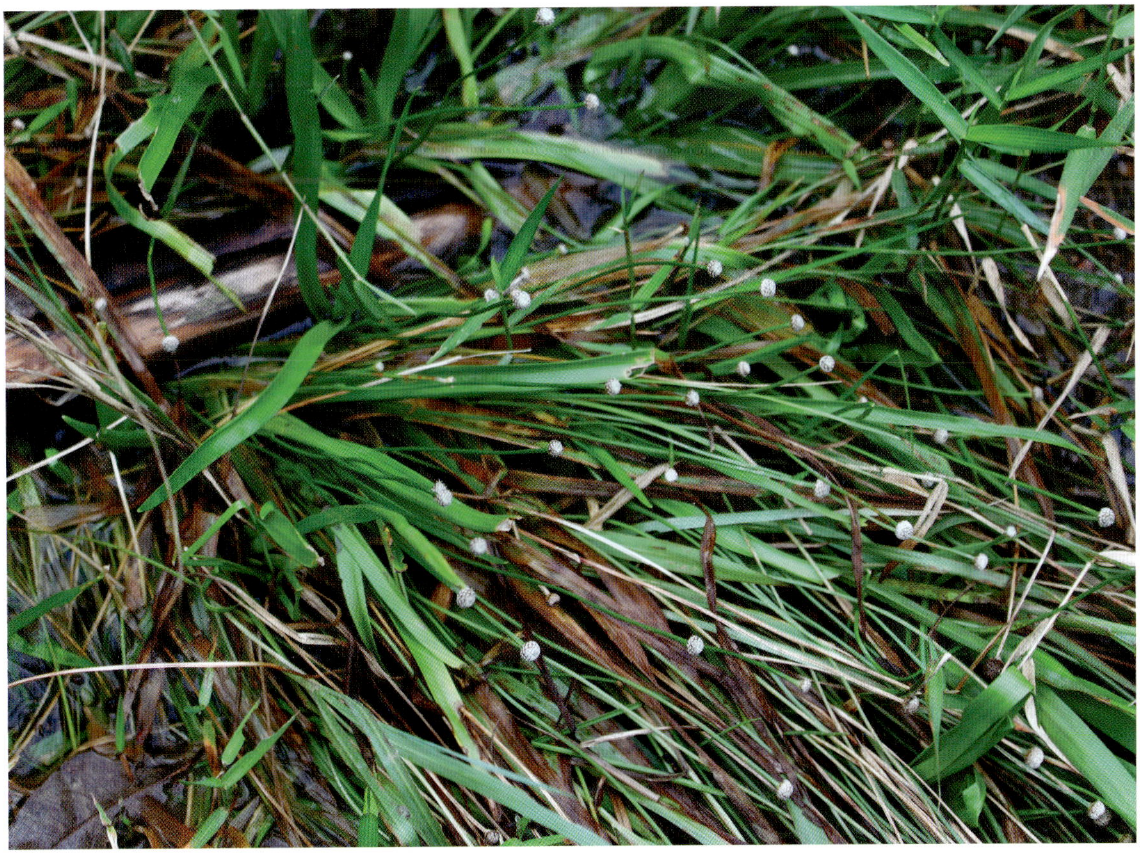

谷精草

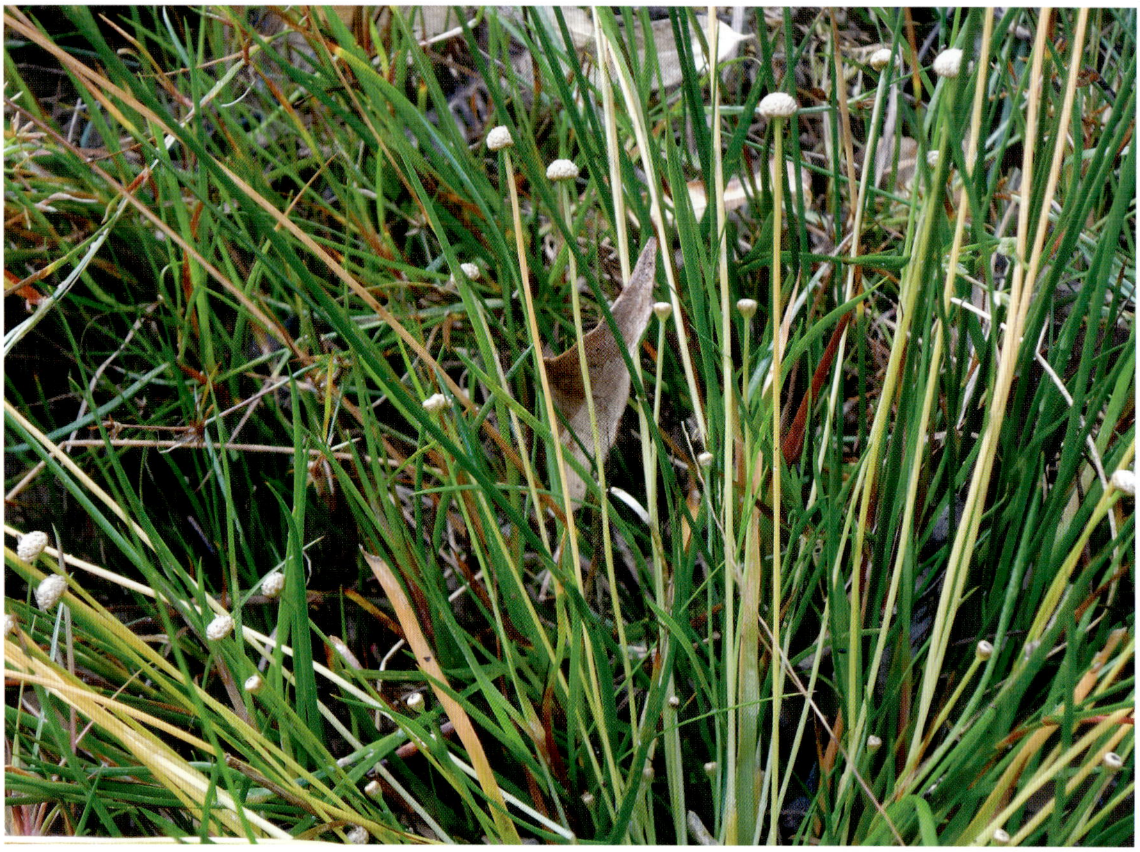

谷精草

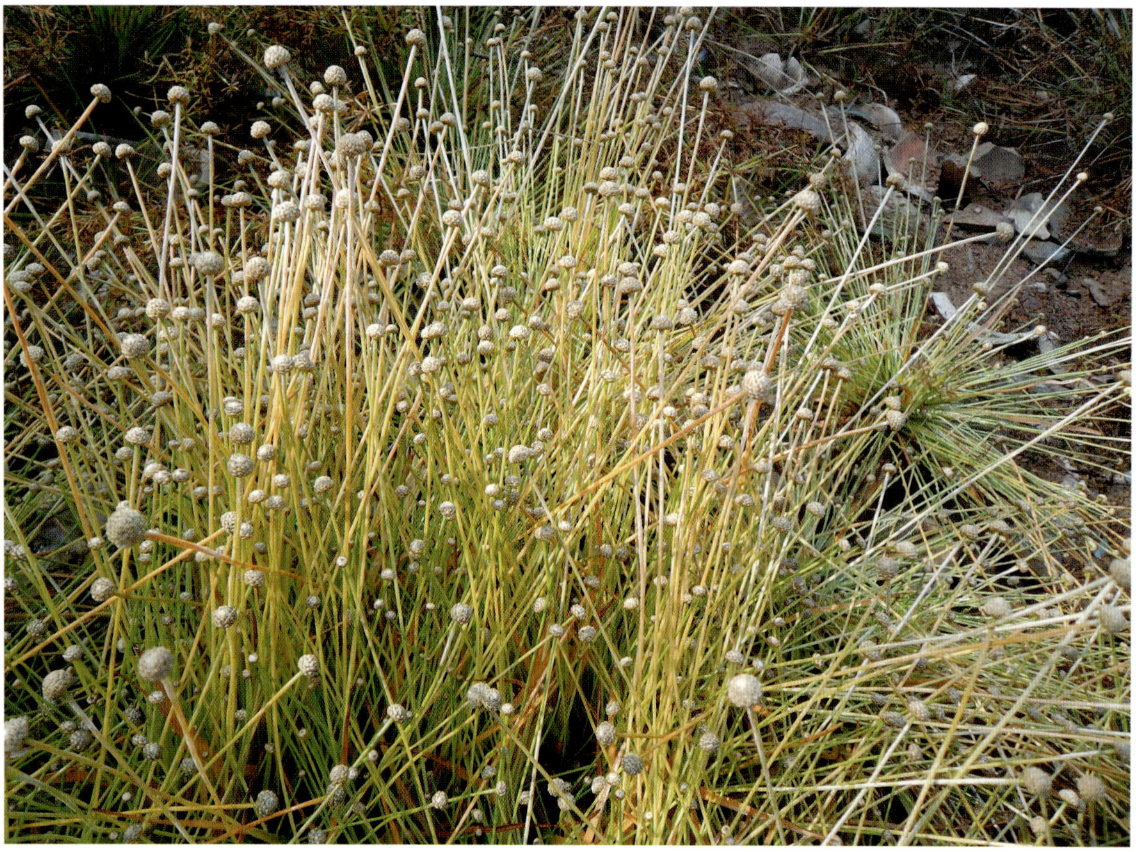

谷精草

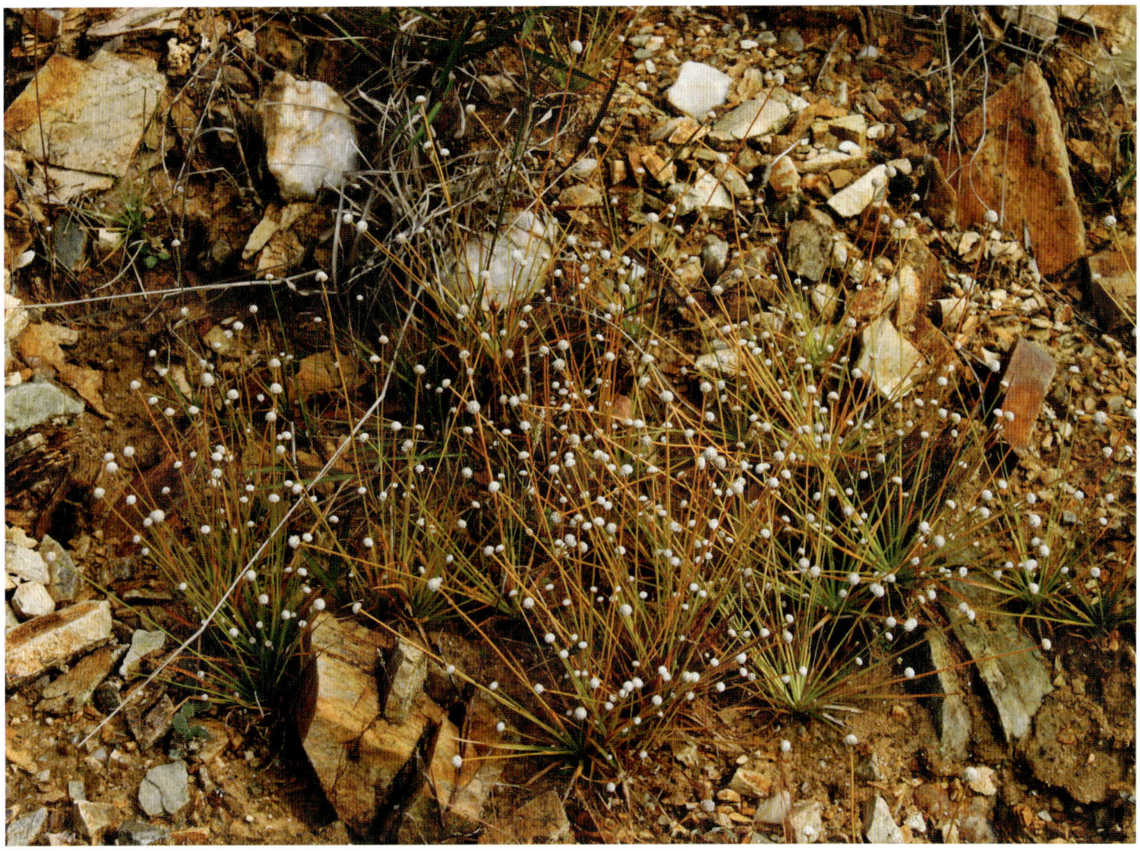

谷精草

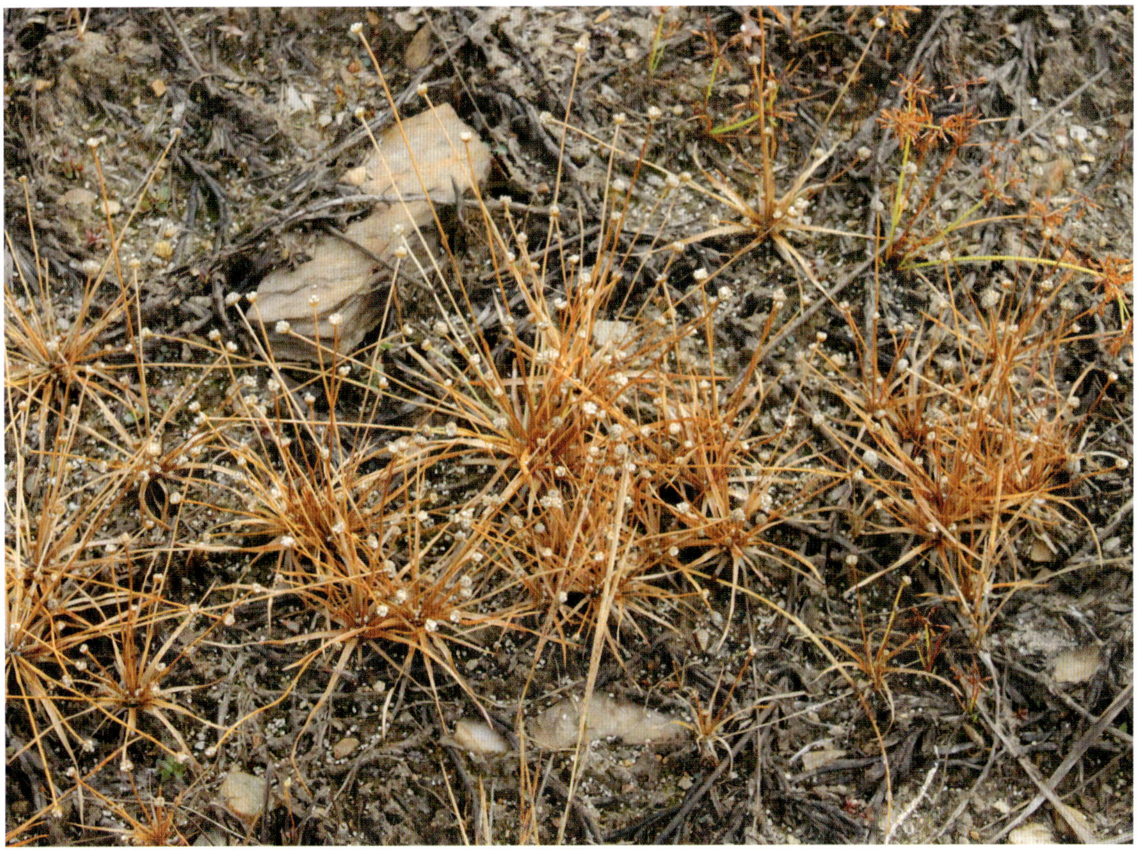

谷精草

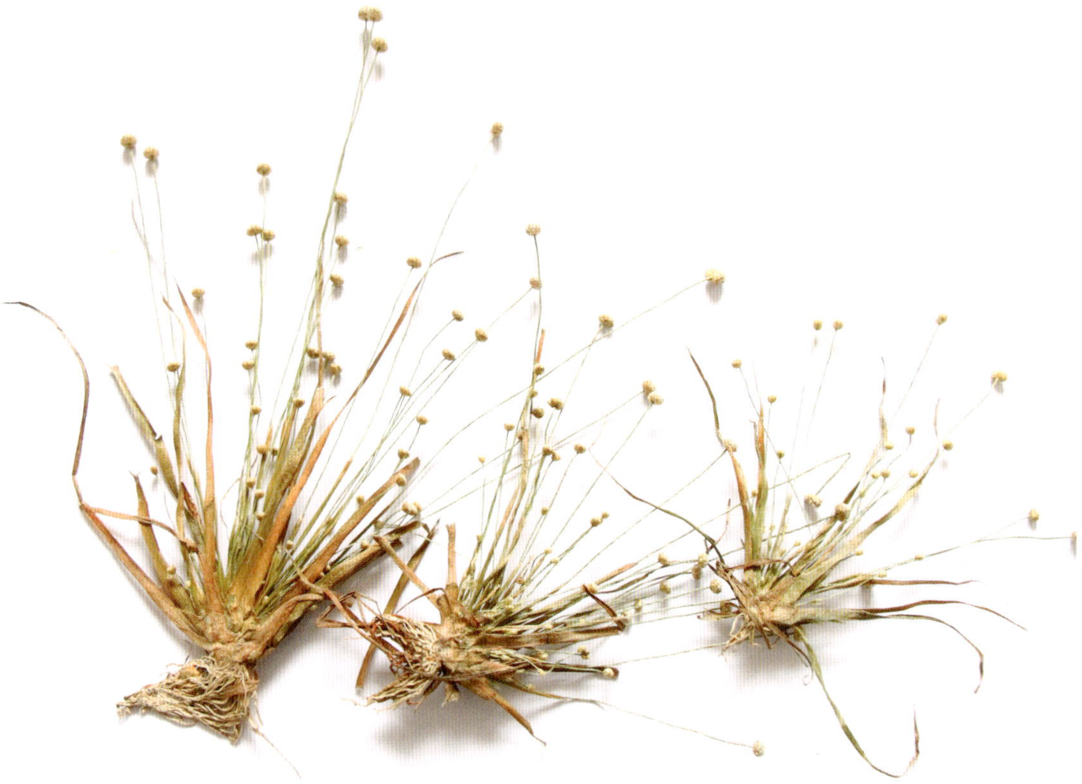

谷精草药材

采收加工

秋季采收，将花茎拔出，除净泥土杂质，晒干。

药材鉴别

本品为带花茎的头状花序，多扎成小把。全体呈淡棕色。花茎纤细，长 14 ~ 24 cm，直径不及 1 mm，表面淡黄绿色，有 4 ~ 5 条扭曲棱线，质柔软，不易折断。头状花序半球形，直径 4 ~ 5 mm；底部有黄白色总苞，总苞片膜质，倒卵形，紧密排列成盘状。小花数十朵，灰白色，排列甚密，表面附有白粉。用手搓碎花序，可见多数黑色花药及细小灰绿色未成熟的果实。气微，味淡。以花序大而紧、色灰白，花茎短、色黄绿者为佳。

功效主治

疏散风热，明目，退翳。主治风热目赤，肿痛羞明，眼生翳膜，风热头痛。

用法用量

内服：10 ~ 30 g，煎汤；或研末，作丸、散服。

民族药方

1．目生翳子 谷精草 15 g，防风 12 g。水煎服。

2．迎风流泪，目痒 谷精草、石决明各 15 g，龙胆草 6 g。水煎服。

3．小儿肝热，手足掌心热 谷精草全草 30 ~ 60 g，猪肝 60 g。加开水炖 1 小时服，每日 1 ~ 2 次。

4．眉棱骨痛 谷精草 12 g，地龙、乳香各 15 g。共为细末，每次用 2.5 g，于管中烧烟，随左右熏鼻。

5．偏正头痛 谷精草 50 g，麦面适量。调糊状贴痛处，至干又换，反复几次。

6．鼻衄不止 谷精草适量。研细末，冲入麦面汤 10 mL 调匀，服之即止。

7．小儿中暑吐泄烦渴 谷精草适量。烧灰存性，捣为末，每次用米汤水服 3 g，每日 3 次。

使用注意

血虚病目者禁用。

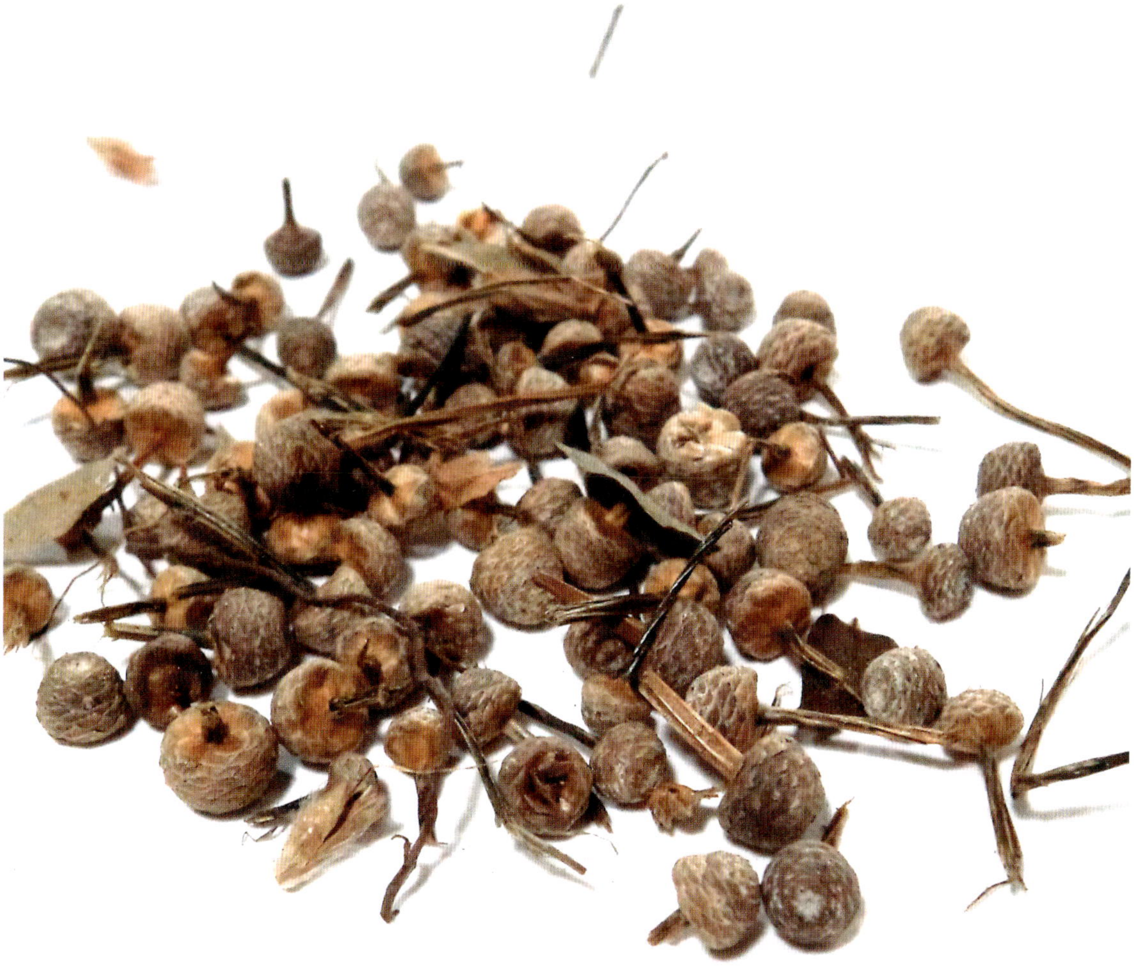

谷精草饮片

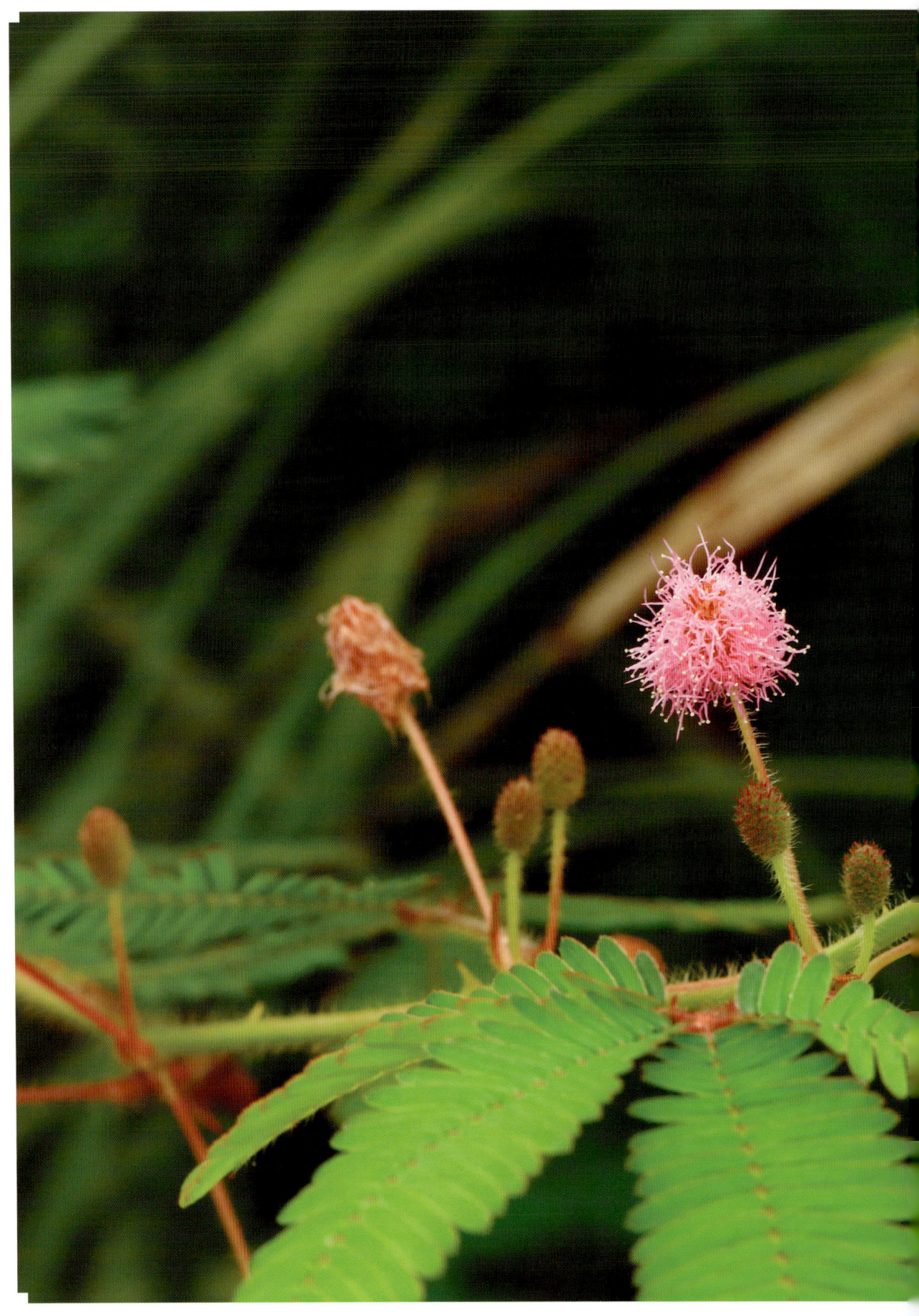

含羞草

【水 药 名】骂谢溜。

【别　　名】知羞草、怕羞草、怕丑草、害羞草。

【来　　源】本品为豆科植物含羞草 *Mimosa Pudica L.* 的全草。

【性味归经】味甘，性寒。归心、肝、胃、大肠经。

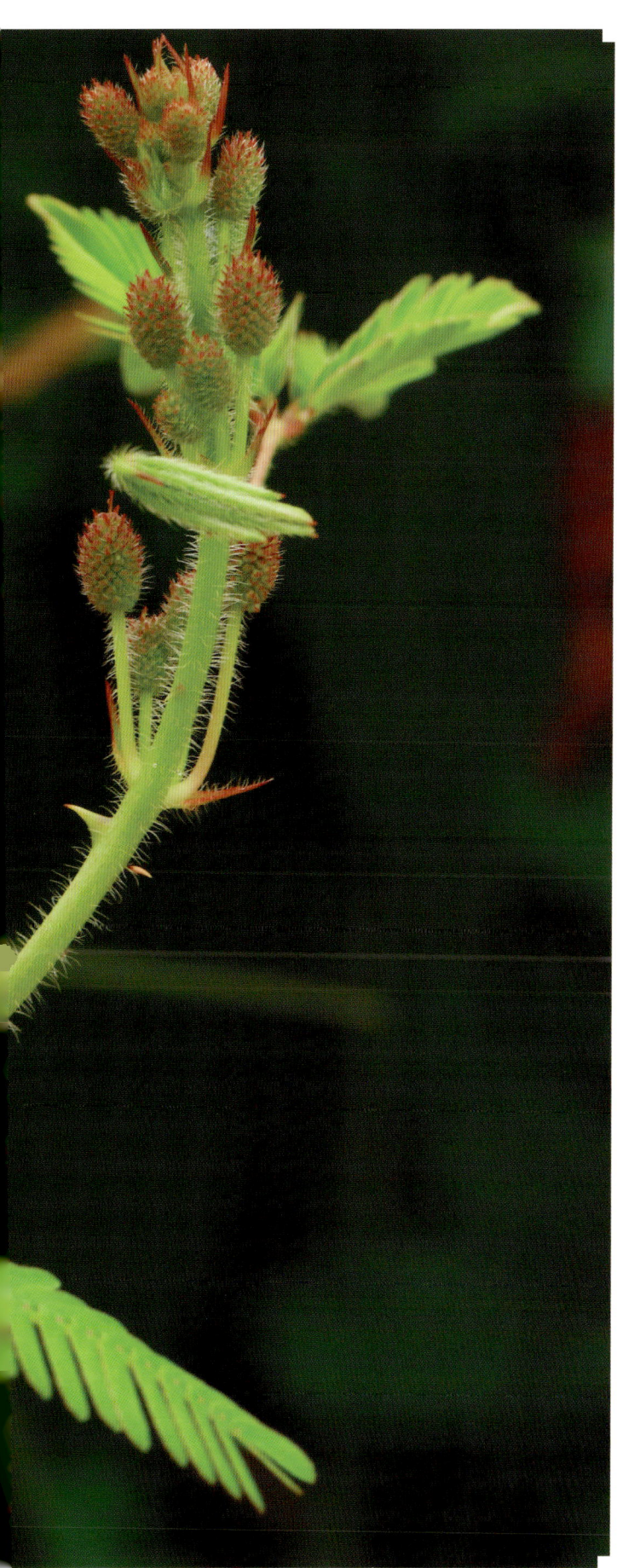

含羞草

识别特征

直立或蔓生或攀缘半灌木，高可达 1 m，有散生利刺及无数倒生刺毛。羽片通常 4 枚，掌状排列；小叶多数，触之即闭合而下垂，矩圆形，长 8 ～ 13 cm，先端短尖。有散生刺毛，无柄。头状花序具长柄，单生或 2 ～ 3 个生长于叶腋，直径约 1 cm；花淡红色，极多；花冠下部合生，上部 4 裂，三角形，雄蕊 4，花丝长，伸出；子房有短柄，花柱丝状，柱头顶生。荚果扁平，稍外弯，多数，长 1 ～ 2 cm，顶端有喙，有 3 ～ 5 节，每节有 1 颗种子，成熟时节脱落。花期 3—10 月，果期 5—11 月。

生境分布

生长于低山平坝、草地、灌木丛中。分布于华东、华南和西南地区。

采收加工

夏季采收全草，除去泥沙，洗净，鲜用，或扎成把，晒干。

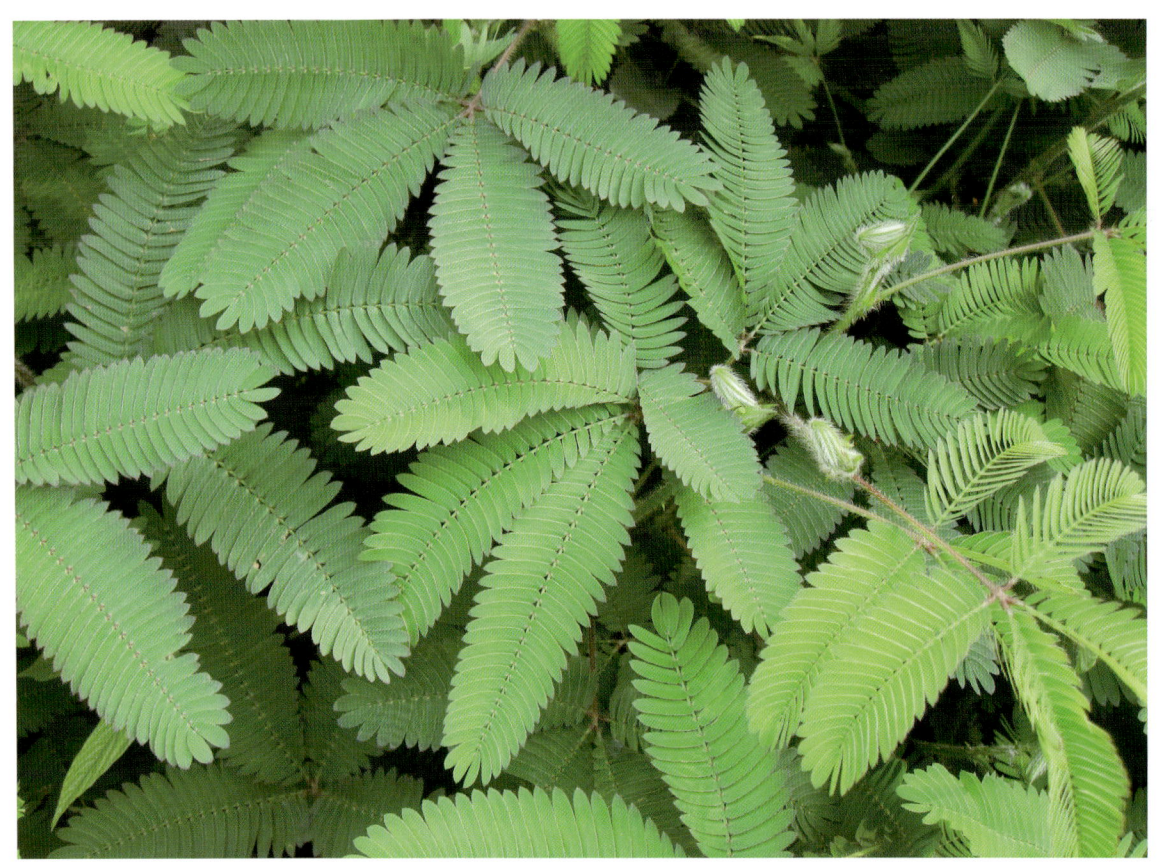

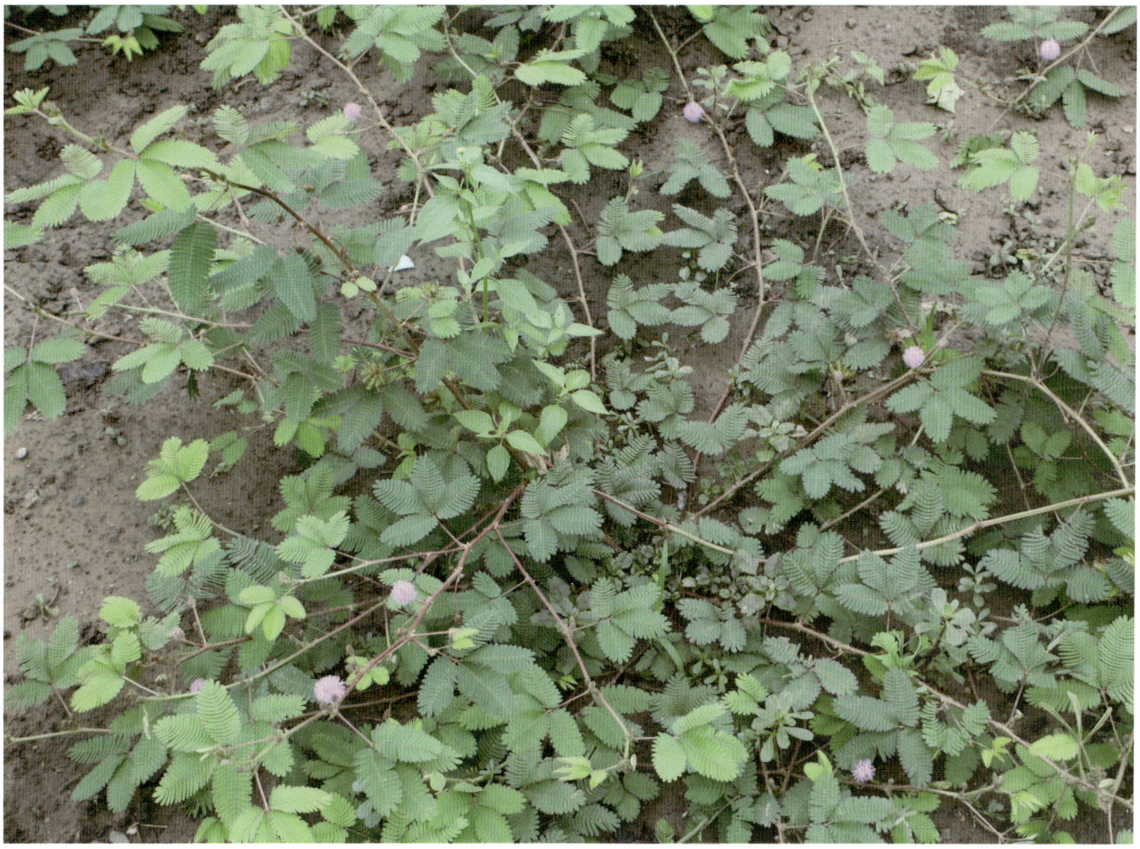

含羞草

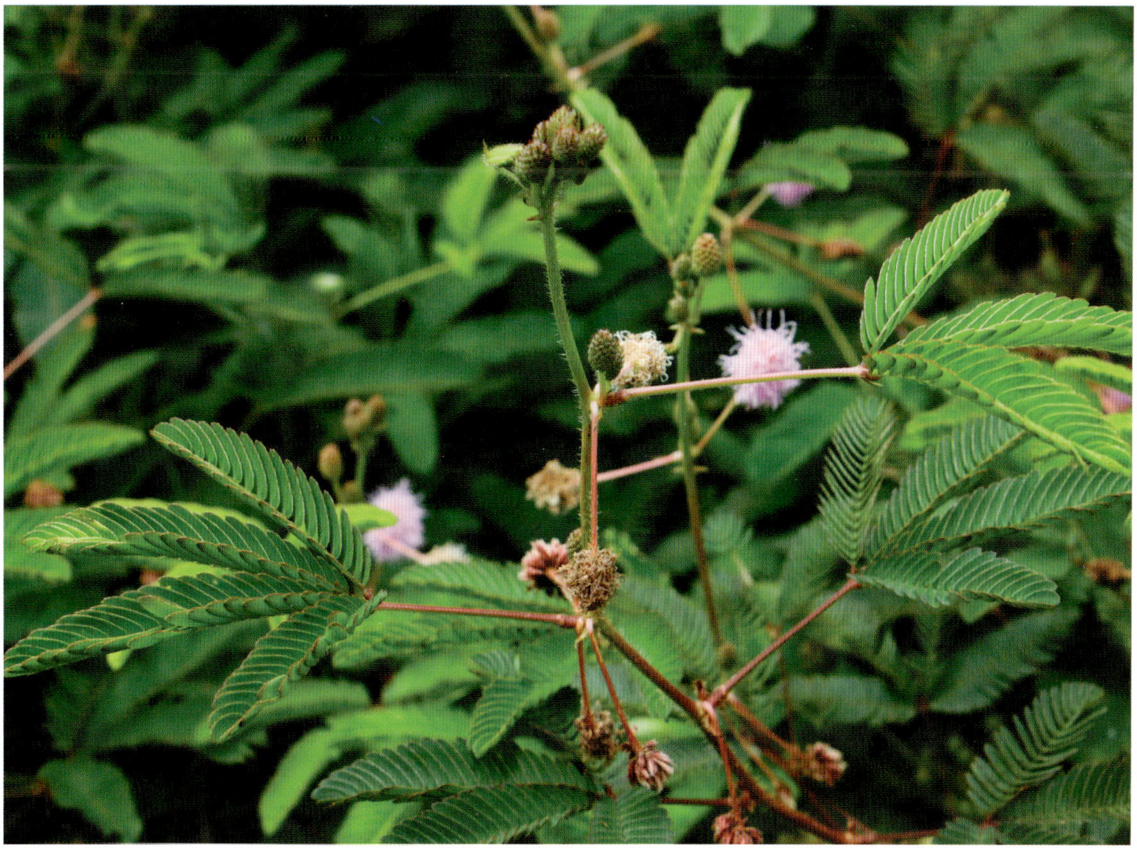

含羞草

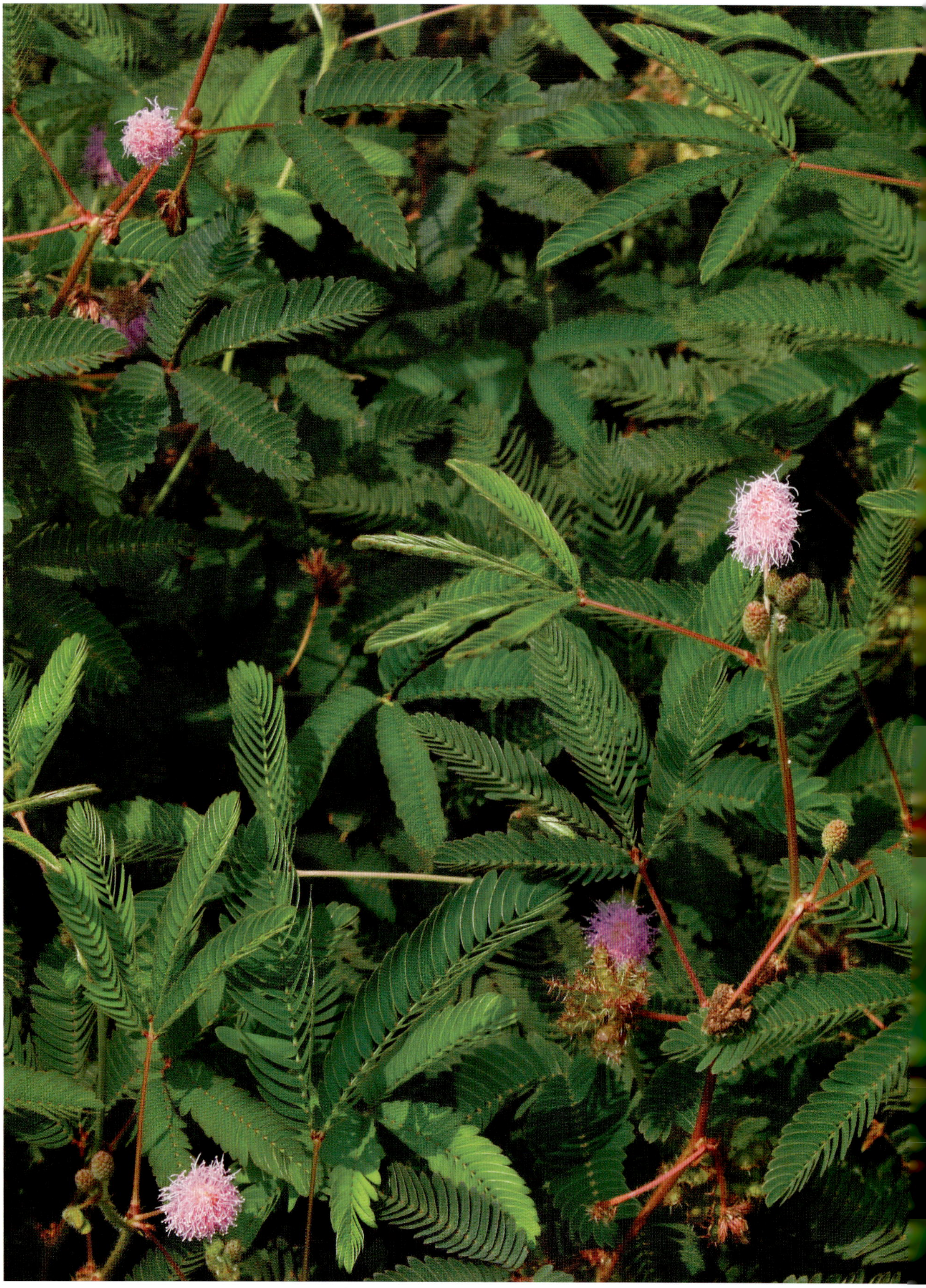

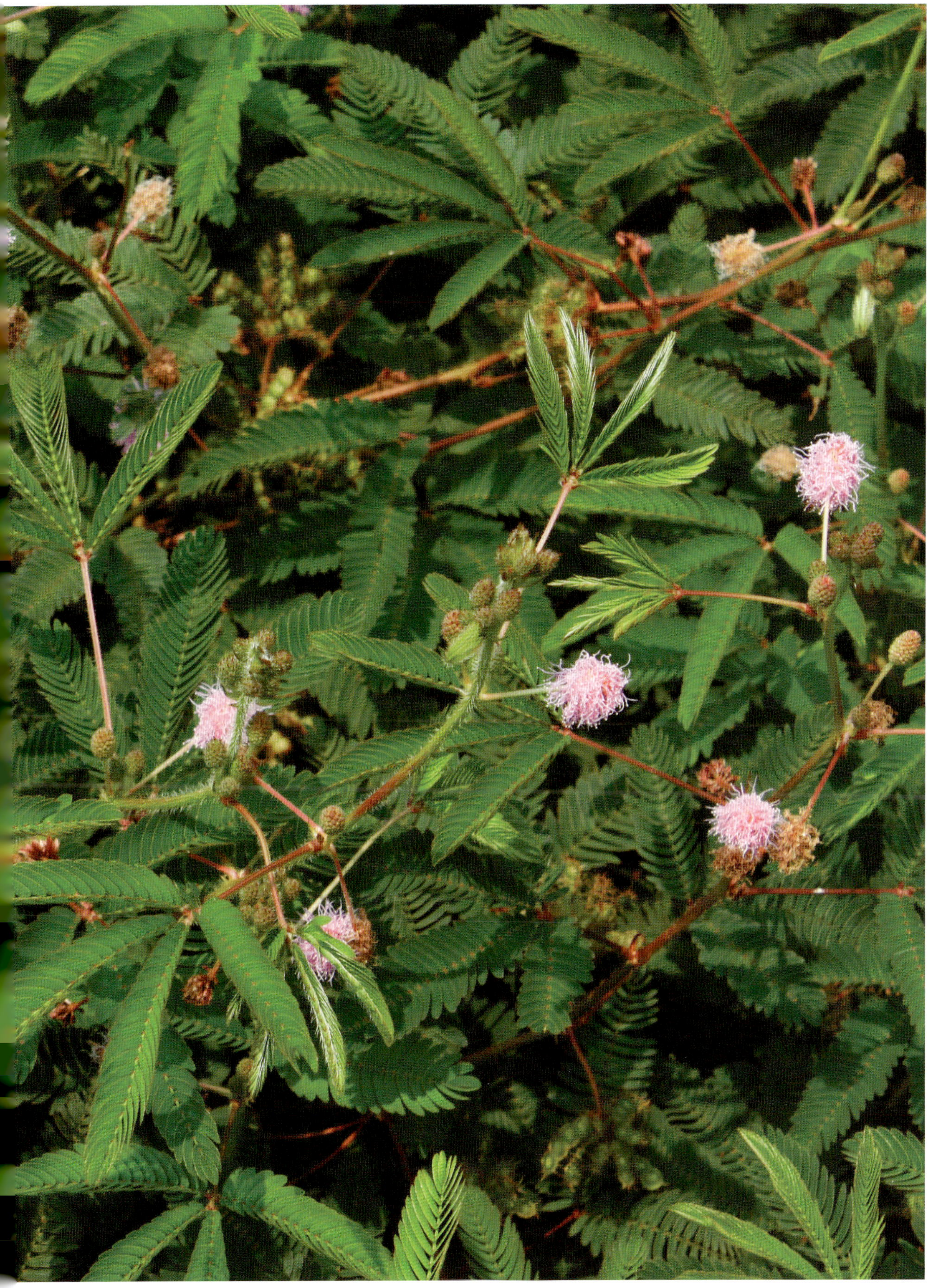

含羞草

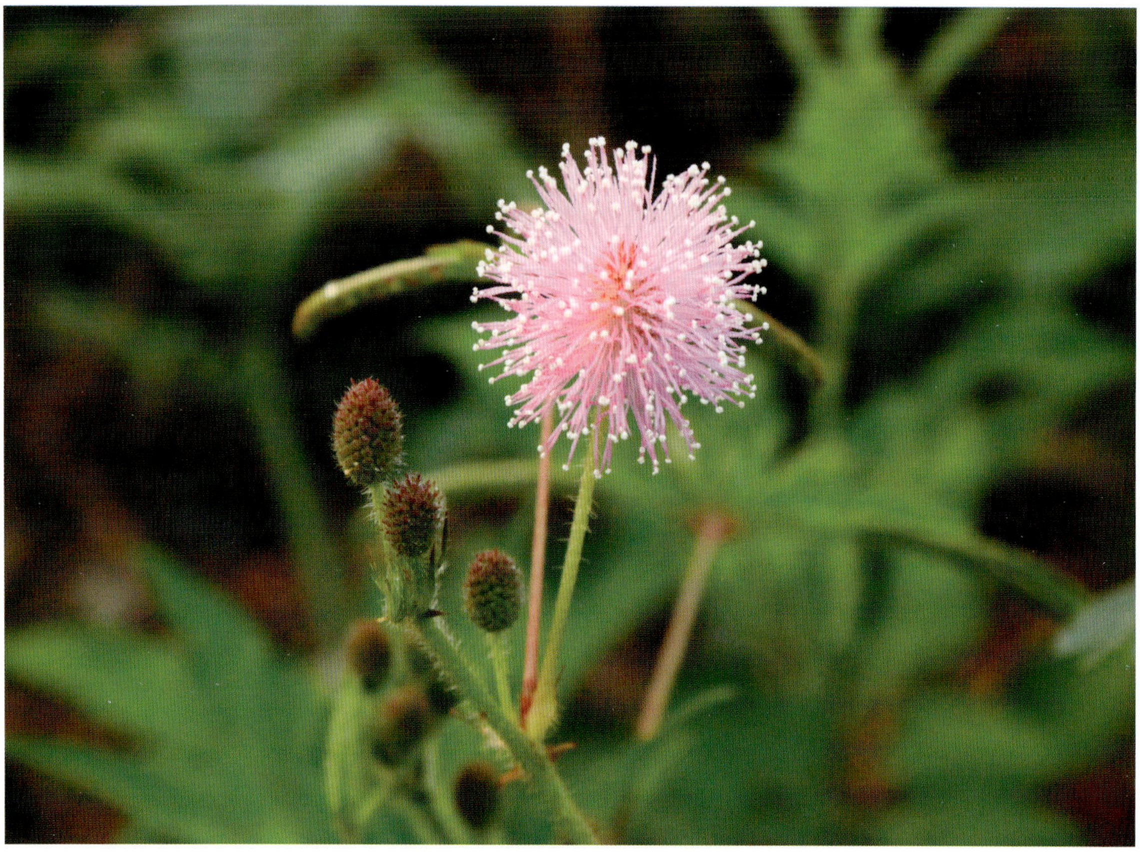

含羞草

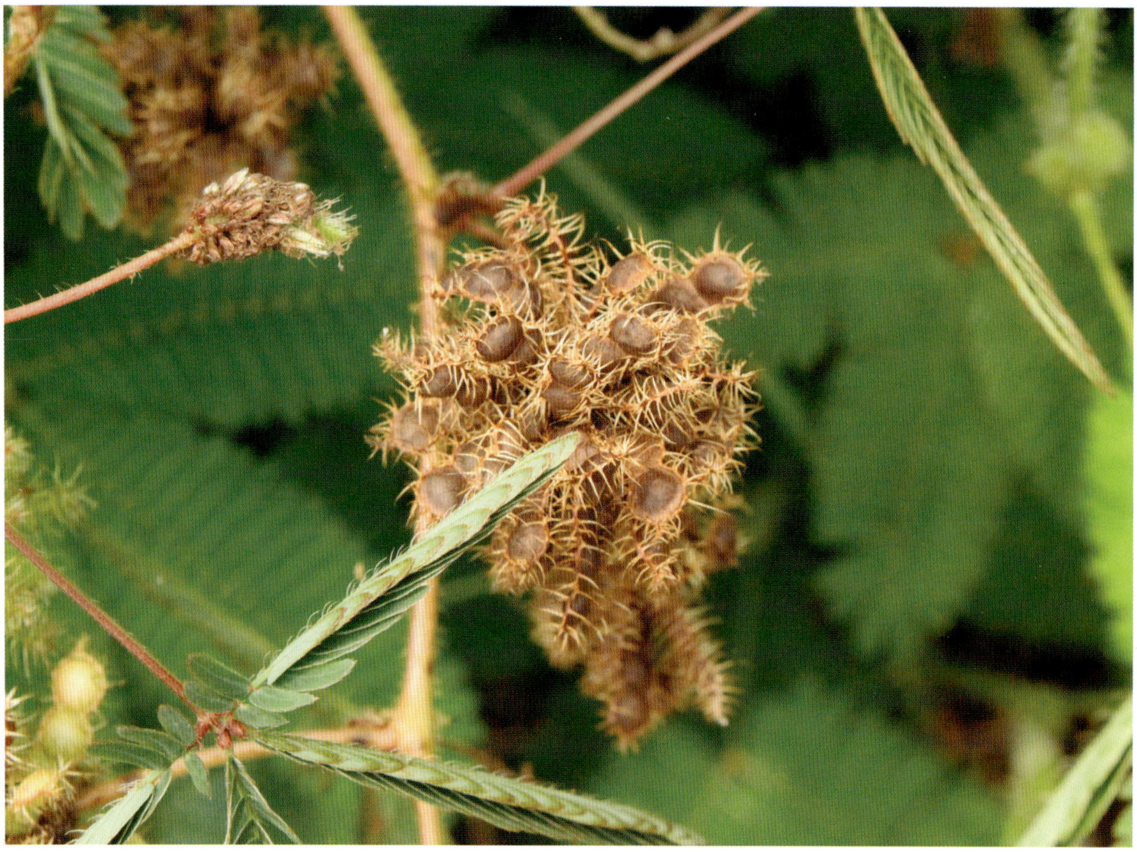

含羞草

药材鉴别

本品呈不规则的段，根细长，须根较多，表面棕褐色，质硬，难折断，切面黄白色。茎呈圆柱形，直径 0.2 ~ 1 cm，表面黄棕色至棕褐色，散生倒刺毛和钩刺；质硬，易折断，切面黄白色，有的中空。叶多皱缩，淡绿色至黄绿色，展开后为二回双数羽状复叶，羽片 1 ~ 2 对，掌状排列于长柄顶端，柄具刺；小叶 7 ~ 24 对，羽状排列。荚果扁，棕色或棕褐色，有 3 ~ 5 节，每节荚果有种子 1 粒。气微，味微苦、涩。

功效主治

清热，安神，消积，解毒。主治肠炎，胃炎，失眠，小儿疳积，目赤肿痛，深部脓肿，带状疱疹。

用法用量

内服：15 ~ 30 g，煎汤；或炖肉。外用：捣敷。

民族药方

1. 精神亢盛，失眠 含羞草、风流草、夜关门各 15 g，黄连 5 g。水煎服。

2. 小儿高热 含羞草 5 g。煎汤内服。

3. 水肿 含羞草全草 10 g。煎汤内服；或含羞草适量。煎汤外洗。

4. 带状疱疹，疮肿 鲜含羞草 18 g。捣烂外敷患处。

5. 神经衰弱，失眠 含羞草 30 ~ 60 g。水煎服。

6. 失眠多梦，乏力 含羞草、山乌龟（烤黄）各 10 g，草决明根、小拔毒散根各 15 g，苦菜籽 5 g。煎汤内服。

7. 经闭，慢性胃炎，小儿消化不良，头痛失眠，眼花 含羞草根 9 ~ 15 g。水煎服。

8. 急性肝炎 含羞草全草 15 ~ 60 g。水煎服。

9. 急性腹泻 含羞草 60 g。水煎服。

10. 肠胃炎，泌尿系结石 含羞草、车前草各 15 g，木通、海金沙各 10 g。水煎服。

使用注意

孕妇忌服，本品有麻醉作用，内服不宜过量。

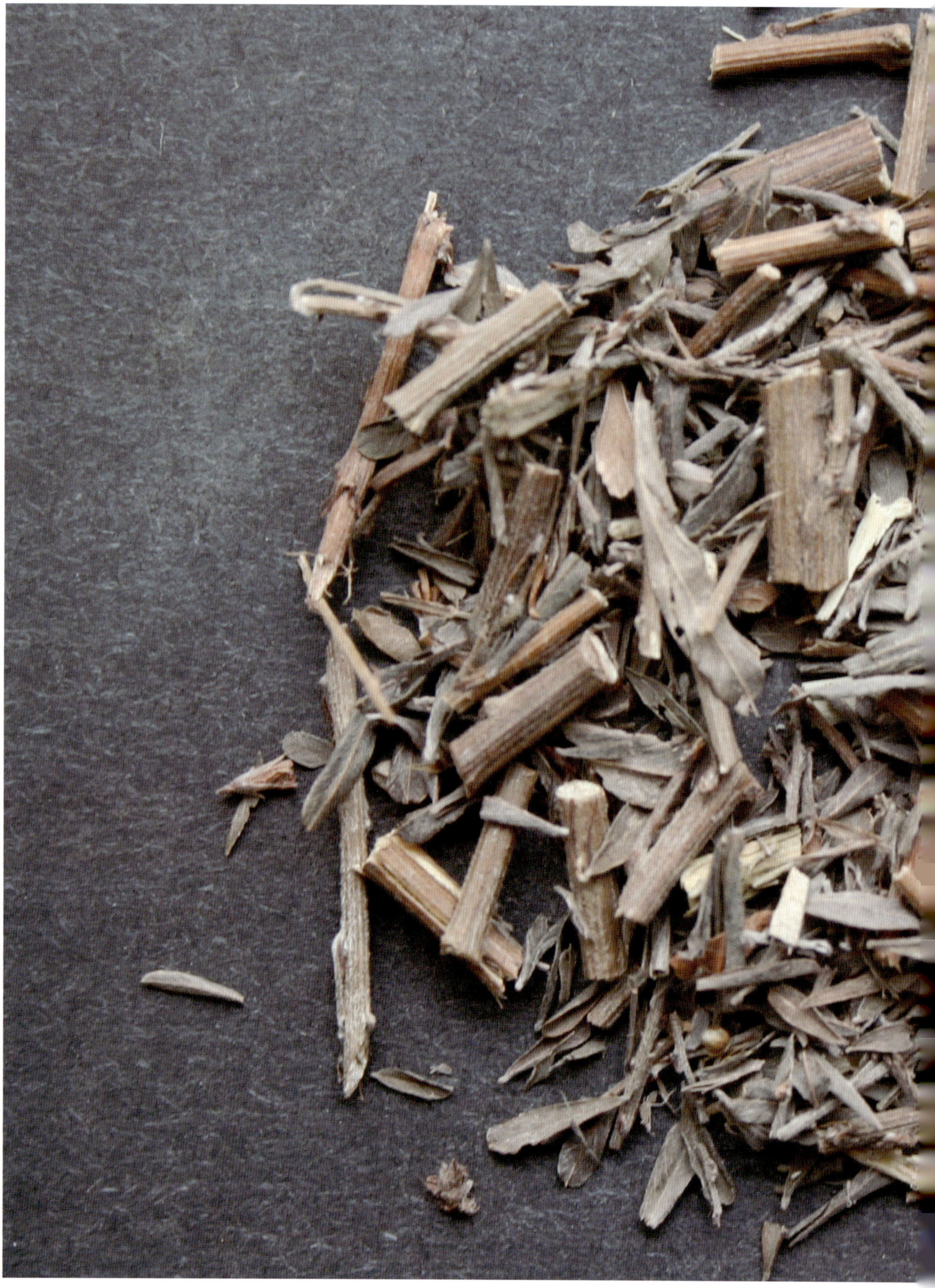

含羞草饮片

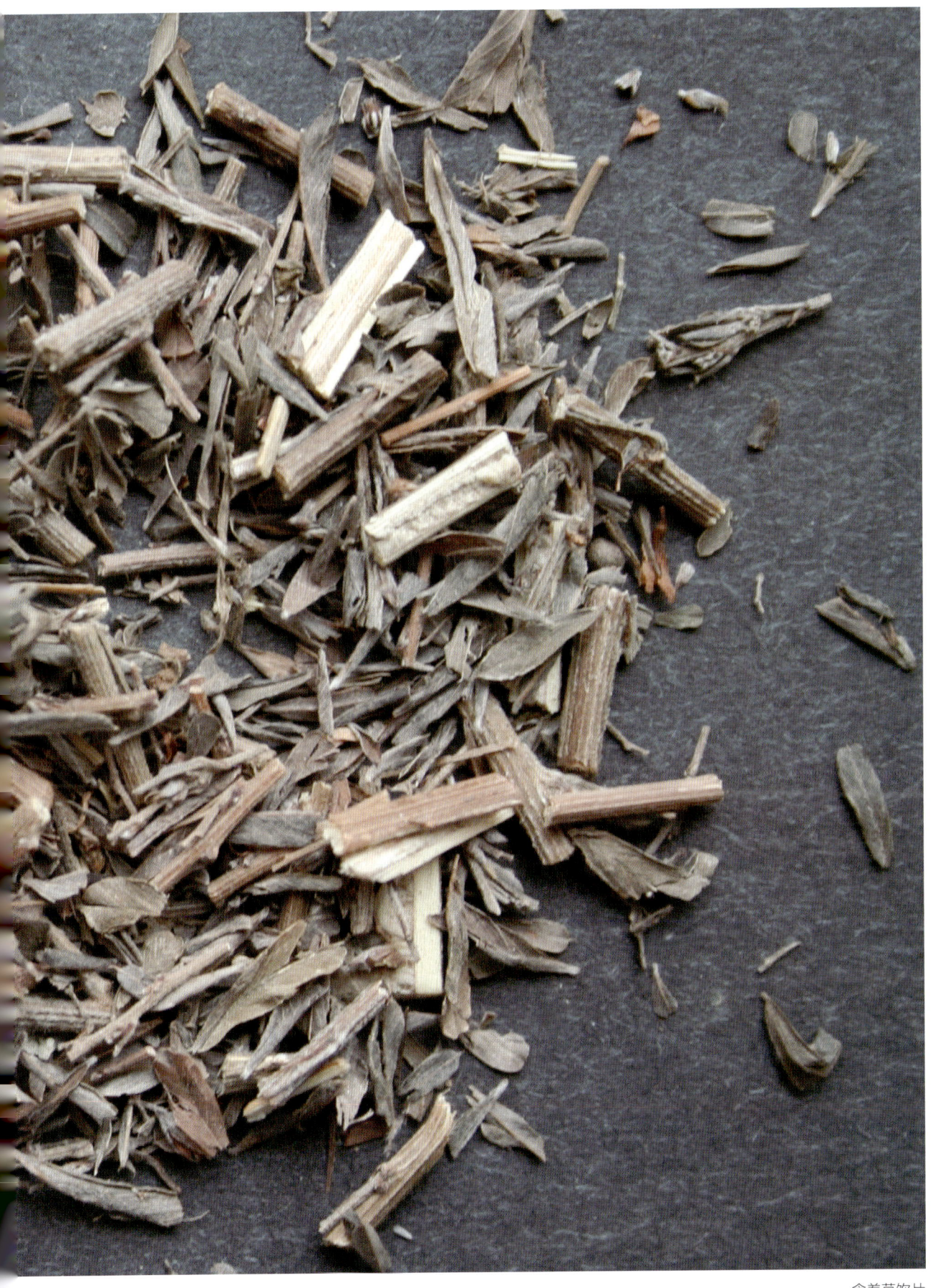

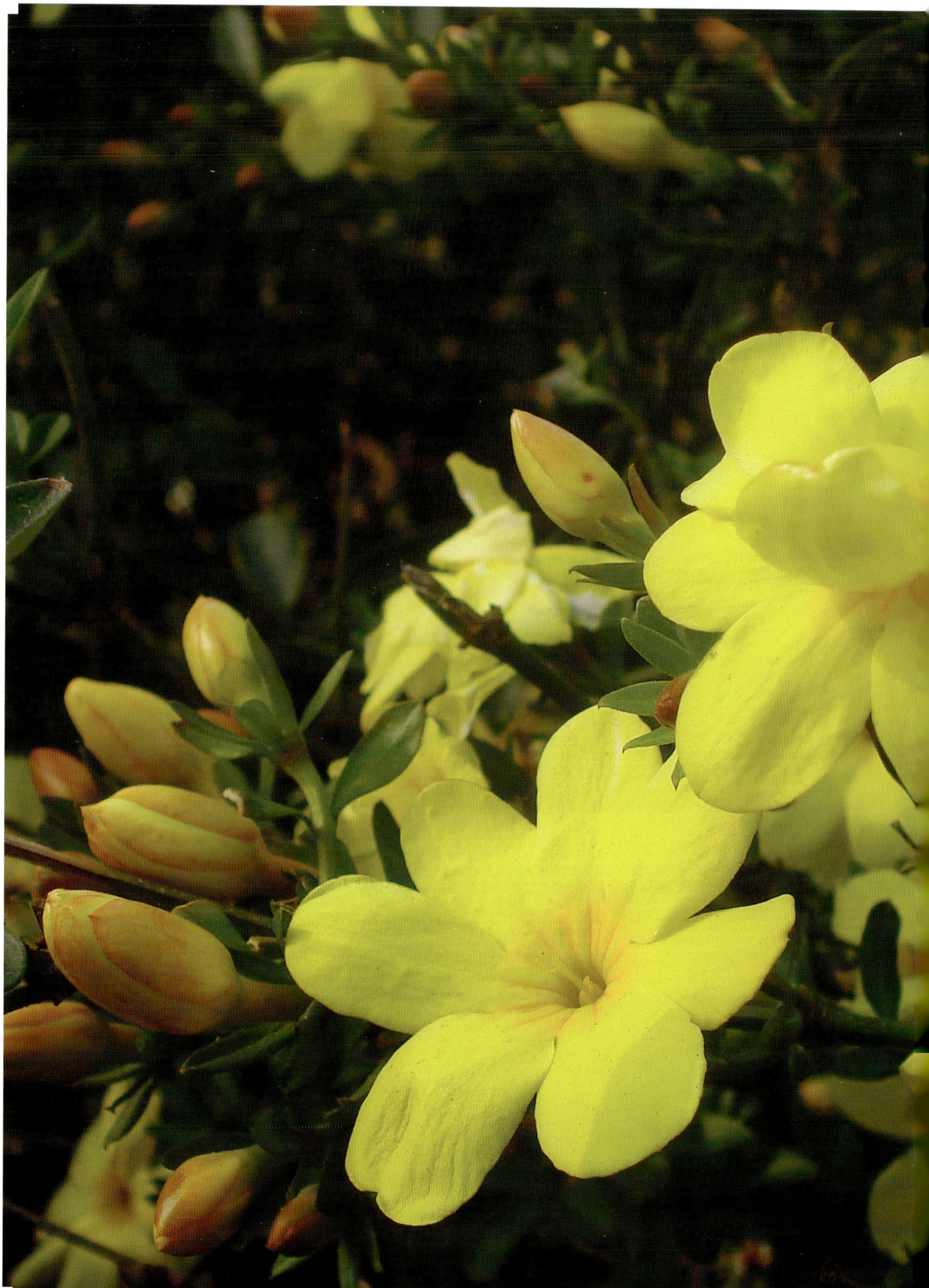

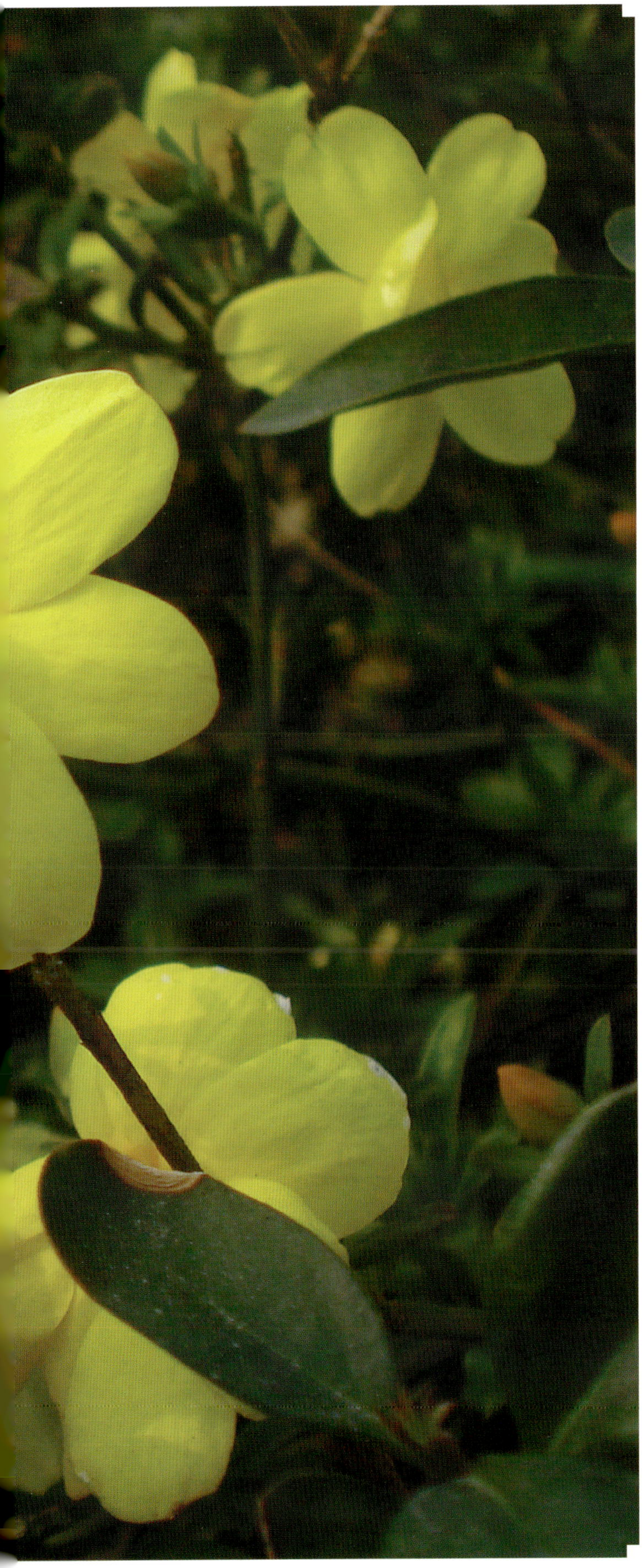

迎春花

【水药名】梅奴菌。

【别　名】金腰带、金梅、黄梅、清明花。

【来　源】本品为木犀科植物迎春花 *Jasminum nudiflorum* Lindl. 的花和叶。

【性味归经】味苦，性凉。归肾、膀胱经。

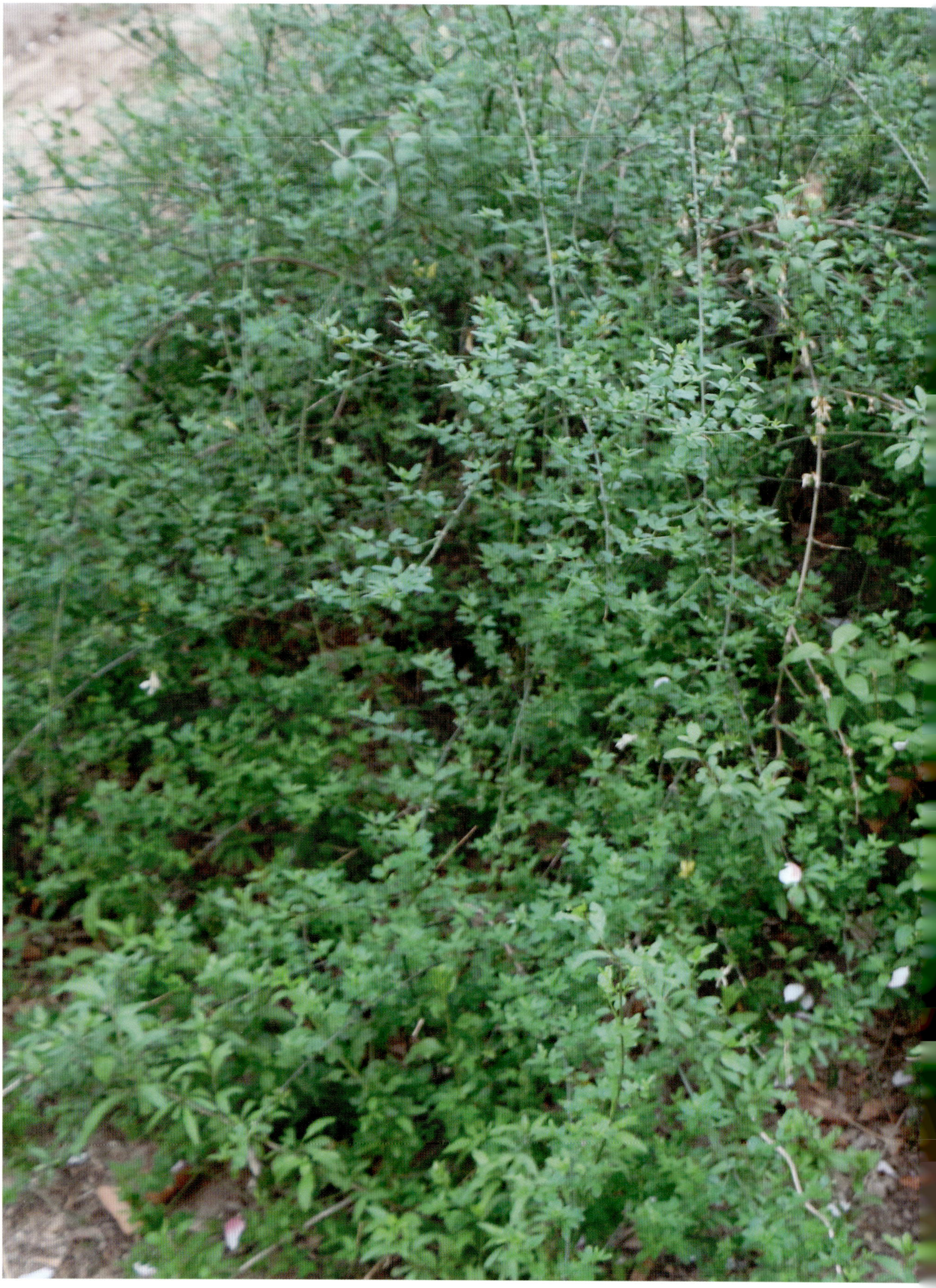

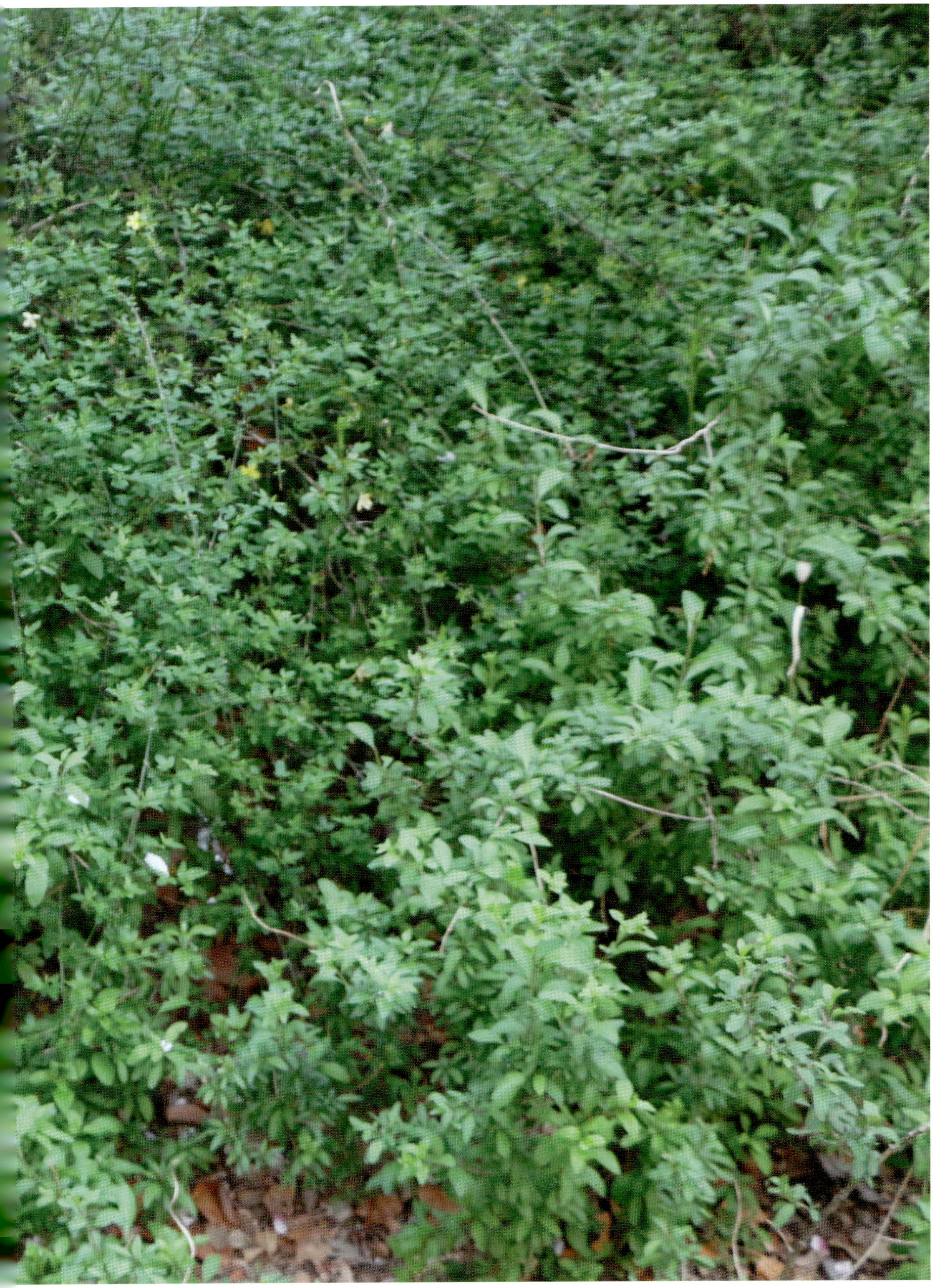

迎春花

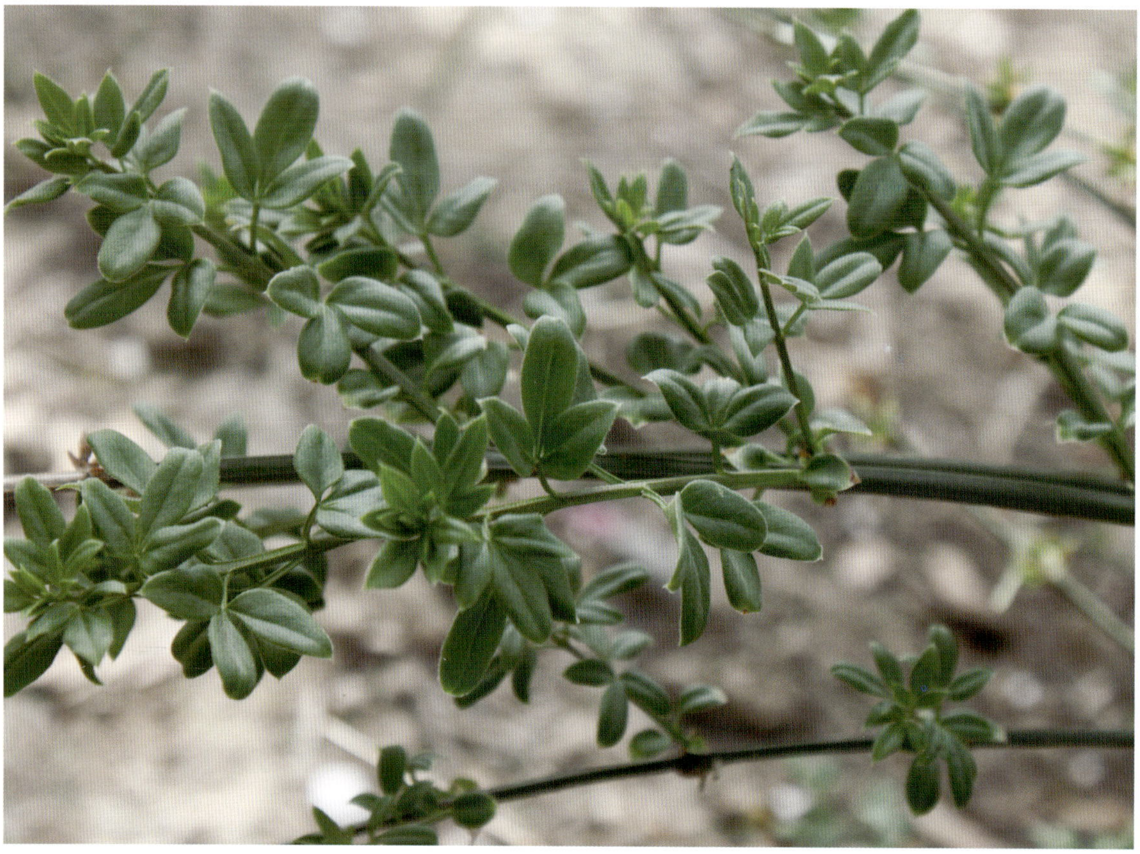

迎春花

识别特征

落叶灌木，高达 5 m。枝细长，直立或成拱形，小枝平滑无毛，有四棱。复叶对生；小叶 3 片，卵形或长椭圆状卵形，长 2 ~ 3.5 cm，宽 0.3 ~ 0.5 cm，先端渐尖，基部楔形，边缘有细毛。花淡黄色，先叶开花，着生长于前年的枝条上，单生或腋生，被有狭长绿色的小苞；萼钟状；花冠管高脚蝶形。花期 2—4 月。

生境分布

多栽于庭院。分布于全国各地。

采收加工

4 ~ 5 月开花时采收，鲜用或晾干。

药材鉴别

本品花皱缩成团，展开后，可见狭窄的黄绿色叶状苞片；萼片 5 ~ 6 枚，条形或长圆状披针形，与萼筒等长或较长；花冠棕黄色，直径约 2 cm。花冠筒长 1 ~ 1.5 cm，裂片通常 6 枚，倒卵形或椭圆形，约为冠筒长的 1/2。气清香，味微涩。

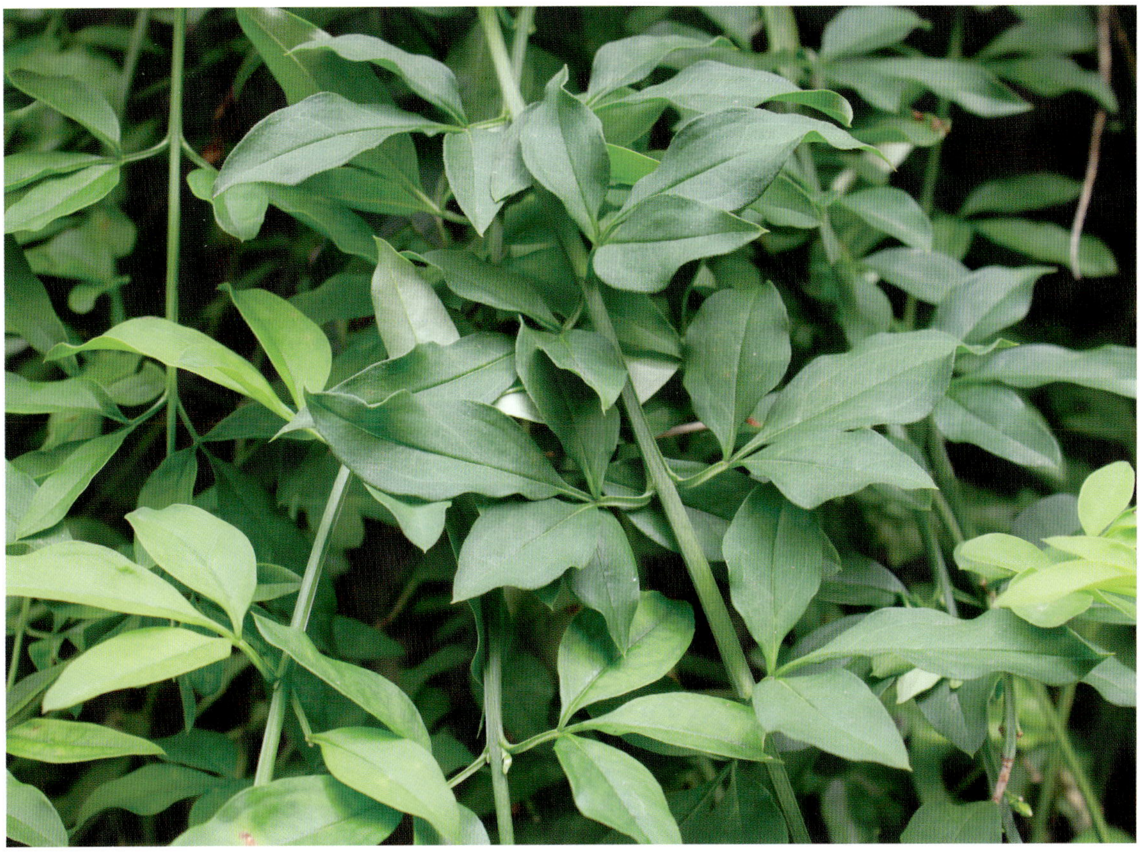
迎春花

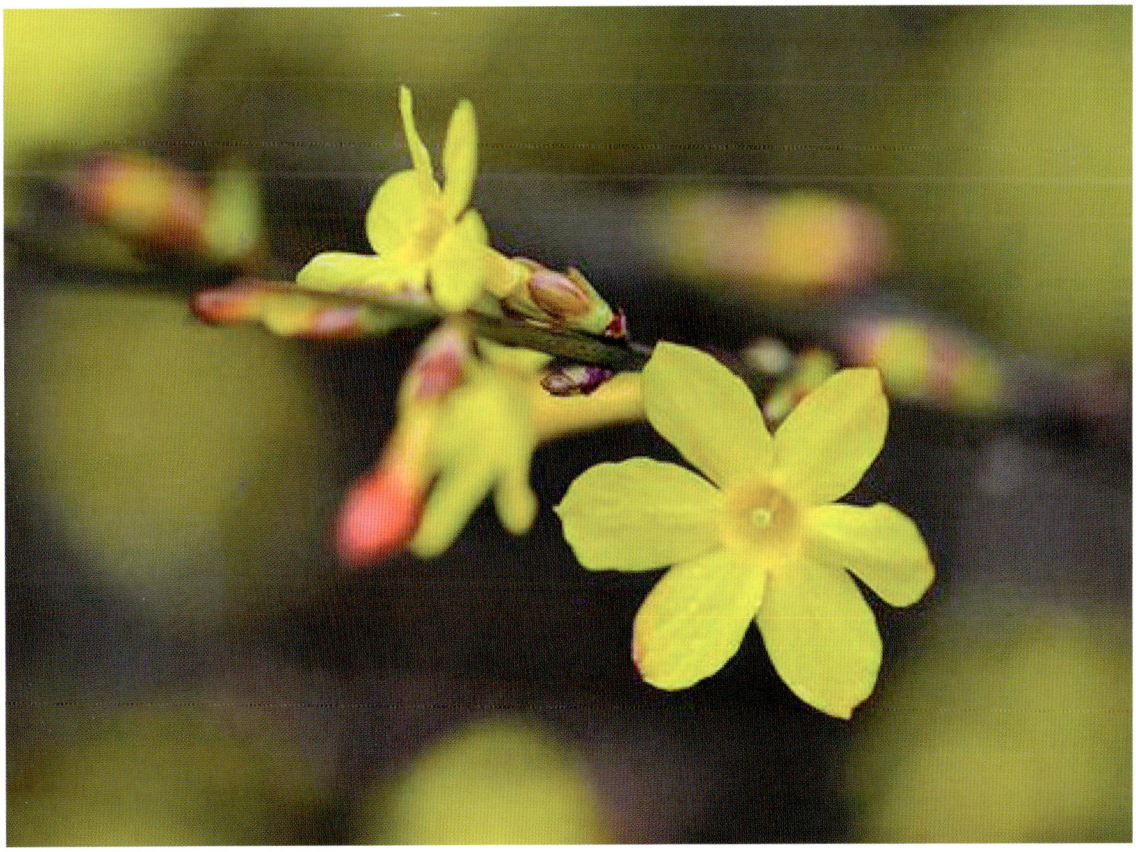
迎春花

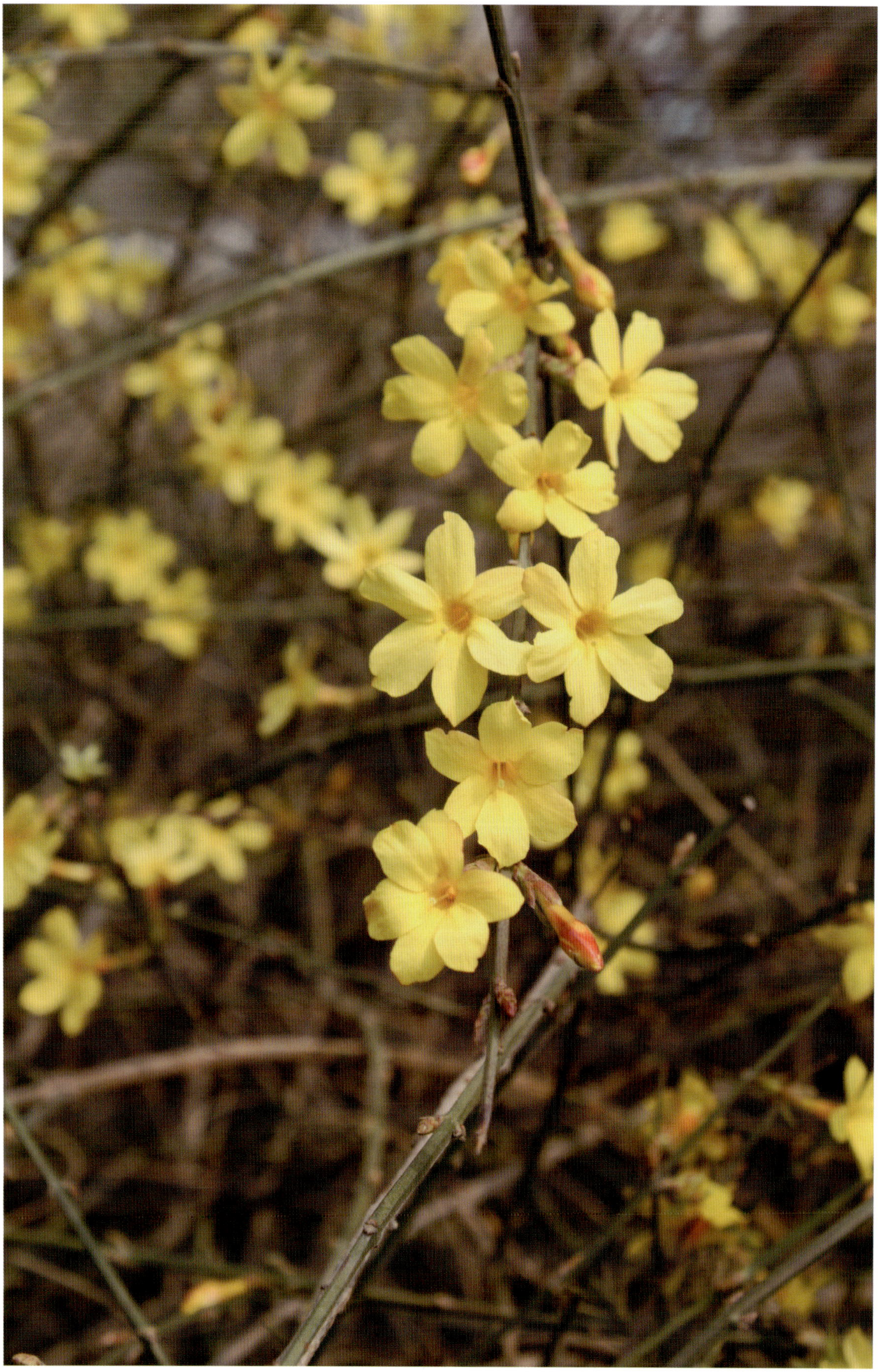

迎春花

▌功效主治

清热解毒，活血消肿。主治发热头痛，咽喉肿痛，小便热痛，恶疮肿毒，跌打损伤。

▌用法用量

内服：5 ~ 15 g，煎汤；或研末，作丸、散服。

▌民族药方

1. **发热头痛**　迎春花 15 g。水煎服。
2. **肿毒恶疮**　迎春花叶适量。阴干研细末，酒服 6 ~ 9 g，汗出便瘥。
3. **跌打损伤，刀伤出血**　迎春花适量。捣烂外敷患处。

▌使用注意

脾胃虚寒者、血虚目疾者不宜食用。

迎春花

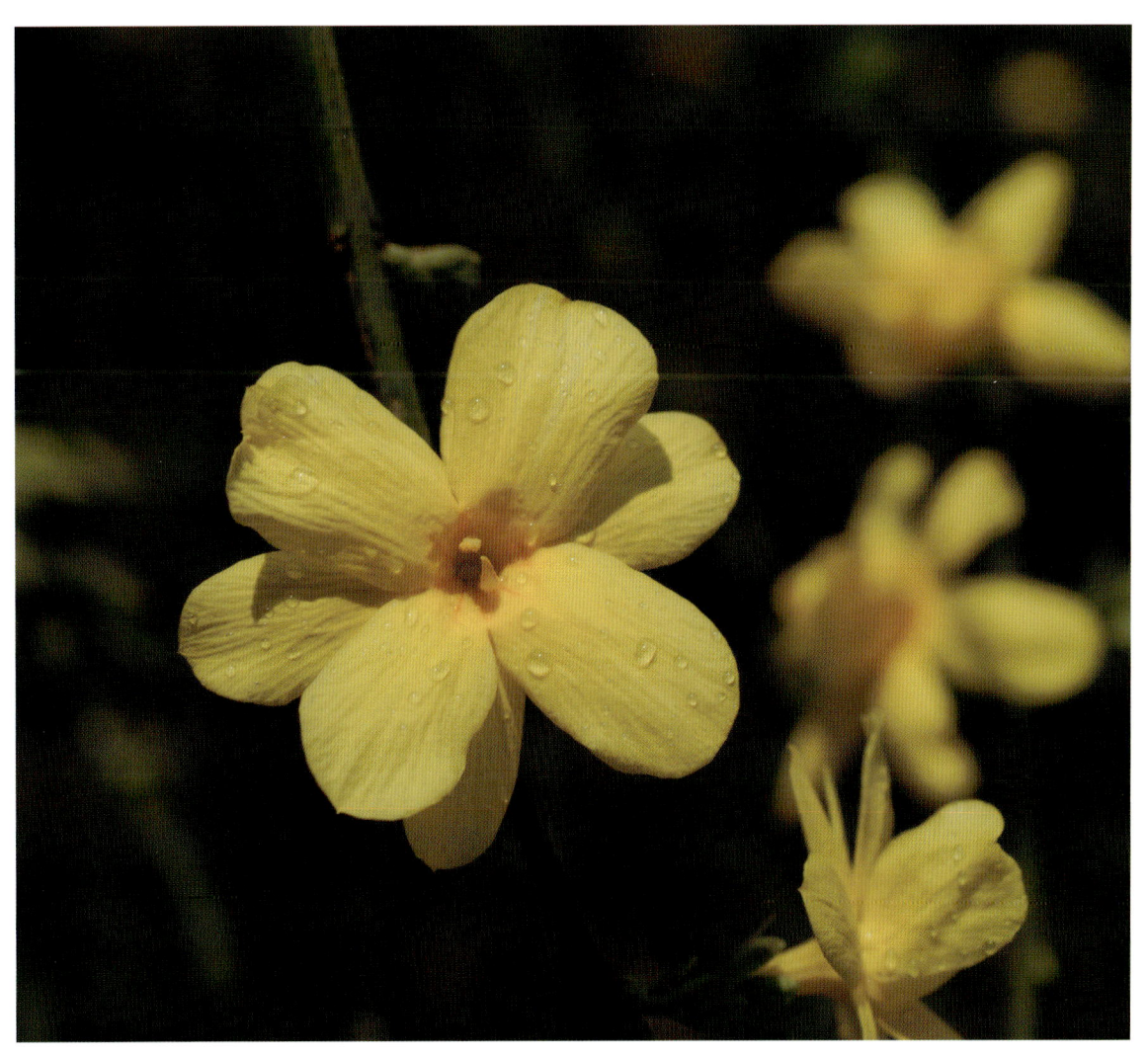

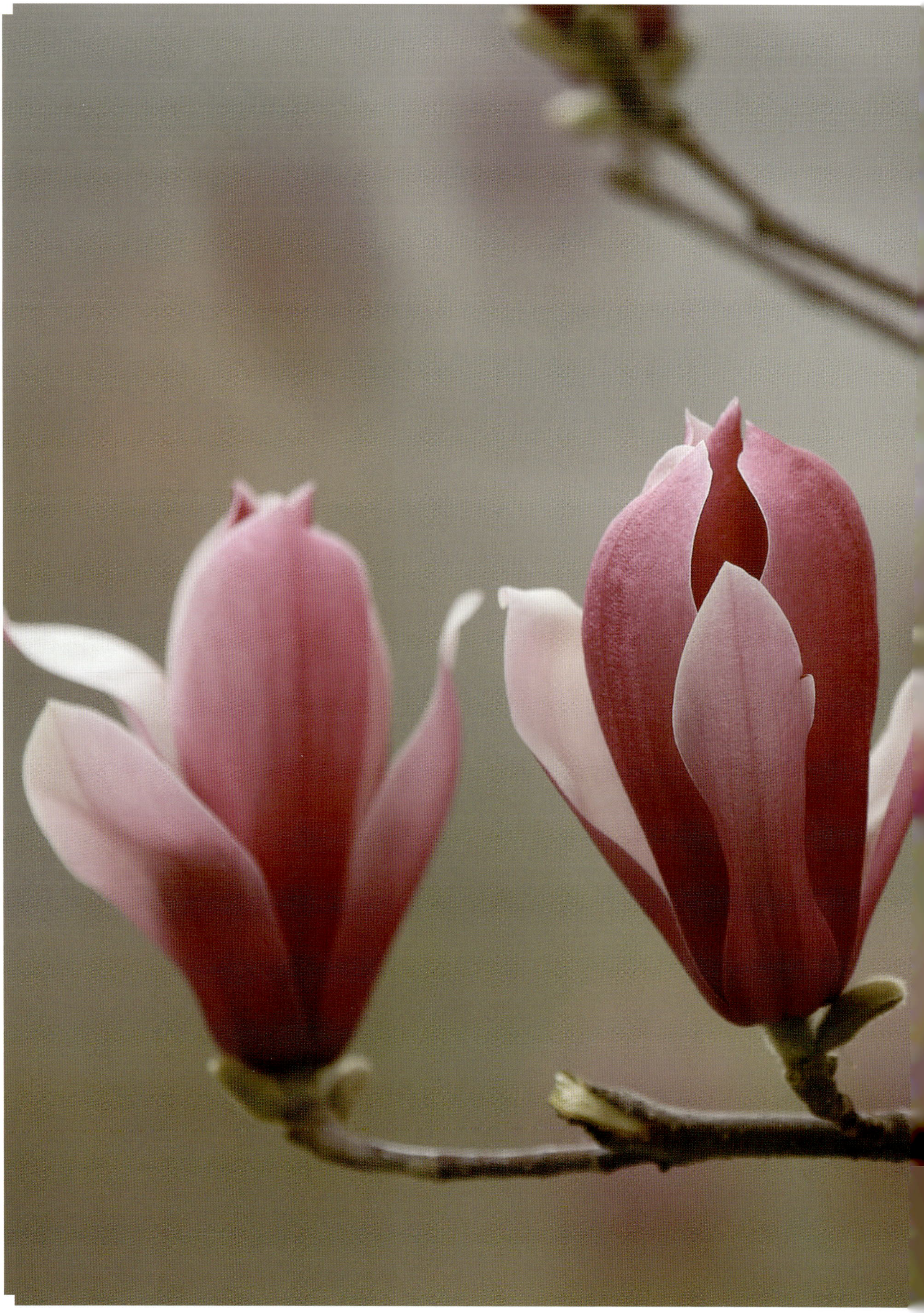

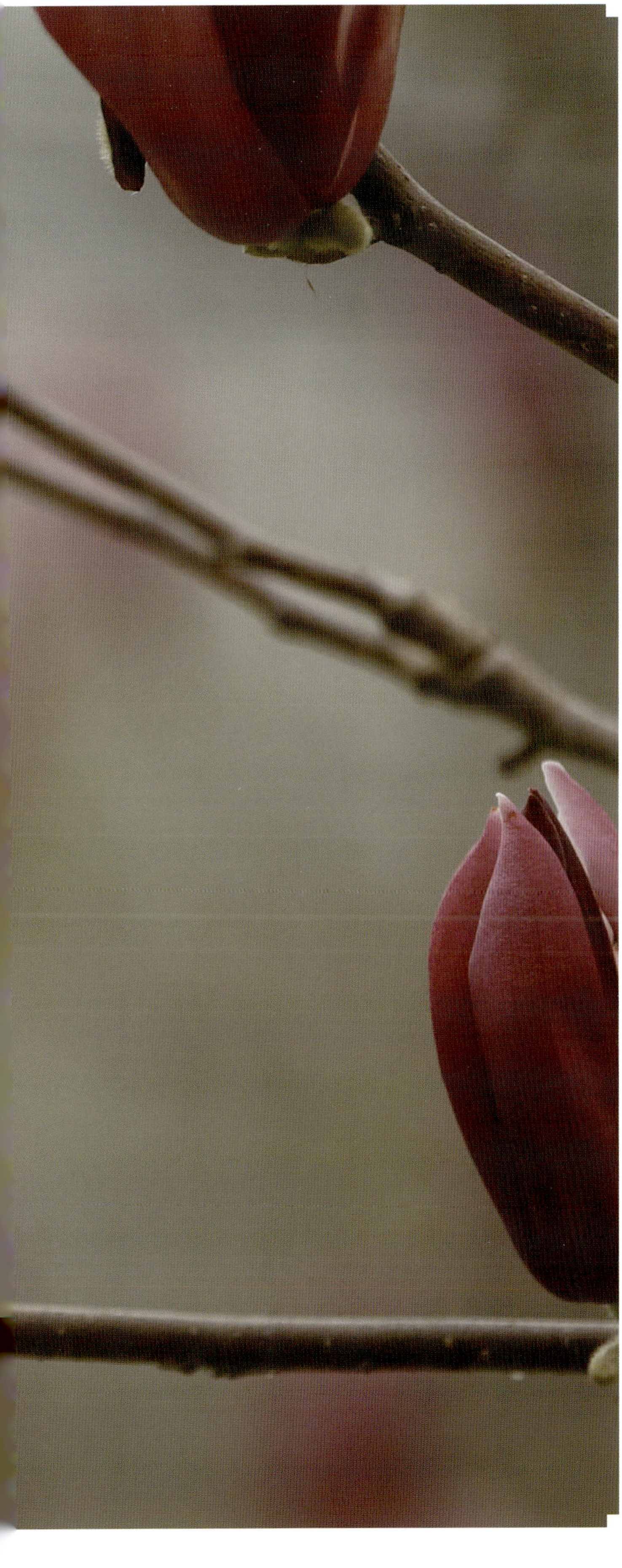

辛夷

【水药名】梅隔德。

【别　名】木兰、紫玉兰、房木、新雉、迎春、木笔花、羊角花。

【来　源】本品为木兰科植物辛夷 *Magnolia liliflora* Desr. 的花蕾。

【性味归经】味辛，性温。归肺、胃经。

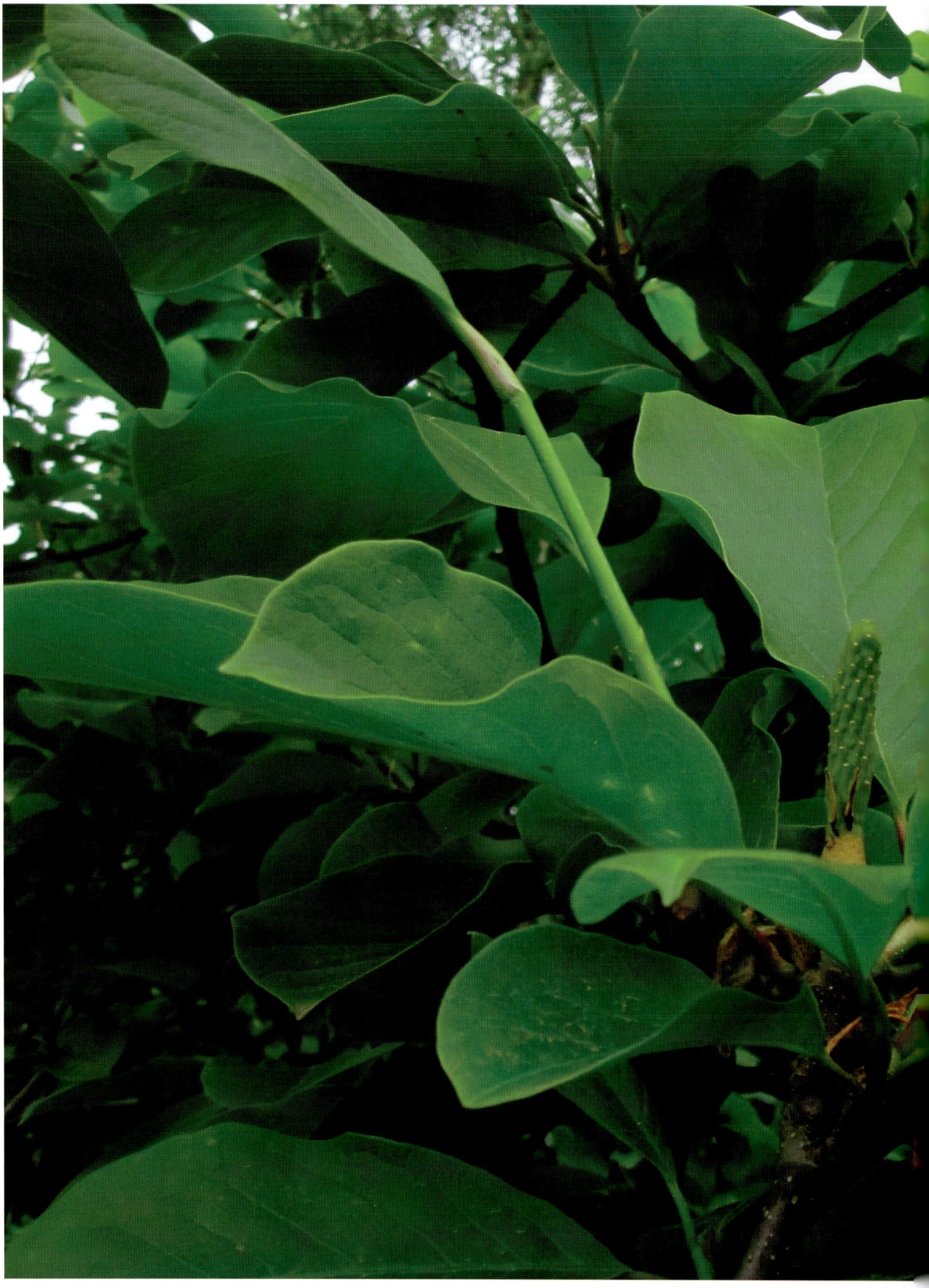

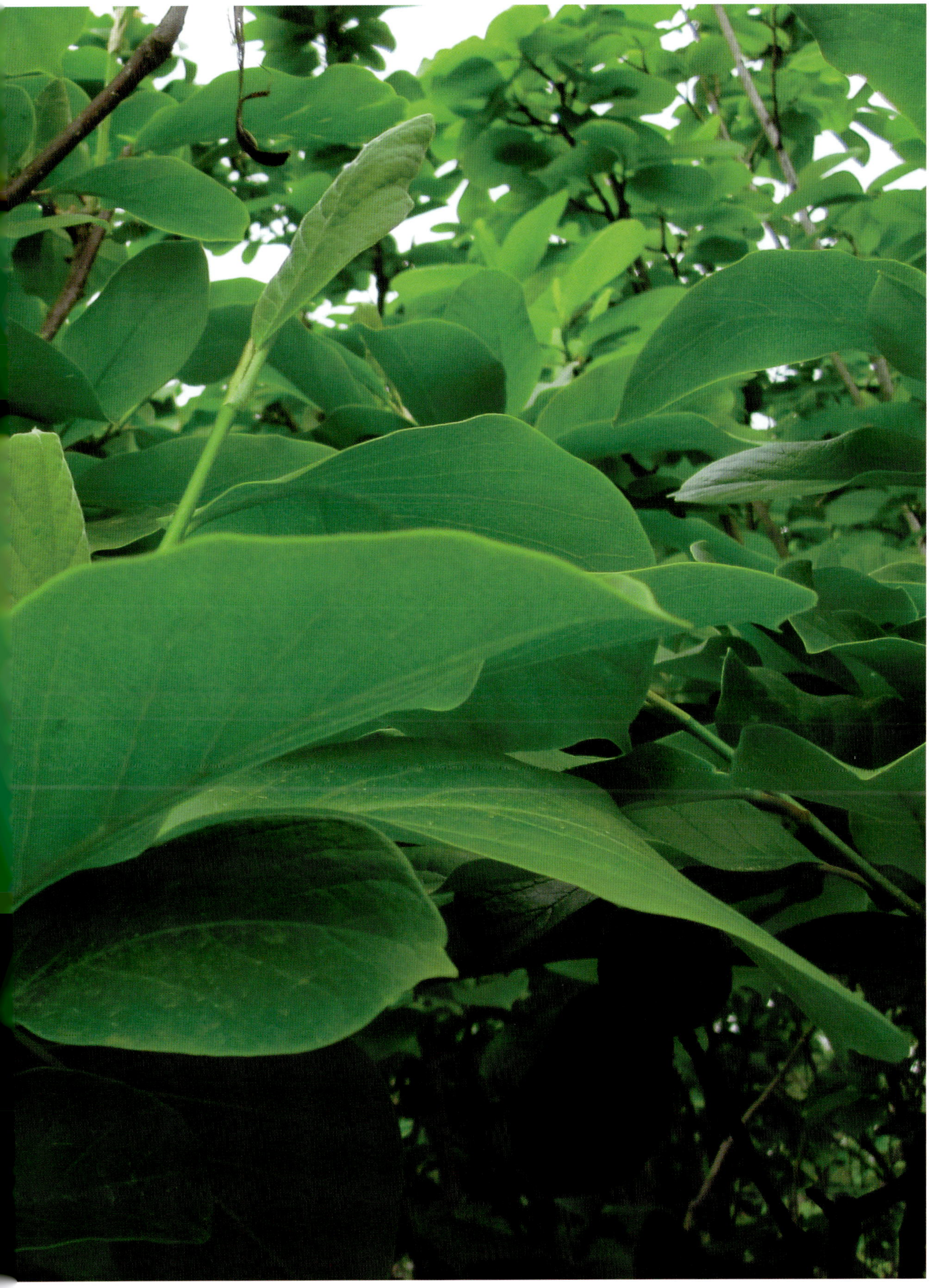

辛夷

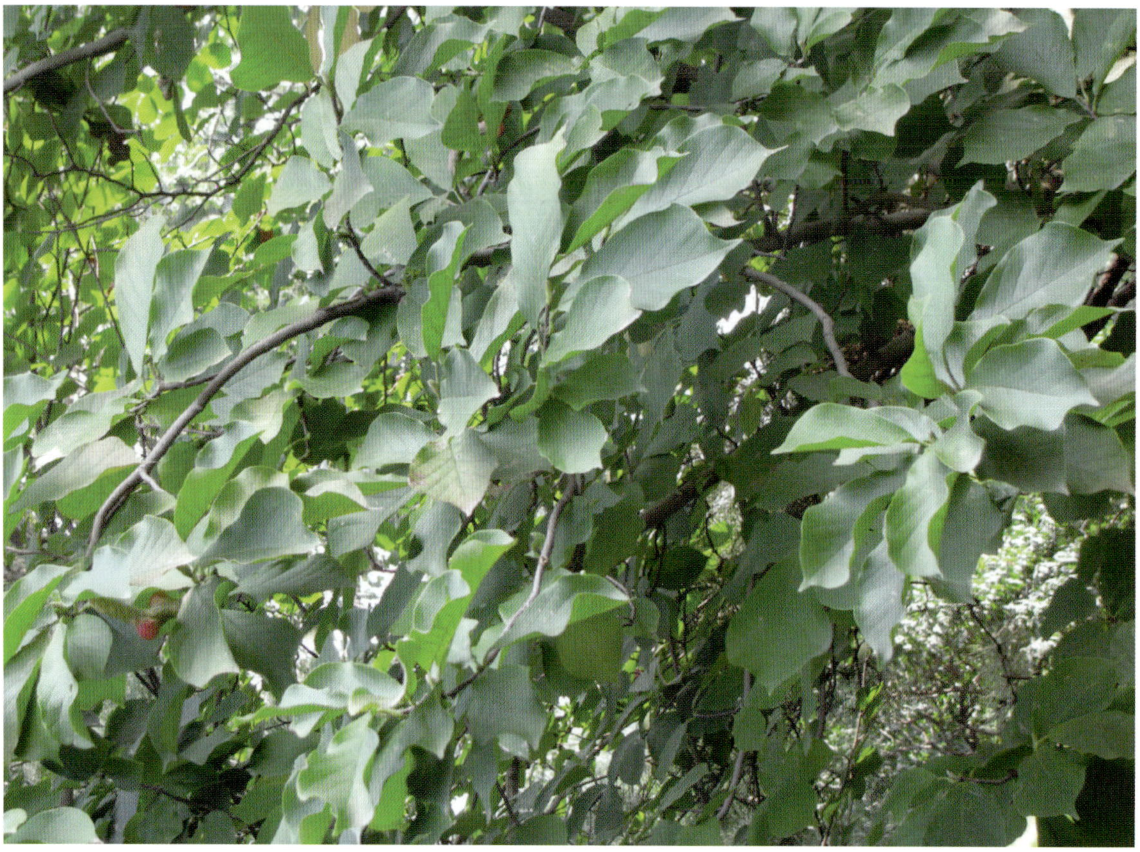

辛夷

识别特征

落叶灌木，高 3 ~ 4 m。干皮灰白色；小枝紫褐色，平滑无毛。顶生冬芽卵形，被淡灰绿色绢毛，腋芽小。叶互生，具短柄，叶片椭圆形或倒卵状椭圆形，先端渐尖，基部圆形，或呈圆楔形，全缘，表面绿色，背面浅绿色，主脉凸出。花于叶前开放或近同时开放，亦有年 2 ~ 3 度开花者。花单一，生长于小枝顶端，花冠紫红色。果实长椭圆形。花期 2—5 月。

生境分布

生长于海拔 300 ~ 1 600 m 的地区，一般生长在山坡林缘，亦有栽培于庭院。分布于云南、福建、湖北、四川、贵州等省。

采收加工

1—3 月，齐花梗处剪下未开放的花蕾，白天置阳光下曝晒，晚上堆成垛发汗，使里外干湿一致。晒至五成干时，堆放 1 ~ 2 天，再晒至全干。如遇雨天，可烘干。

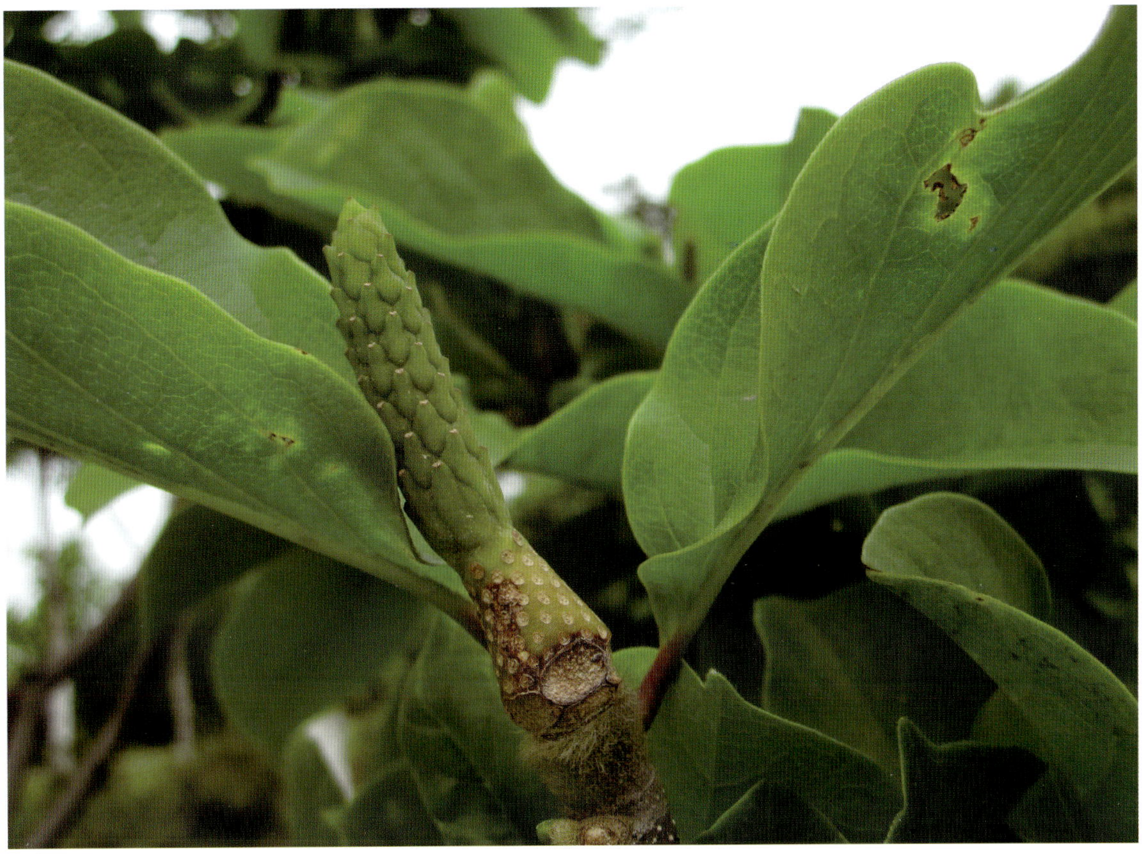

辛夷

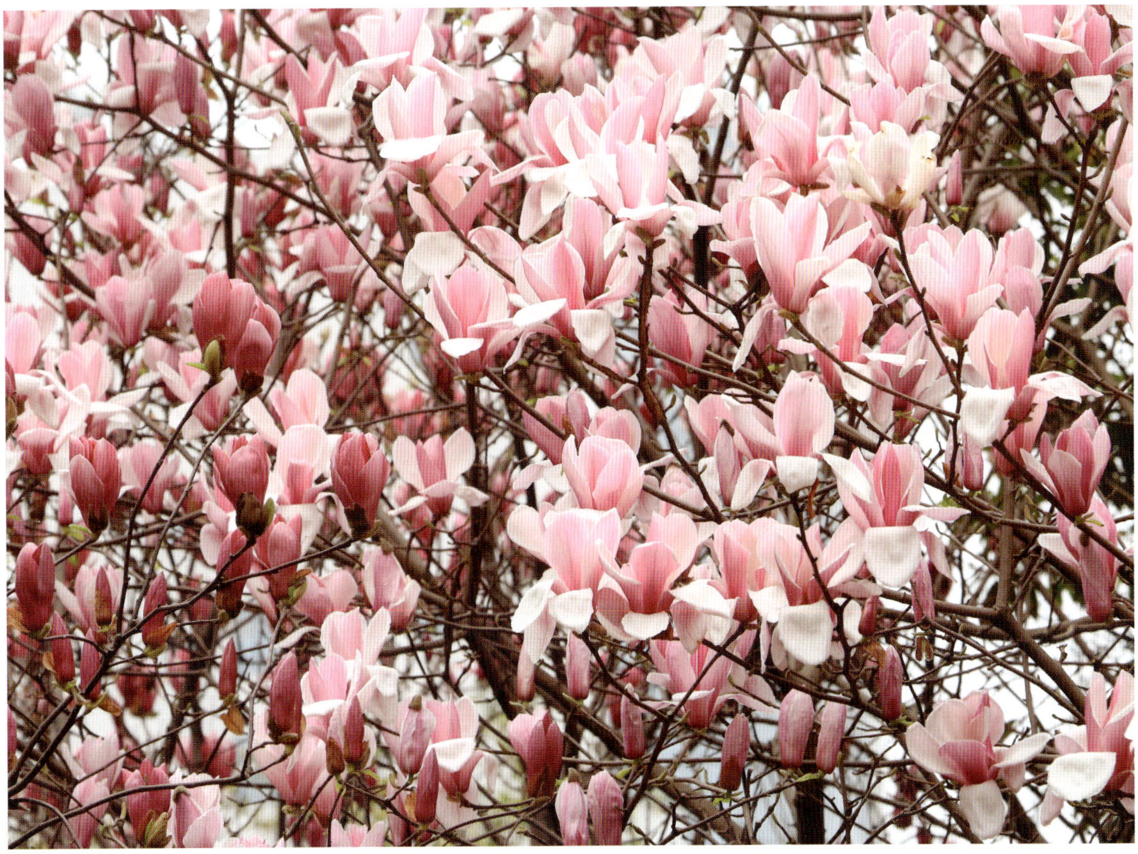

辛夷

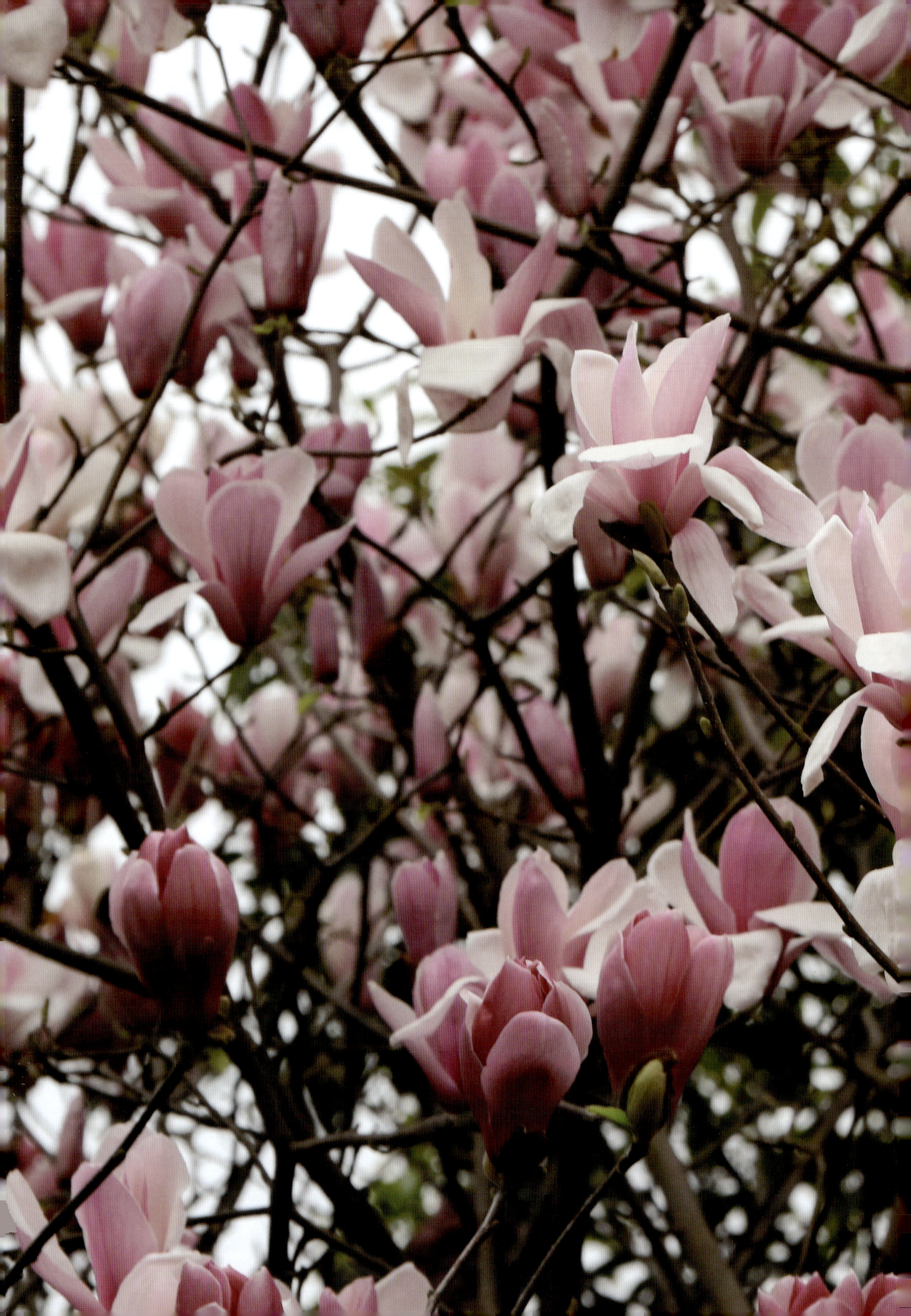

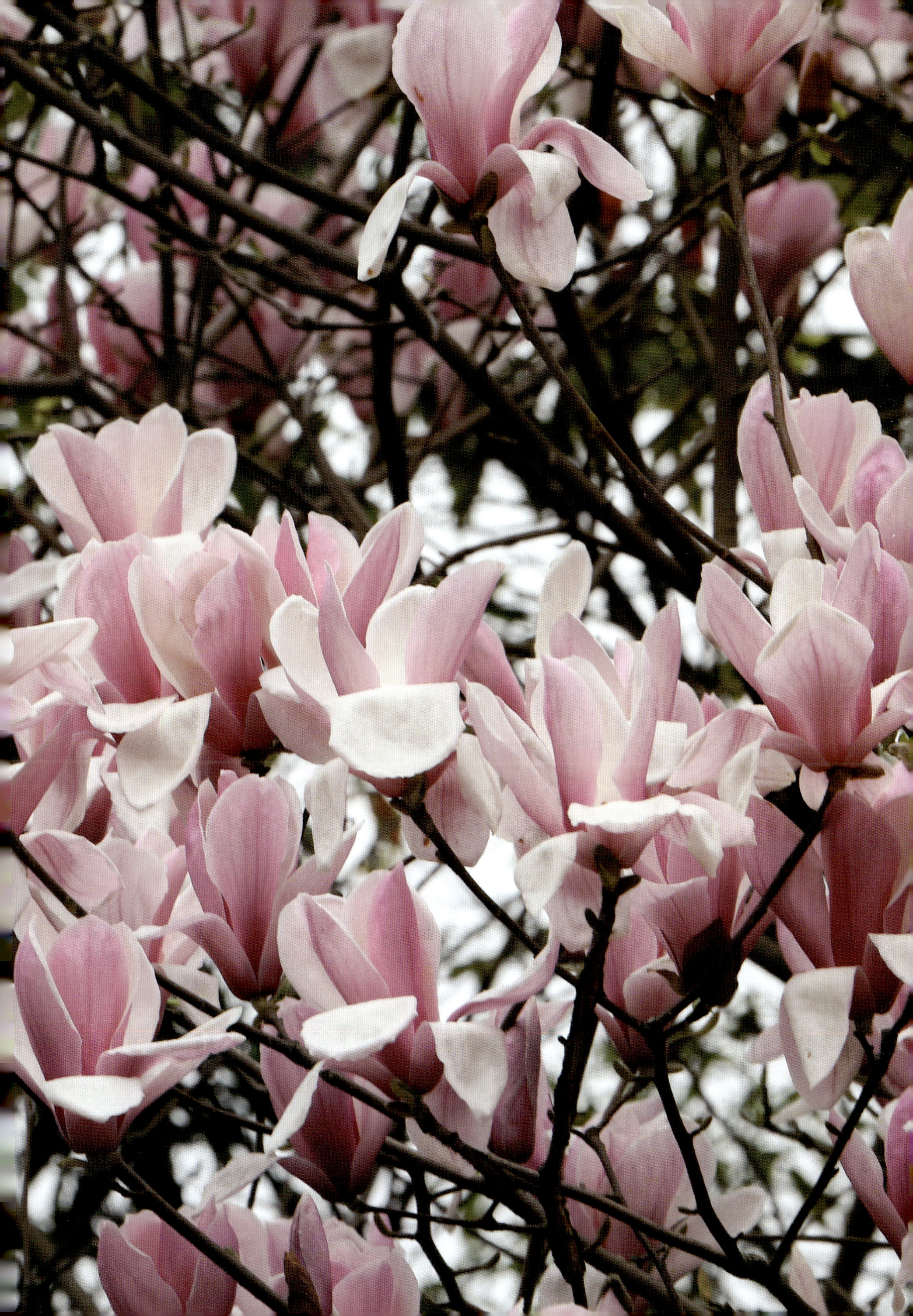

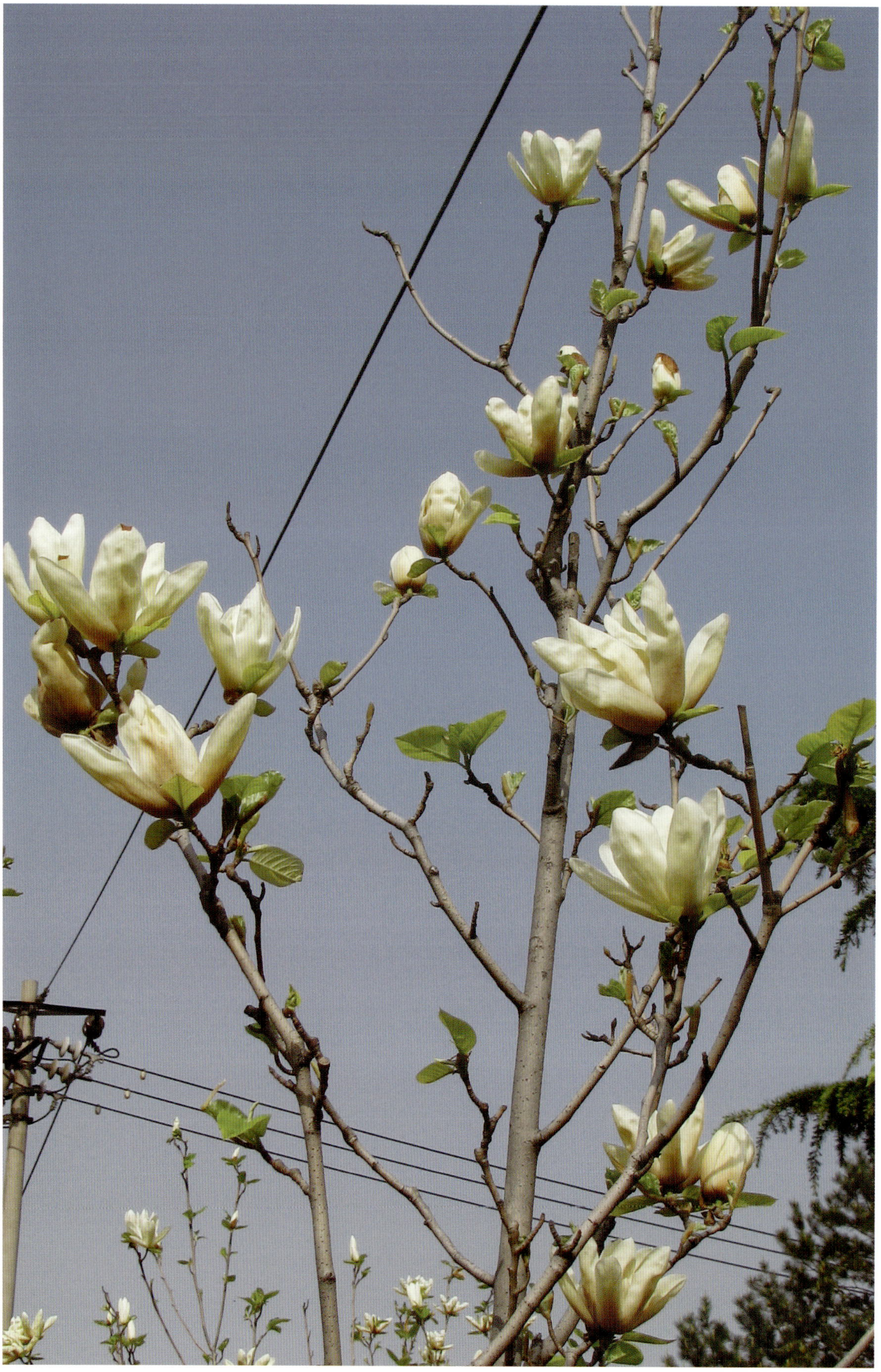

辛夷

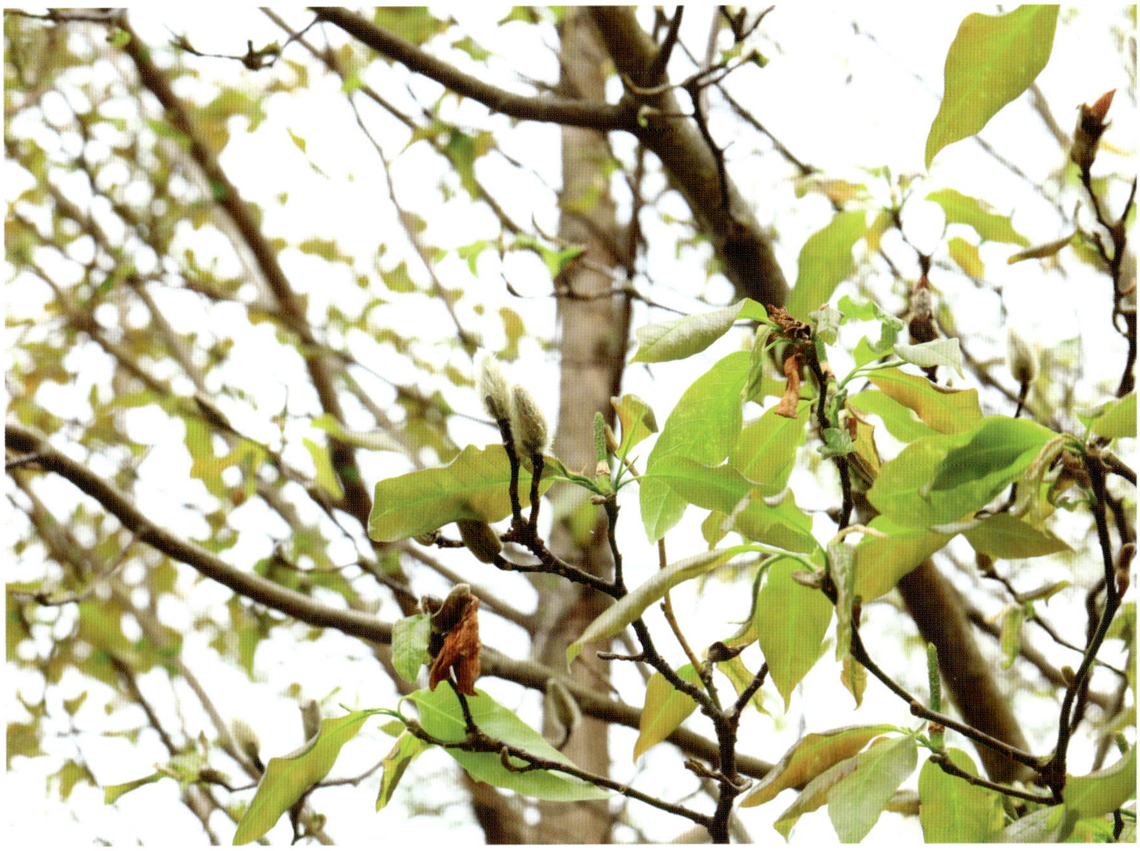

辛夷

药材鉴别

干燥的花蕾呈倒圆锥状，形如毛笔头，基部带有木质短枝。花蕾长 1 ~ 4 cm，中部直径 0.7 ~ 2 cm。外裹苞片 2 枚成两层，两层之间尚可见小芽鳞。苞片表面密被黄绿色柔软长毛，毛茸长约 5 mm，内表面平滑，棕紫色。除去苞片后可见 3 片花萼与 6 ~ 12 片紧密相包的棕紫色花瓣，其内有多数棕黄色雄蕊与 1 枚褐色雌蕊。质脆易破碎。有特殊香气，味辛凉而稍苦。以花蕾未开、身干、色绿、无枝梗者为佳。

功效主治

祛风，通窍。主治头痛，鼻渊，鼻塞不通，齿痛。

用法用量

内服：6 ~ 12 g，煎汤；或研末，入丸、散服。外用：研末塞鼻。

民族药方

1. 风寒感冒，鼻塞头痛，全身酸痛 辛夷、麻黄、桂枝、甘草各10 g，杏仁15 g，生姜7片，大枣5枚。水煎服。

2. 鼻炎 辛夷、鹅不食草、菊花、杏仁、甘草各10 g，苍耳子、木姜花各5 g。水煎服。

3. 鼻渊 辛夷15 g，苍耳子7.5 g，白芷30 g，薄荷1.5 g。研成细末，每服6 g，用葱、茶水饭后调服。

4. 鼻漏、鼻孔中长出一块 辛夷（去毛）、桑白皮（蜜炙）各12 g，栀子3 g，枳实、桔梗、白芷各6 g。同研成细末，每服6 g，白萝卜汤调服。

5. 牙痛 辛夷3 g，蛇床子6 g，大青盐15 g。共研成细末，涂在疼痛的牙龈上，每日数次。

6. 过敏性鼻炎 辛夷3 g。开水冲泡，代茶饮；风寒犯肺者，加藿香10 g；偏风热壅盛者，加槐花20 g。

使用注意

阴虚火旺者忌服。

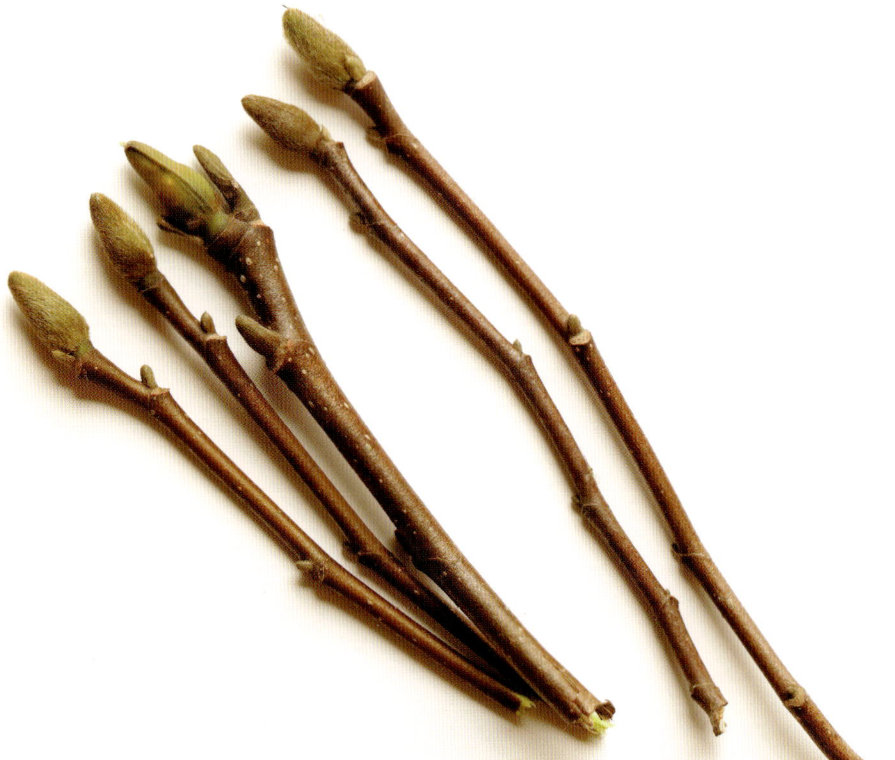

辛夷

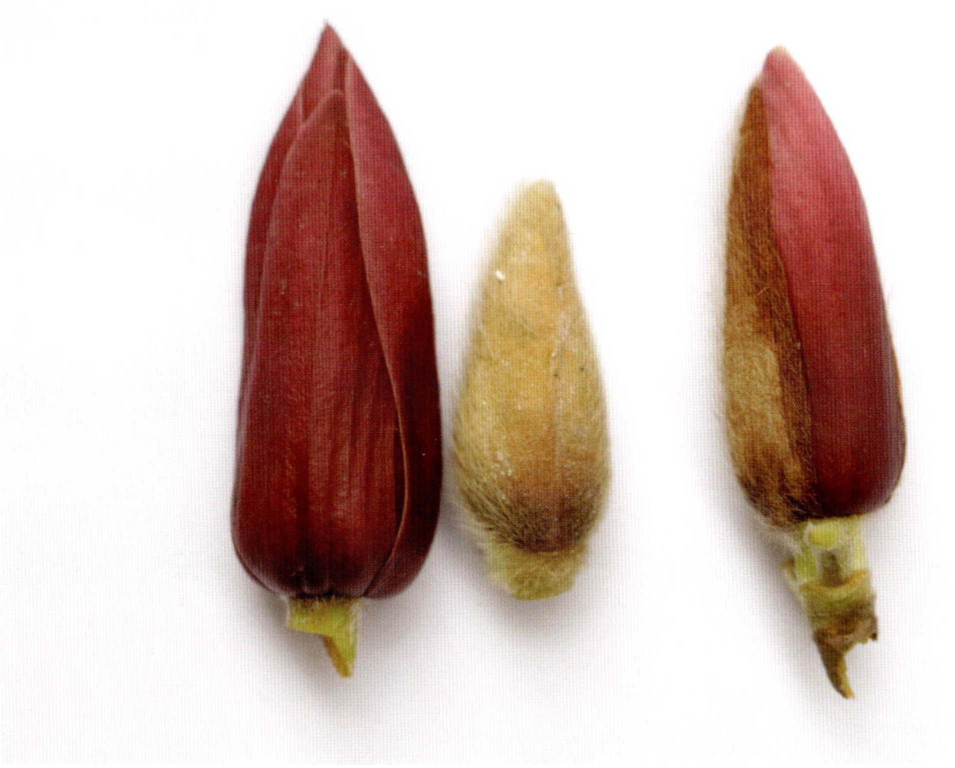

辛夷药材

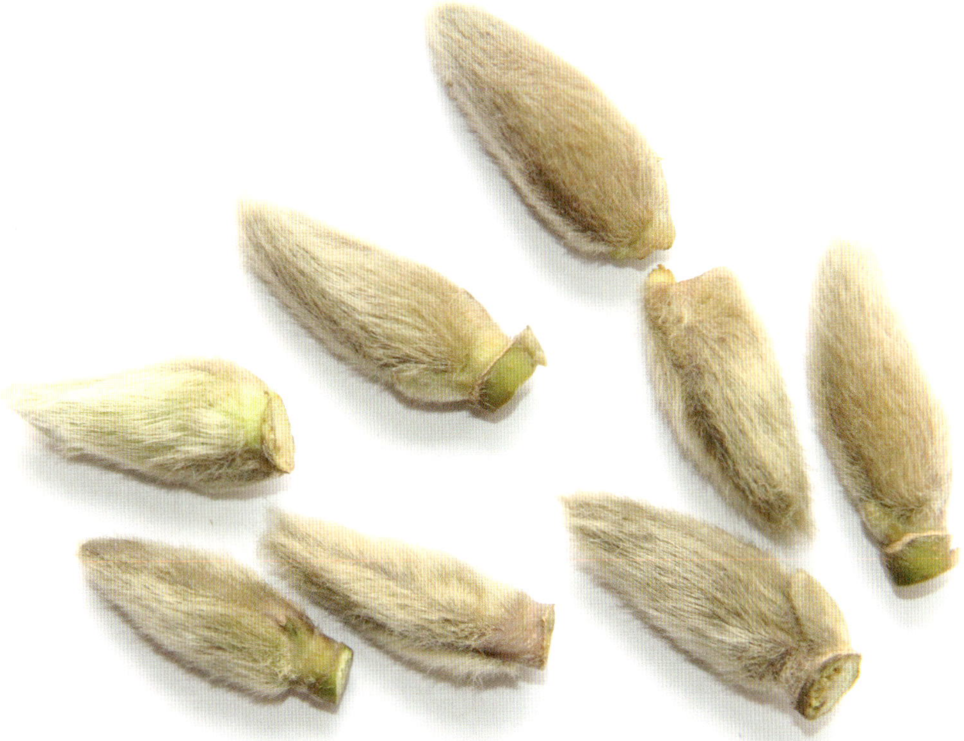

辛夷药材

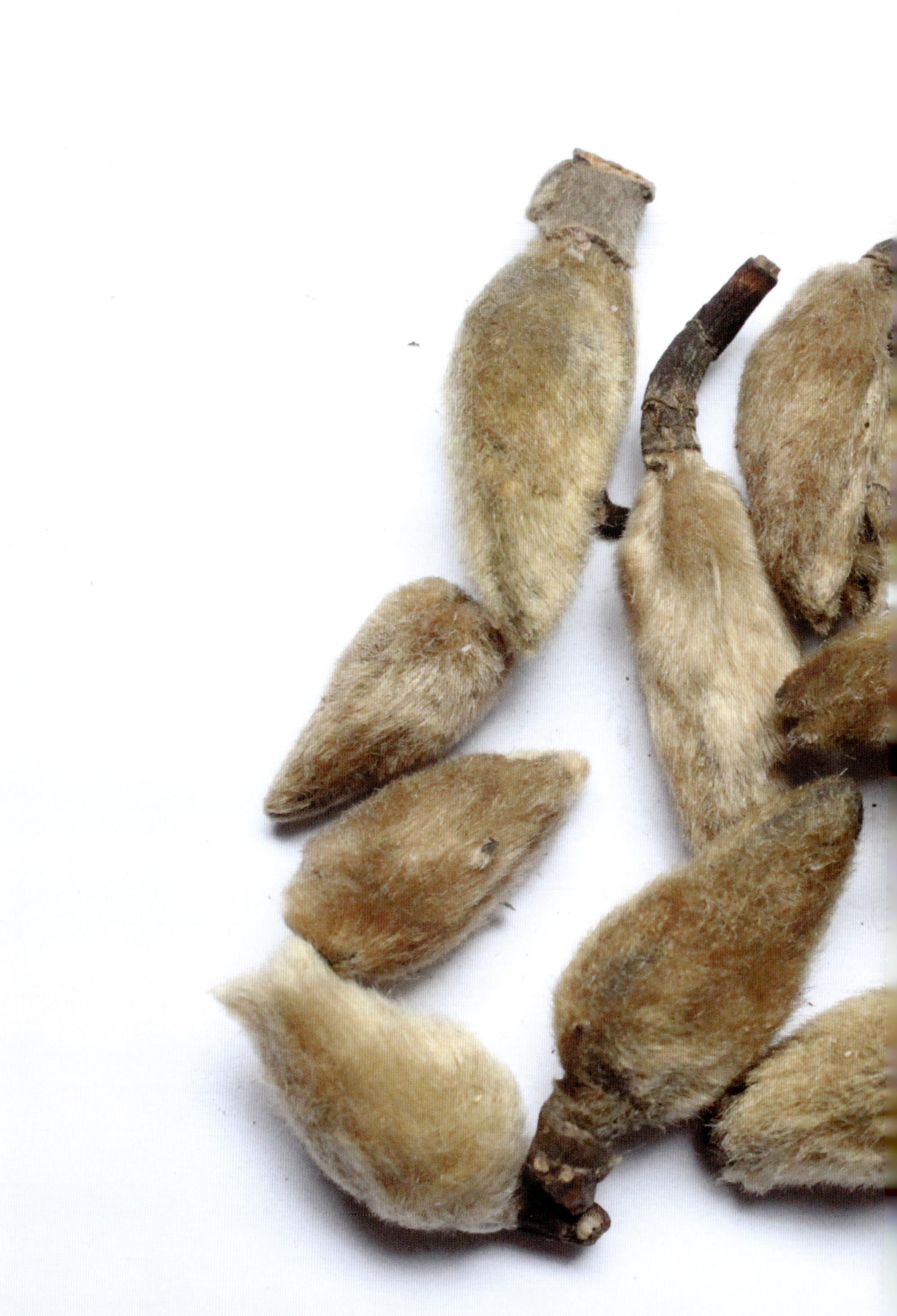

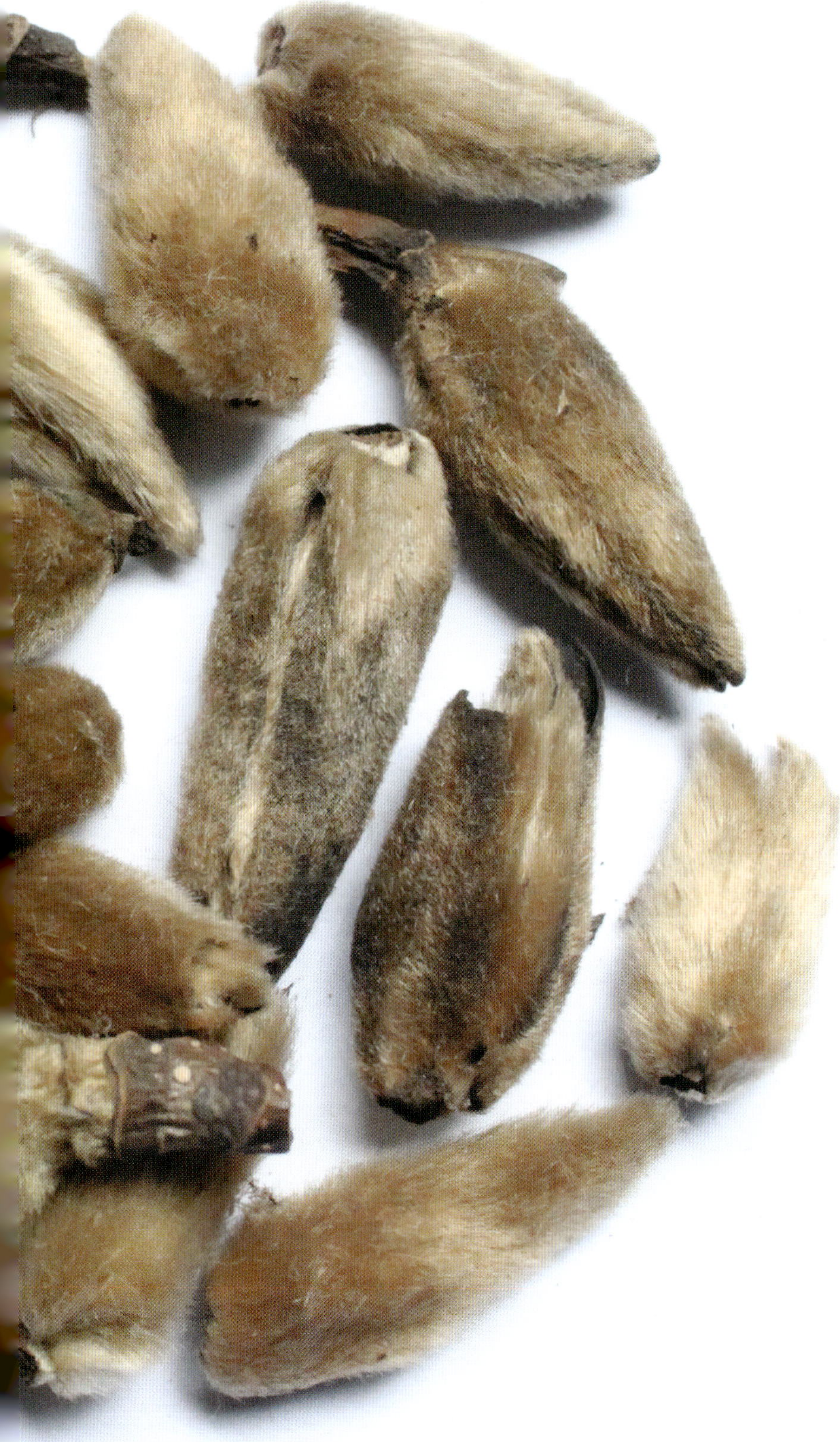

辛夷饮片

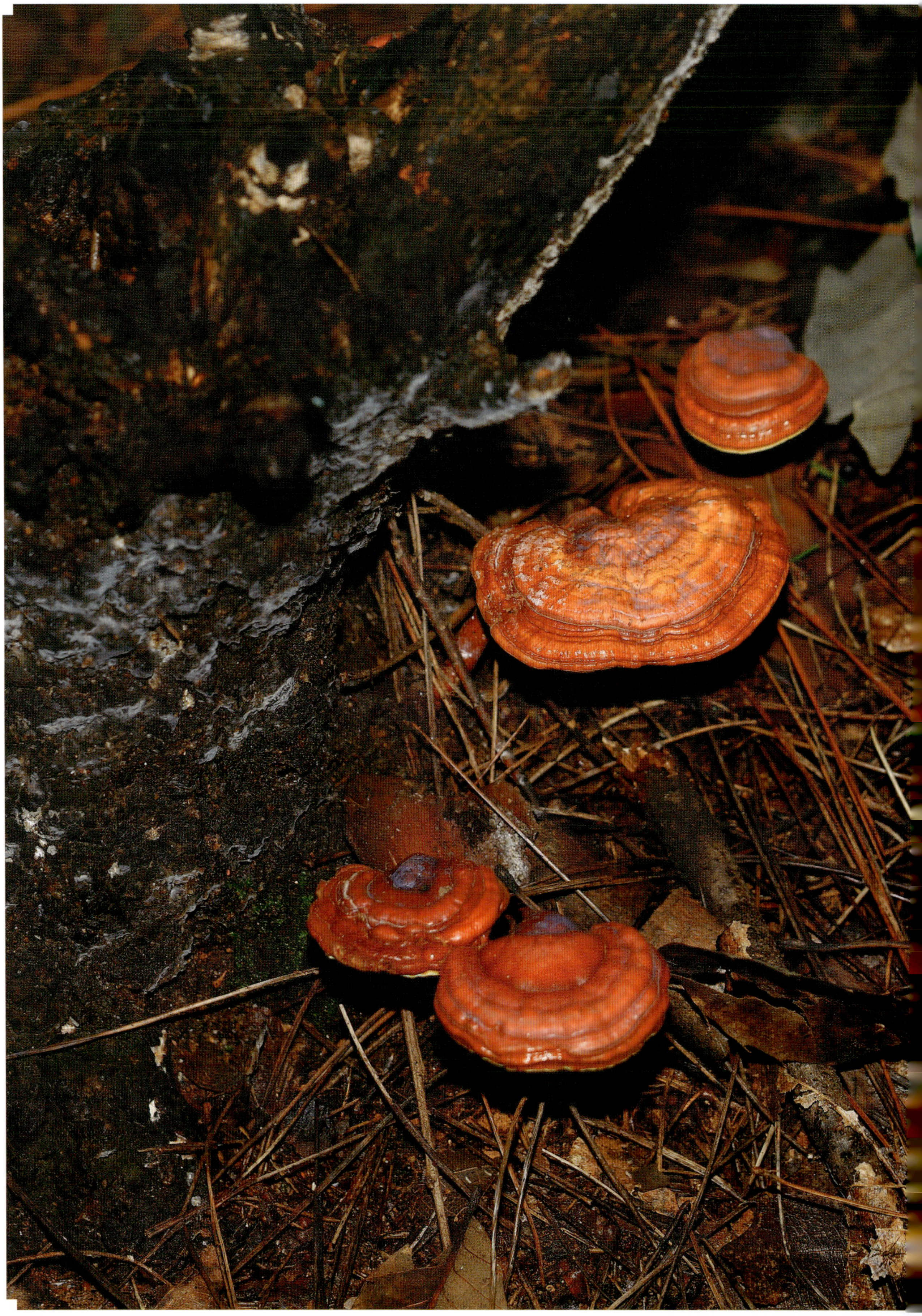

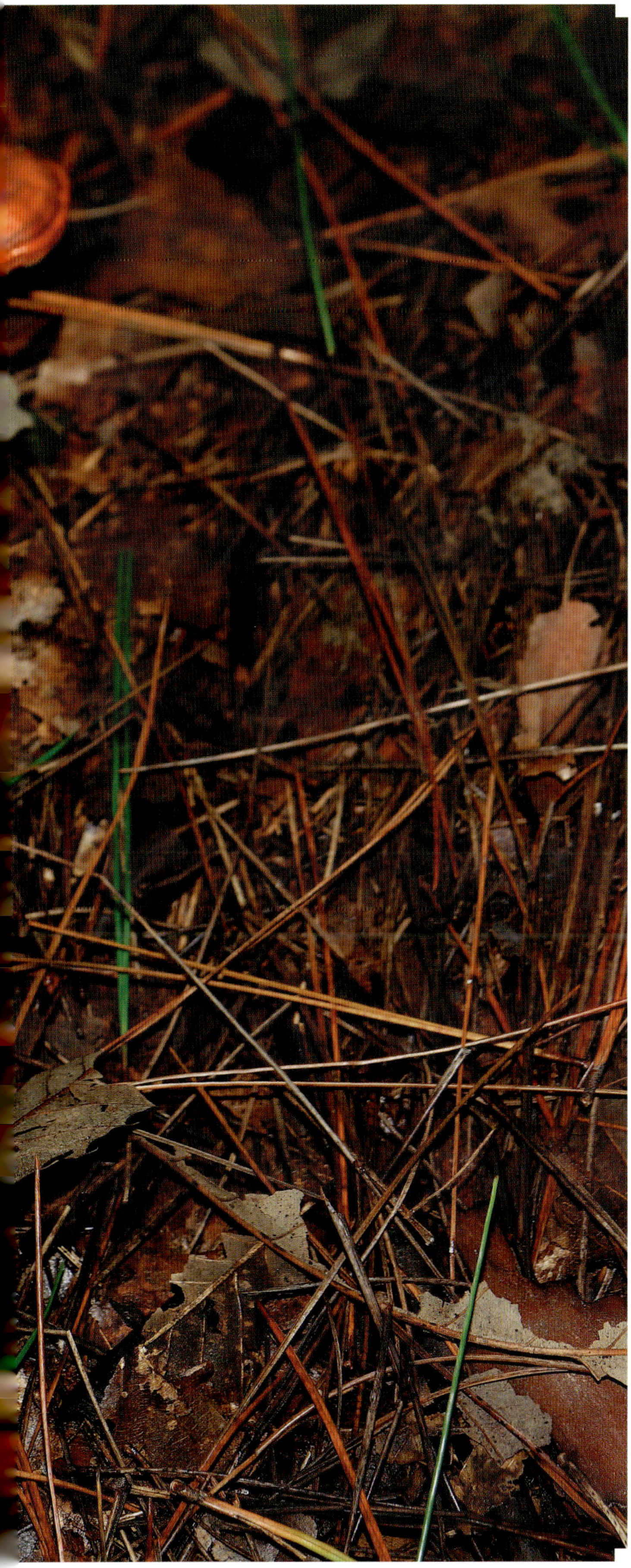

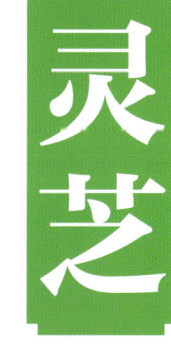

灵芝

【水药名】嘎狼。

【别　名】三秀、芝、木芝、灵芝。

【来　源】本品为多孔菌科真菌赤芝 *Ganoderma lucidum*（Leyss. ex Fr.）Karst. 或紫芝 *Ganoderma sinense* Zhao，Xu et Zhang 的干燥子实体。

【性味归经】味甘，性平。归心、肺、肝、肾经。

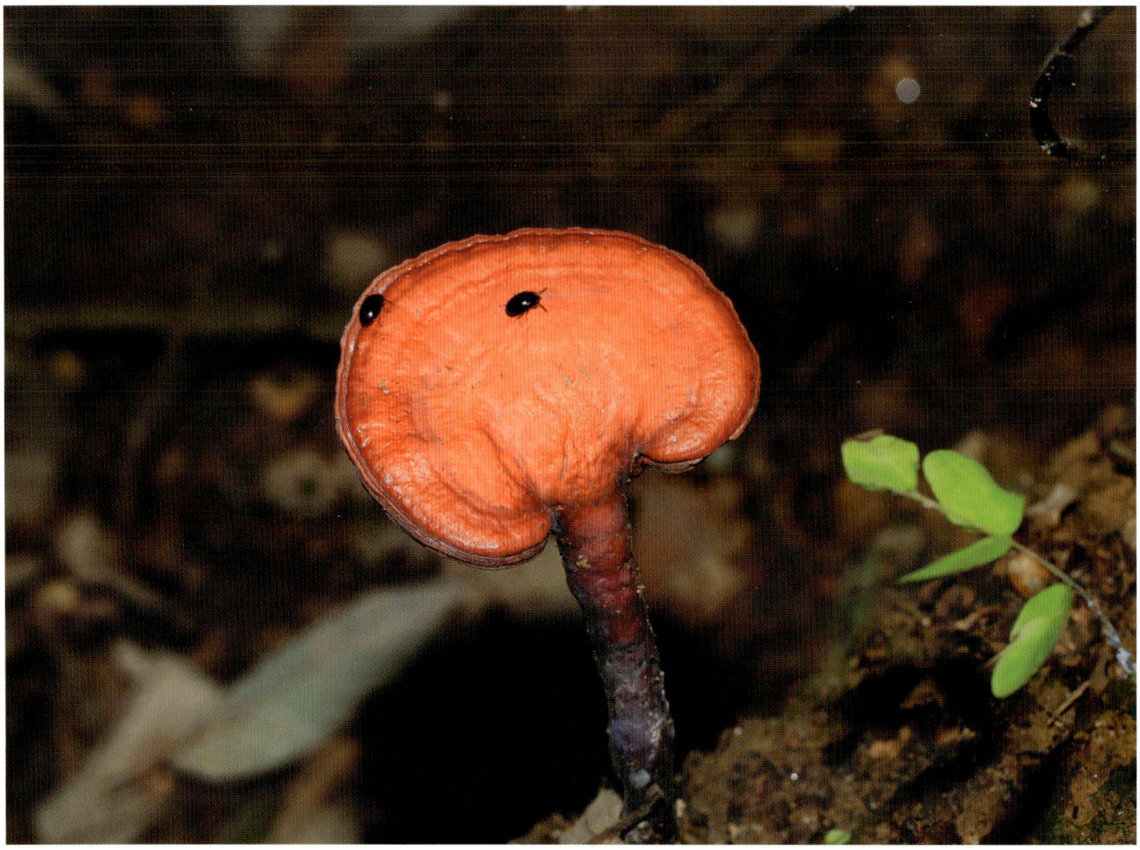

赤芝

识别特征

1. 赤芝 担子果一年生，有柄，栓质。菌盖半圆形或肾形，直径 10 ~ 20 cm，盖肉厚 1.5 ~ 2 cm，盖表褐黄色或红褐色，盖边渐趋淡黄，有同心环纹，微皱或平滑，有亮漆状光泽，边缘微钝。菌肉乳白色，近管处淡褐色。菌管长达 1 cm，每 1 mm 间 4 ~ 5 个。管口近圆形，初白色，后呈淡黄色或黄褐色。菌柄圆柱形，侧生或偏生，偶中生，长 10 ~ 19 cm，粗 1.5 ~ 4 cm，与菌盖色泽相似。皮壳部菌丝呈棒状，顶端膨大。菌丝系统三体型，生殖菌丝透明，薄壁；骨架菌丝黄褐色，厚壁，近乎实心；缠绕菌丝无色，厚壁弯曲，均分枝。孢子卵形，双层壁，顶端平截，外壁透明，内壁淡褐色，有小刺，担子果多在秋季成熟，华南及西南可延至冬季成熟。

2. 紫芝 与前种的不同点是：紫芝的菌盖多呈紫黑色至近褐黑色；菌肉呈均匀的褐色、深褐色至栗褐色；孢子顶端脐突形，内壁突出的小刺明显，孢子较大。

生境分布

生长于栎树及其他阔叶树的枯干、腐朽的木桩旁，喜生于植被密度大，光照短、表土肥沃、潮湿疏松之处。分布于四川、浙江、江西、湖南等地。除野生外，现多为人工培育品种。

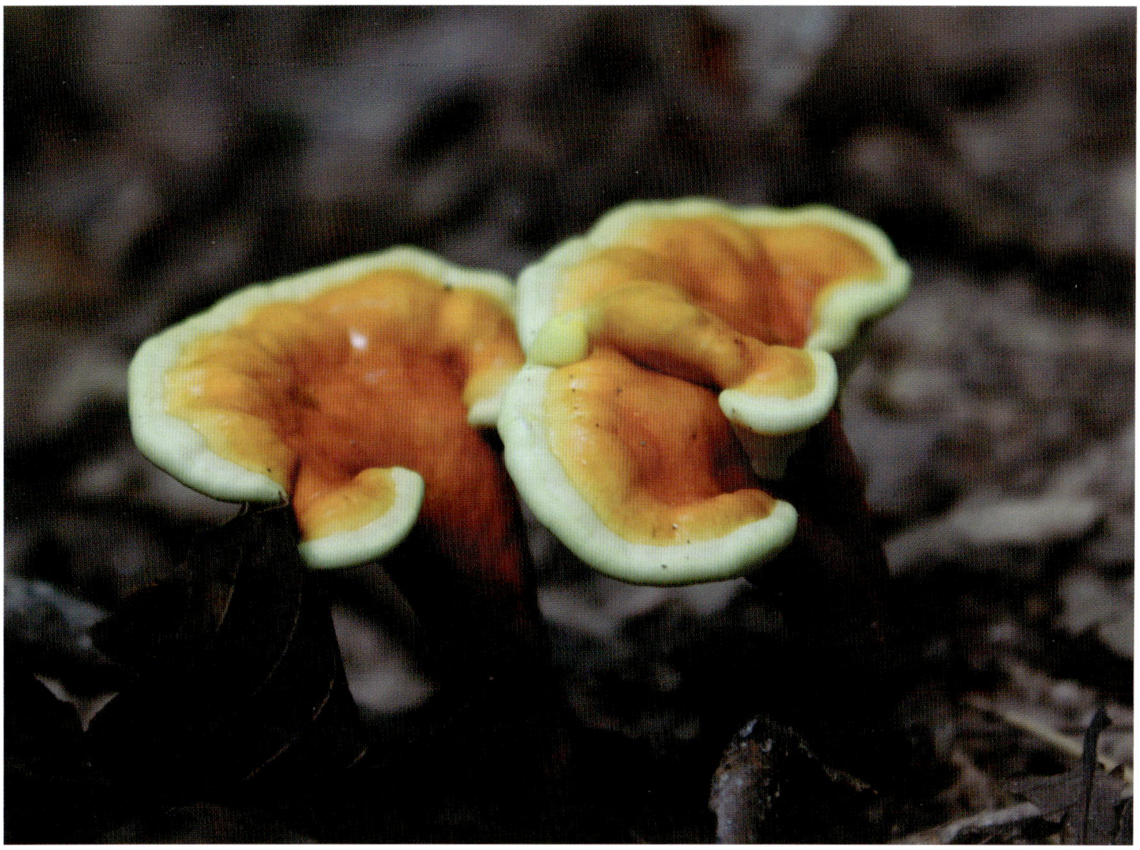

赤芝

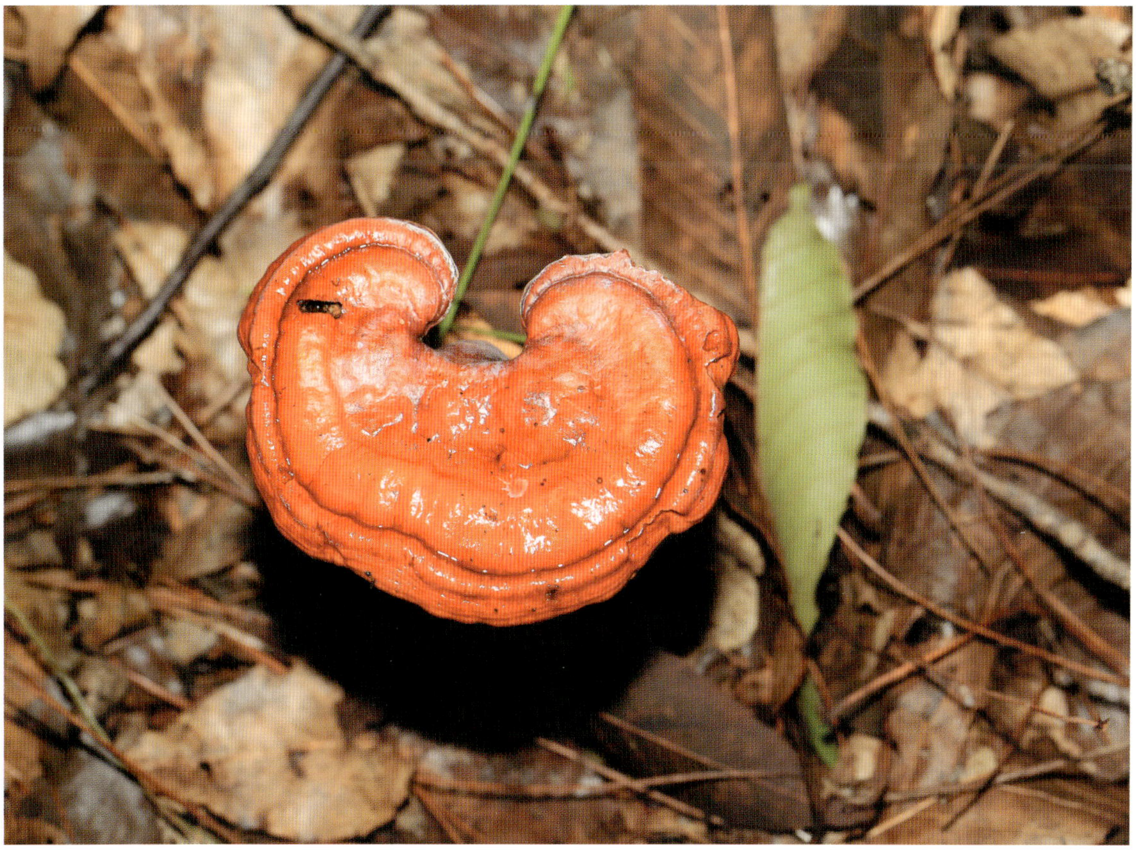

赤芝

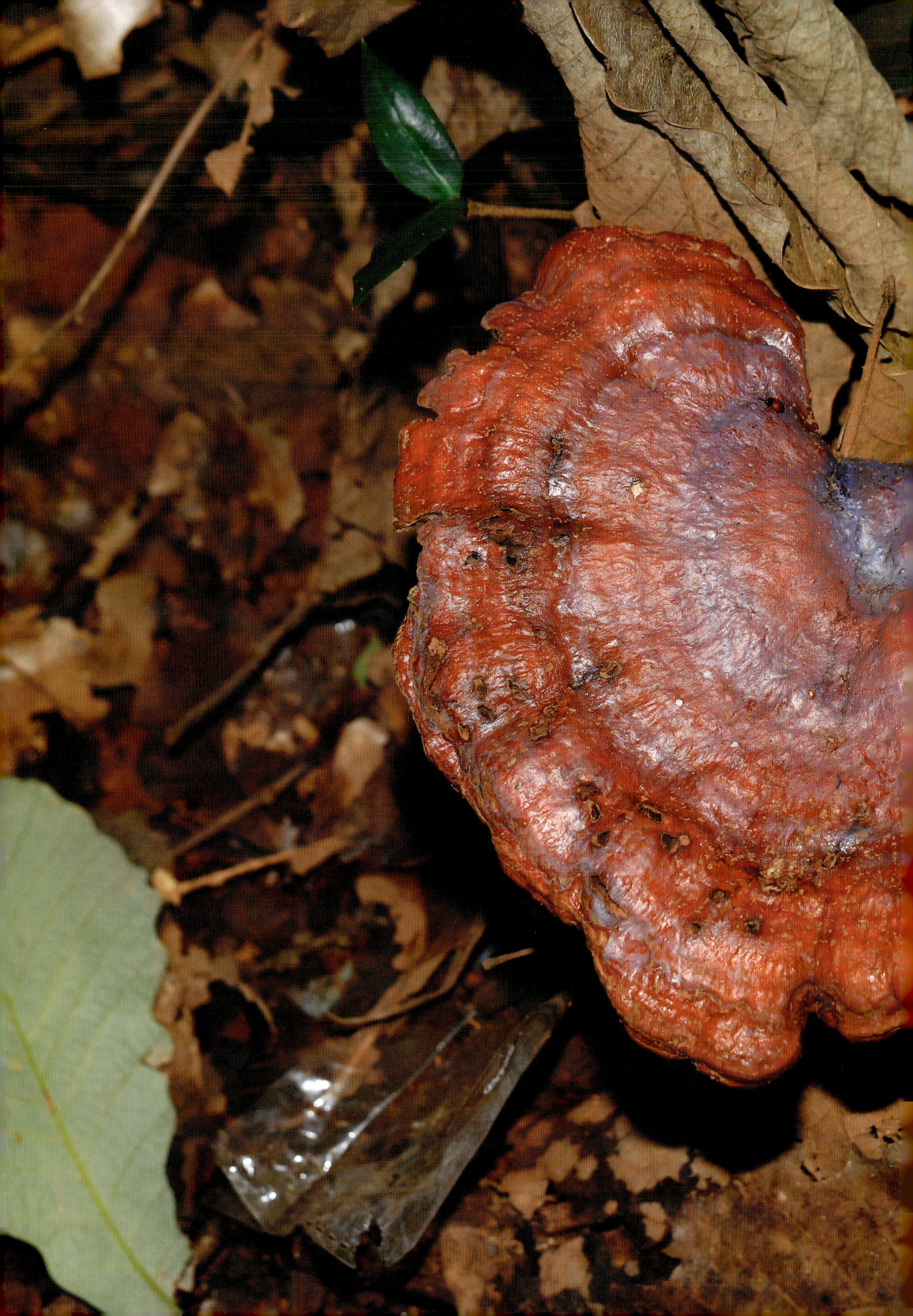

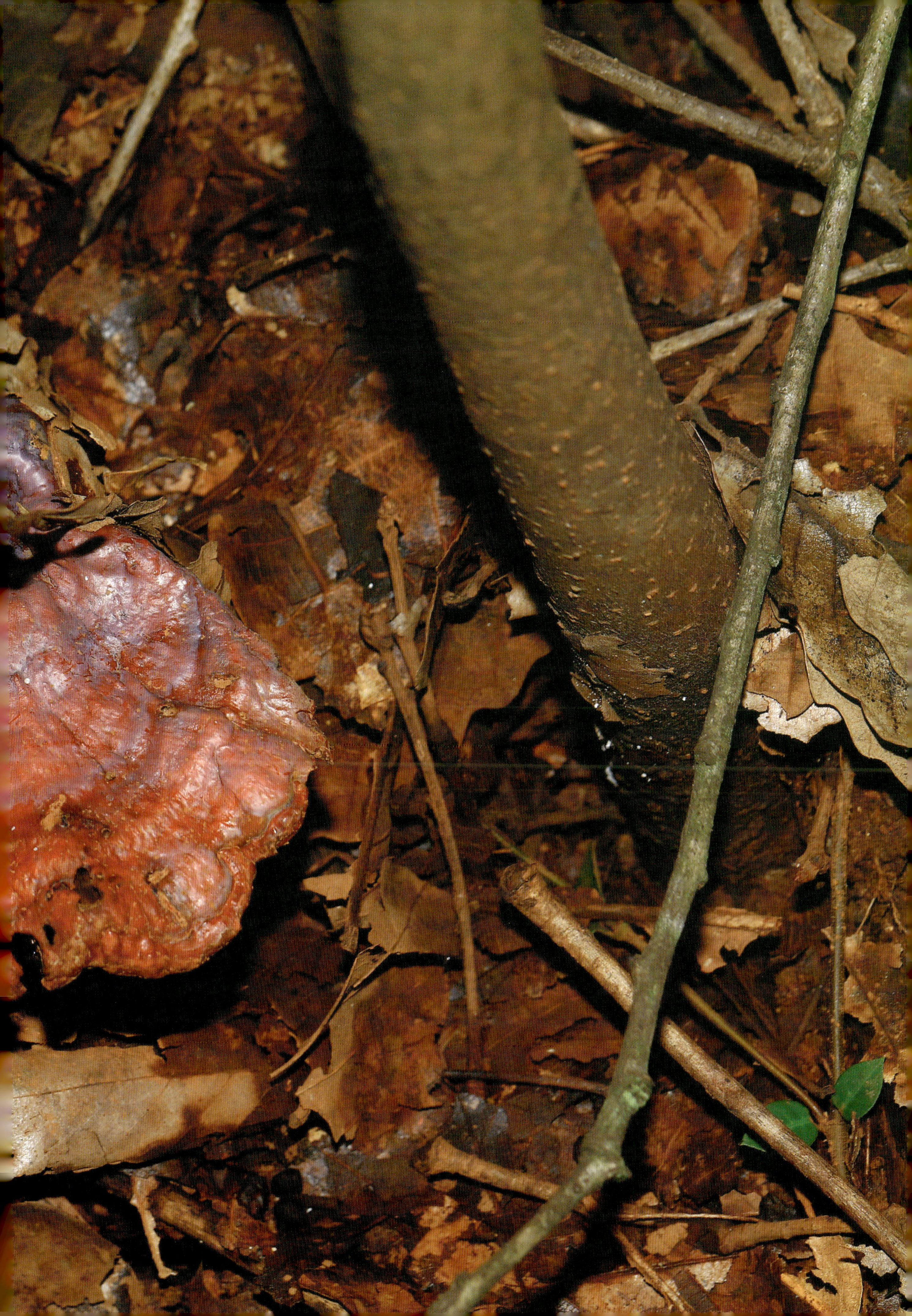

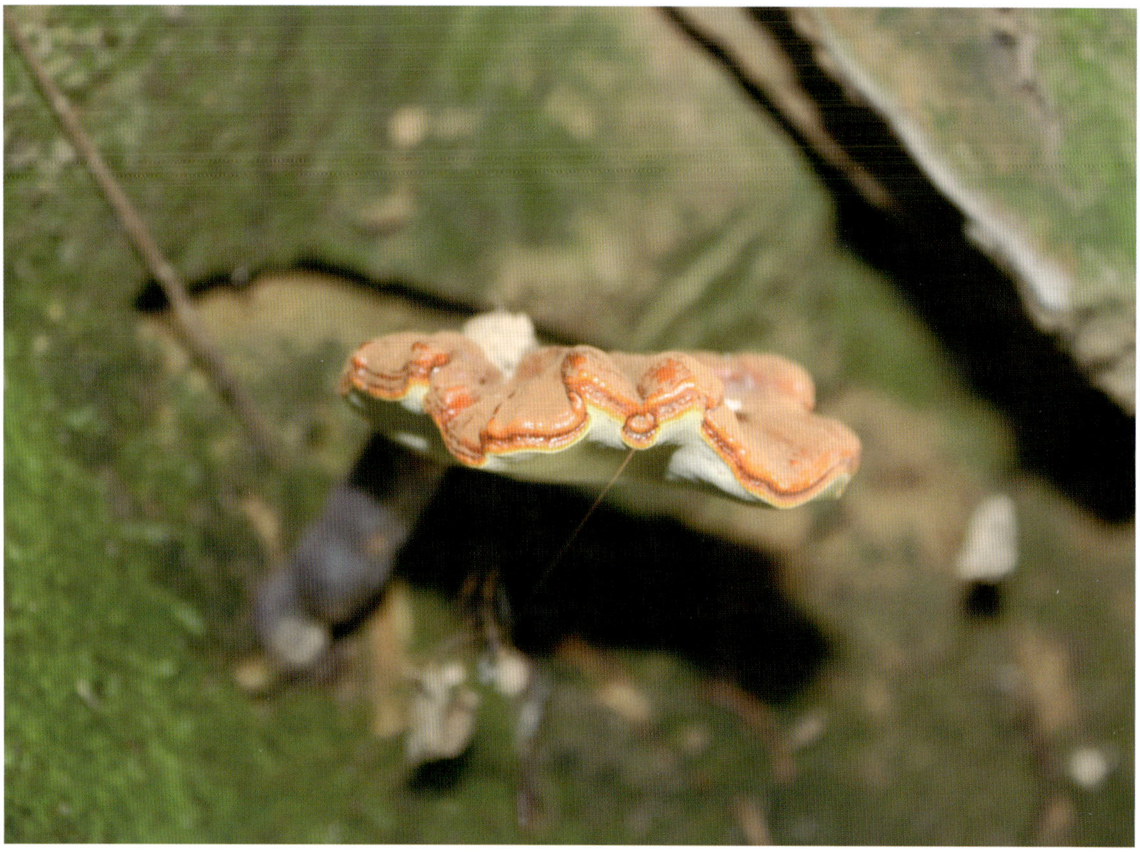

赤芝

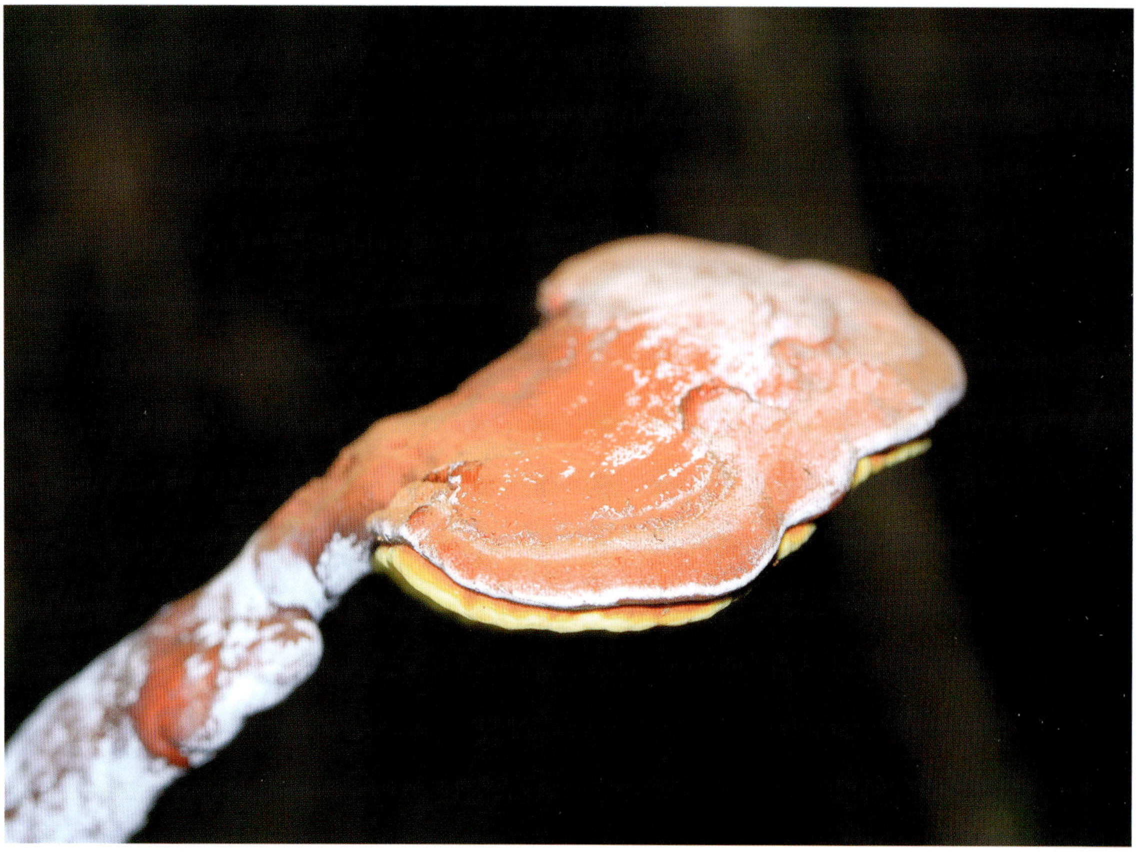

赤芝

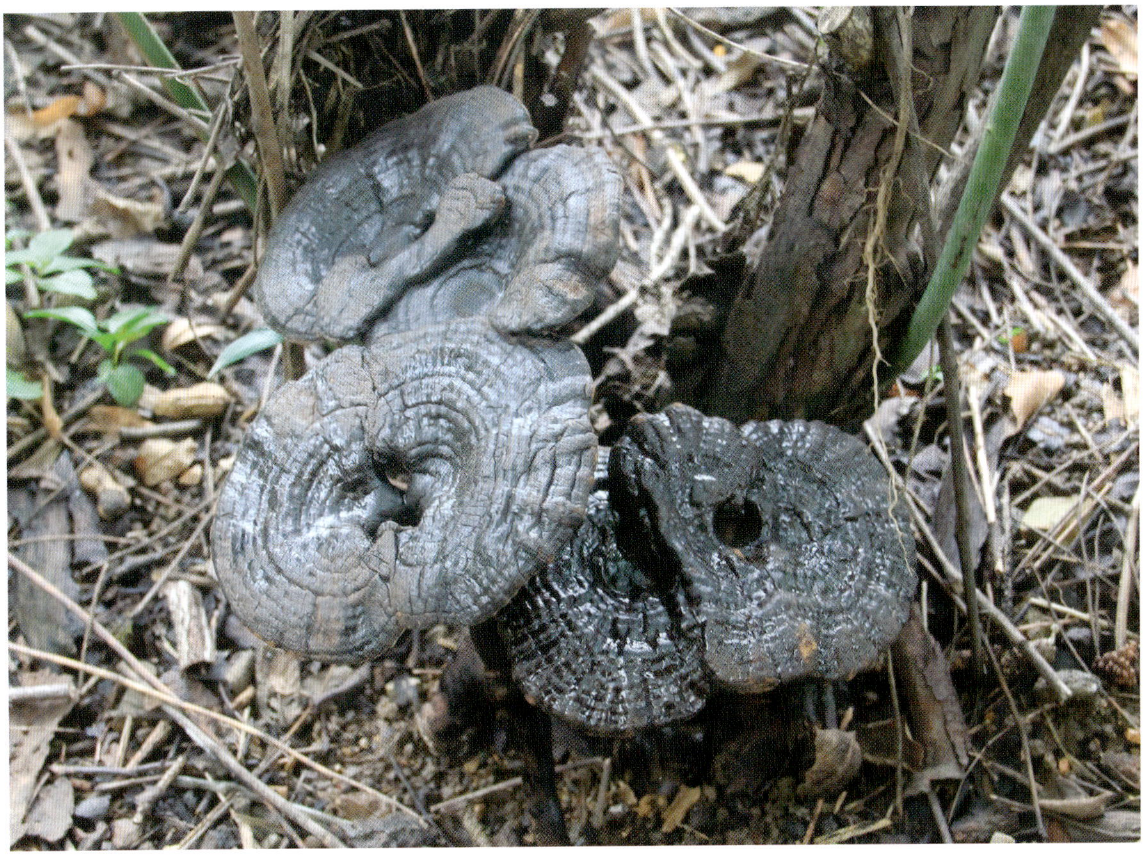

紫芝

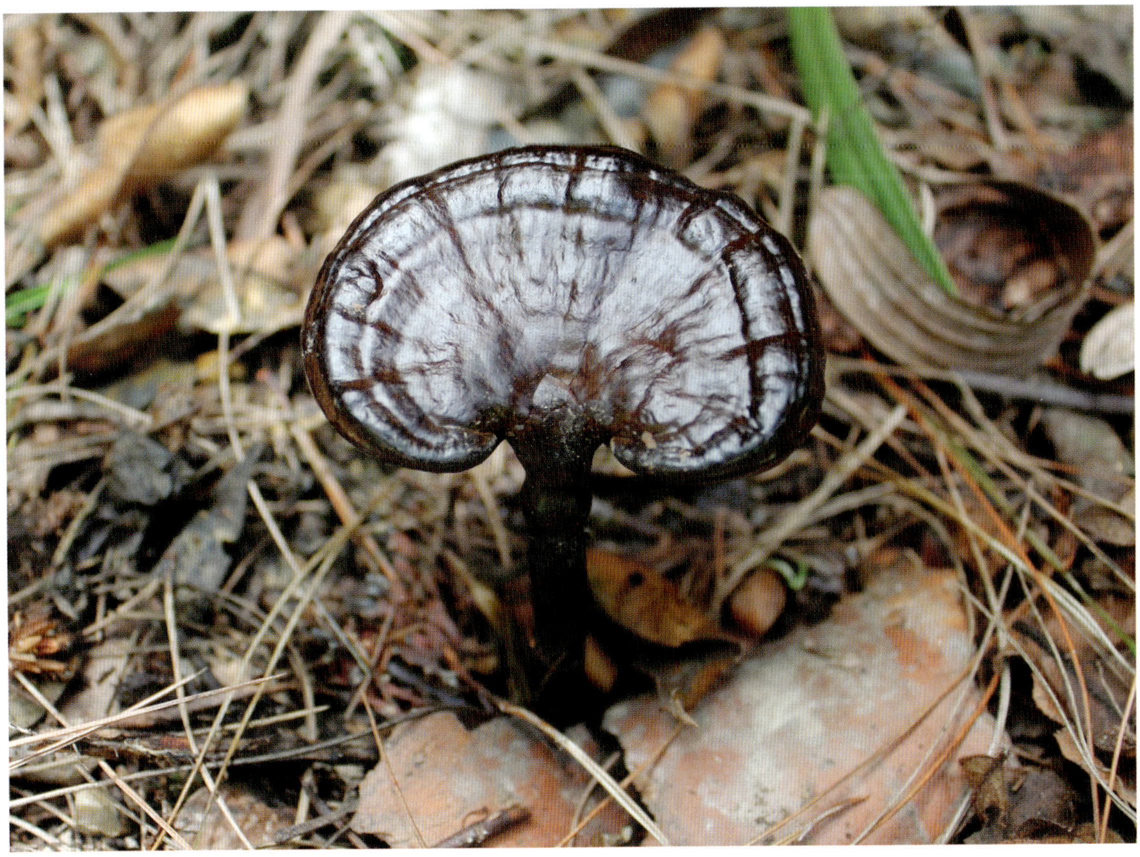

紫芝

采收加工

全年可采收，除去杂质，剪除附有朽木，泥沙或培养基质的下端菌柄，阴干或以40℃～50℃烘干。

药材鉴别

1. 赤芝 外形呈伞状，菌盖肾形、半圆形或近圆形，直径10～18 cm，厚1～2 cm。皮壳坚硬，黄褐色至红褐色，有光泽，具环状棱纹和辐射状皱纹，边缘薄而平截，常稍内卷。菌肉白色至淡棕色。菌柄圆柱形，侧生，少偏生，长7～15 cm，直径1～3.5 cm，红褐色至紫褐色，光亮。孢子细小，黄褐色。气微香，味苦涩。

2. 紫芝 皮壳紫黑色，有漆样光泽。菌肉锈褐色。菌柄长17～23 cm。

功效主治

补气安神，止咳平喘。主治心神不宁，失眠心悸，肺虚咳喘，虚劳短气，不思饮食。

功效主治

益精气，坚筋骨，利关节，好颜色。主治虚劳，咳嗽，气喘，失眠，消化不良，神经衰弱，冠心病，心律失常。

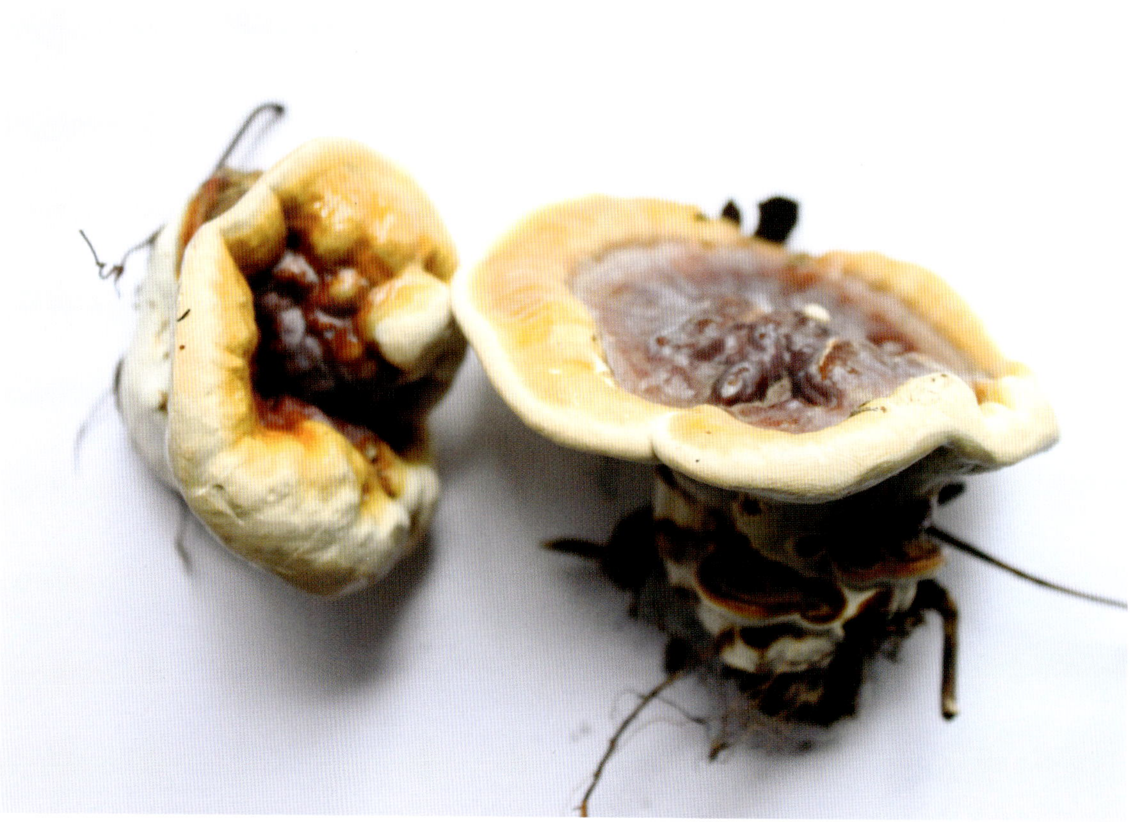

赤芝

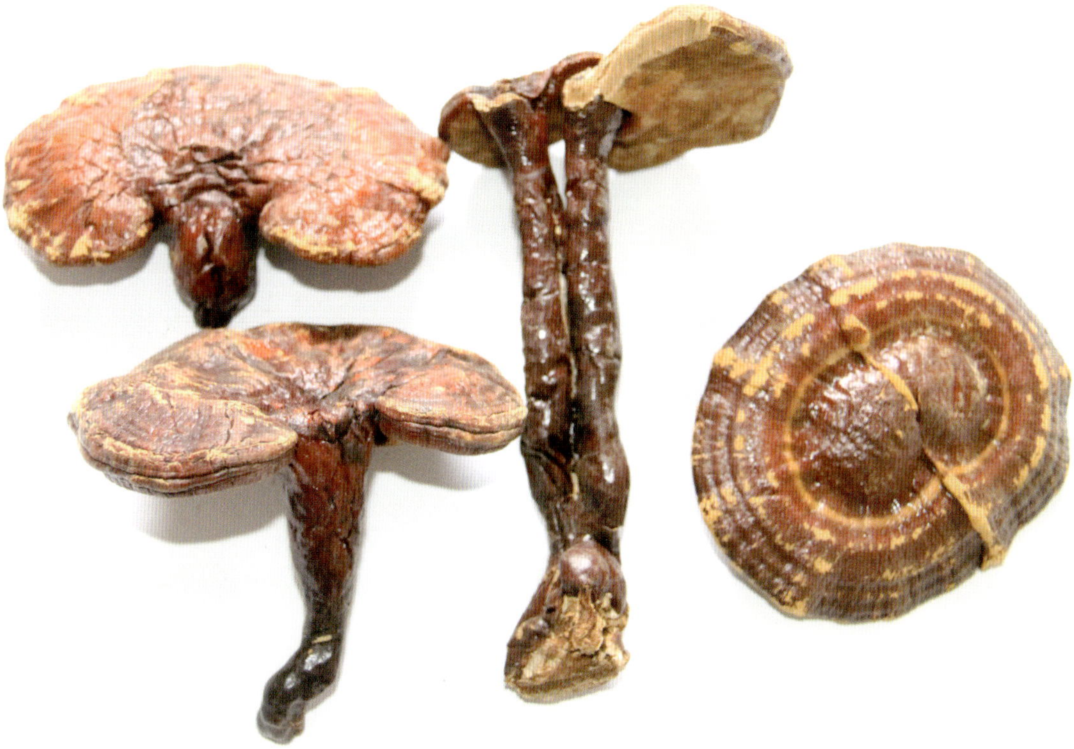

赤芝

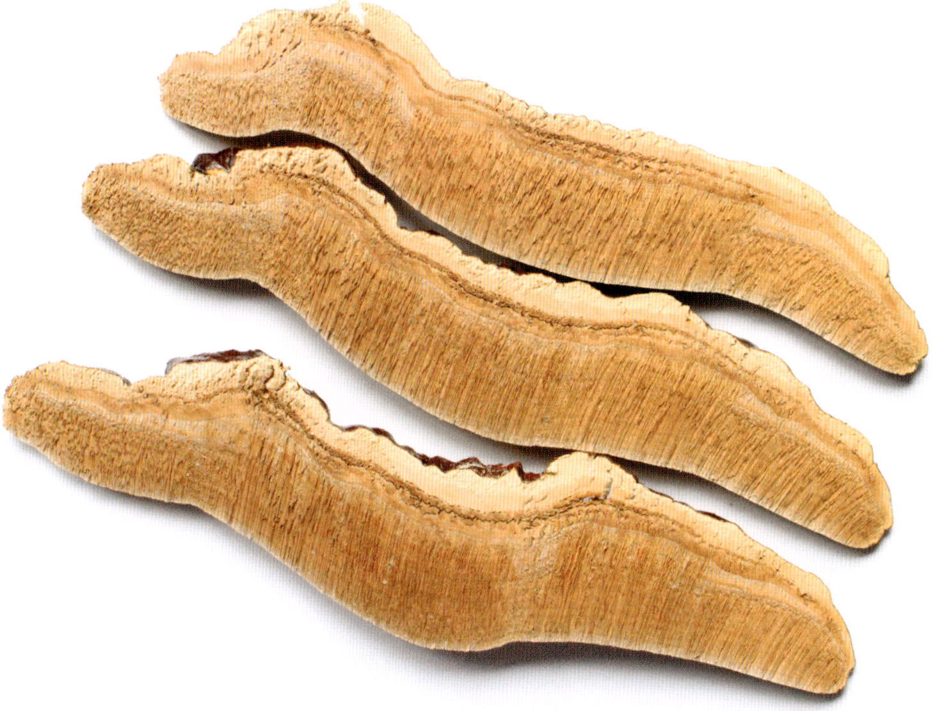

赤芝饮片

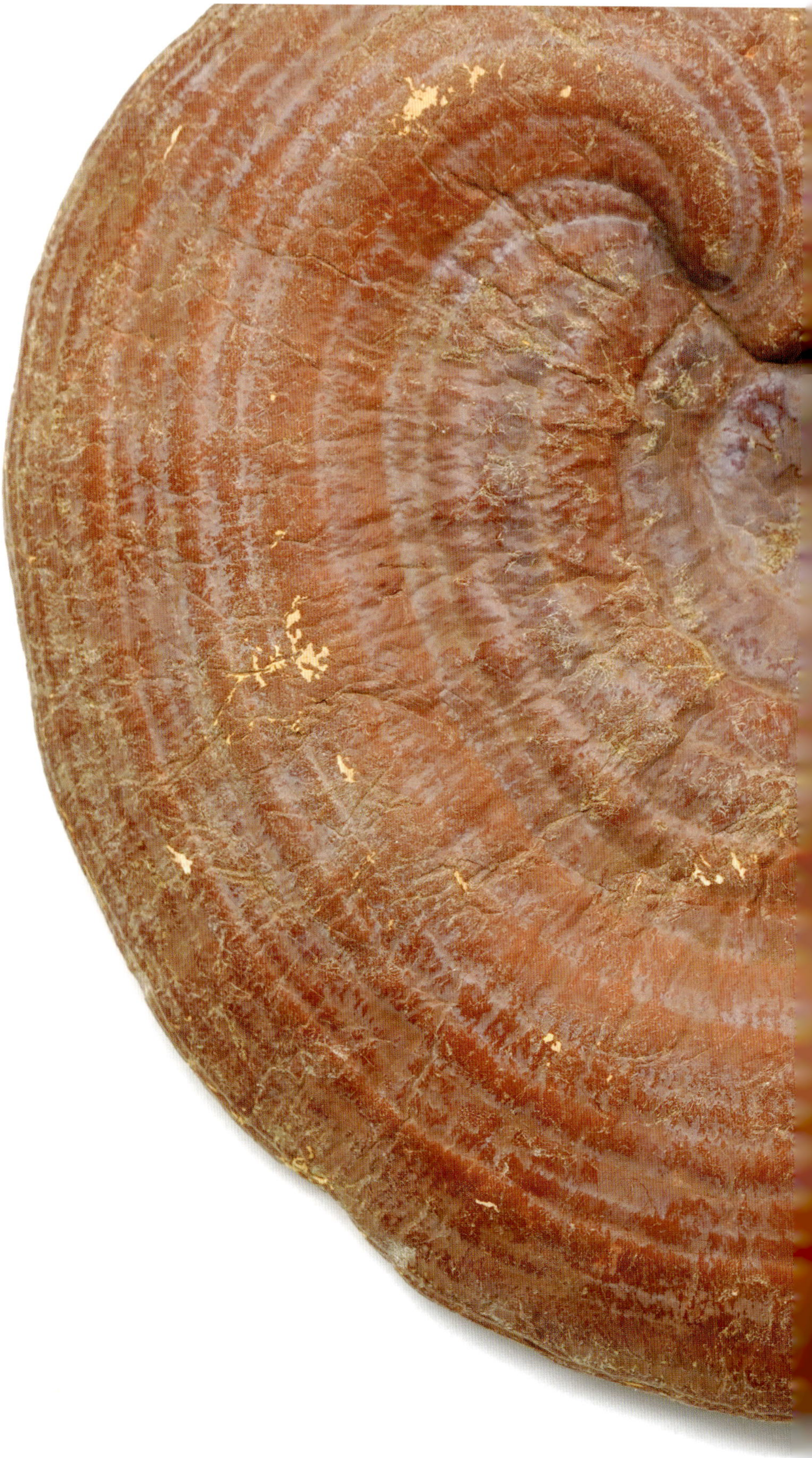

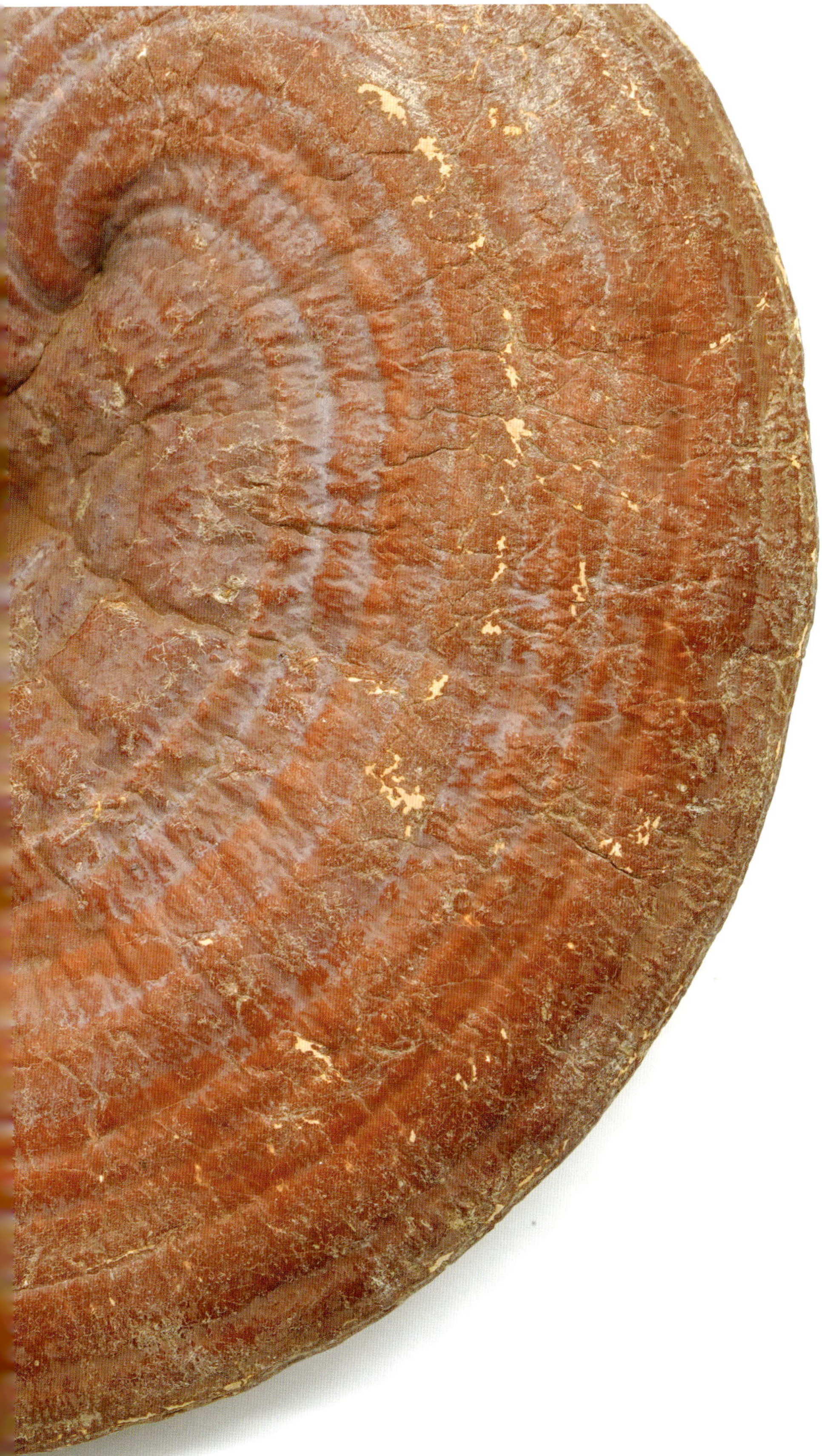

赤芝药材

用法用量

内服：10 ~ 30 g，煎汤；研末 1.5 ~ 3 g；或浸酒，糖浆。

民族药方

1．冠心病，心律失常 灵芝 10 g，老茶子树根 30 g。水煎服。

2．虚劳咳嗽 灵芝、枇杷叶、胡颓叶各 10 g。水煎服。

3．过敏性哮喘 灵芝、茯苓各 15 g，半夏、厚朴各 5 g，紫苏叶 10 g。加水煎汁半杯，然后加适量冰糖饮服，每日 3 次。

4．神经衰弱 灵芝 50 g，白糖 100 g。加水 500 mL 煎煮取汁 300 mL，每次 20 mL，每日 3 次。

5．迁延性肝炎 灵芝 15 g，甘草 8 g。水煎服。

6．肝硬化 灵芝、黄芪各 15 g，猪瘦肉 100 g。加水煮汤，去药渣后，调味饮汤吃肉，每日 1 剂，连服 15 日。

7．白血病 灵芝 12 g，鲜蘑菇 150 g，当归、龟甲、枸杞子各 10 g。将后三味药煎汤去渣，加入灵芝、蘑菇煮熟后服食，每日 1 剂，连服 15 日。

8．胃癌 灵芝 30 g，鸭肉 500 g，姜 20 g。共入锅加水将鸭肉煨煮烂，吃肉喝汤，每日 2 次。

9．功能性子宫出血 灵芝 25 ~ 30 g。水煎服，每日 1 剂，留渣复煎 2 次，每日 3 次。

10．高血压病，风温性关节炎，矽肺 灵芝 3 g。水煎当茶饮；或浸酒服。

使用注意

服用时忌超量、忌久服。

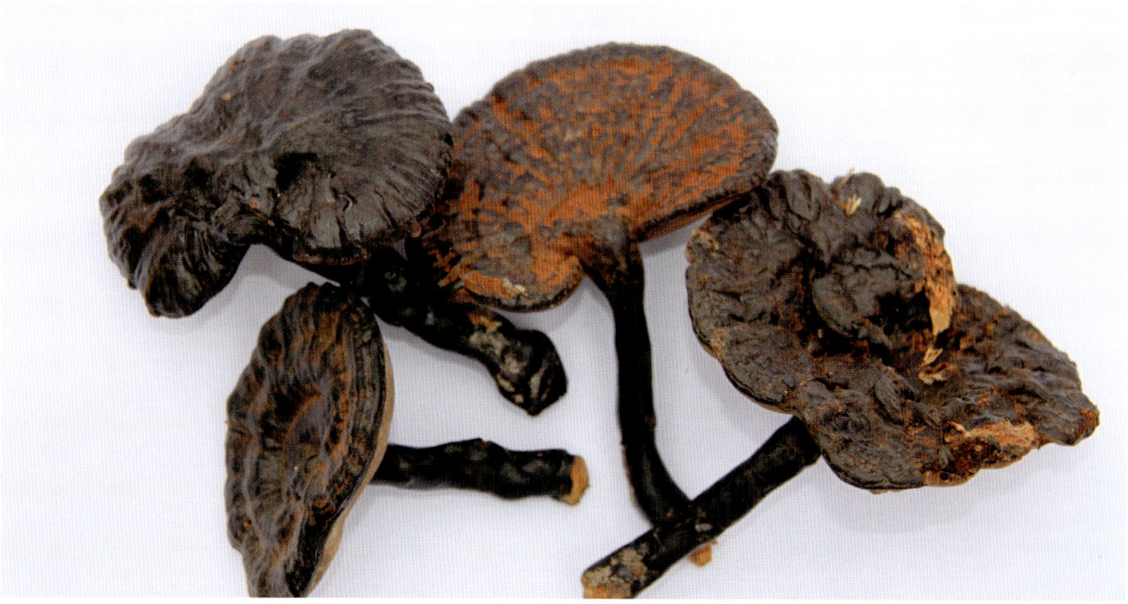

灵芝

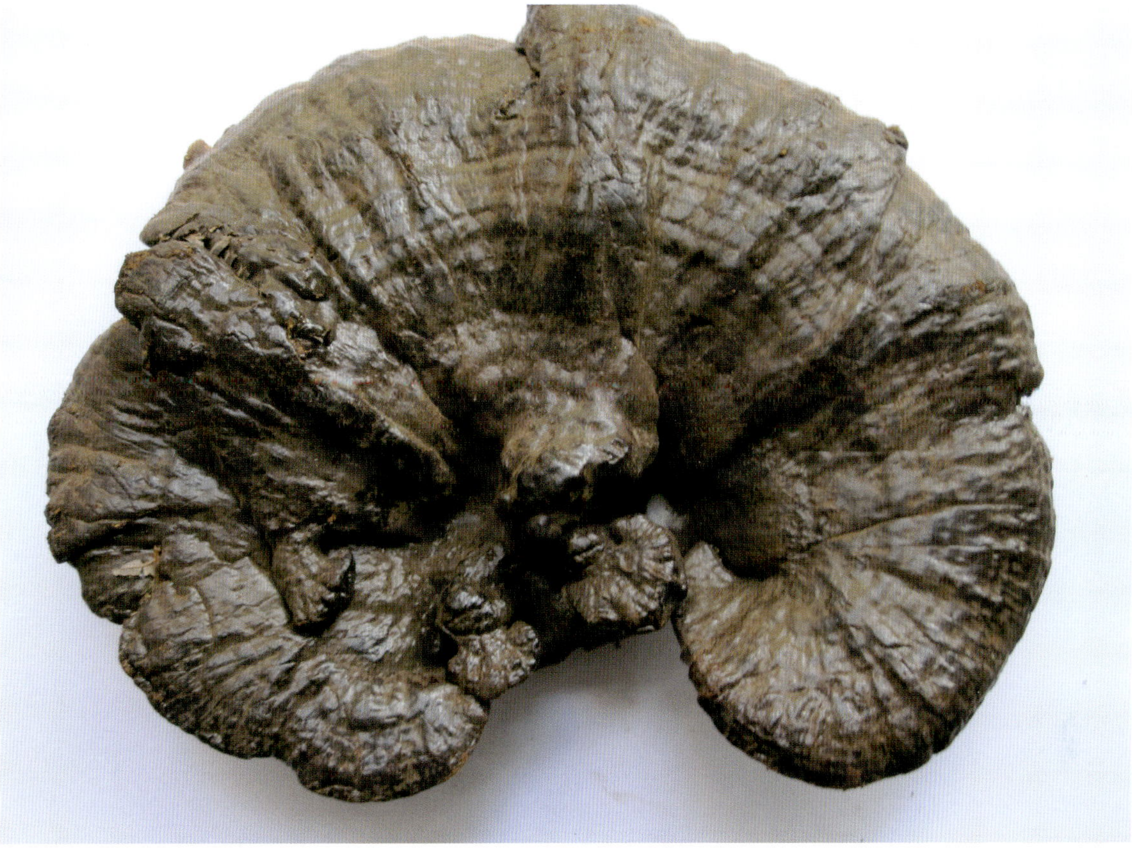

灵芝药材

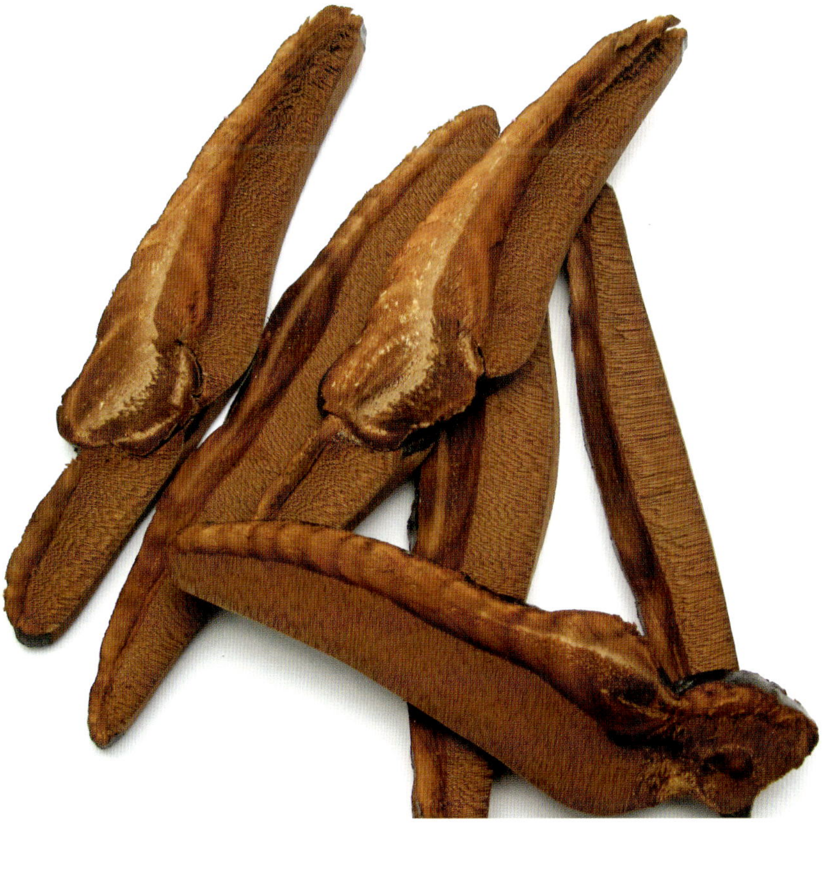

灵芝饮片

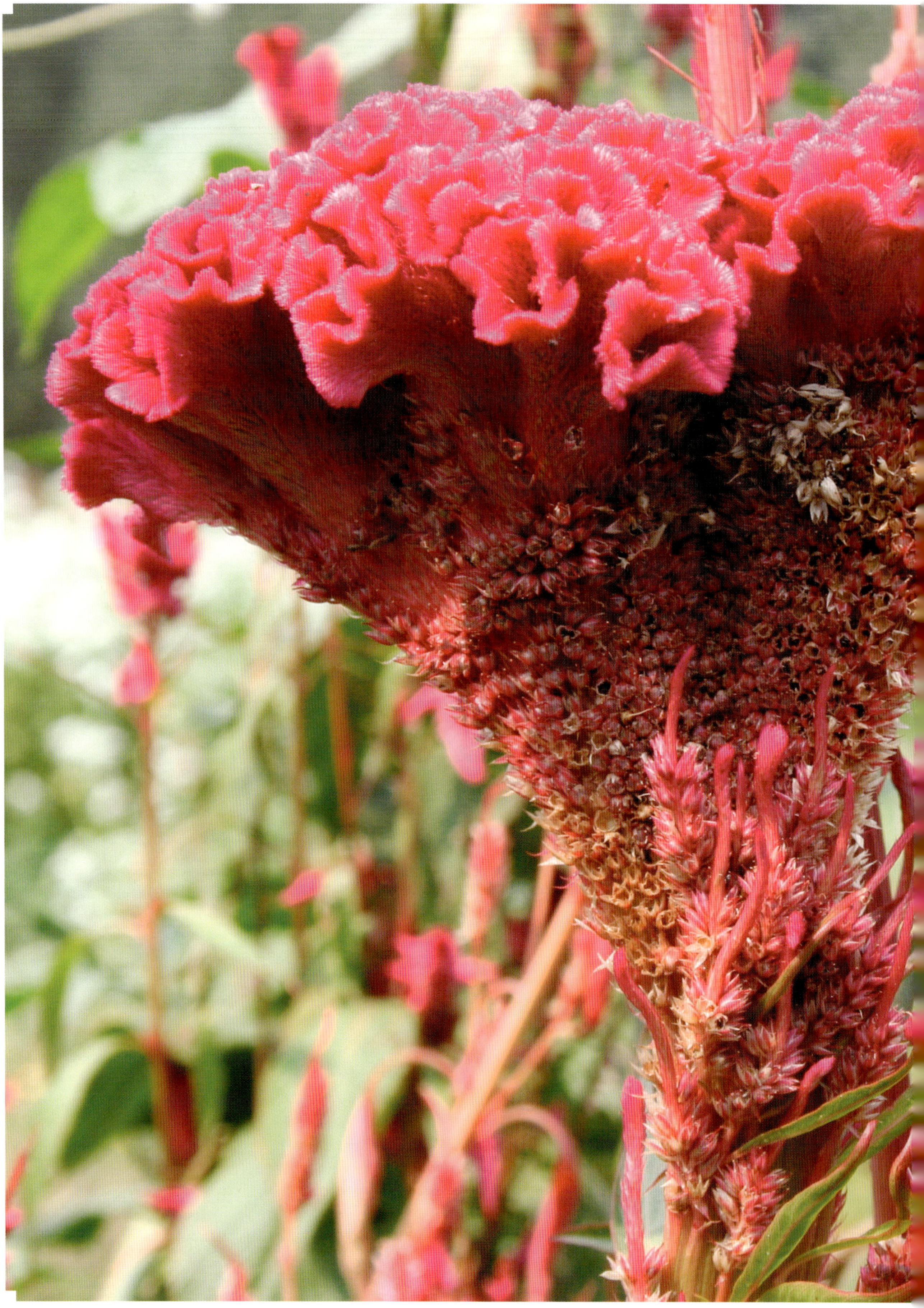

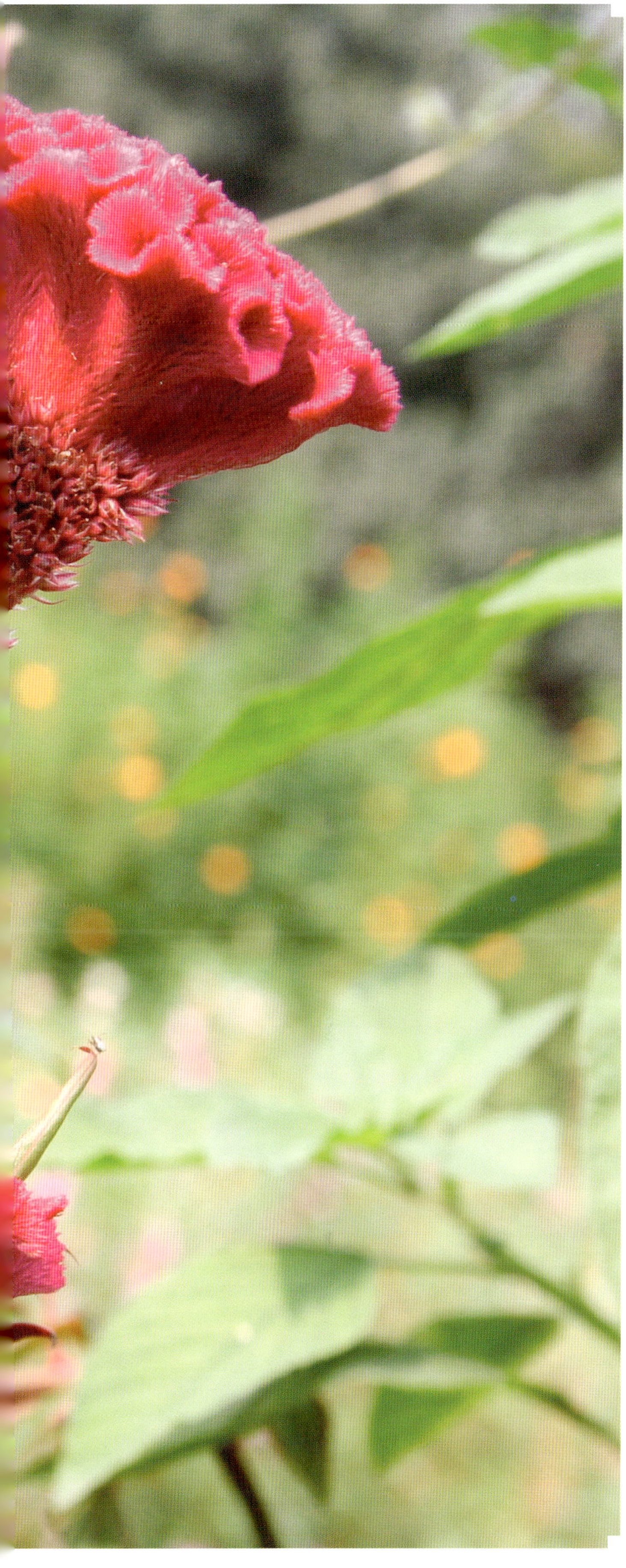

鸡冠花

【水药名】骂展解。

【别　名】鸡公花、鸡冠头。

【来　源】本品为苋科植物鸡冠花 *Celosia cristata* L. 的干燥花序。

【性味归经】味酸、甘，性凉。归肝、大肠经。

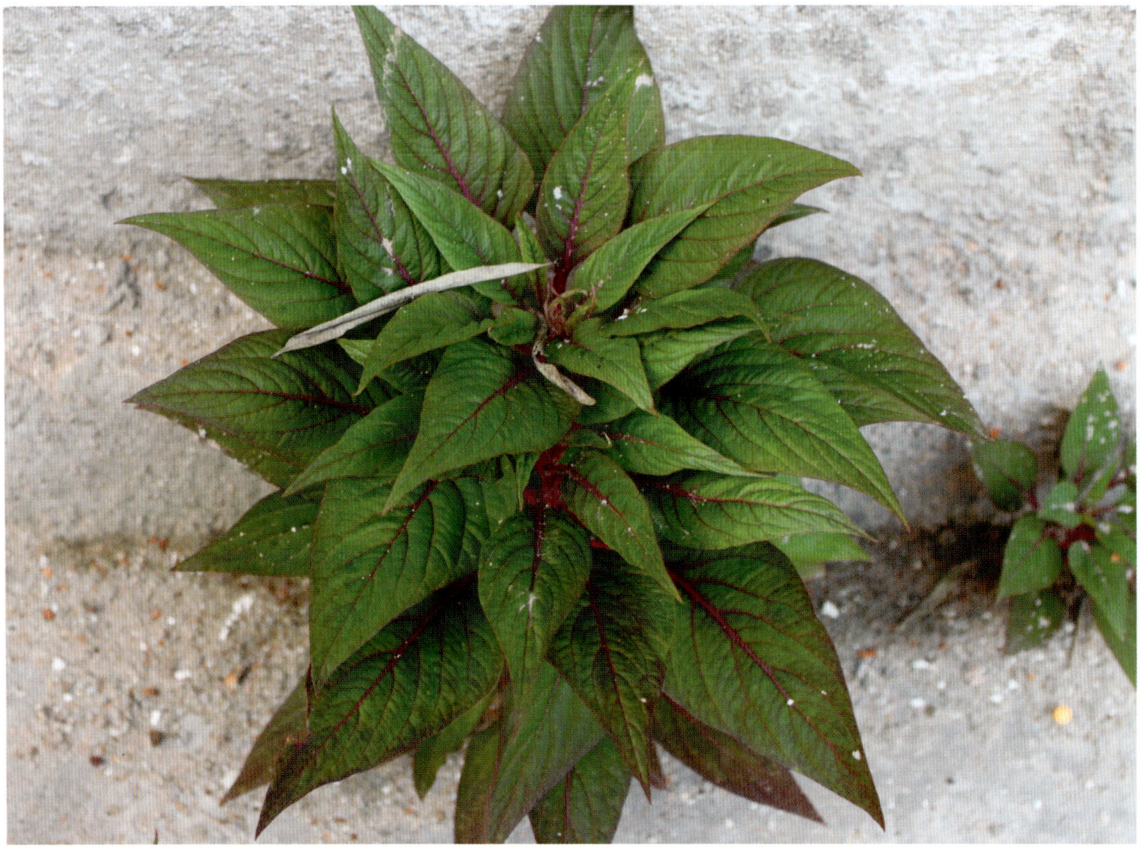

鸡冠花

识别特征

一年生草本，高 30 ~ 80 cm，全体无毛。茎直立，粗壮，稀分枝，近上部扁平，绿色或带红色，有棱纹凸起。单叶互生，具柄；叶片长椭圆形至卵状披针形，长 5 ~ 10 cm，宽 2 ~ 6 cm，先端渐尖或长尖，基部渐窄成柄，全缘。夏秋开花，穗状花序扁平，顶生，状似鸡冠，颜色多变，淡红色至紫红色，亦有黄色、白色。胞果卵形，长约 3 mm，熟时盖裂而出。

生境分布

均系栽培。分布于全国各地。

采收加工

8—10 月，花序充分长大，并有部分果实成熟时，剪下花序，晒干。

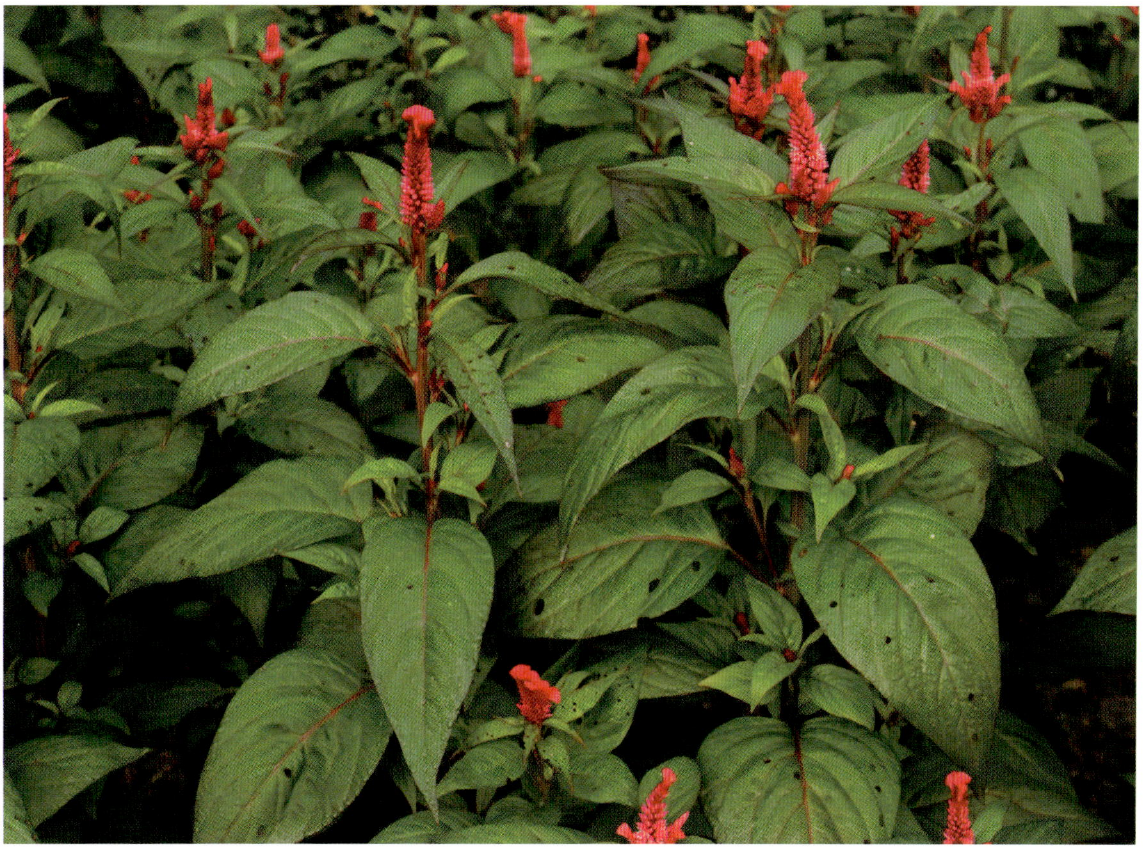

鸡冠花

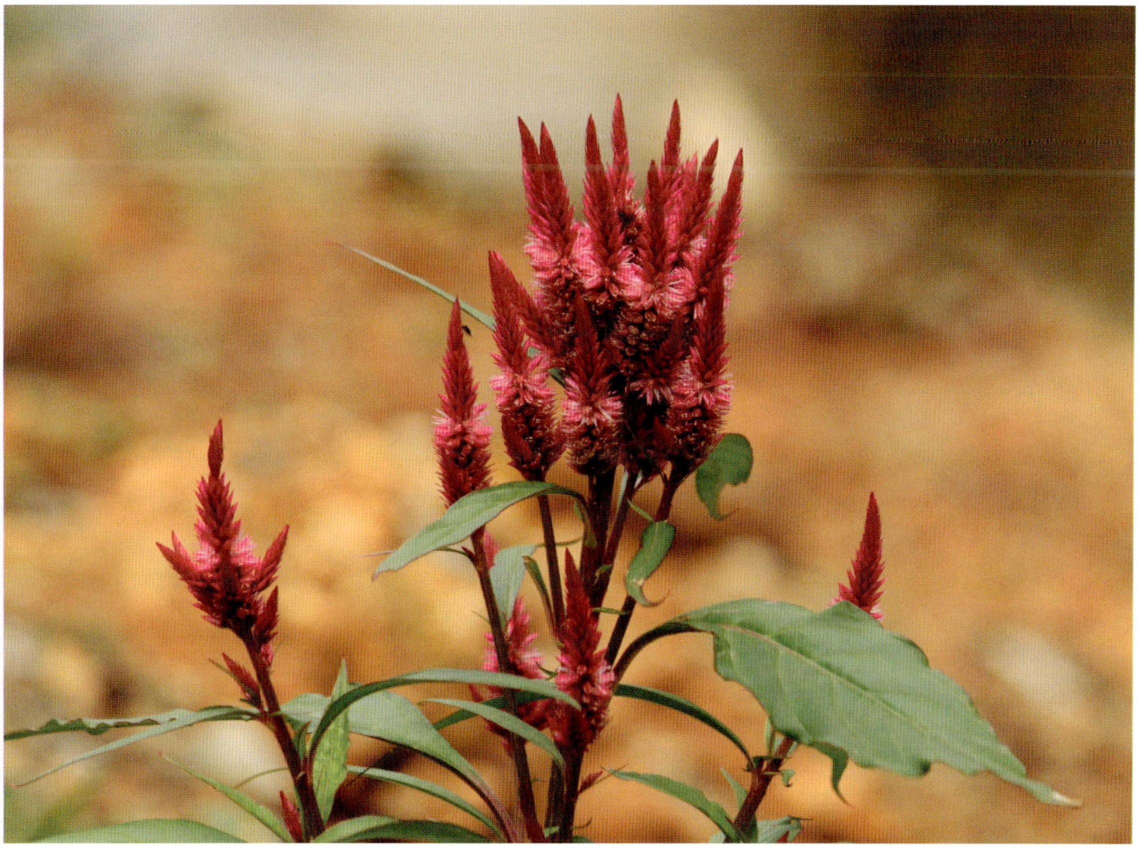

鸡冠花

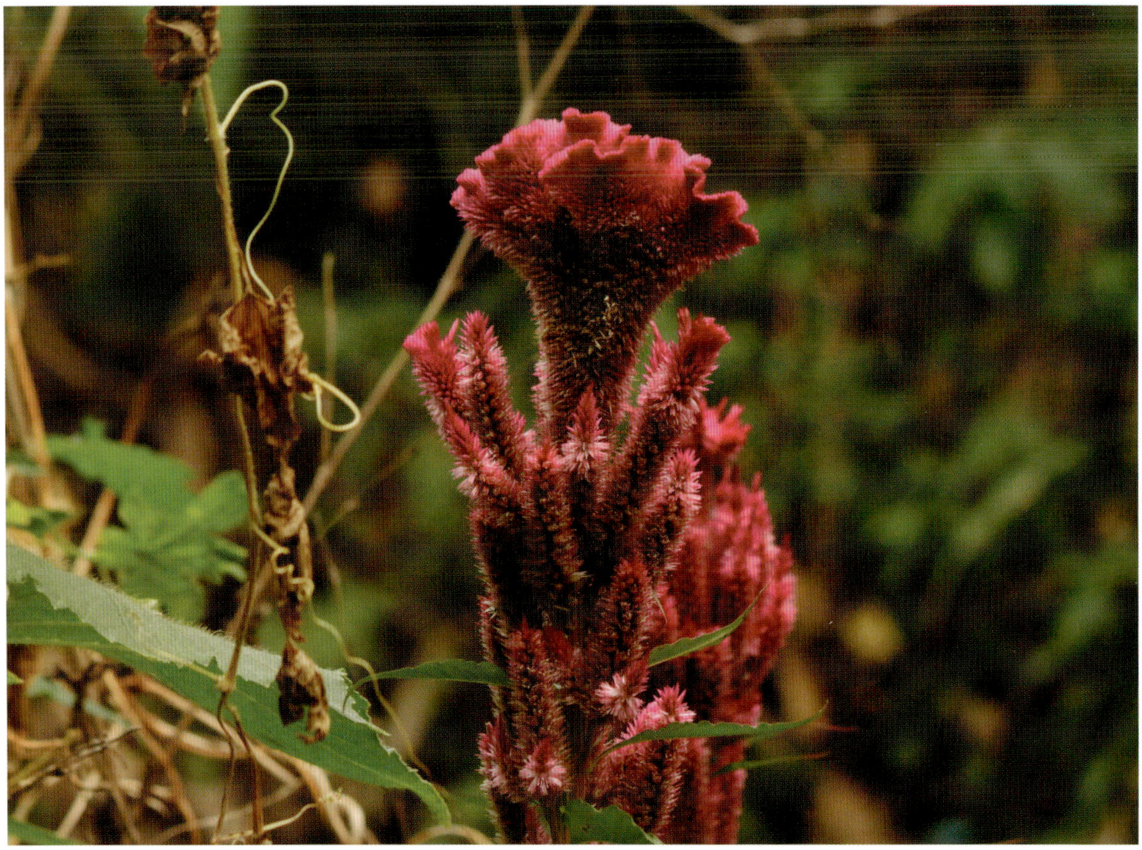

鸡冠花

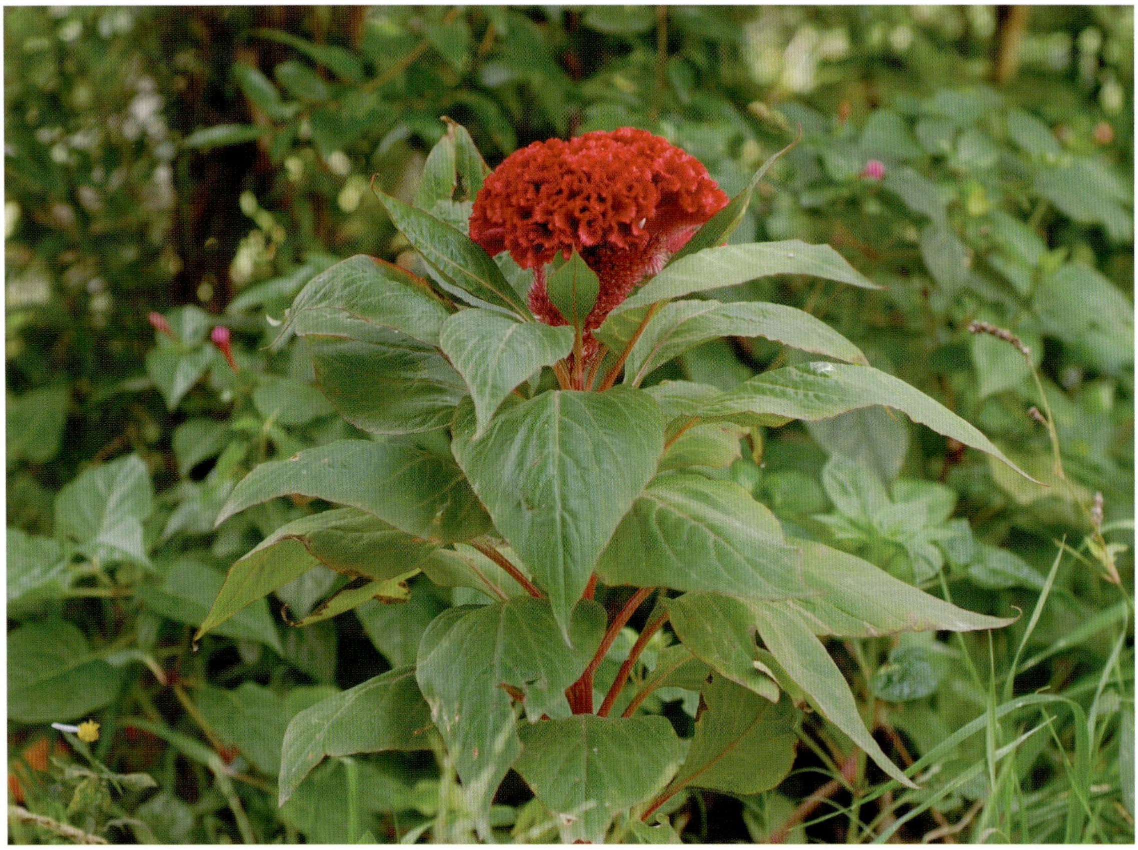

鸡冠花

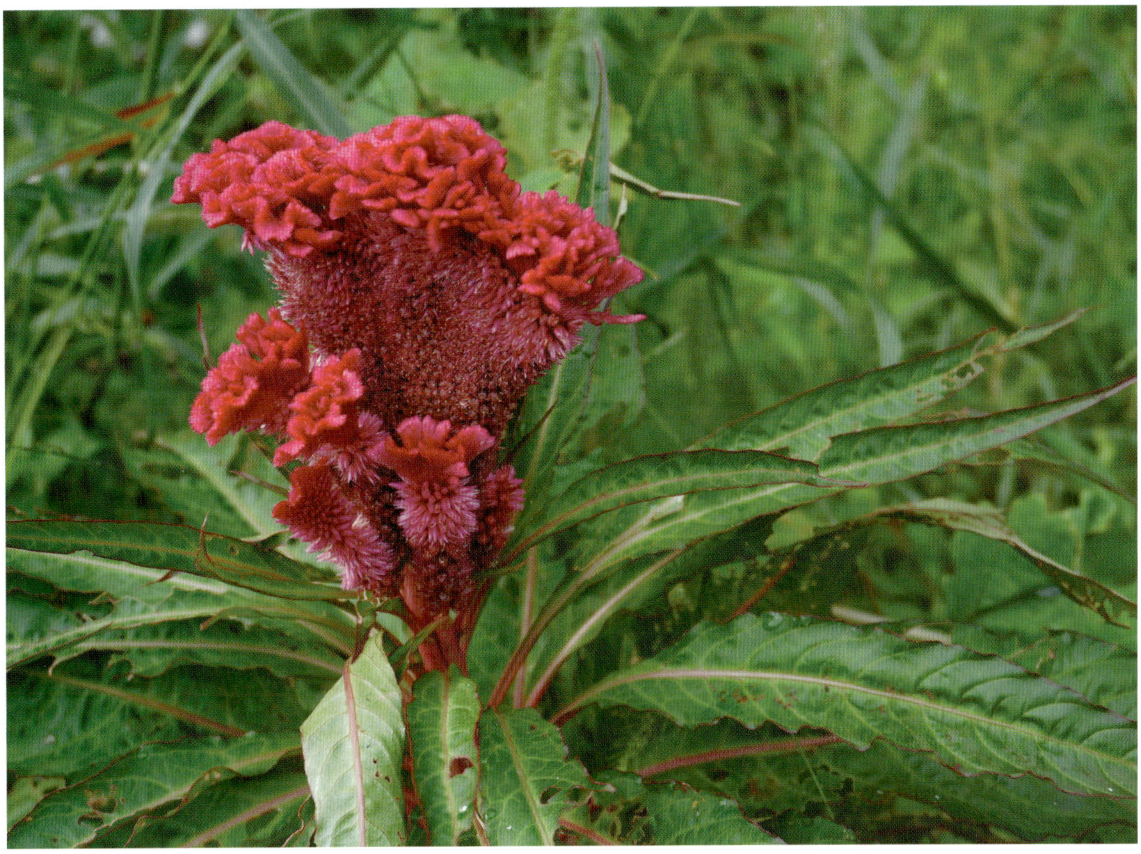

鸡冠花

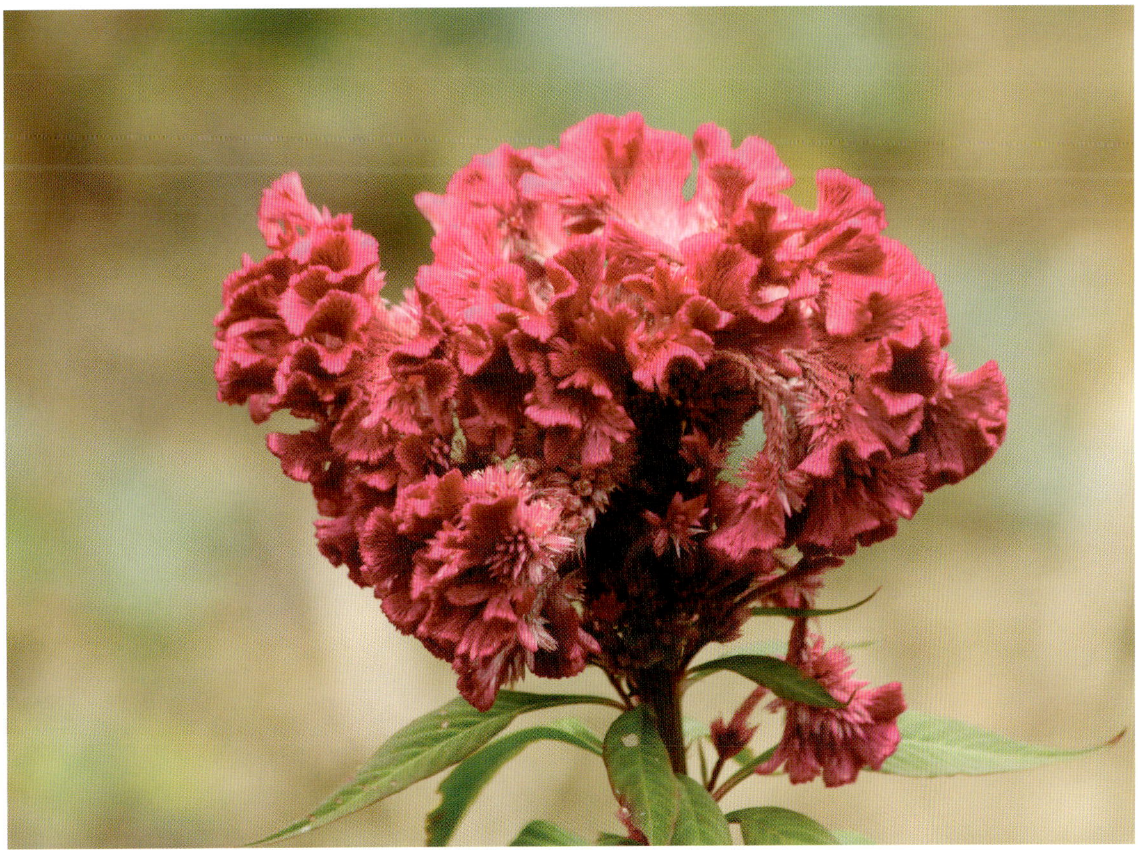

鸡冠花

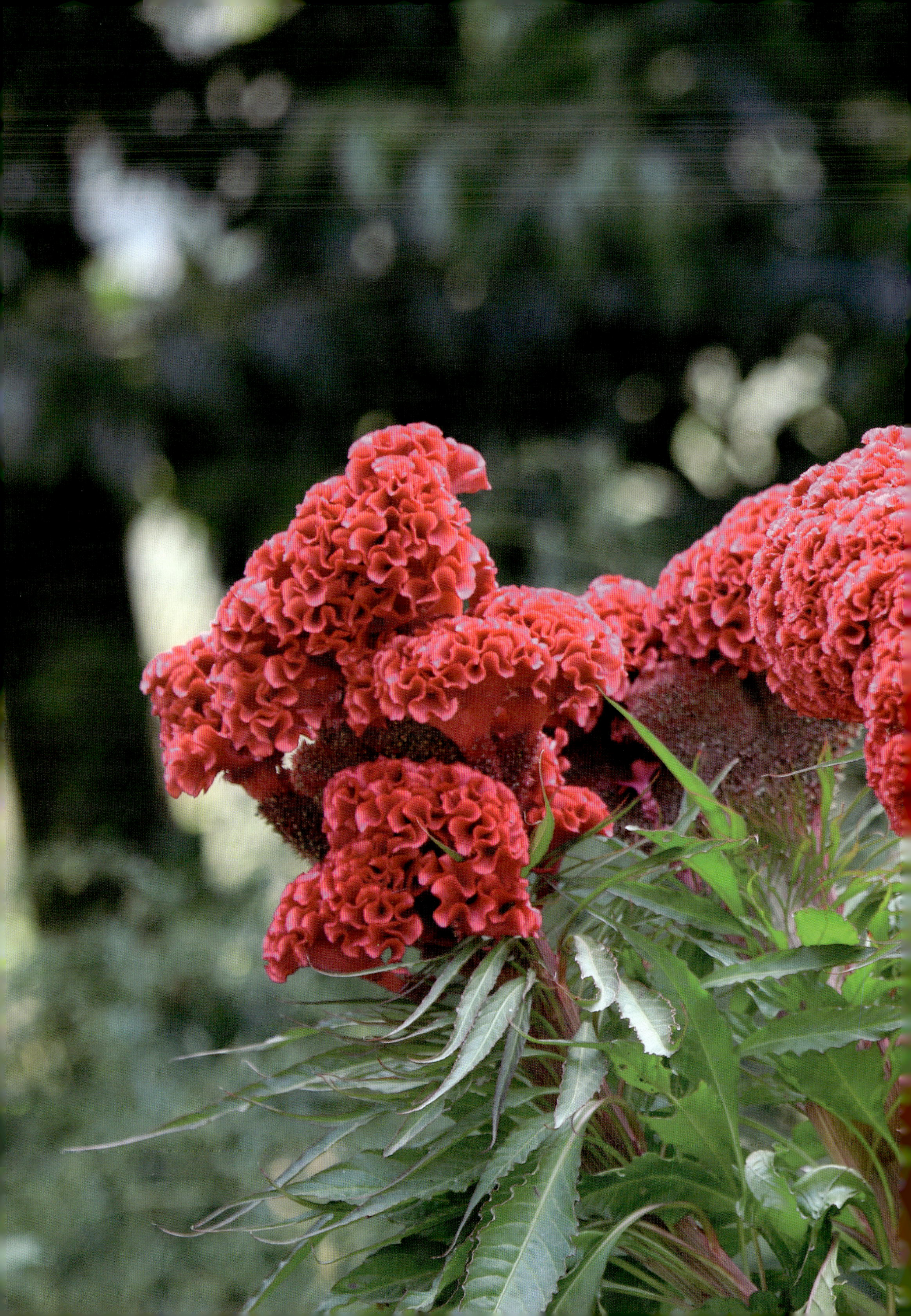

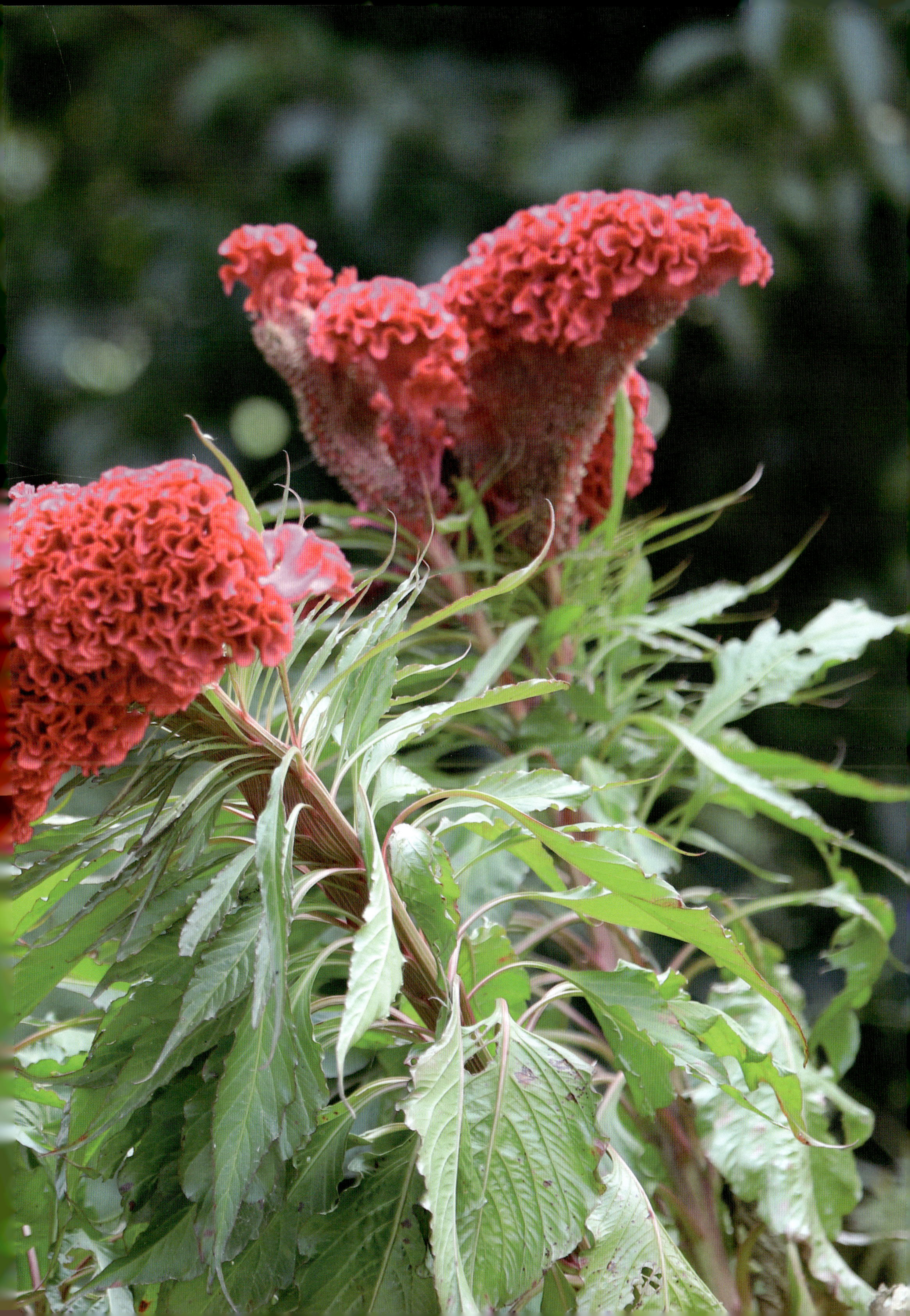

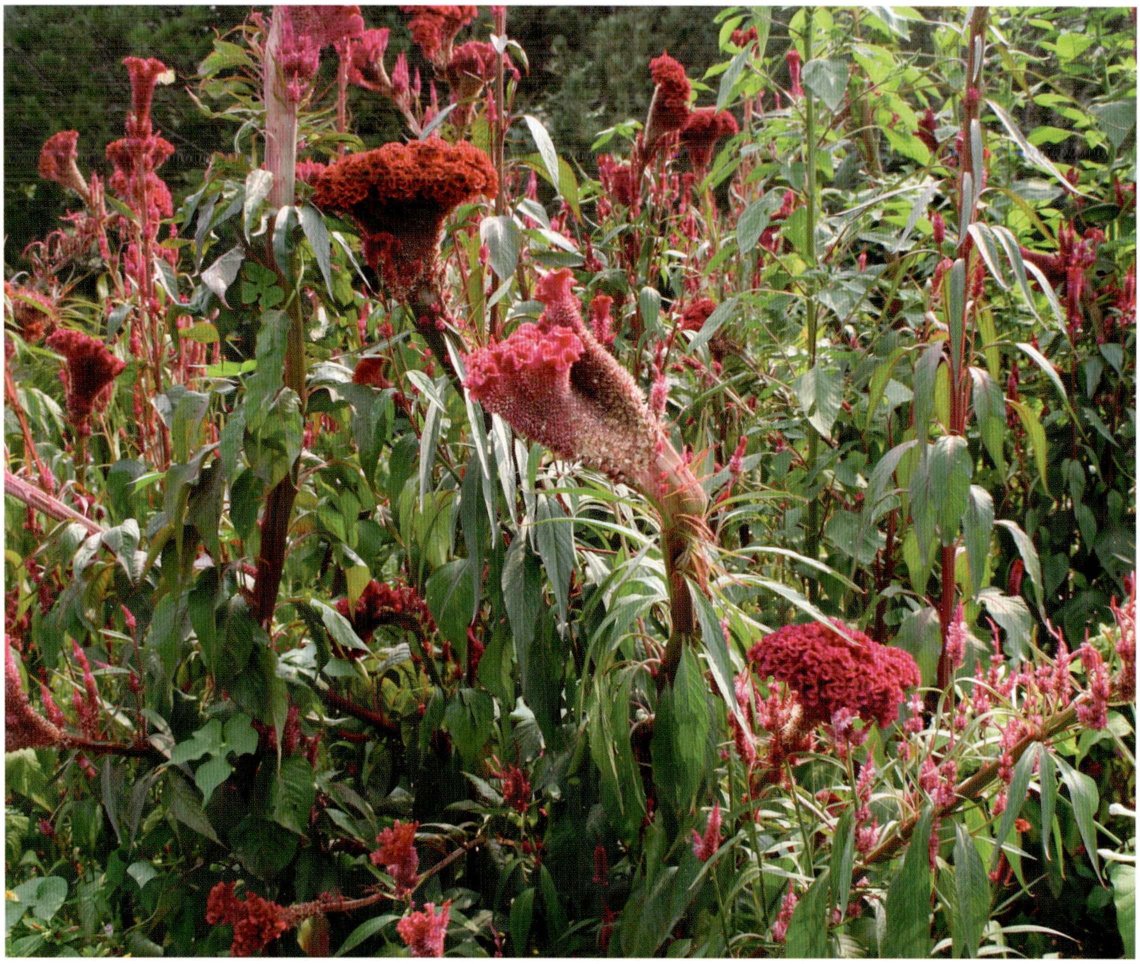

鸡冠花

药材鉴别

本品为带有短茎的花序，形似鸡冠，或为穗状、卷冠状。上缘呈鸡冠状的部分，密生线状的绒毛，即未开放的小花，一般颜色较深，有红、浅红、白等颜色；中部以下密生许多小花，各小花有膜质灰白色的苞片及花被片。蒴果盖裂；种子黑色，有光泽。气无，味淡。以朵大而扁，色泽鲜艳的白鸡冠花较佳，色红者次之。

功效主治

凉血，补血，止血，止带，止痢。主治功能性子宫出血，崩漏症，白带过多，痢疾，月经过多。

用法用量

内服：15 ~ 30 g，煎汤；或研末，作丸、散服。

民族药方

1. 功能性子宫出血，崩漏症　鸡冠花 30 ~ 60 g，秋海棠 15 g。水煎去渣，再入甜酒汁 50 mL，煎一沸后服用，每日 3 次。

2. 贫血症　鸡冠花、鸡血藤、小红袍各 15 g，茜草根、甘草各 10 g，大枣 7 个，花生衣 5 g。水煎服。

3. 风疹　鸡冠花、向日葵各 9 g，冰糖 30 g。开水炖服。

4. 妇科慢性炎症　用 10% 鸡冠花注射液。每日 1 次，每次 2 mL，肌内注射。

5. 血淋　鸡冠花 30 g。烧炭捣末，米汤送服。

6. 额疽　鲜鸡冠花、一点红、红莲子草、红糖各等份。捣烂敷患处。

使用注意

体质虚弱及胃寒者禁用。

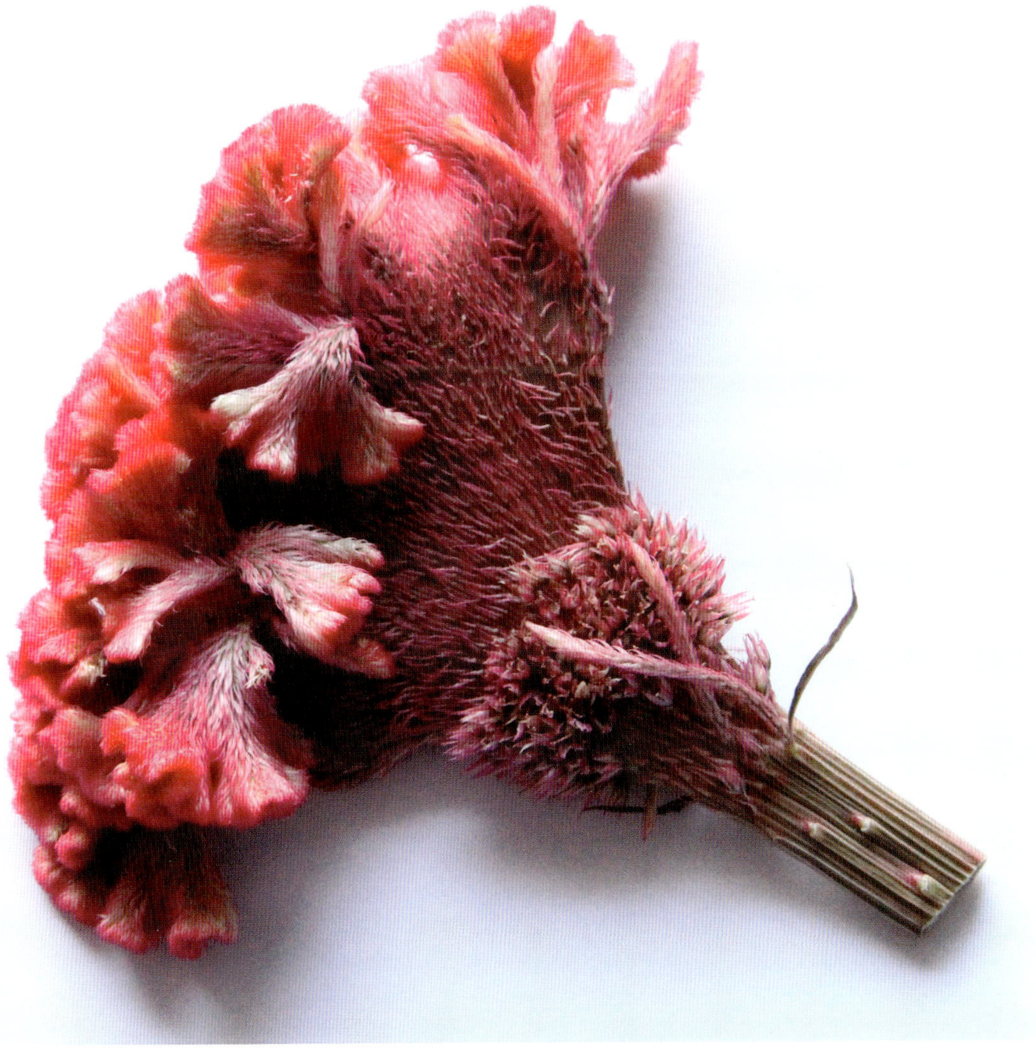

鸡冠花药材

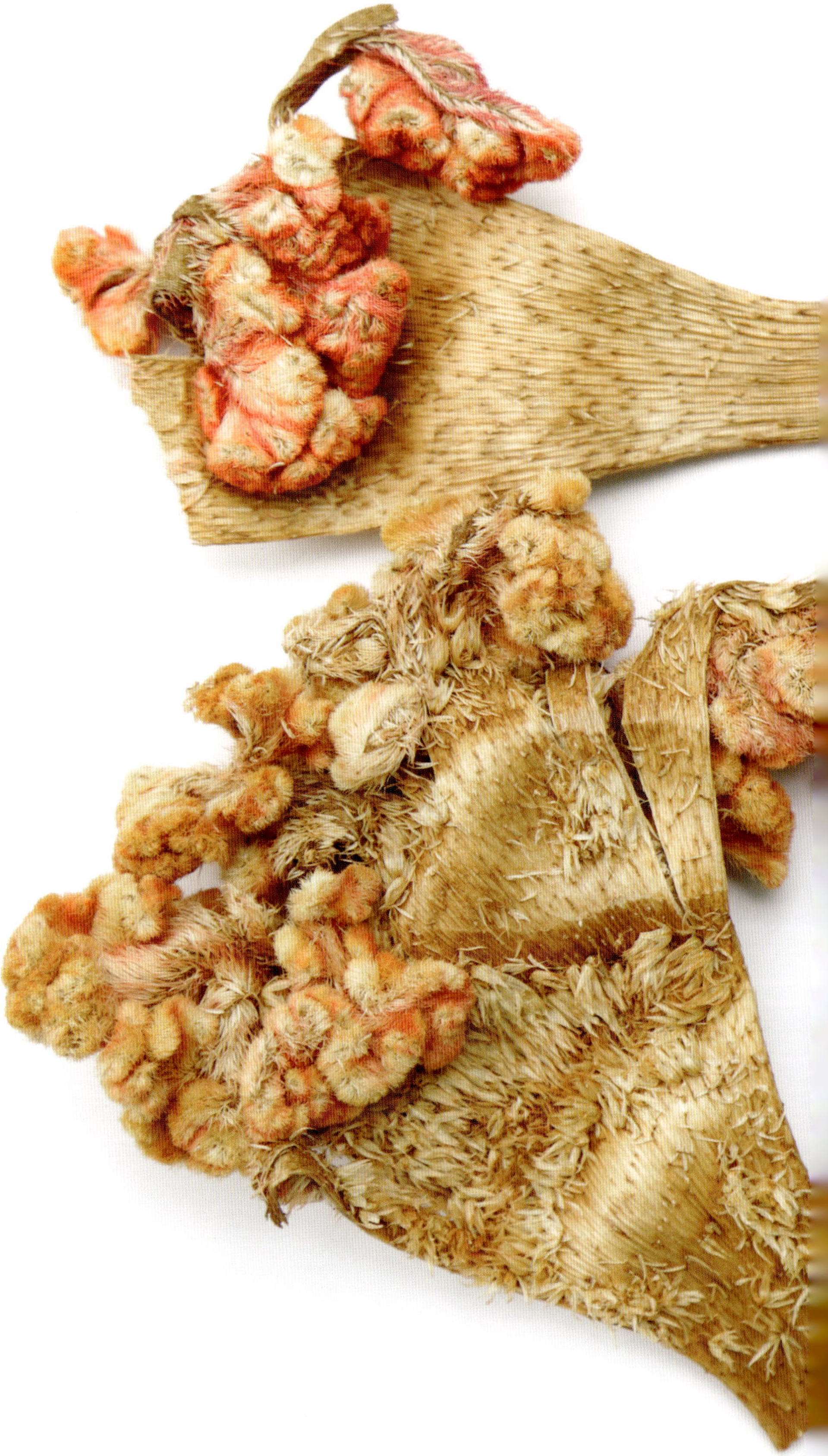

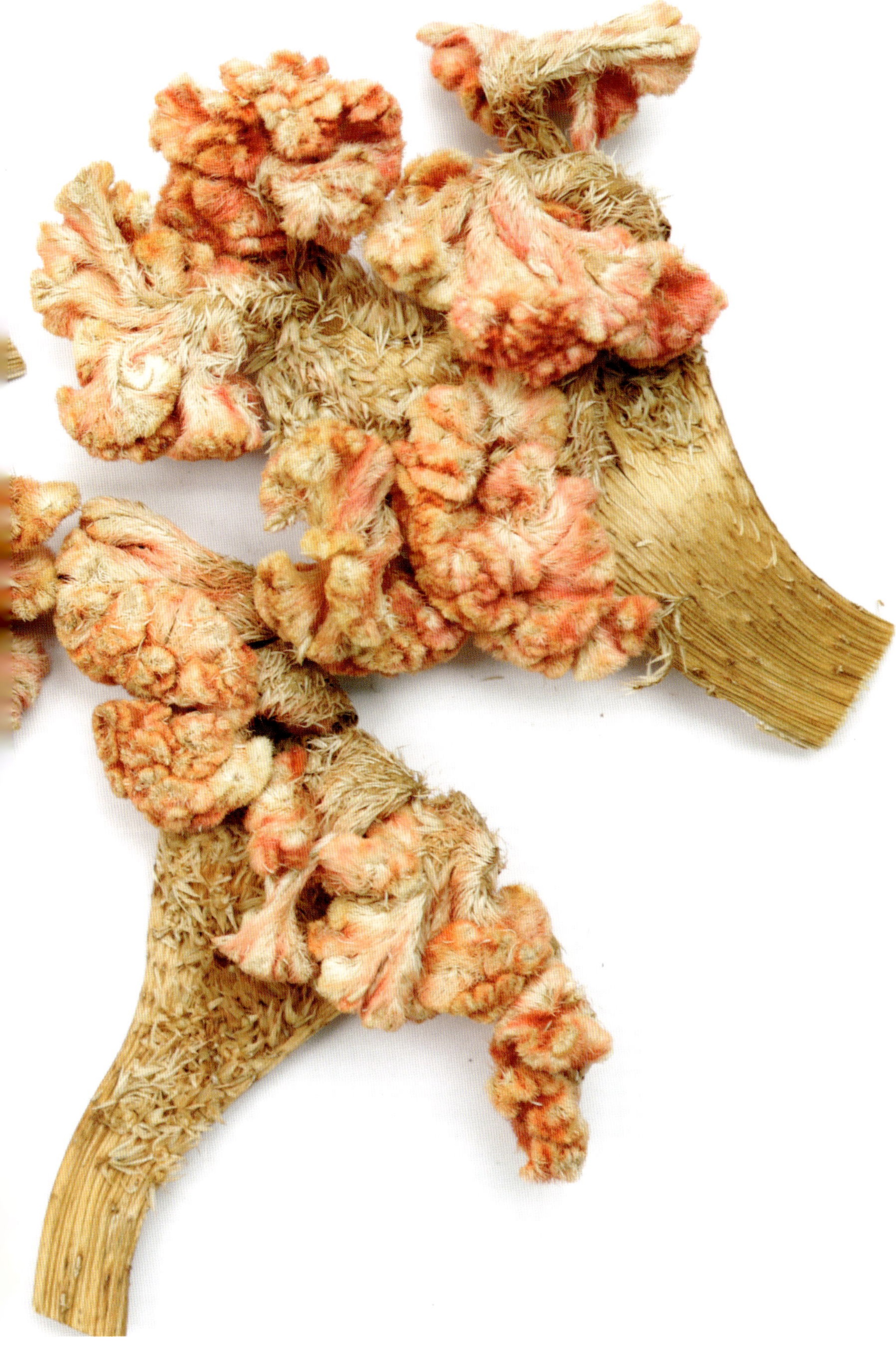

鸡冠花饮片

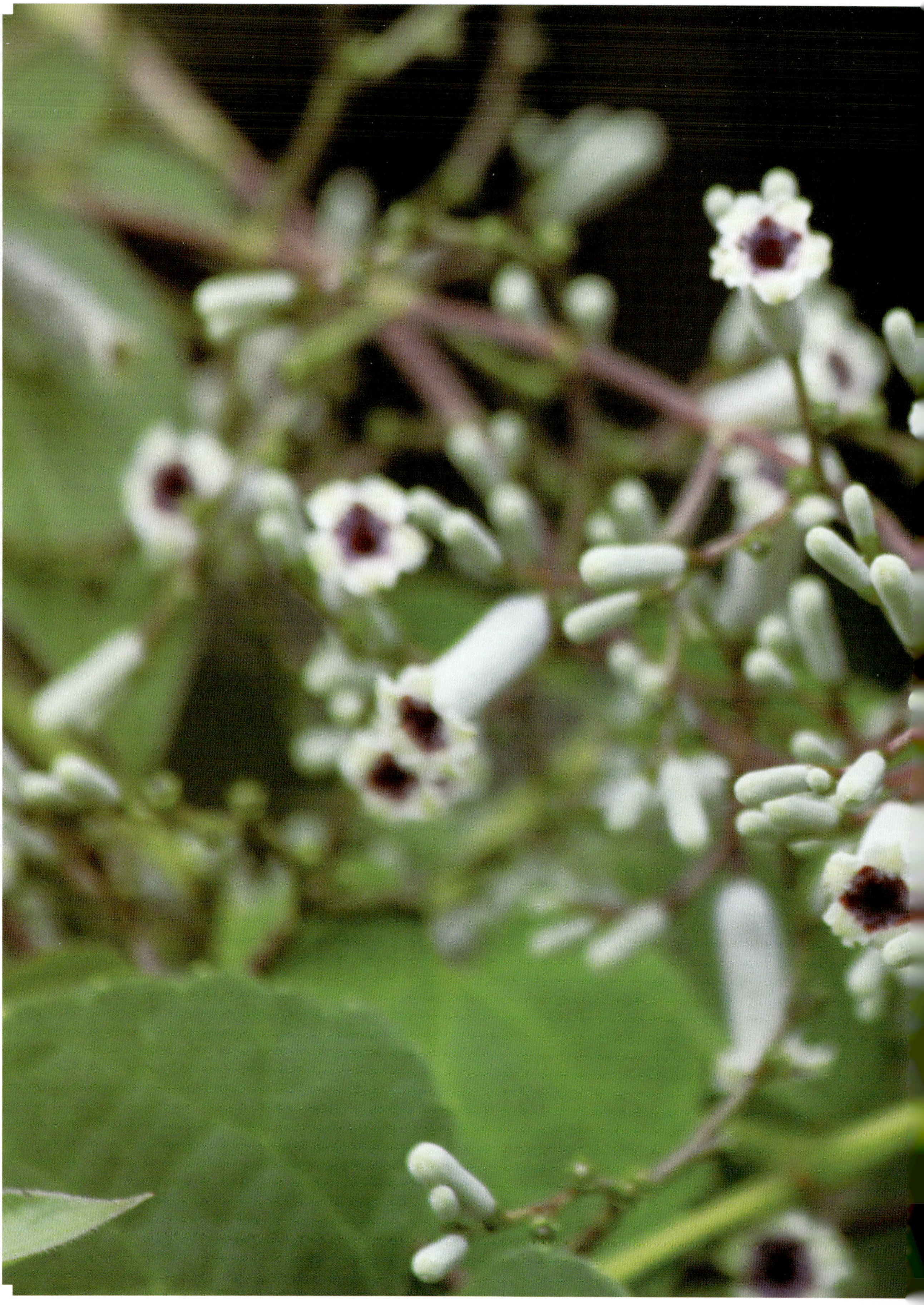

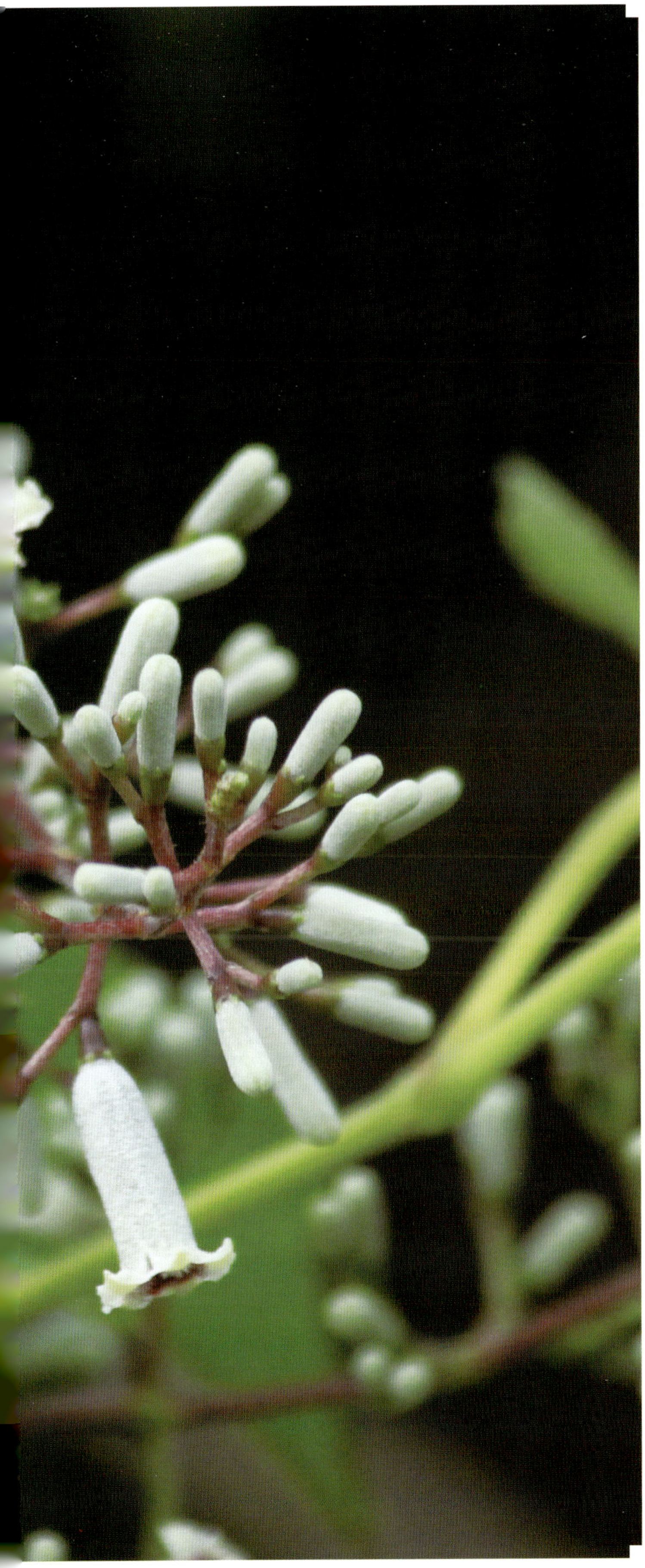

鸡屎藤

【水药名】懂必贵。

【别　名】斑鸠饭、女青、臭藤、牛皮冻、鸡矢藤。

【来　源】本品为茜草科植物鸡屎藤 *Paederia scandens* (Lour.) Merr. 的全草及根。

【性味归经】味甘，酸，性凉。归心、肝、脾、肾经。

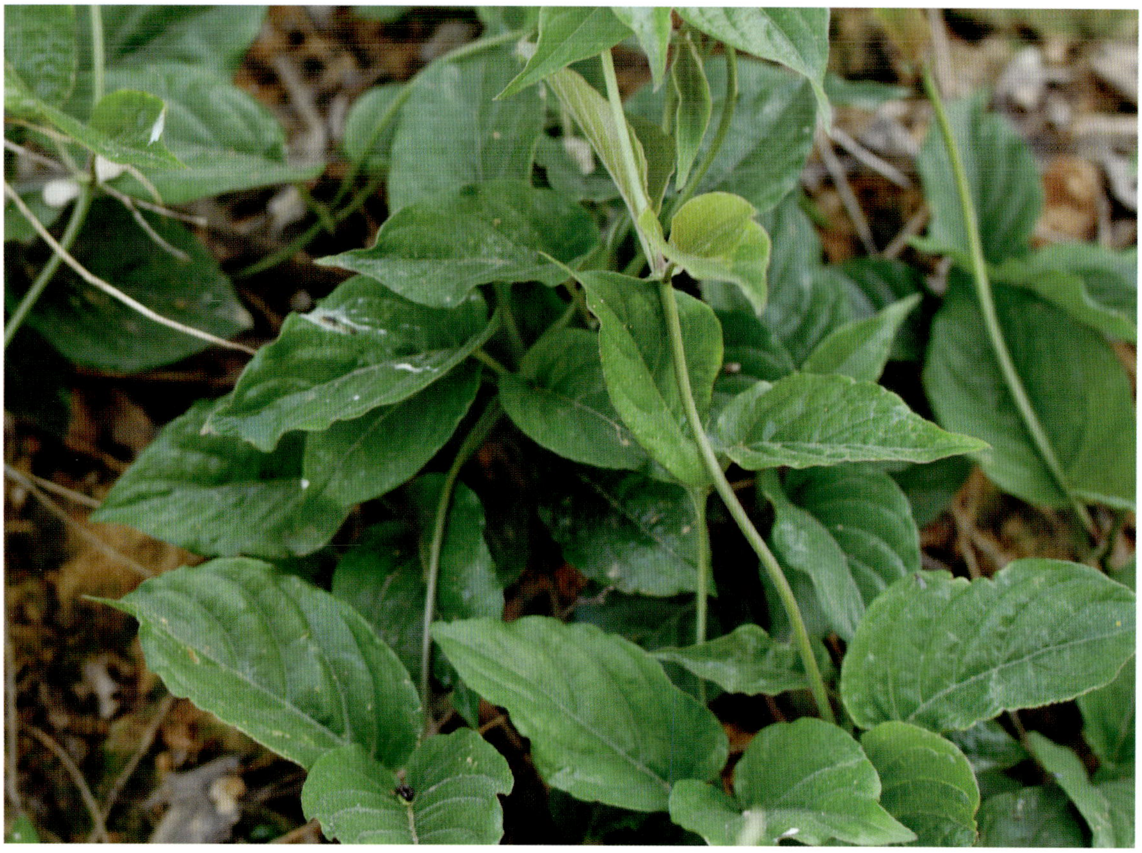

鸡屎藤

识别特征

多年生草质藤本植物。基部木质，秃净或稍被微毛，多分枝。叶对生，有柄；叶片近膜质，卵形、椭圆形、矩圆形至披针形，先端短尖，或渐尖。基部浑圆或宽楔形，两面近无毛或下面微被短柔毛；托叶三角形，脱落。聚伞花序呈顶生的带叶的大圆锥花序排列，腋生或顶生，疏散少花，扩展，分枝为蝎尾状的聚伞花序；花白紫色，无柄。浆果球形，直径 5 ~ 7 mm，成熟时光亮，草黄色。花期 7—8 月，果期 9—10 月。

生境分布

生长于溪边、河边、路边、林旁及灌木林中，常攀缘于其他植物或岩石上。分布于广东、湖北、四川、江西、江苏、浙江、福建、贵州等省。

采收加工

除留种外，栽培后 9 ~ 10 月即可割取地上部分，晒干或晾干即可。也可在秋季挖根，洗净，切片，晒干。

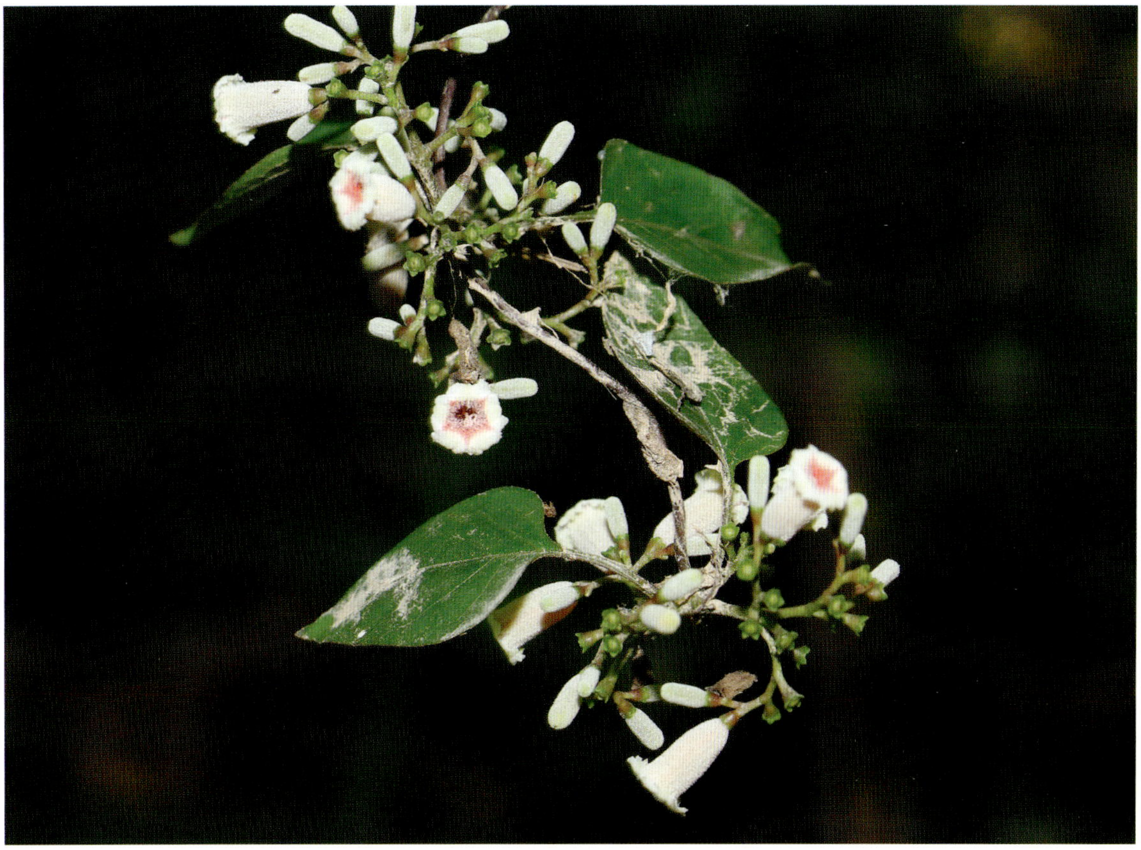

鸡屎藤

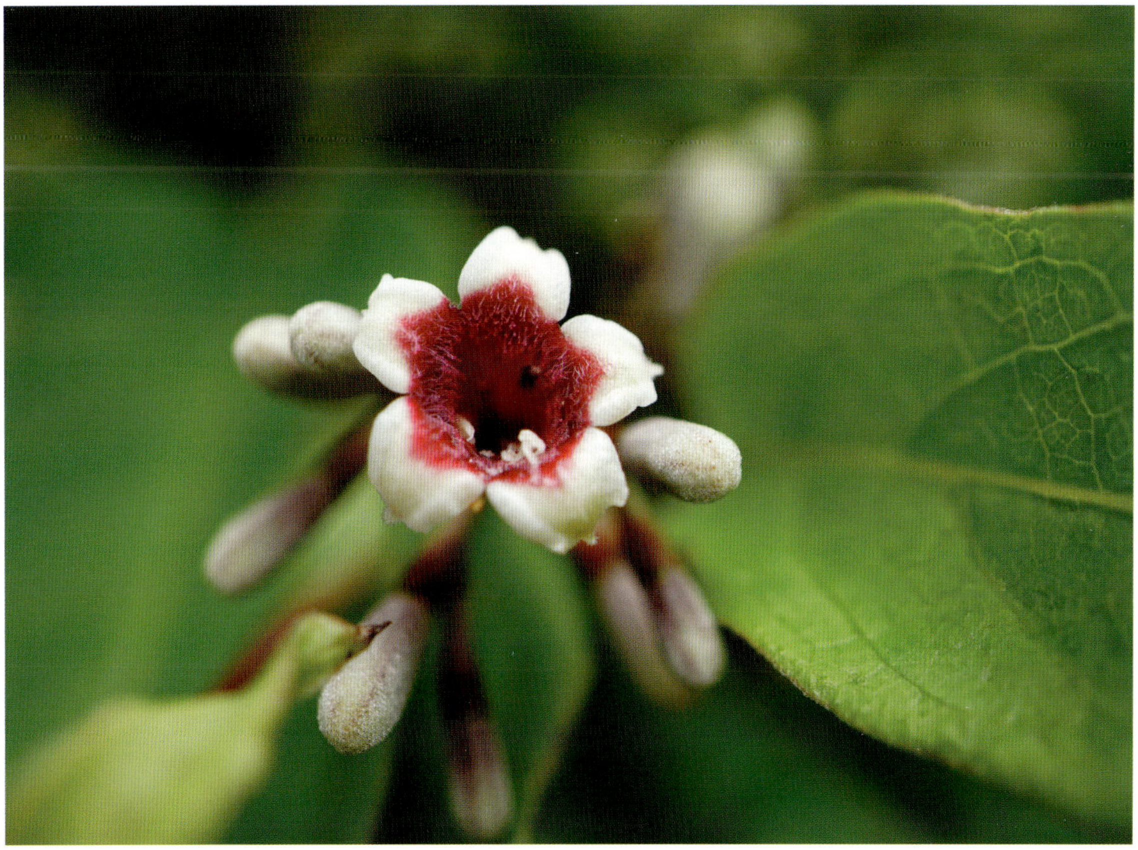

鸡屎藤

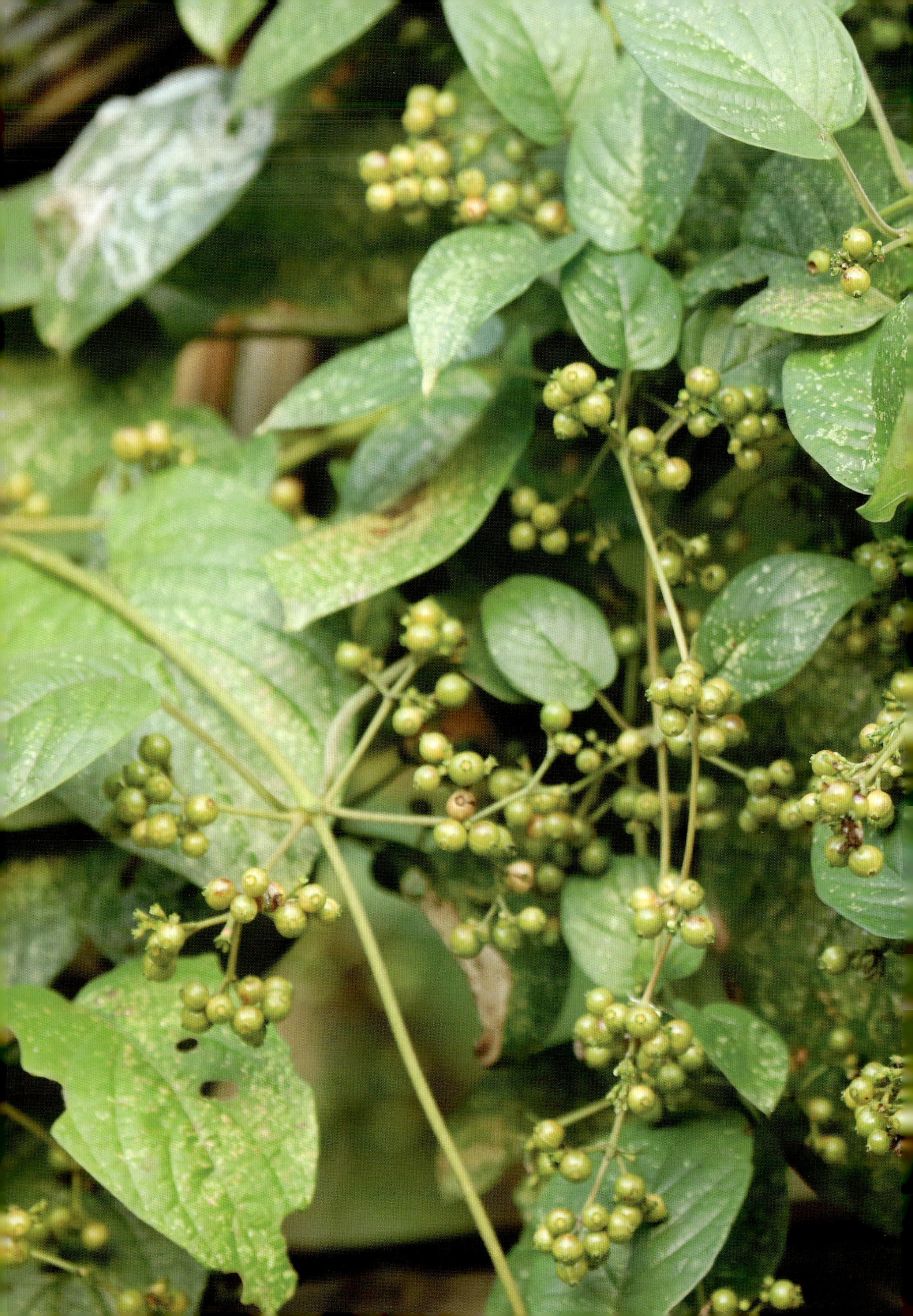

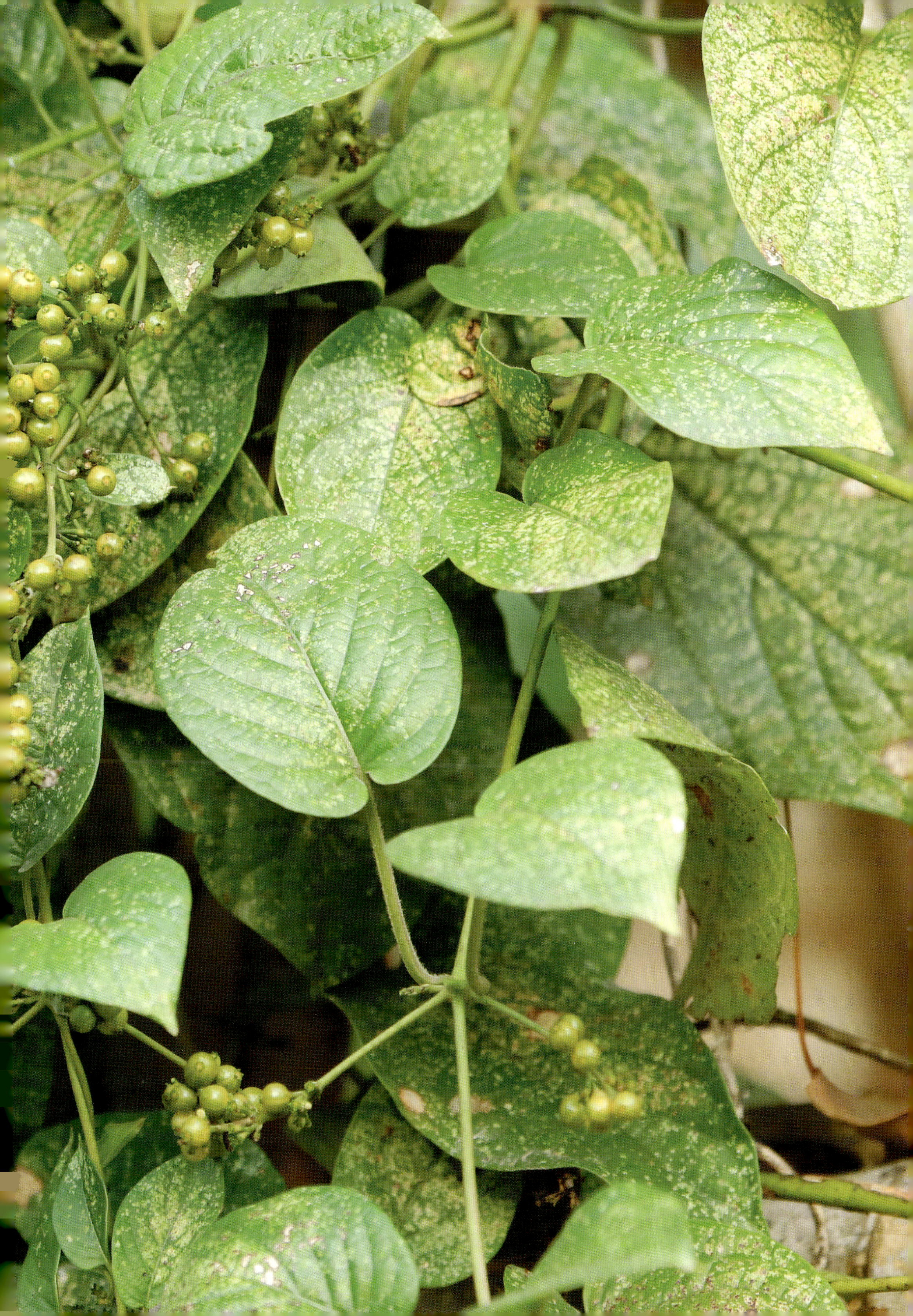

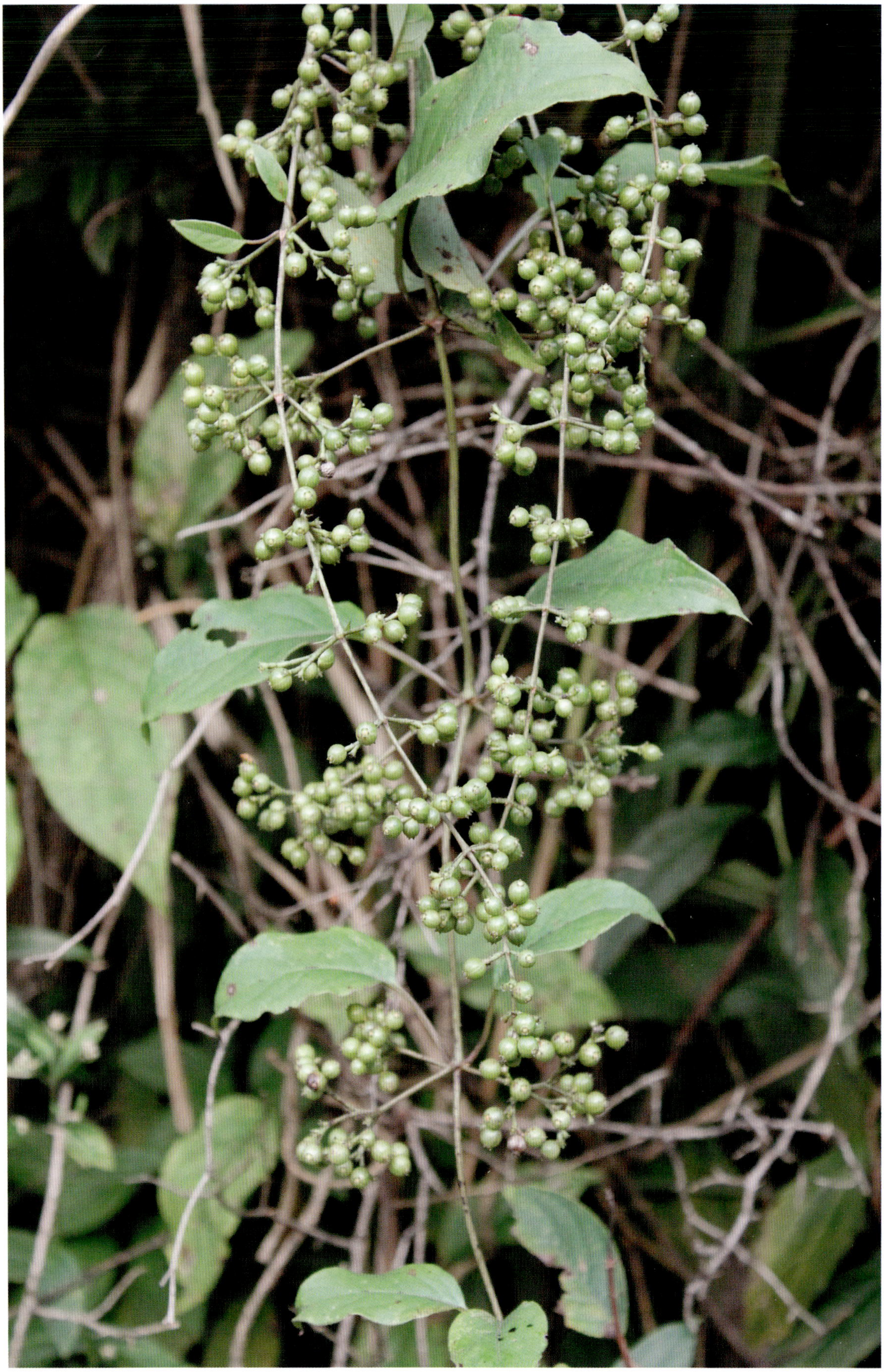

鸡屎藤

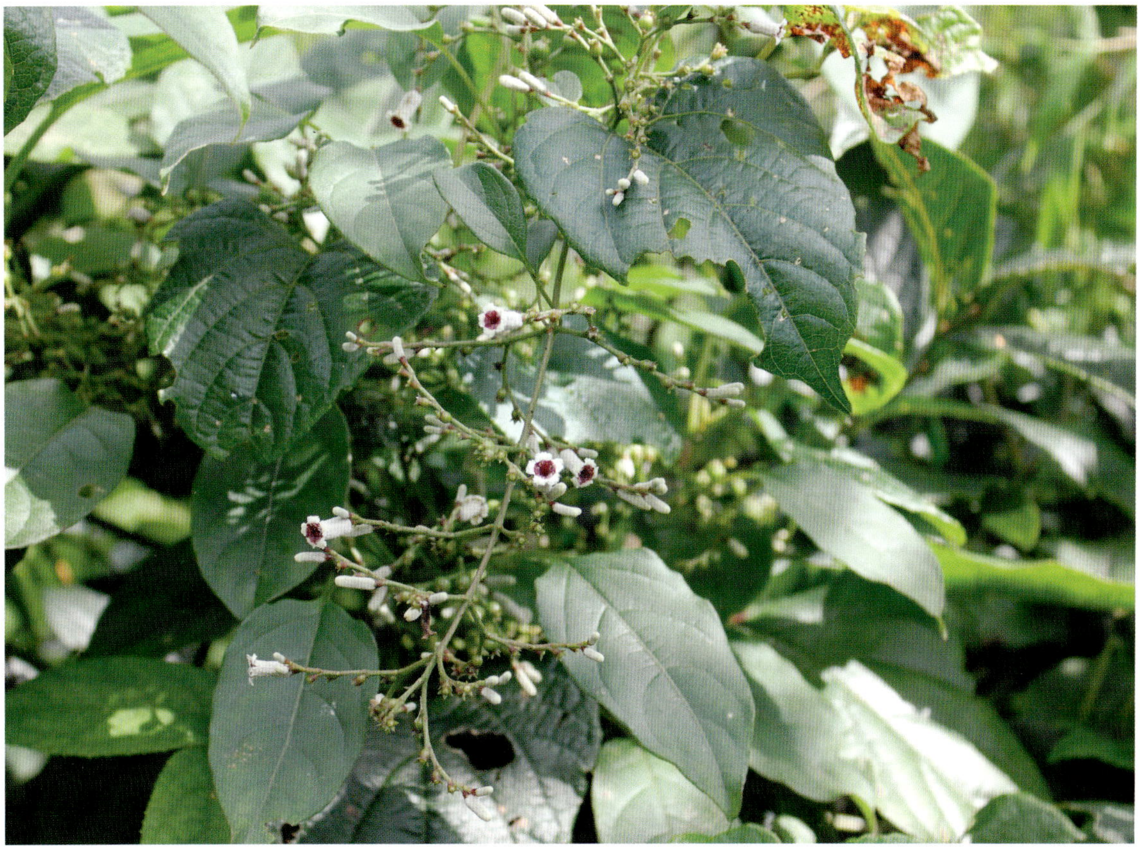

鸡屎藤

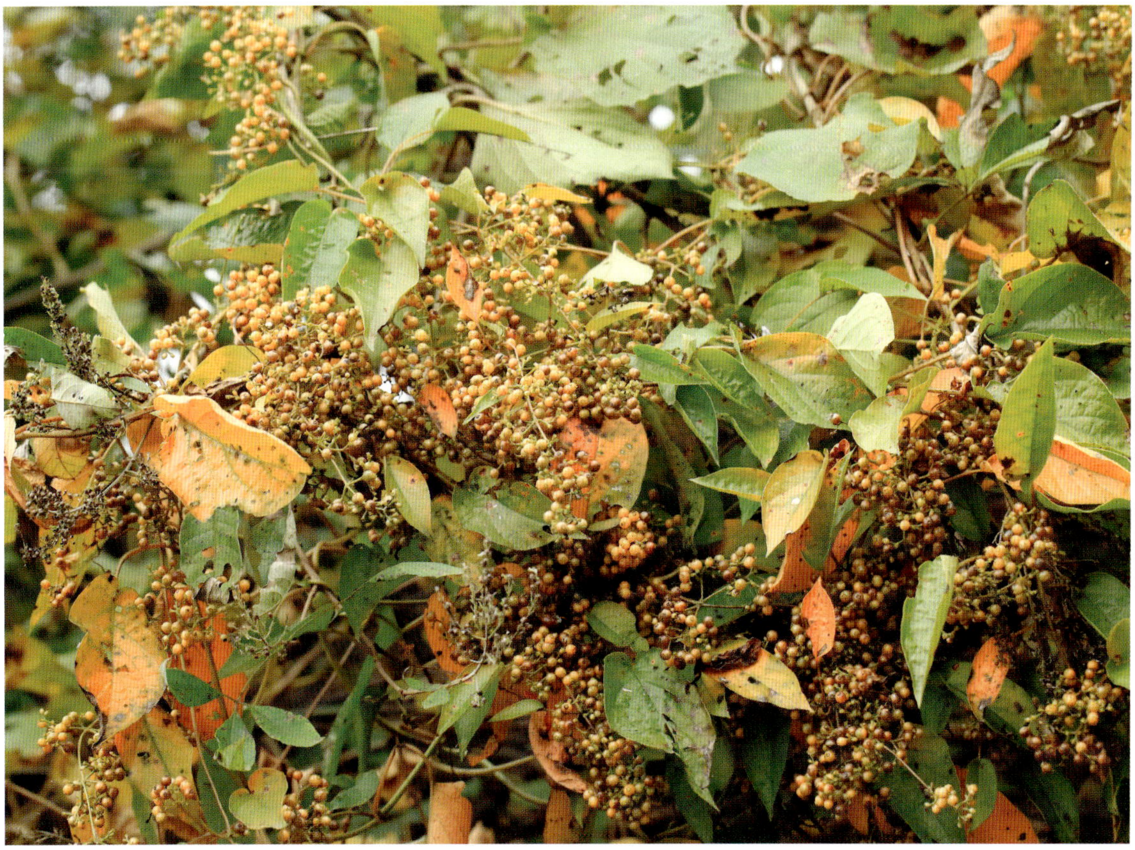

鸡屎藤

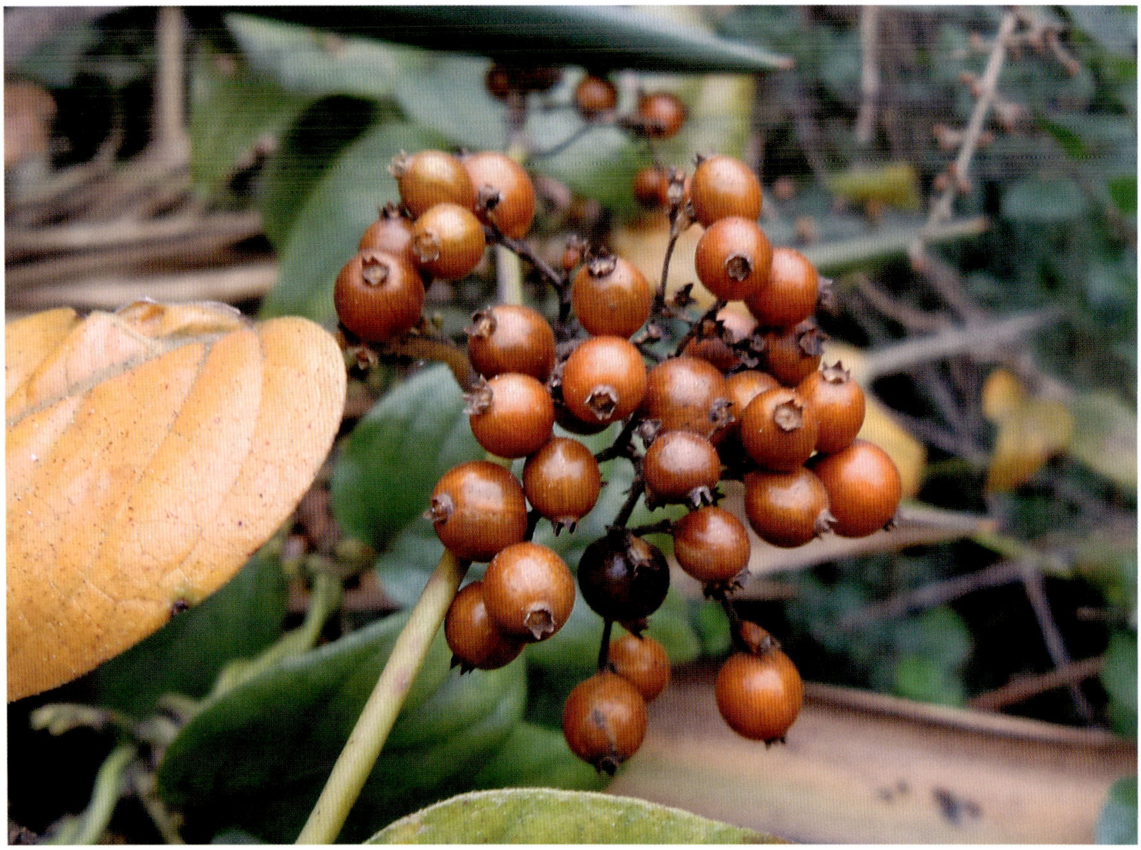

鸡屎藤

药材鉴别

本品茎呈扁圆柱形，稍扭曲，无毛或近无毛，老茎灰棕色，直径 3 ~ 12 mm，栓皮常脱落，有纵皱纹及叶柄断痕，易折断，断面平坦，灰黄色；嫩枝黑褐色，质韧，不易折断，断面纤维性，灰白色或浅绿色。叶对生，多皱缩或破碎，完整者展平后呈宽卵形或披针形，长 5 ~ 15 cm，宽 2 ~ 6 cm，先端尖，基部楔形、圆形或浅心形，全缘，绿褐色，两面无毛或近无毛；叶柄无毛或有毛。聚伞花序顶生或腋生，前者多带叶，后者疏散少花，花序轴及花均被疏柔毛，花淡紫色。气特异，味微苦、涩。以条匀、叶多、气浓者为佳。

功效主治

祛风活血，止痛解毒，消食导滞，除湿消肿。主治风湿疼痛，腹泻痢疾，脘腹疼痛，气虚浮肿，肝脾肿大，肠痈，无名肿毒。

用法用量

内服：10 ~ 60 g，煎汤；或浸酒。外用：捣敷或煎水洗。

民族药方

1．气郁胸闷，胃痛 鸡屎藤根 30 ~ 60 g。水煎服。

2．小儿疳积 鸡屎藤 30 g。水煎服。

3．风湿关节痛 鸡屎藤 30 ~ 60 g。水酒各半煎服。

4．黄疸 鸡屎藤根 60 ~ 90 g，黄豆适量。共磨成浆，煮服。

5．肝炎 鸡屎藤、水苏麻、大小血藤、白薇各 9 ~ 15 g。水煎服。

6．红白痢疾 鸡屎藤叶 30 g，红糖 15 g。水煎服。

7．胃气痛，消化不良 鸡屎藤 16 g，穿心莲、茴香子、刺梨根、桔梗各 3 g，山楂仁炭 10 g，生姜 3 片。各药用纱布包好，置于子鸡腹内，蒸熟，服汤肉。

8．多年老胃病 鸡屎藤粉 16 g，隔山消 63 g。取隔山消炖猪肚脐肉（割过卵巢的母猪肉）250 g，用肉汤吞服鸡矢藤粉，分 3 次服完。

9．消化不良 鸡屎藤、蜘蛛香各等份。切细，开水吞服，每次 3 g。

使用注意

脾胃虚寒者、孕妇禁用。

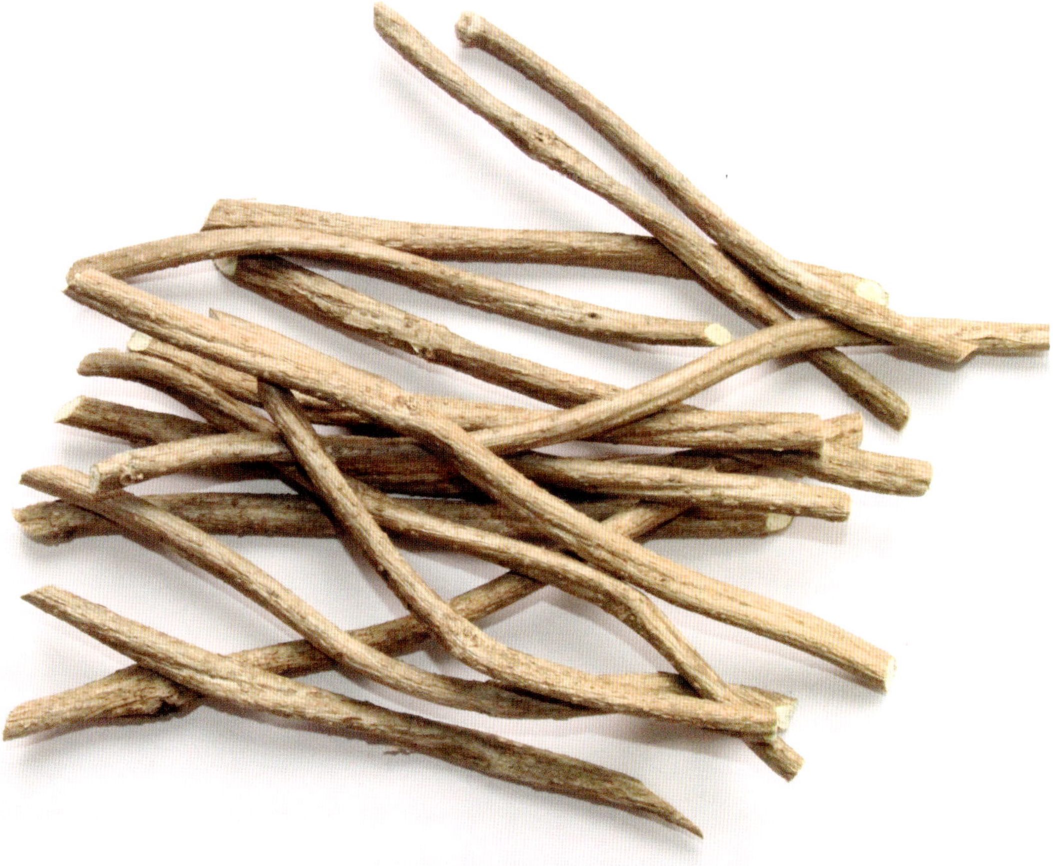

鸡屎藤药材

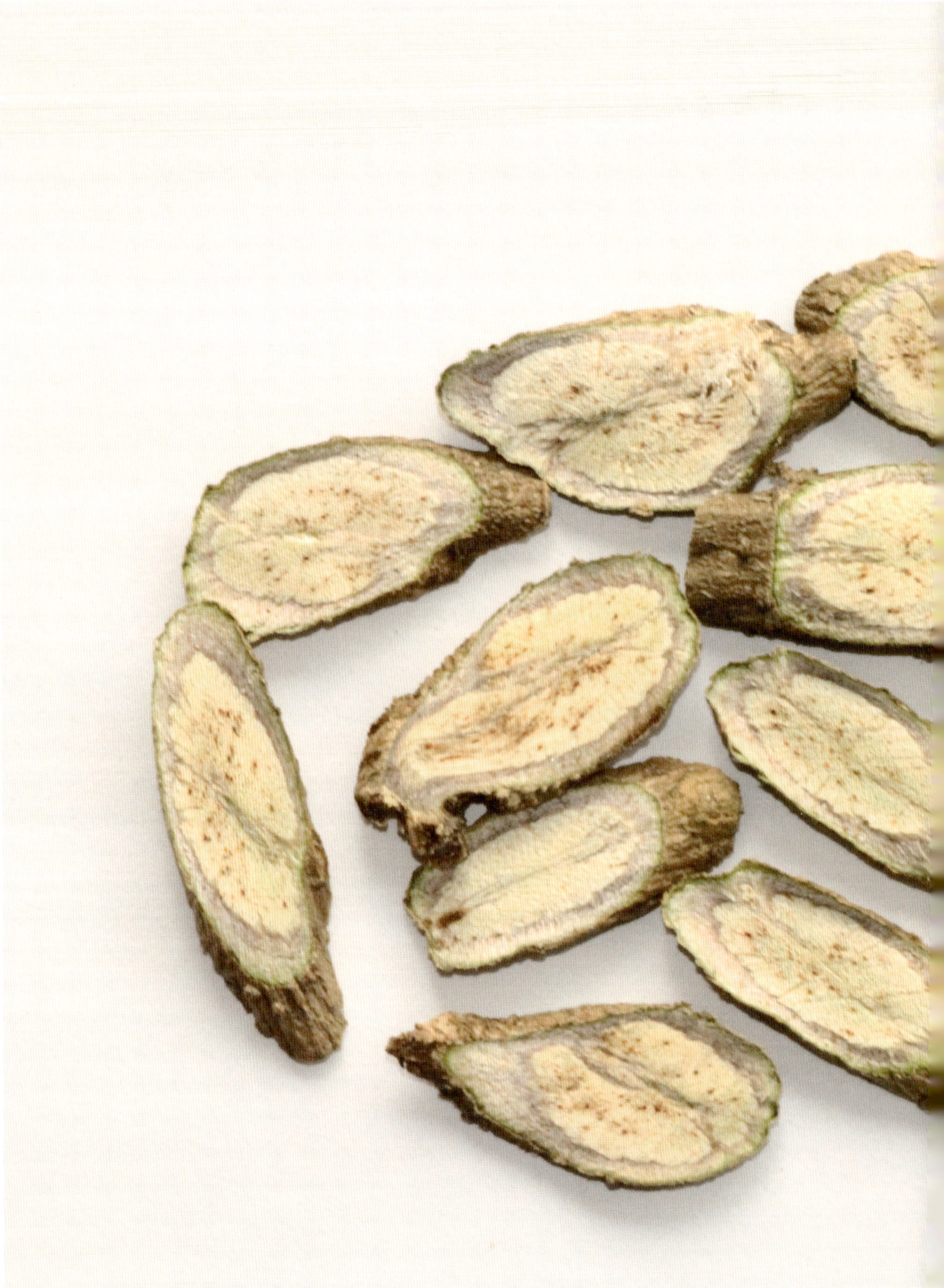

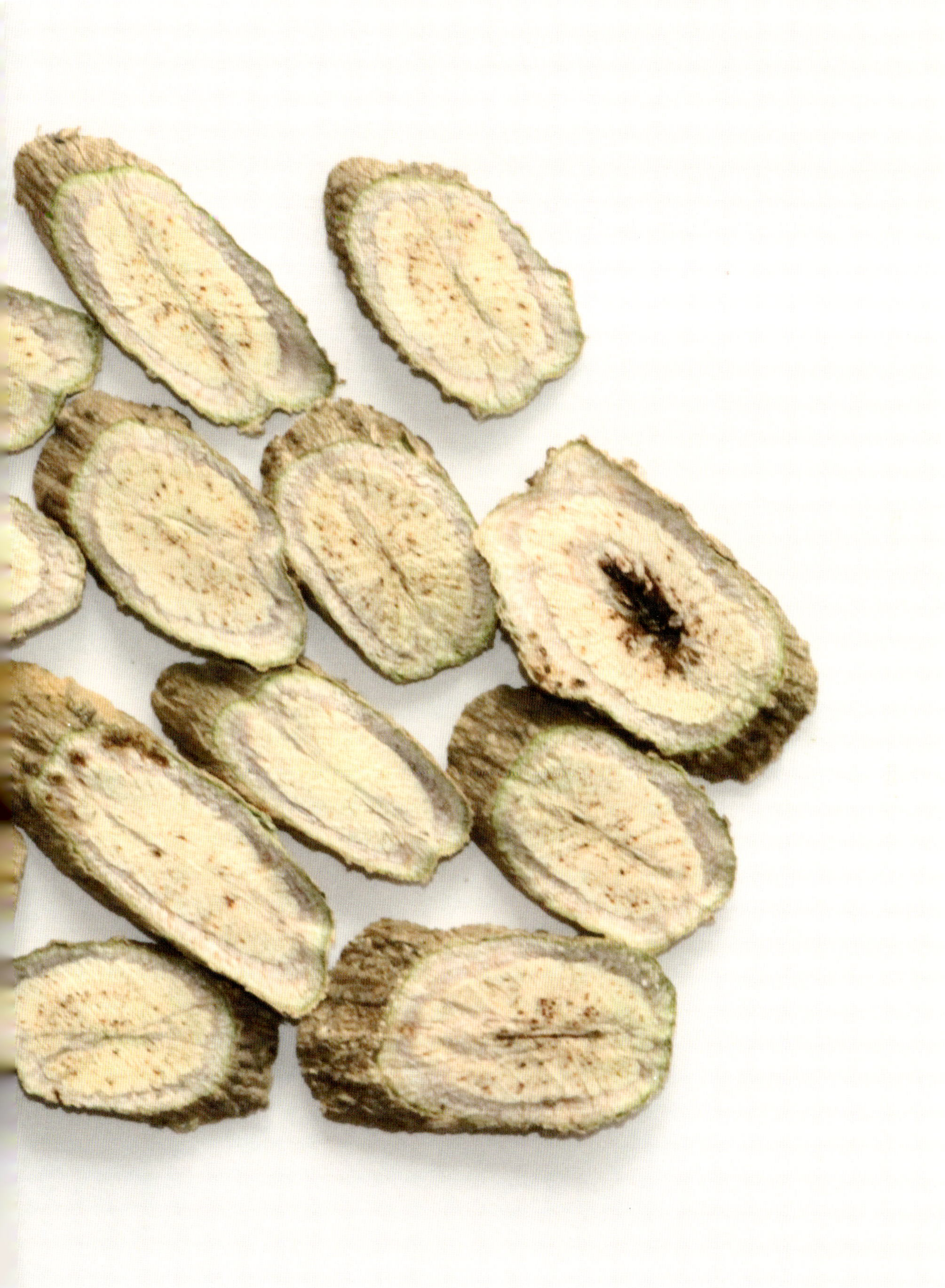

鸡屎藤饮片

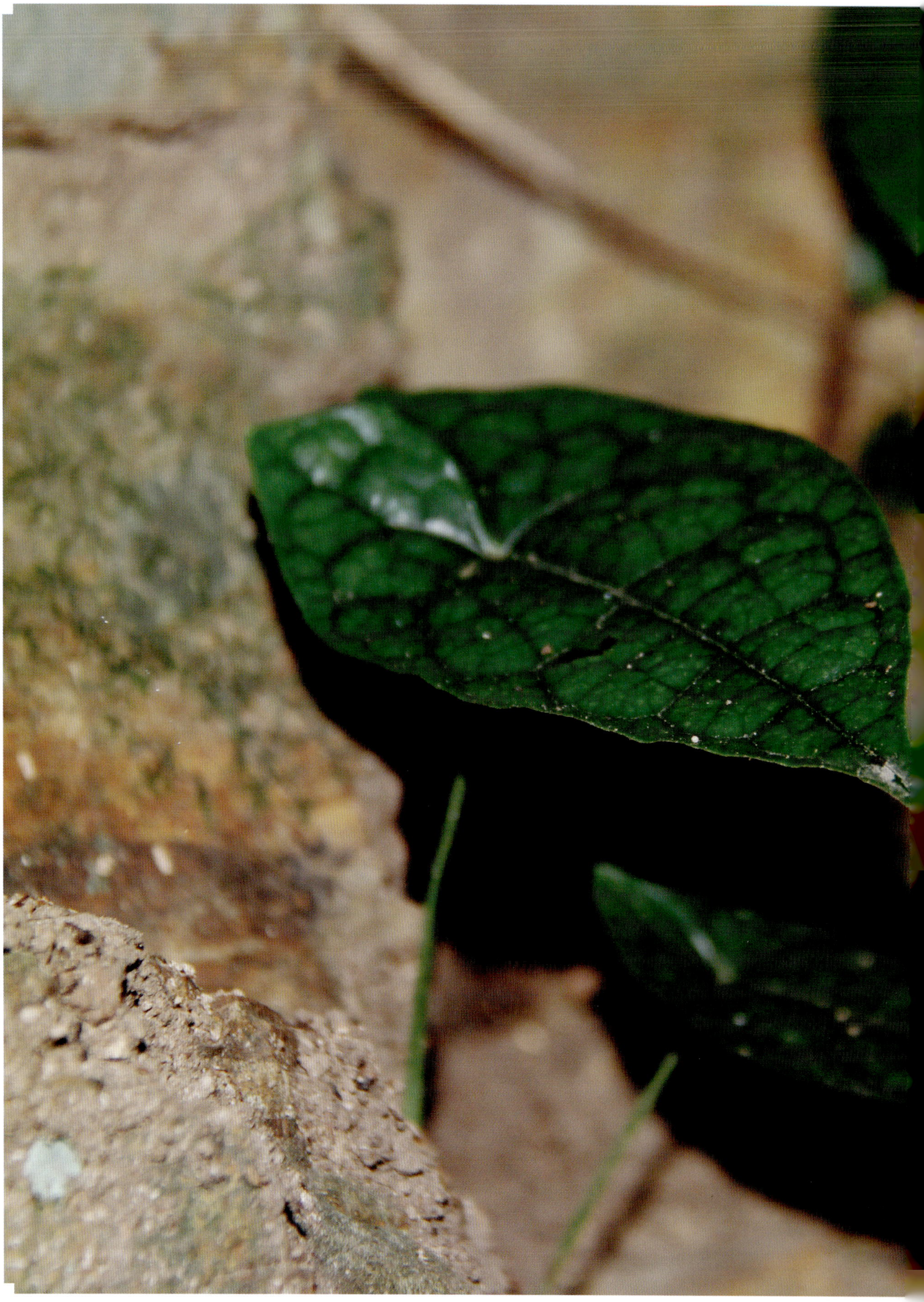

青牛胆

【水药名】要躲哄。

【别　名】地胆、地苦胆、金牛胆。

【来　源】本品为防己科植物青牛胆 *Tinospora sagittata*（Oliv）Gagnep. 的块根。

【性味归经】味苦，性寒。归肺、肝、脾经。

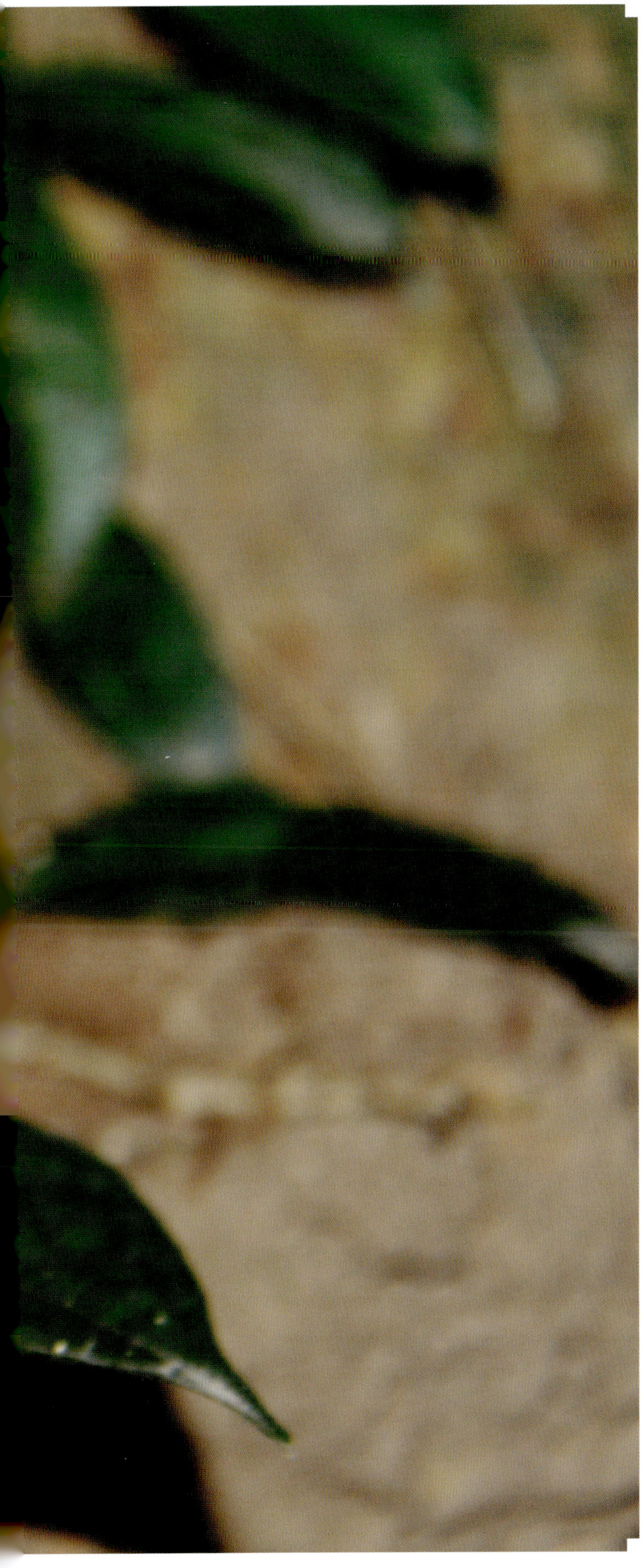

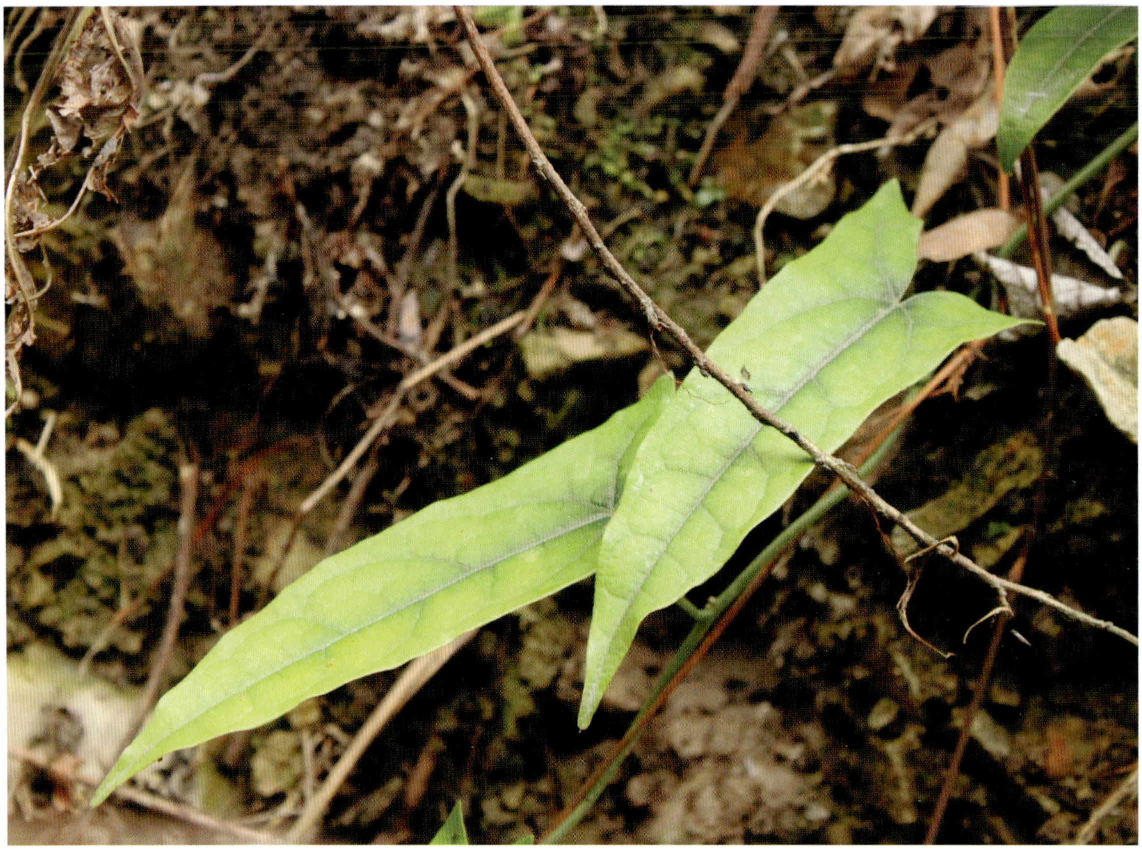

青牛胆

识别特征

缠绕灌木。根深长，块根黄色，形状不一。小枝细长，粗糙有槽纹，节上被短硬毛。叶互生，具柄，叶片卵状披针形，先端渐尖或钝，基部通常尖锐箭形或戟状箭形，全缘，两面被短硬毛。花单性，雌雄异株，总状花序。核果红色。花期3—5月，果期8—10月。

生境分布

生长于沟旁、岩山石隙、土埂间。分布于湖北、陕西、四川、西藏、贵州、湖南、江西、福建、广东、广西等省区。

采收加工

秋季挖根，除去须根和茎，洗净晒干。

药材鉴别

本品为长圆形、陀螺形或不规则圆块状，两端圆钝或稍尖，大小悬殊，长3～15 cm，直径1.5～9 cm。表面黄棕色、绿黄色或灰棕色，有细皱纹或较深而密的纵横皱纹。质坚实，不易击破，横切面黄白色，粉性，皮部甚狭，形成层环隐约可见，木部外缘可见少数导管束，呈放射状。气微，味极苦。

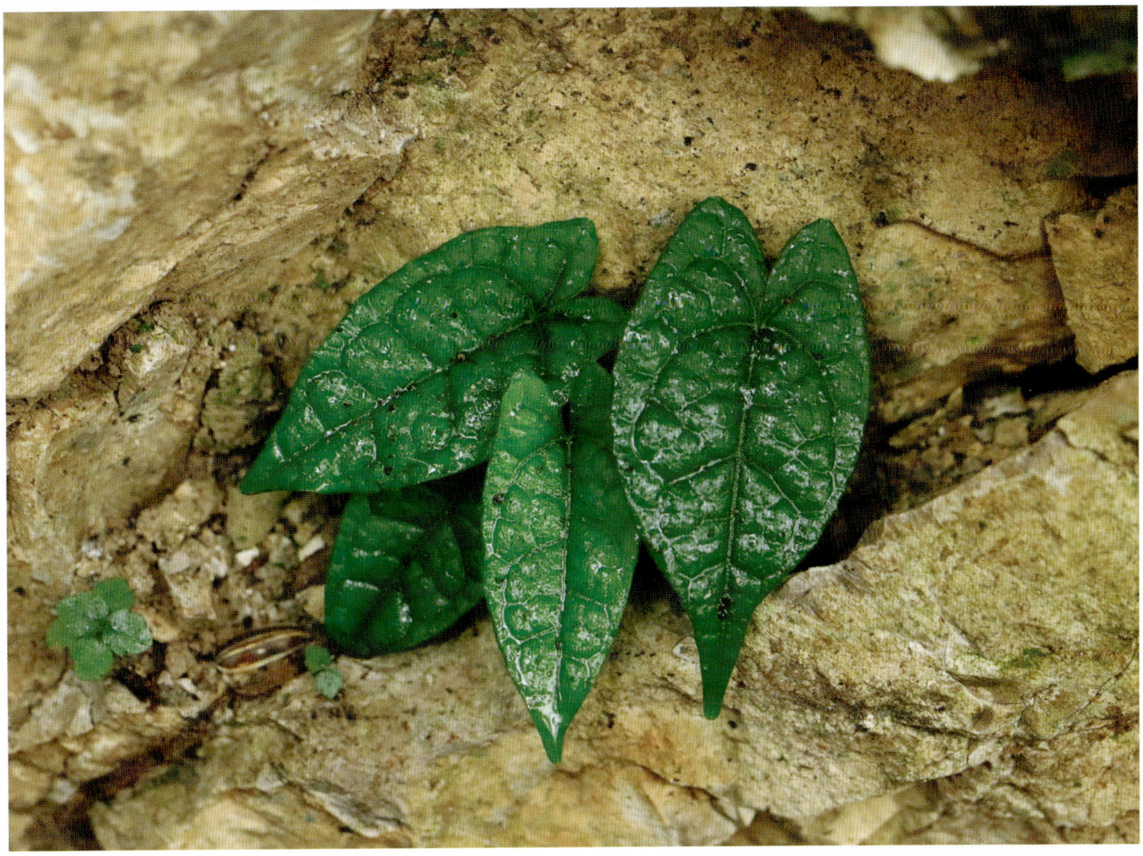

青牛胆

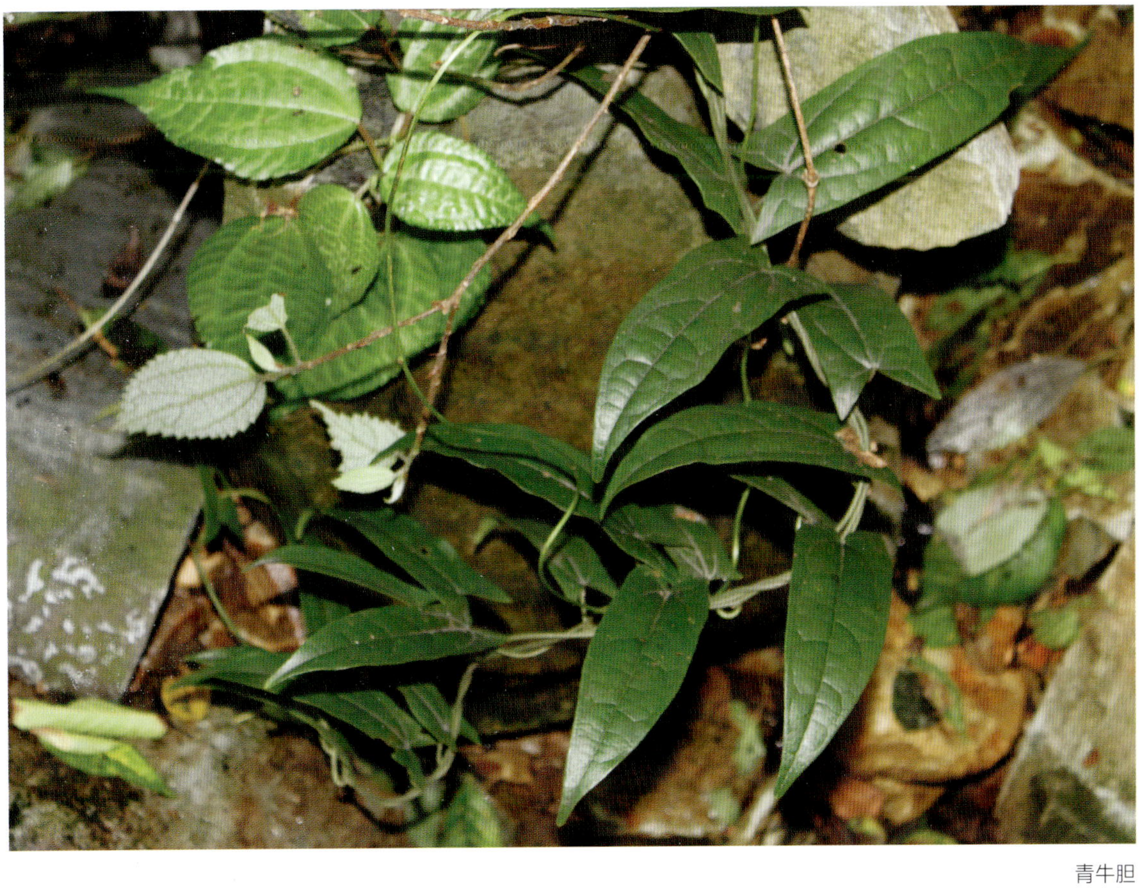

青牛胆

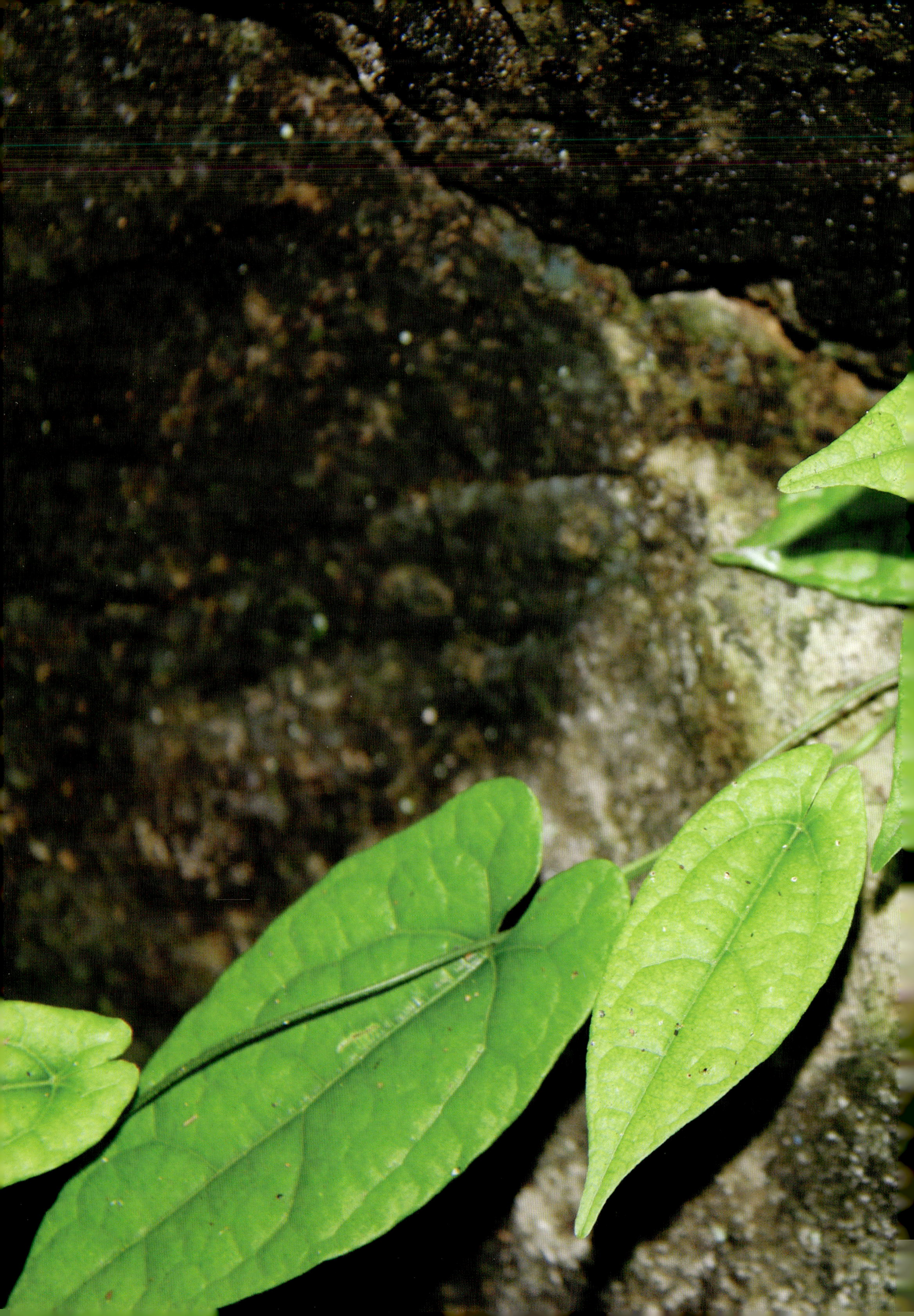

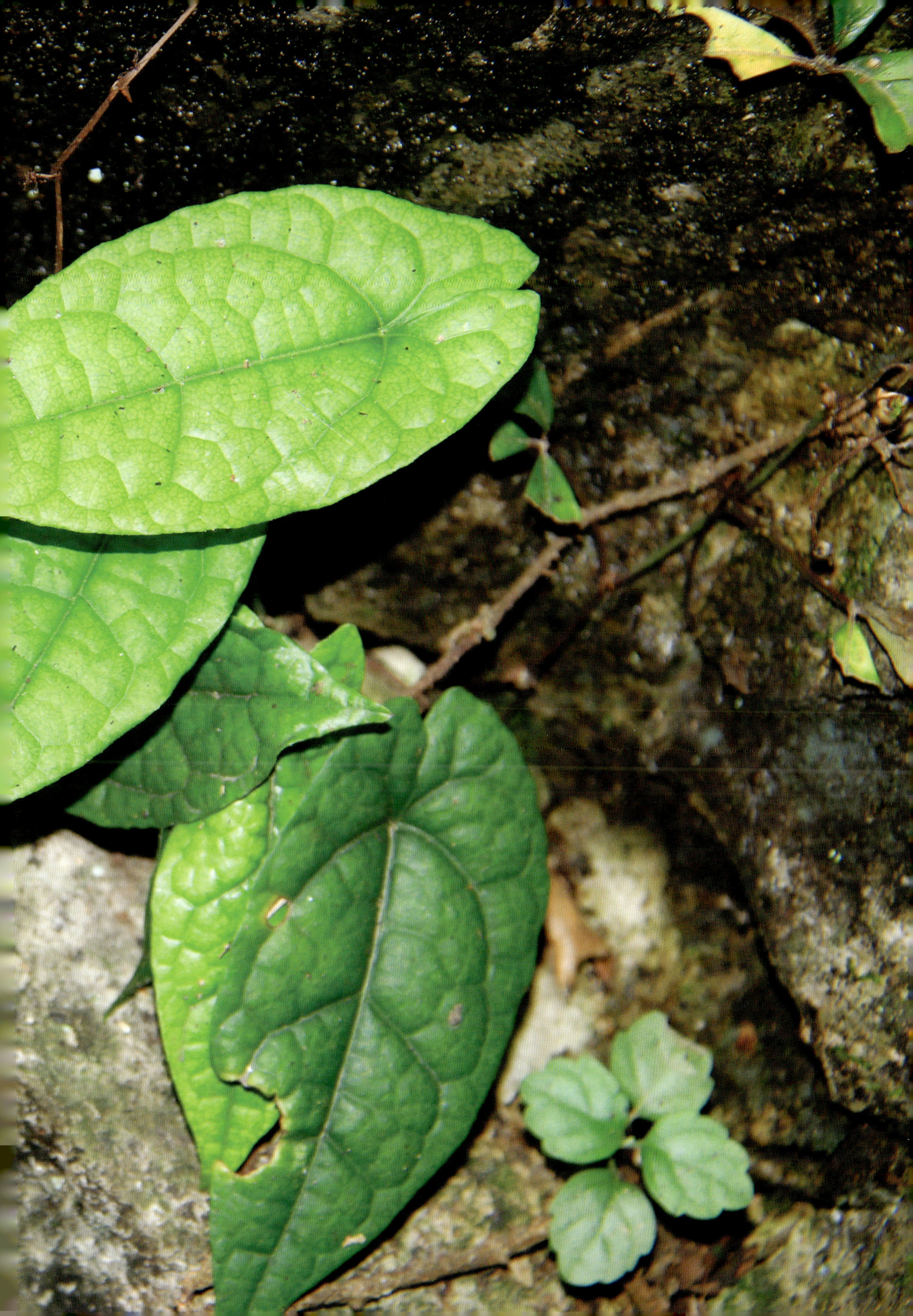

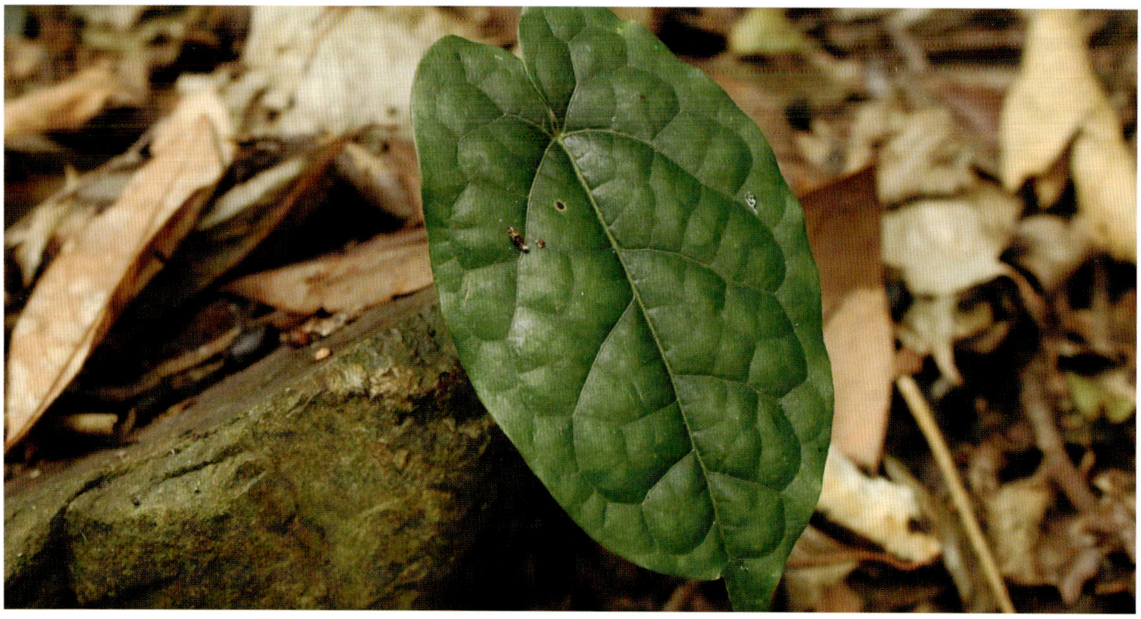

青牛胆

功效主治

清热，解毒，杀菌，利胆，健胃。主治急慢性扁桃体炎，急性咽喉炎，口腔炎，腮腺炎，乳腺炎，阑尾炎，痈疽疔疮，急慢性肠炎，菌痢，胃痛，热嗽尖音。

用法用量

内服：5 ~ 15 g，煎汤；或研末，作丸、散服。外用：或磨汁、捣敷、研末吹喉，或切片含。

民族药方

1．肠炎菌痢　青牛胆 60 g，蚤休 30 g，苦金盆 15 g。晒干，研为细末，每服 3 ~ 5 g，水吞服或装胶囊服。

2．阑尾炎　青牛胆、母草各 10 g，草珊瑚、大血藤各 30 g，蒲公英根 15 g。水煎服。

3．急性胆囊炎　青牛胆、母草各 15 g，麻袋七、百解薯、甘草各 10 g，九月生 6 g。水煎服，每日 3 次。

4．痈疽疔毒恶疮　青牛胆、苍耳草各等份。捣烂，加酒稀释，滤汁温服。

5．口腔溃疡　青牛胆适量。磨醋，点敷溃疡面。

6．血管瘤、脂肪瘤　青牛胆适量。磨高梁酒，涂患处，每日 3 ~ 4 次。

7．跌打损伤，瘰疬，蛇咬伤　青牛胆适量。磨汁外搽。

8．急慢性肠炎、菌痢　青牛胆适量。切片晒干，研粉口服，每次 2 g，每日 3 次。

使用注意

脾胃虚弱者慎服。

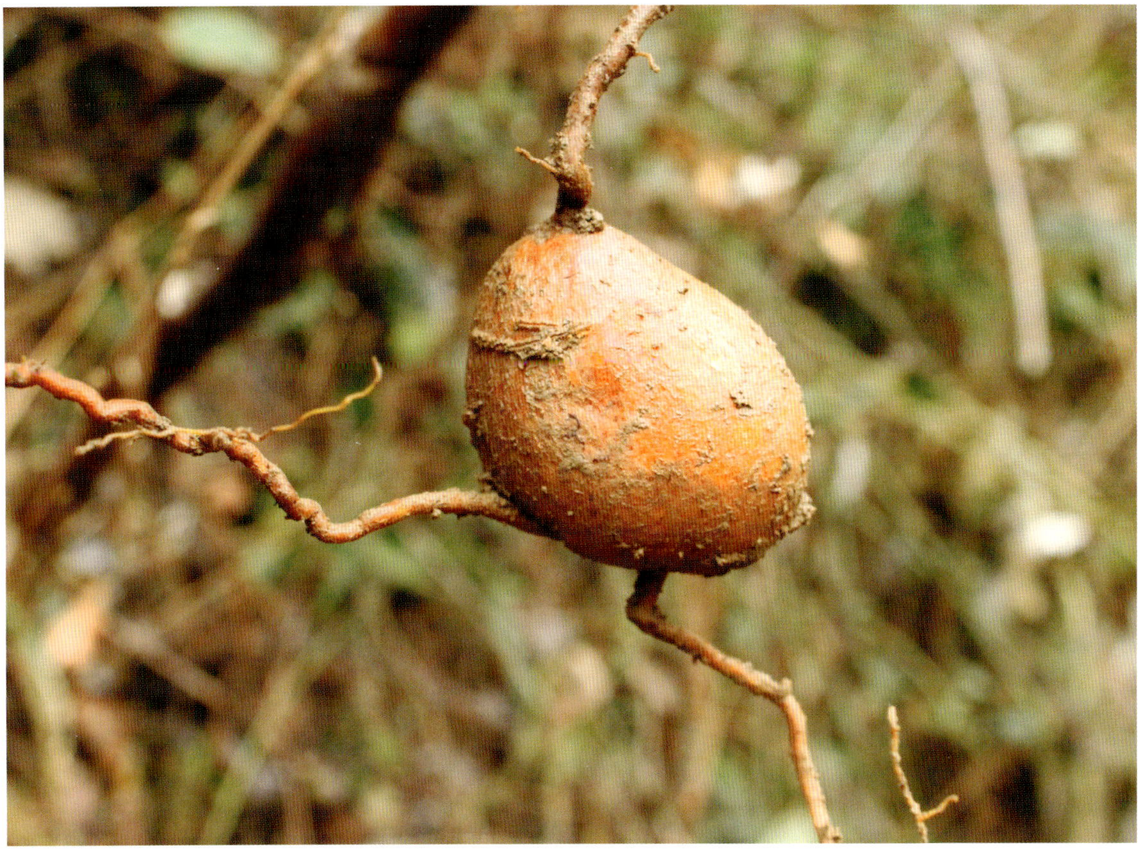

青牛胆

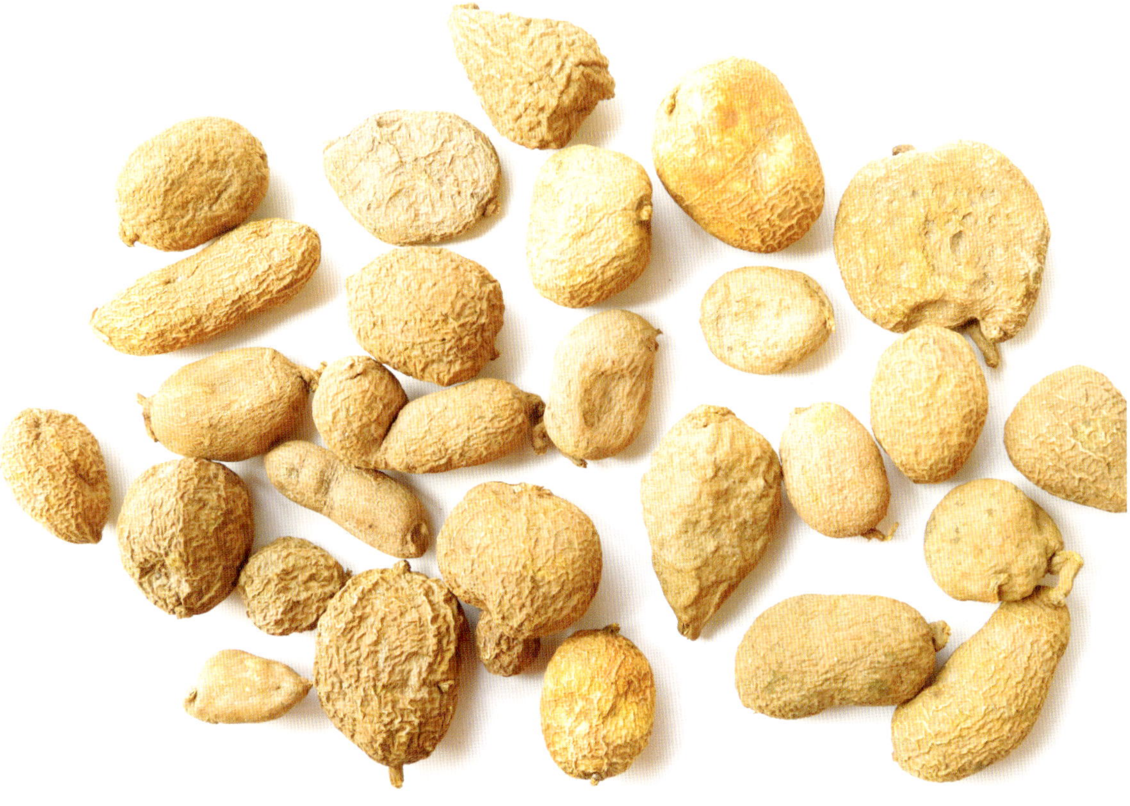

青牛胆药材

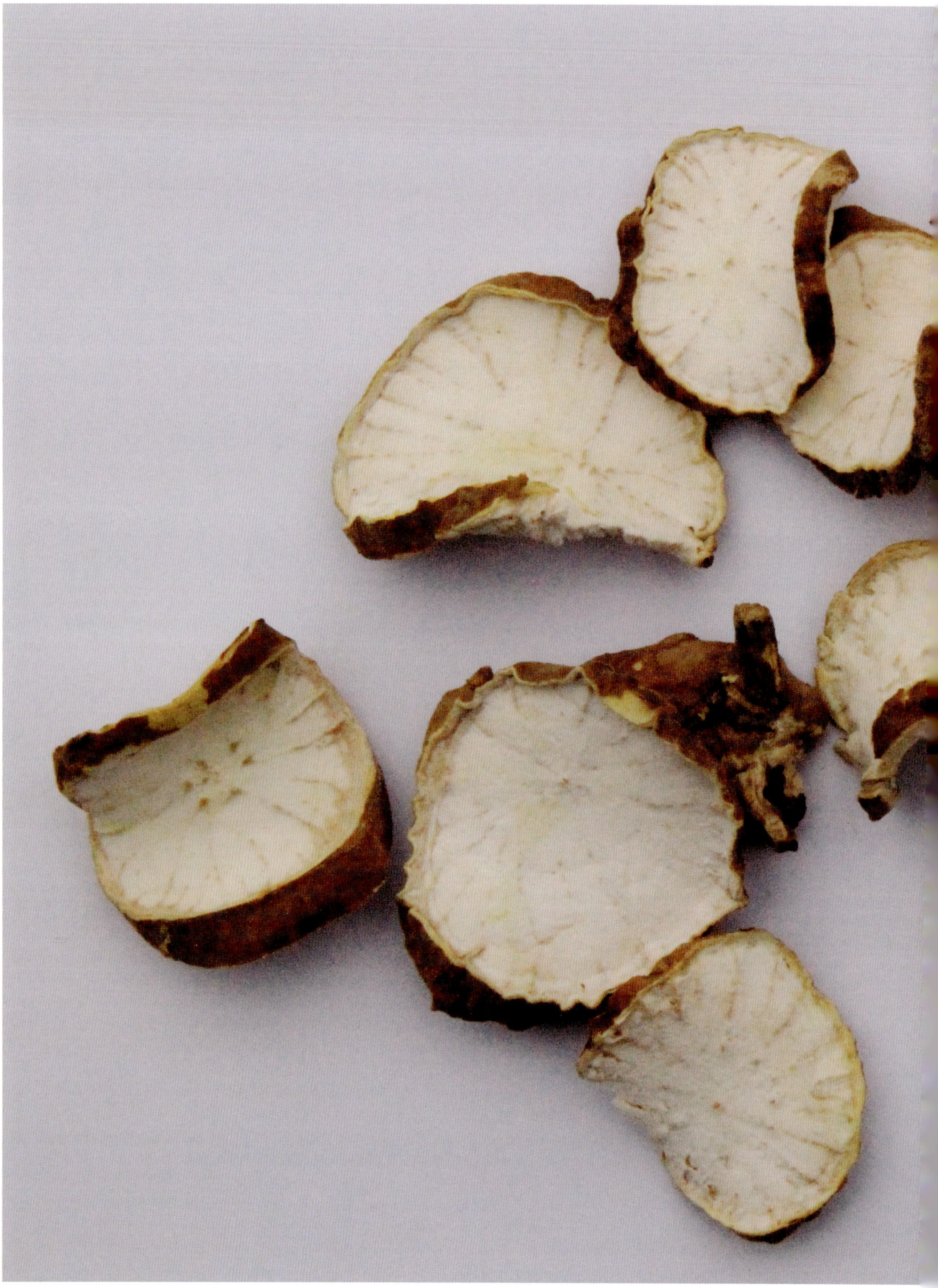

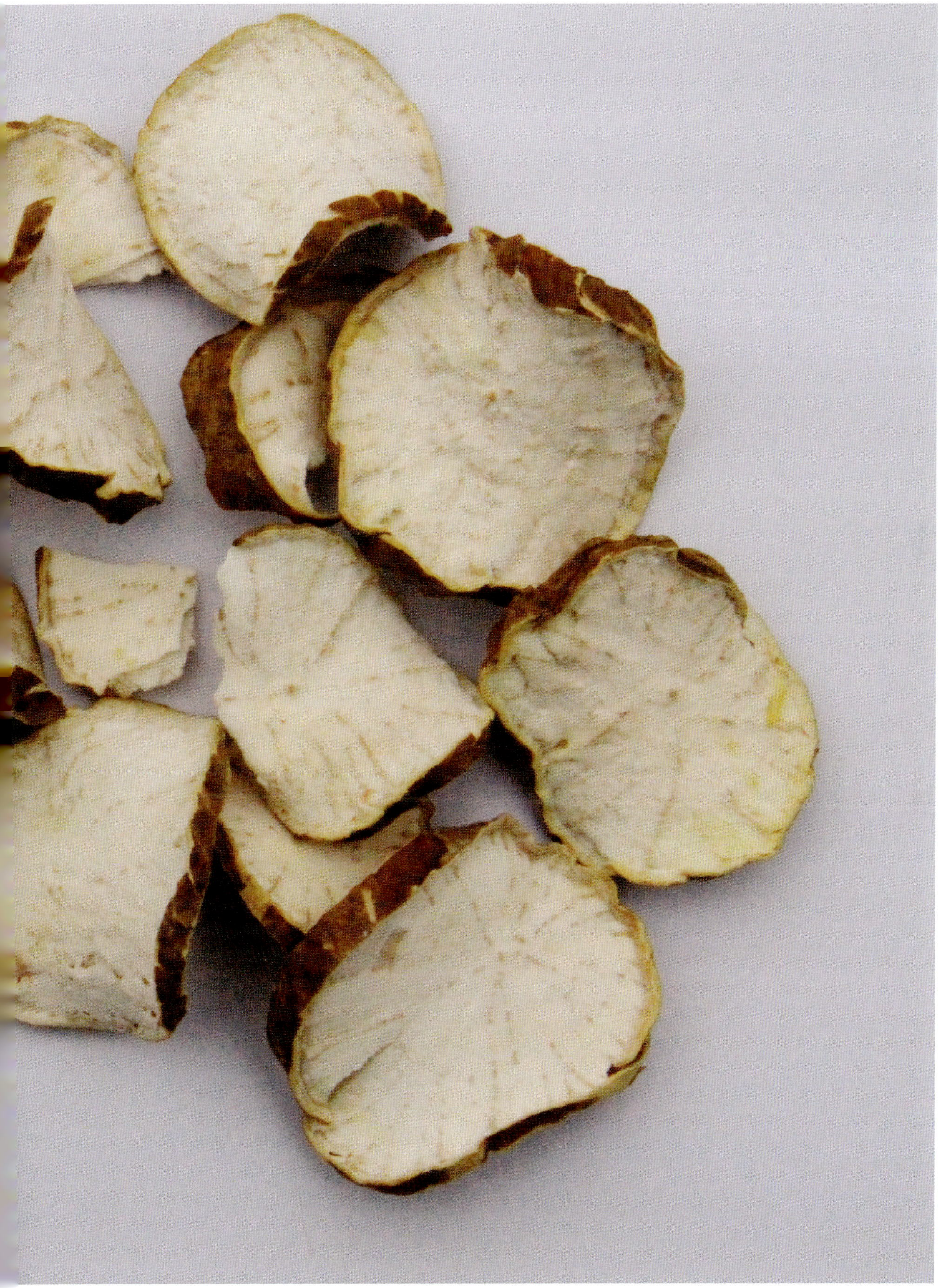

青牛胆饮片

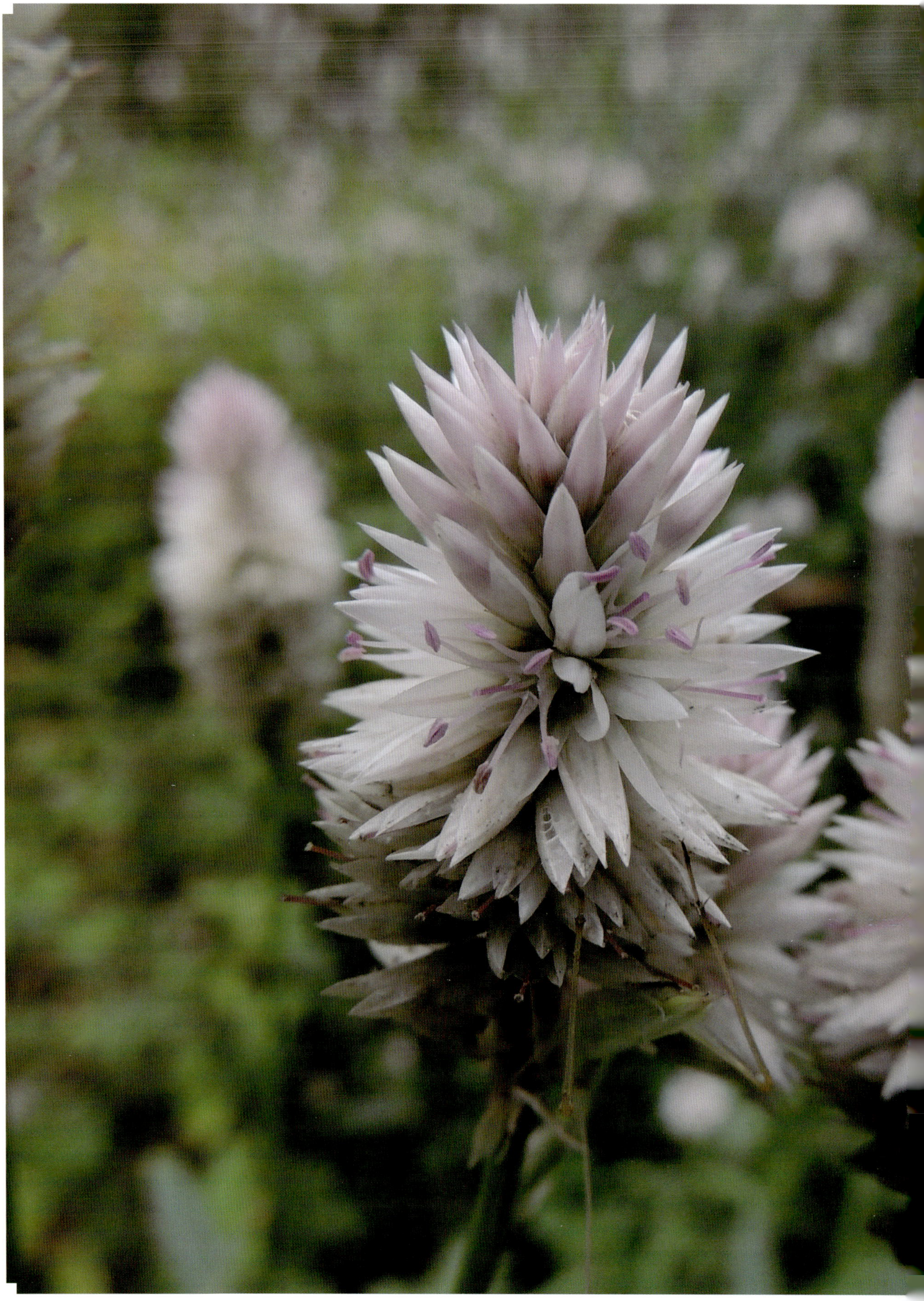

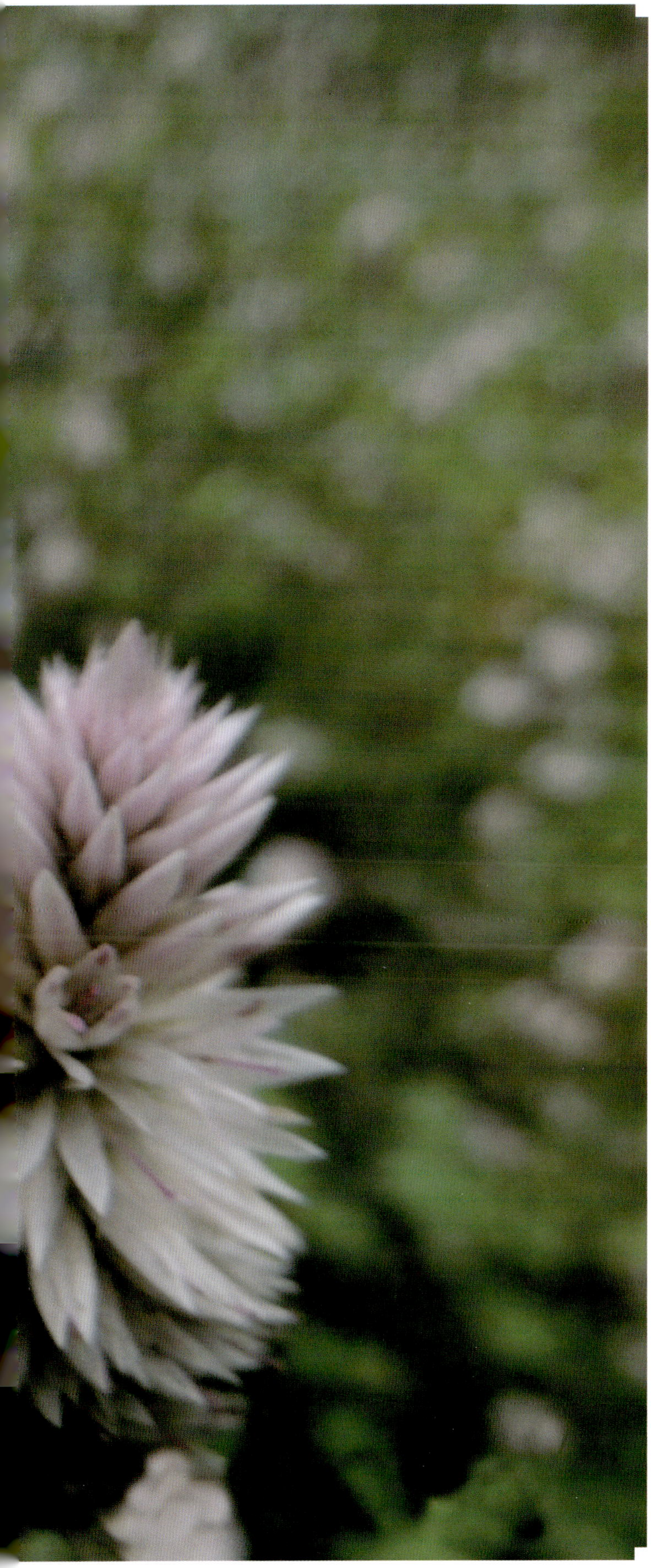

青葙子

【水药名】农很骂。

【别　名】野鸡冠花、狗尾花、狗尾苋。

【来　源】本品为苋科植物青葙 *Celosia argantea* L. 的种子。

【性味归经】味苦，性微寒。归肝经。

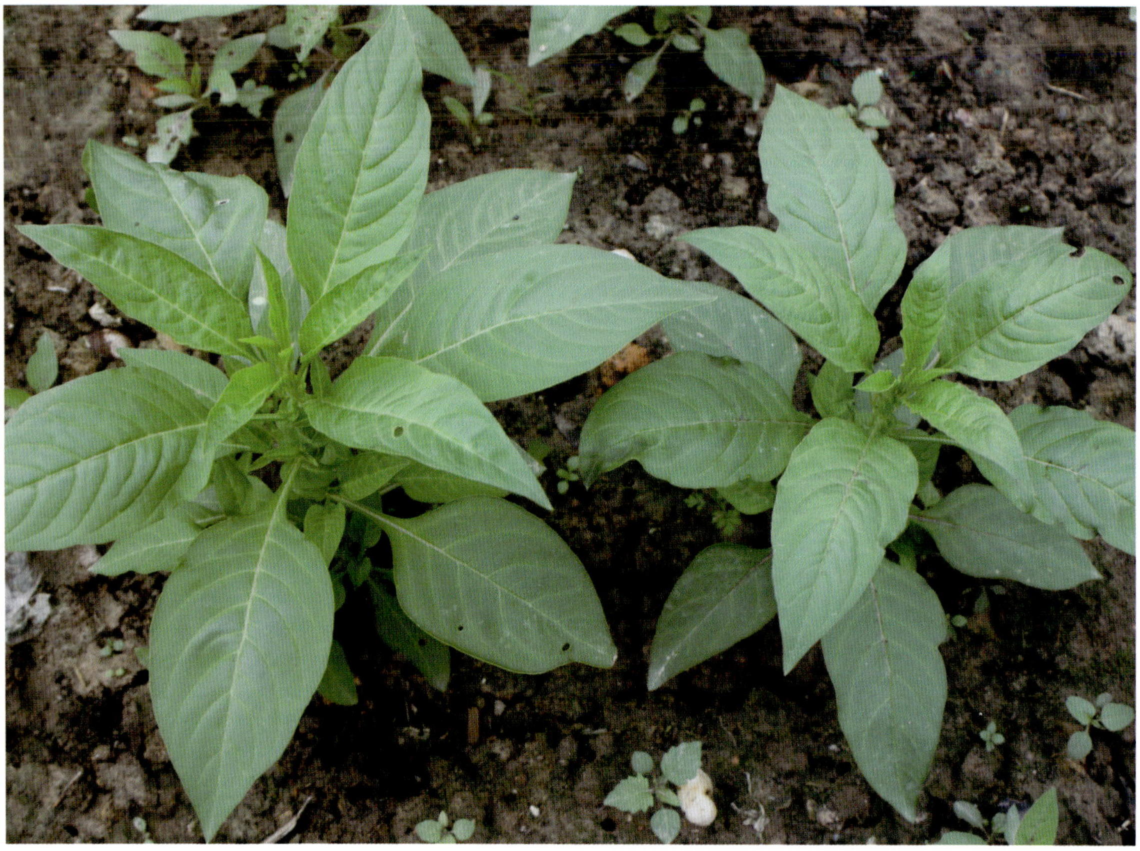

青葙

识别特征

一年生草本，高 30 ~ 90 cm，全株无毛。茎直立，通常上部分枝，绿色或红紫色，具条纹。单叶互生，叶柄长 2 ~ 15 mm，或无柄；叶片纸质，披针形或长圆状披外形，长 5 ~ 9 cm，宽 1 ~ 3 cm，先端尖或长尖，基部渐狭且稍下延，全缘。花着生甚密，初为淡红色，后变为银白色，穗状花序单生于茎项或分枝顶，呈圆柱形或圆锥形，长 3 ~ 10 cm，苞片、小苞片和花被片干膜质，白色光亮；花被片 5，白色或粉红色，披针形；雄蕊 5，下部合生成杯状，花药紫色。胞果卵状椭圆形，盖裂，上部作帽状脱落，顶端有宿存花柱，包在宿存花被片内。种子扁圆形，黑色，光亮。花期 5—8 月，果期 6—10 月。

生境分布

生长于坡地、路边、平原较干燥的向阳处。分布于全国各地。

采收加工

秋季果实成熟时采割植株或摘取果穗，晒干，收集种子，除去杂质。

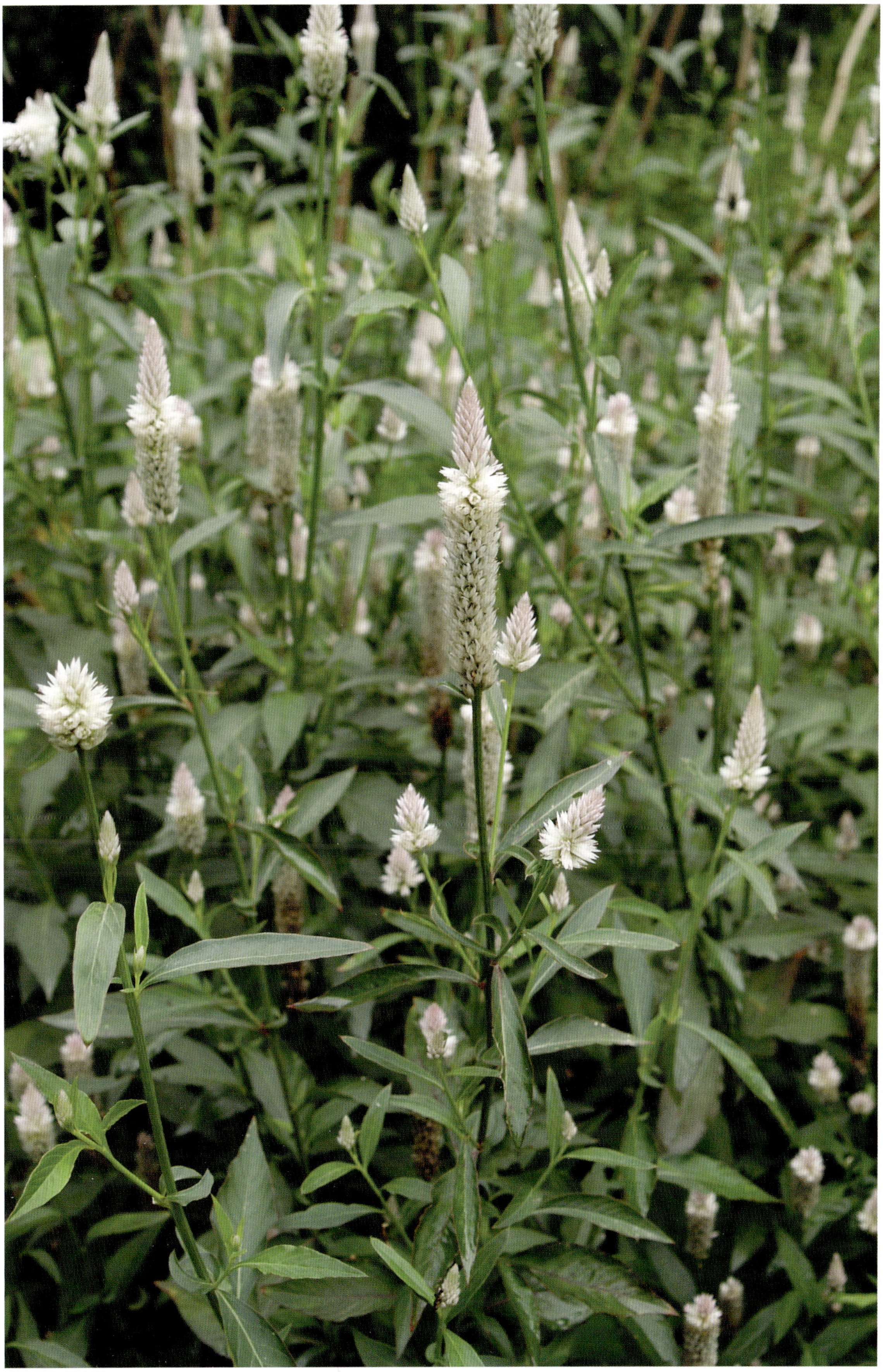

青葙

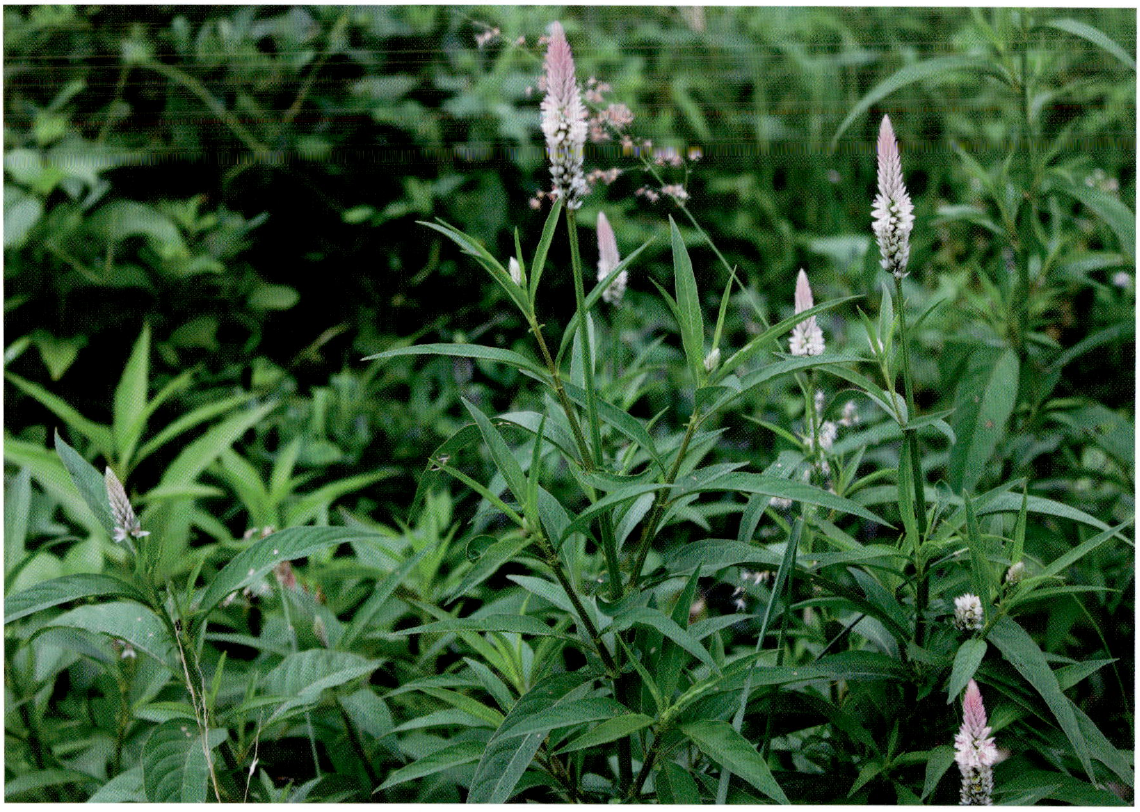

青葙

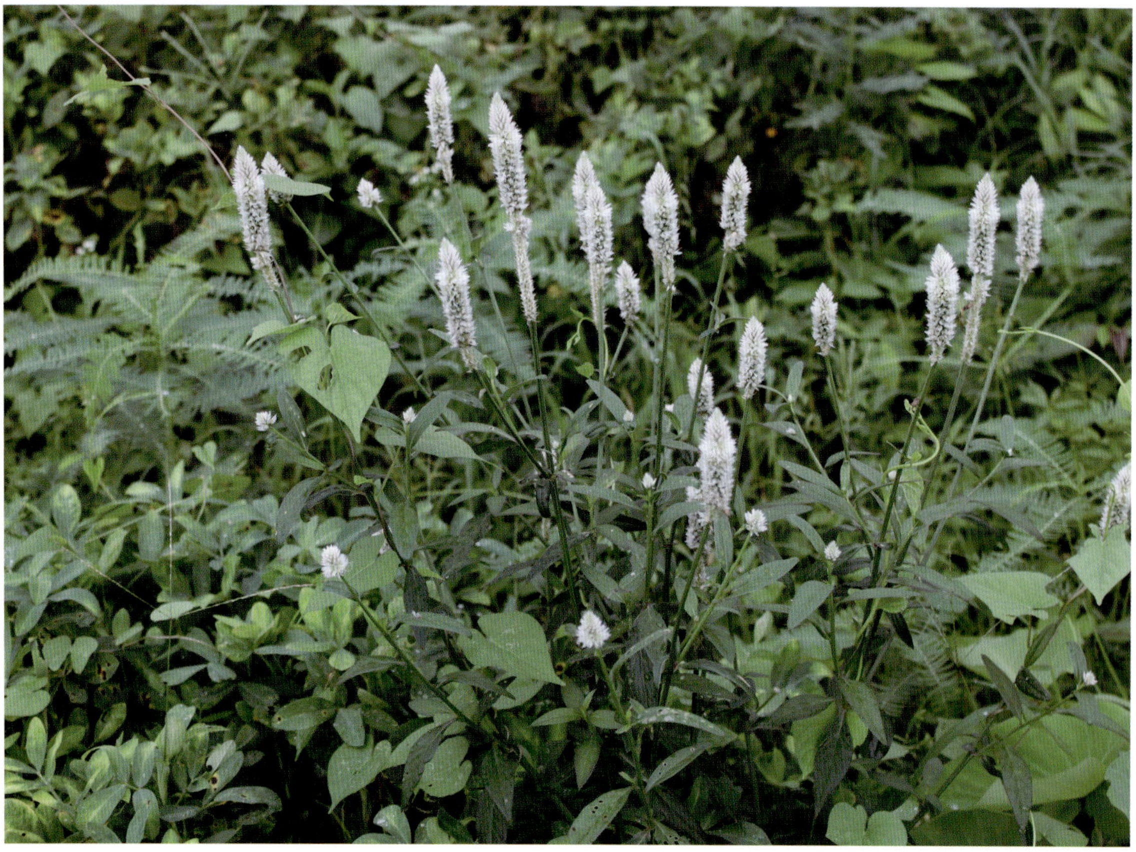

青葙

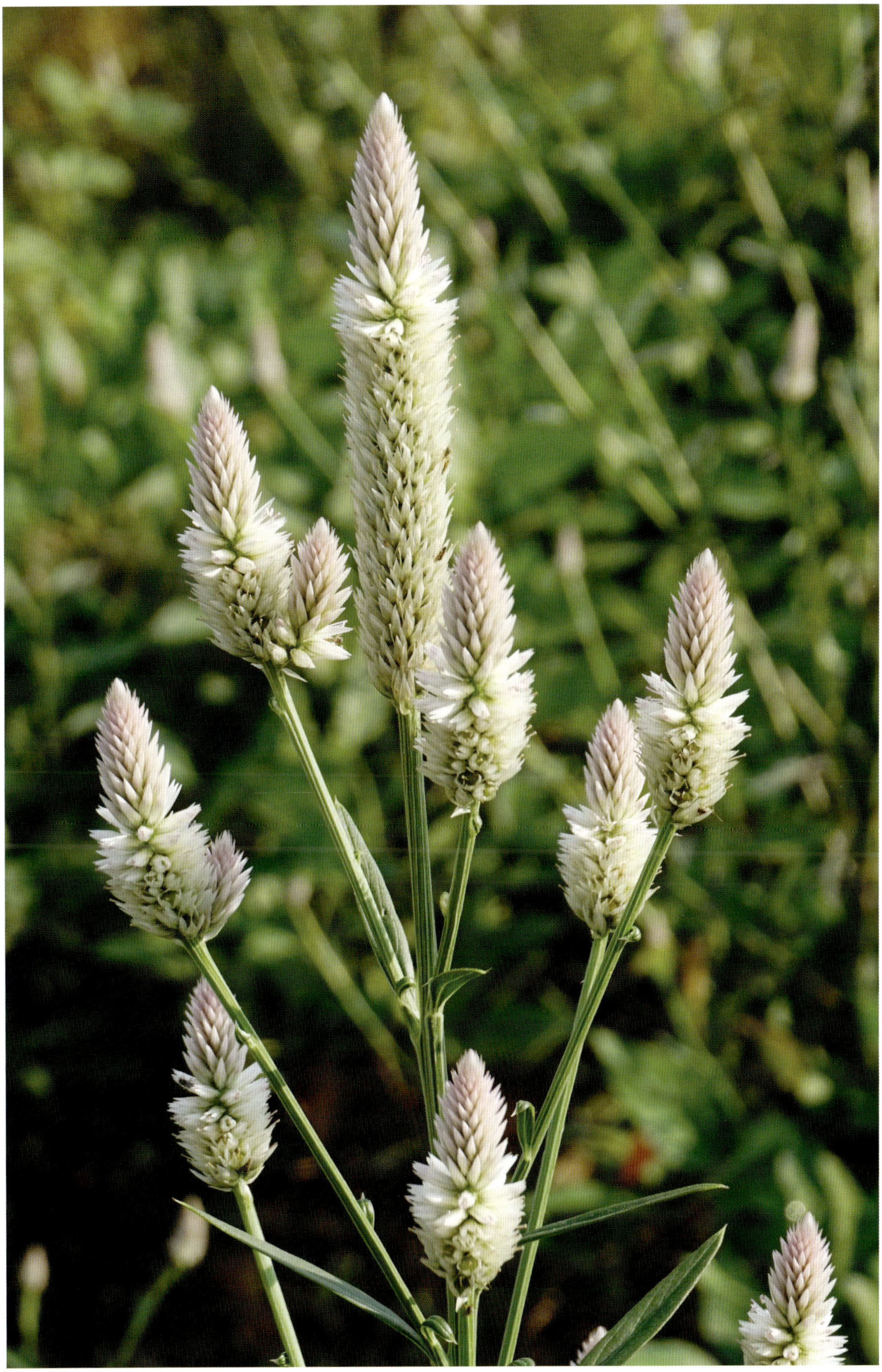

青葙

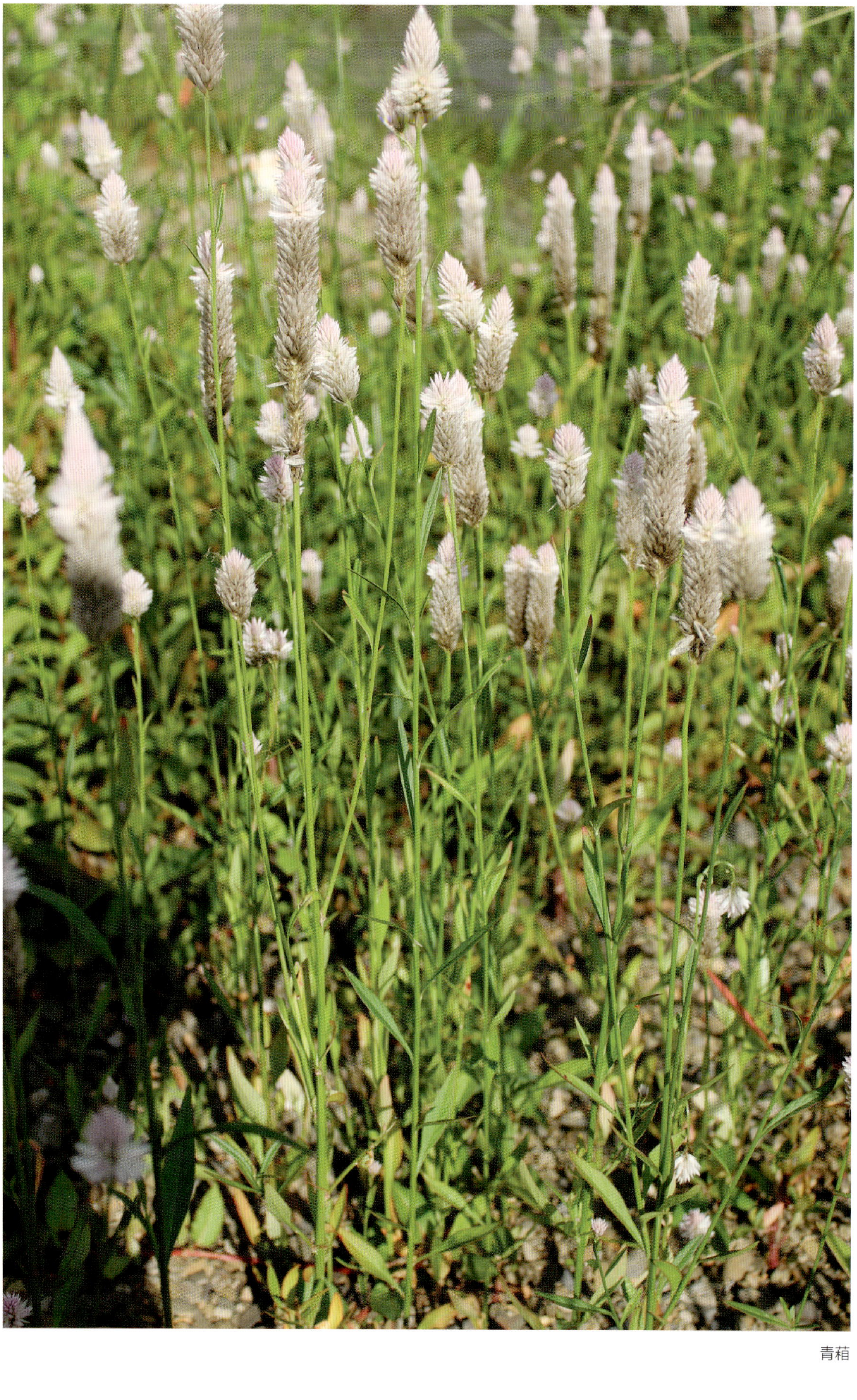

青葙

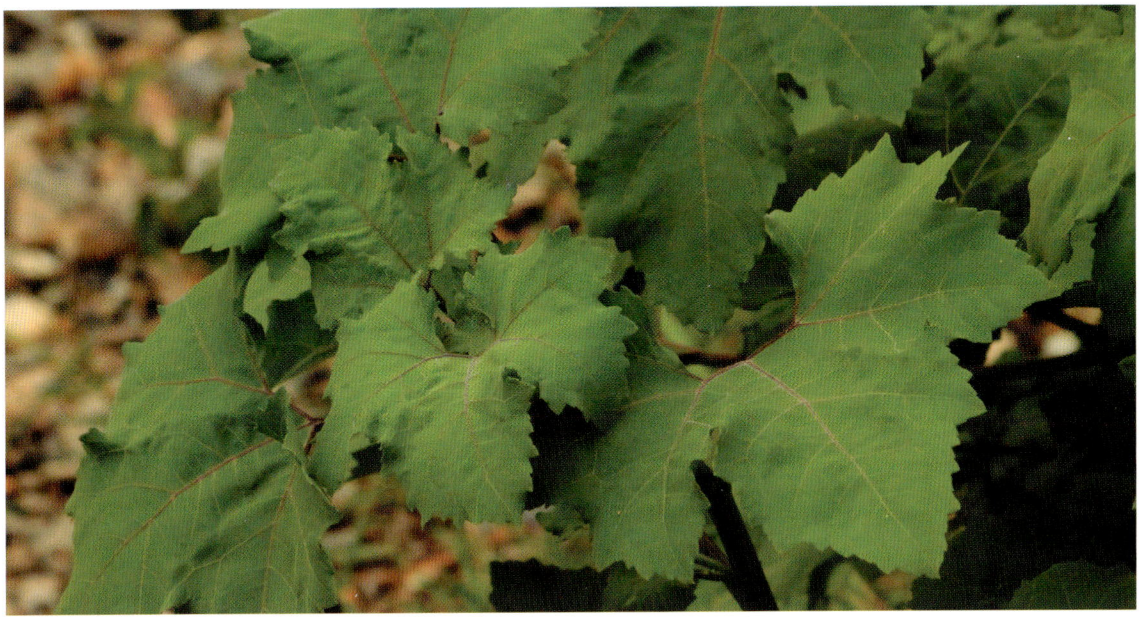

青葙子药材

药材鉴别

本品干燥种子扁圆形，中心较边缘稍厚，直径 1 ~ 1.5 mm，厚约 0.5 mm。表面平滑，黑色，有光泽，侧面有一微凹的脐点。种皮薄而脆，易破碎，内面白色，微臭。成品中常有残留的黄白色果壳包被于种子上端，果壳如帽状，顶端有一细丝状的花柱，长 4 ~ 5 mm。以色黑光亮、饱满者佳。

功效主治

祛风热，明目，降血压。主治眼结膜炎，角膜炎，高血压。

用法用量

内服：5 ~ 10 g，煎汤；泡酒，适量。外用：适量，鲜品捣敷；或煎水洗。

民族药方

1. **风热泪眼**　青葙子 15 g，鸡肝 1 具。同炖服。
2. **夜盲，目翳**　青葙子 15 g，乌枣 30 g。开水冲炖，饭前服。
3. **高血压**　青葙子 30 g。水煎服。
4. **目赤肿痛，眼花翳障**　青葙子、蒺藜各 10 g，菊花 6 g。水煎服。
5. **鼻衄出血不止**　青葙子适量。捣汁灌鼻中。
6. **皮肤瘙痒**　青葙子、苦参、蛇床子、地肤子各 30 g。煎水洗。

使用注意

脾胃虚寒者、孕妇慎用，瞳孔散大者忌服。

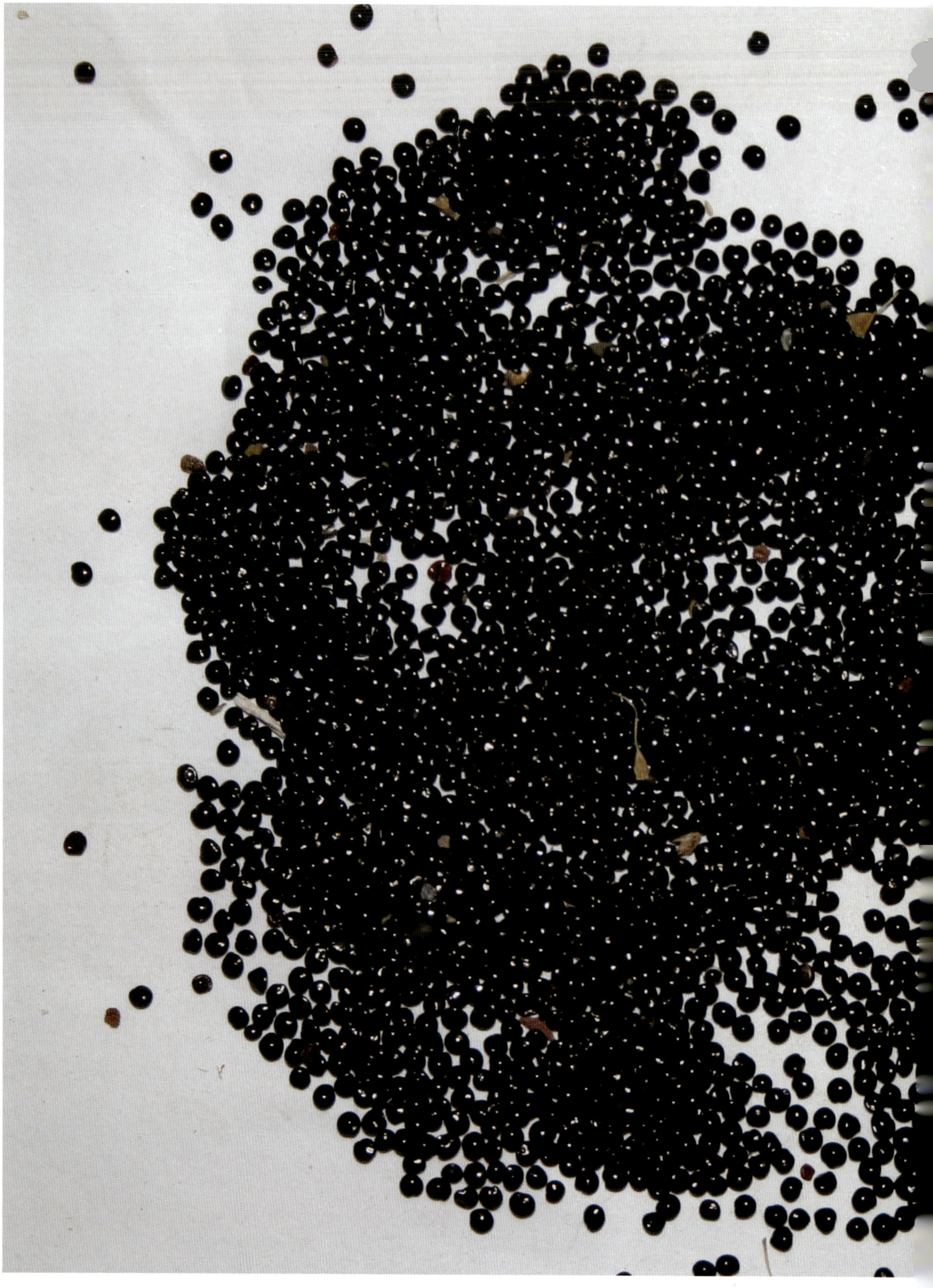

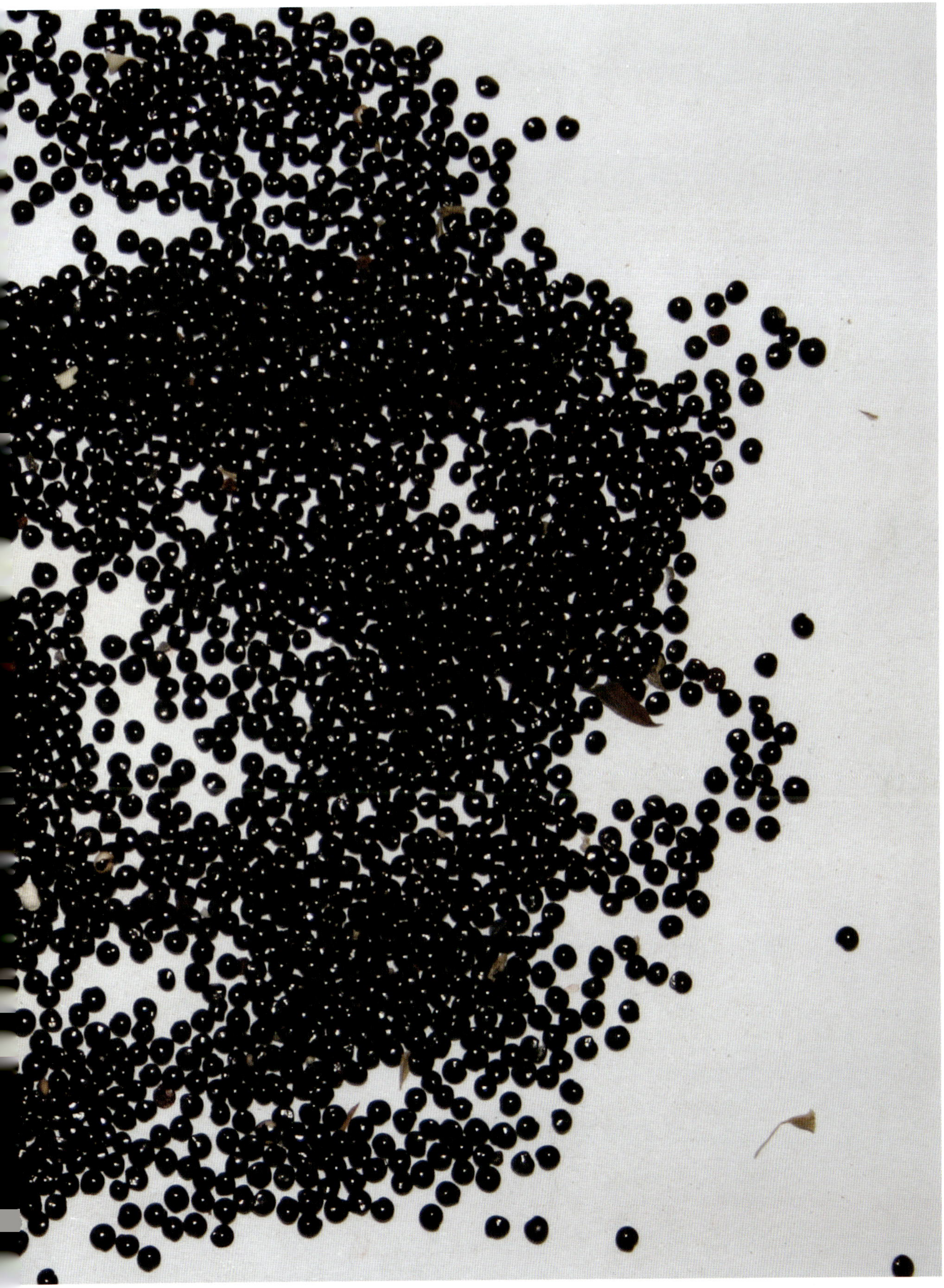

青葙子饮片

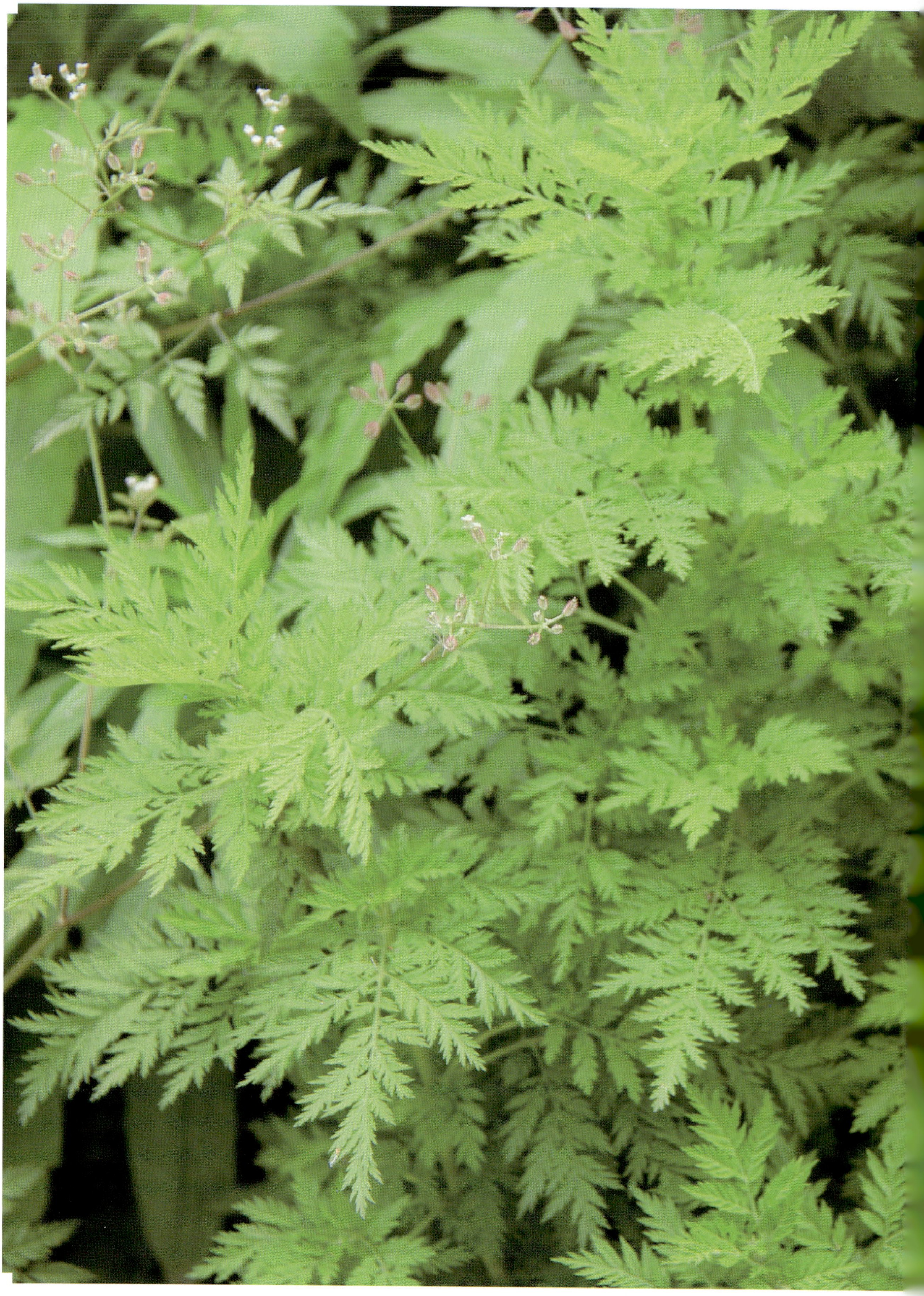

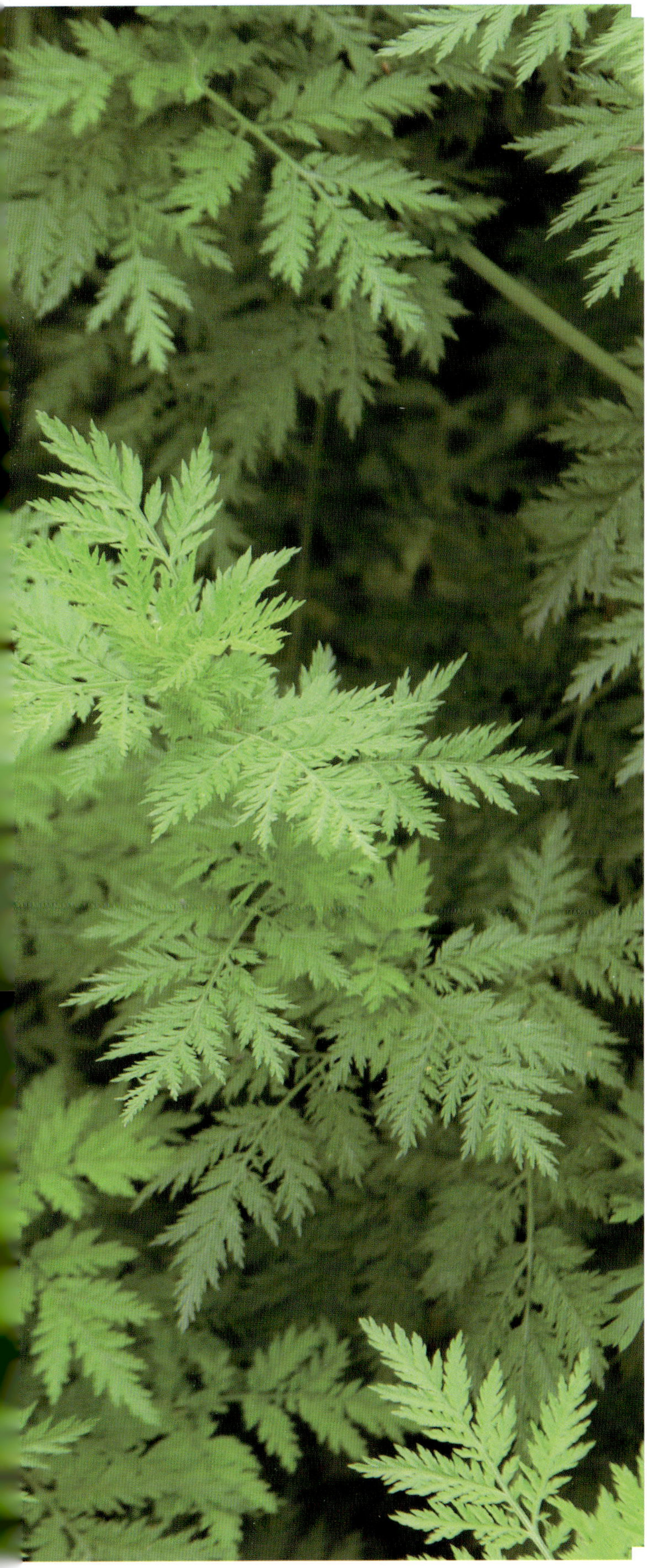

青蒿

【水药名】骂矮憨。

【别　名】蒿、香蒿、三庚草、野兰蒿。

【来　源】本品为菊科植物黄花蒿 *Artemisia annua* L. 的干燥地上部分。

【性味归经】味苦，微辛，性寒。归肝、胆经。

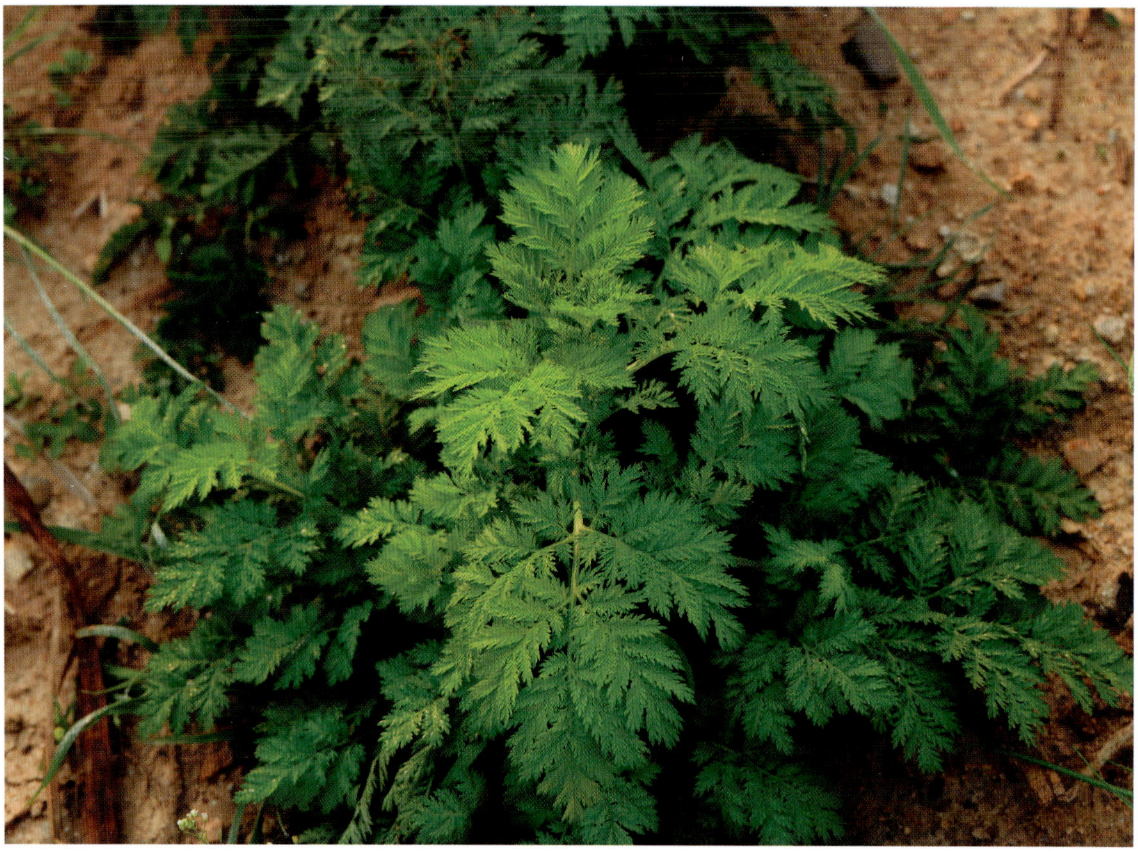

青蒿

识别特征

一年生或二年生草本，全体光滑无毛。茎圆柱形，下部稍木质化，上部叶腋间有分枝。叶互生，二回羽状全裂，全缘，先端尖，质柔，两面平滑无毛，青绿色。头状花序排列成总状圆锥花序。瘦果矩圆形至椭圆形，微小，褐色。花期6—7月，果期9—10月。

生境分布

生长于河岸、砂地、荒地。分布于全国各地。

采收加工

秋季花盛开时采割，除去老茎，阴干。

药材鉴别

本品为干燥全草，长60～100 cm。茎圆柱形，表面浅棕色或灰棕色，有纵向棱线，质硬，折断面粗糙，中央有白色的髓，嫩枝具多数叶片，质脆，易碎裂。带果穗或花序的枝，叶片多已脱落，花序仅残存小球状棕黄色的苞片，如鱼子，质脆易碎。有特异香气，味苦，有清凉感。以色黄绿、气香、无杂质者为佳。

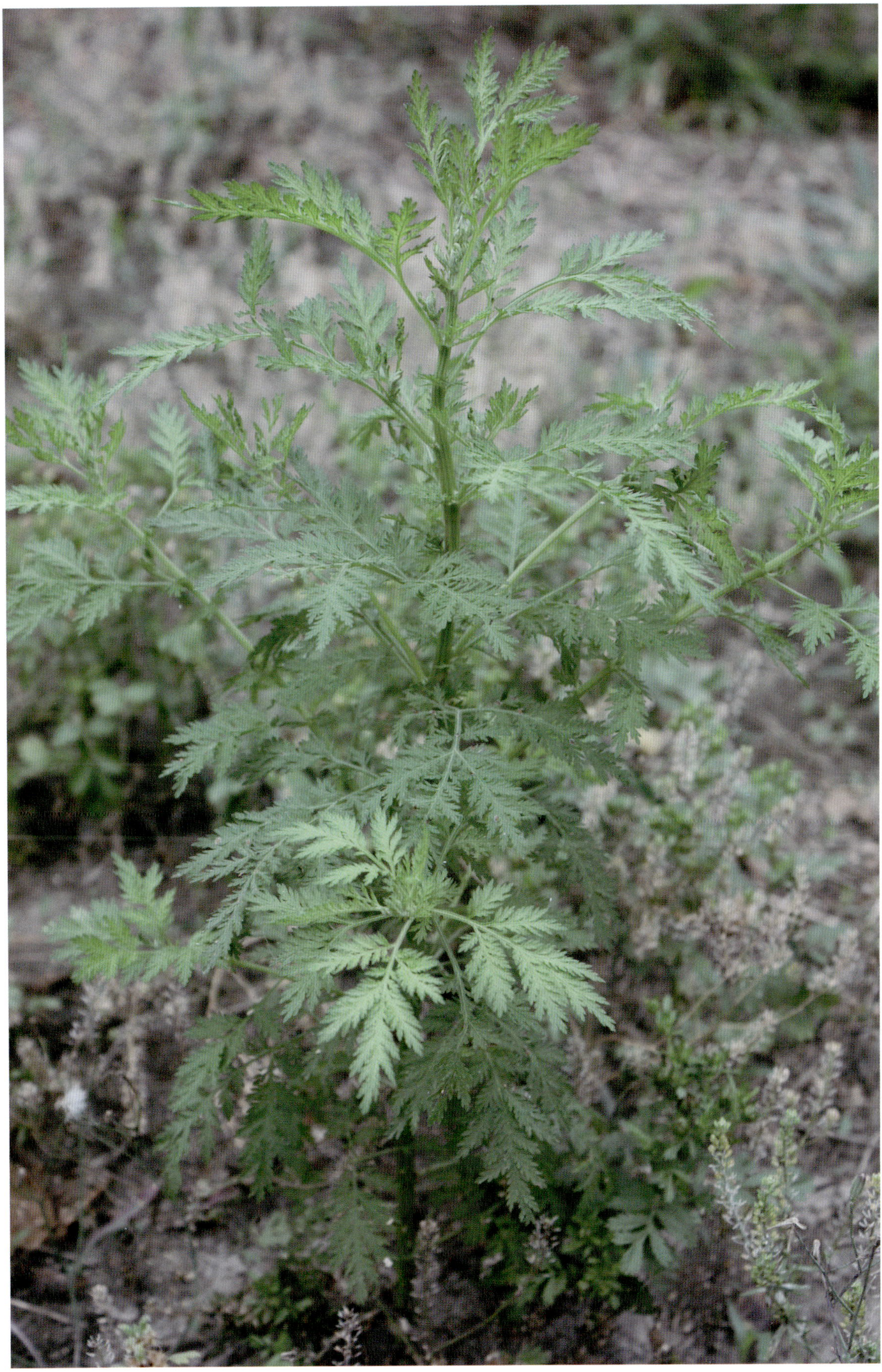

青蒿

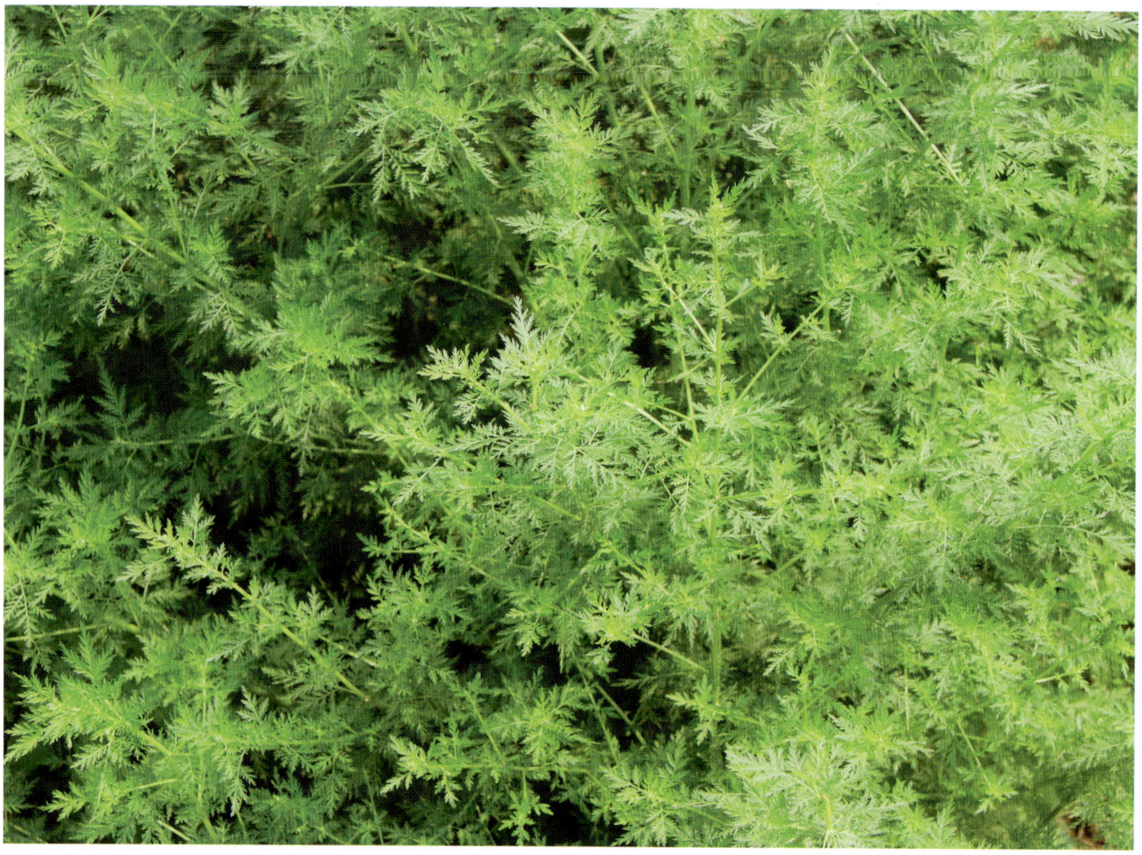

青蒿

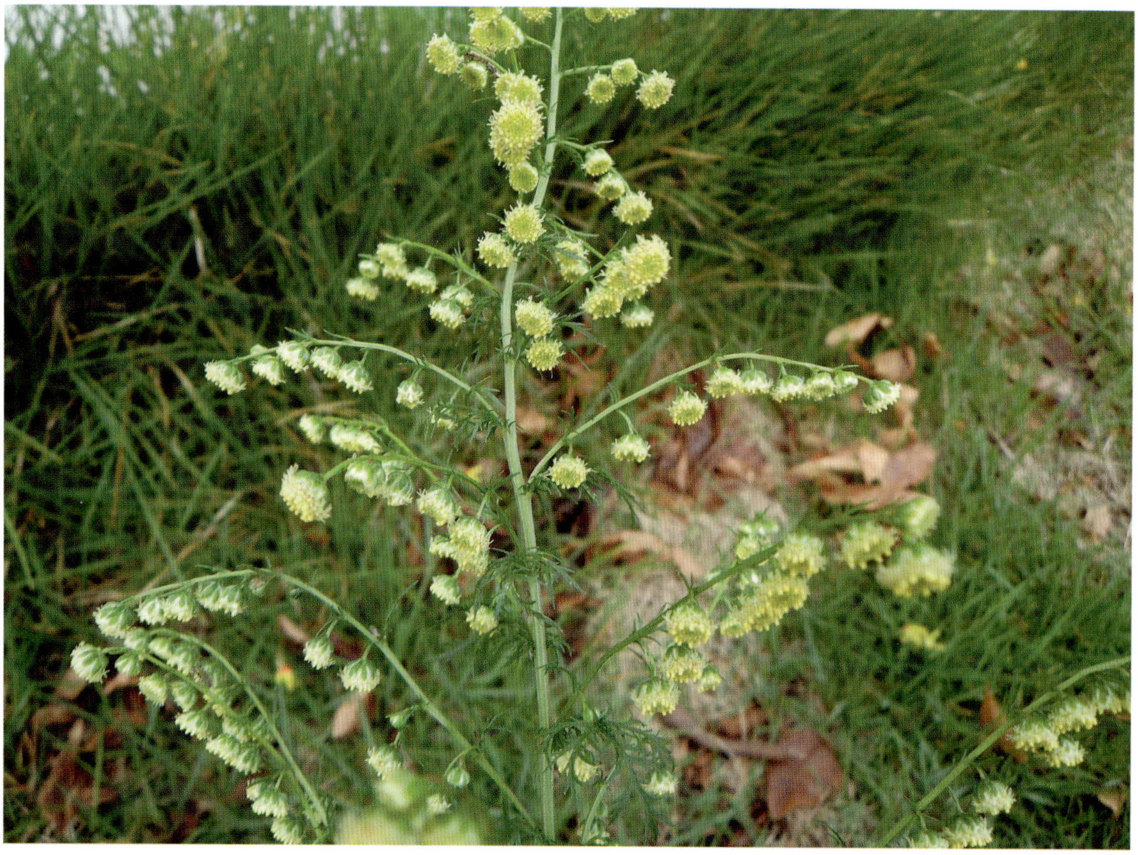

青蒿

功效主治

清热解暑，止血消炎。主治温病，疟疾、暑热，疥疮，瘙痒。

用法用量

内服：10 ~ 30 g，煎汤；或入丸、散服。外用：捣敷或研末调敷。

民族药方

1．疟疾（俗称打摆子，时冷时热） 青蒿 30 g，臭常山、小龙胆各 15 g。水煎服，每日 3 次。

2．结核潮热，盗汗，消化不良 青蒿 6 ~ 12 g。水煎服。

3．小儿热泻 青蒿、凤尾草、马齿苋各 10 g。水煎服。

4．暑热发痧，胸闷腹痛 鲜青蒿 15 ~ 30 g。水煎服。

5．疥癣，皮肤湿痒 青蒿适量。煎水洗。

6．淋巴管炎 青蒿、牡荆叶各 60 g，威灵仙 15 g。水煎服。

7．蛇咬伤 新鲜青蒿 30 g。捣烂，外敷伤口。

使用注意

脾胃虚弱、肠滑泄泻者忌服。

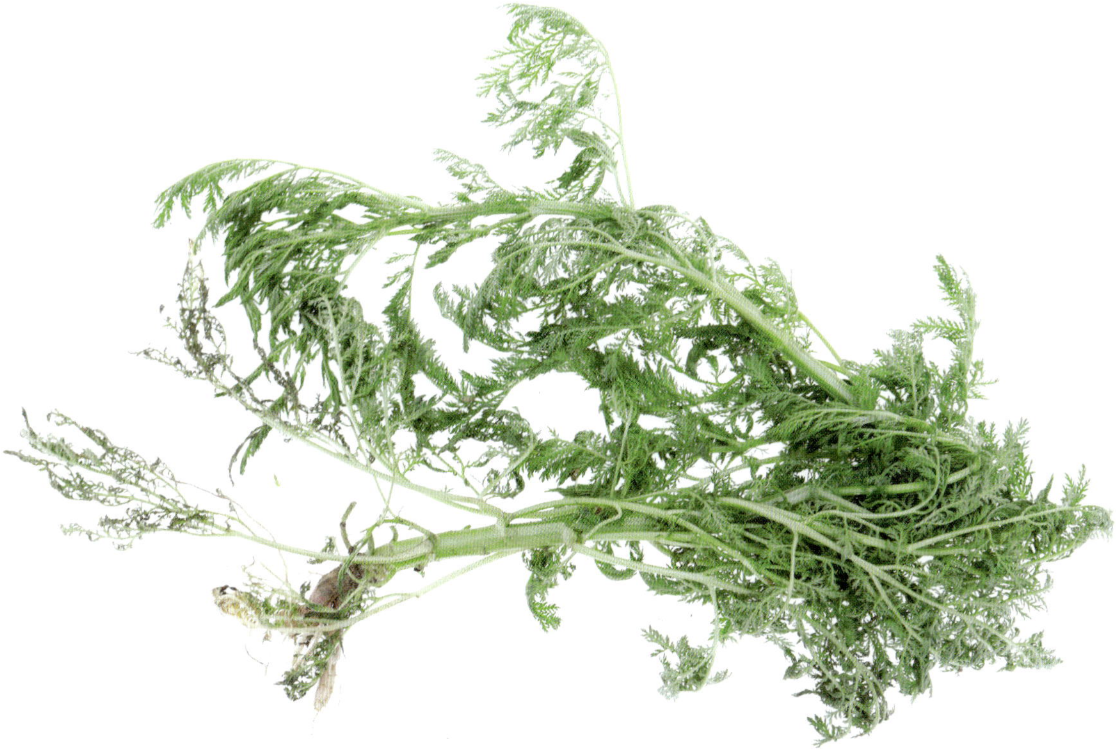

青蒿药材

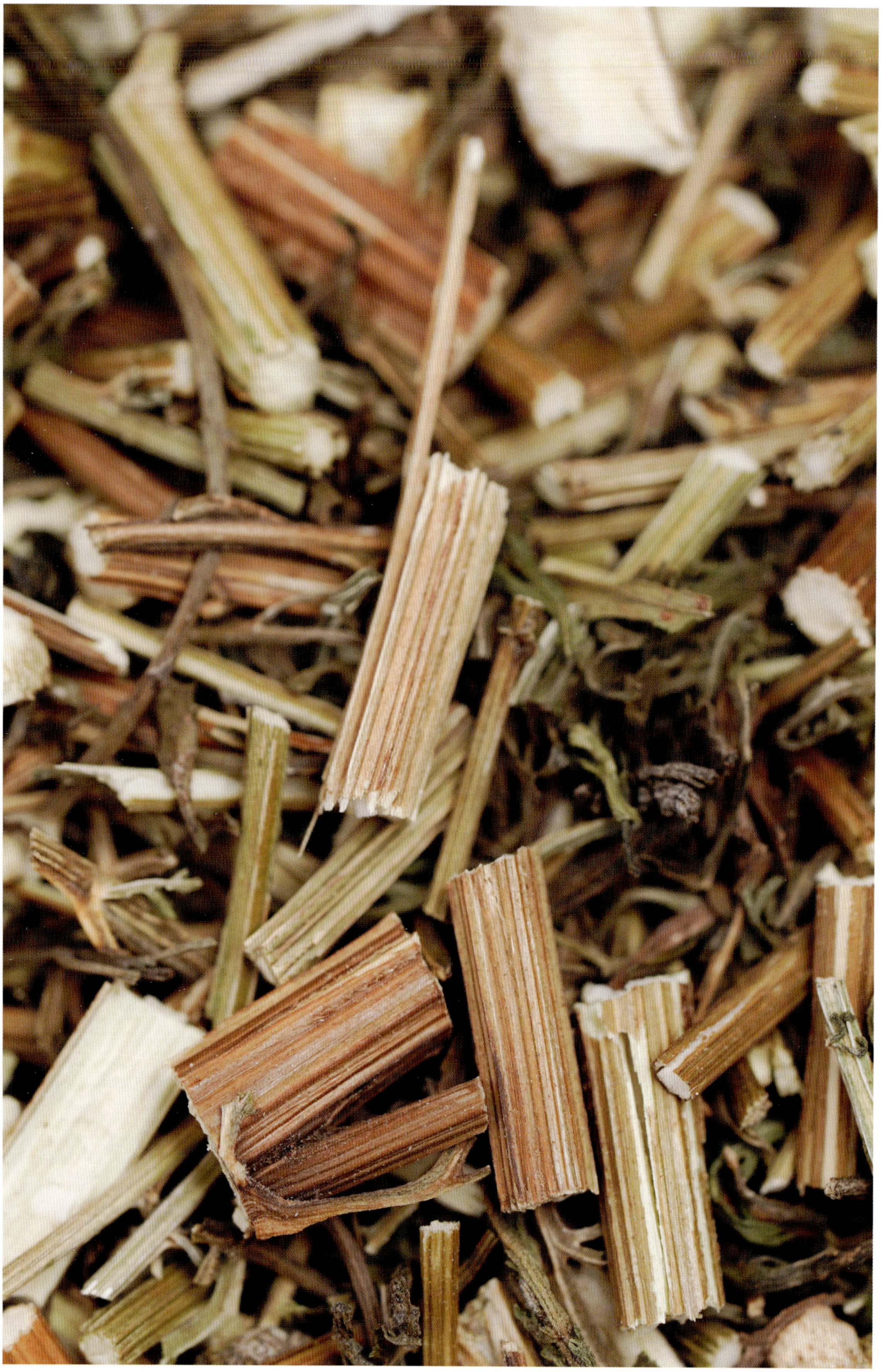

青蒿饮片

图书在版编目（CIP）数据

中国民族药用植物图典. 水族卷 / 肖培根，诸国本总主编. -- 长沙 : 湖南科学技术出版社，2023.12
ISBN 978-7-5710-2533-5

Ⅰ. ①中… Ⅱ. ①肖… ②诸… Ⅲ. ①民族地区－药用植物－中国－图集②水族－中草药－图集 Ⅳ. ①R282.71-64

中国国家版本馆 CIP 数据核字(2023)第 196869 号

"十四五"时期国家重点出版物出版专项规划项目
ZHONGGUO MINZU YAOYONG ZHIWU TUDIAN SHUIZUJUAN DI-QI CE
中国民族药用植物图典 水族卷 第七册

总 主 编：肖培根　诸国本
主　　编：司有奇
出 版 人：潘晓山
责任编辑：李　忠　杨　颖
出版发行：湖南科学技术出版社
社　　址：长沙市芙蓉中路一段 416 号泊富国际金融中心
网　　址：http://www.hnstp.com
湖南科学技术出版社天猫旗舰店网址：
http://hnkjcbs.tmall.com
邮购联系：0731-84375808
印　　刷：长沙鸿发印务实业有限公司
（印装质量问题请直接与本厂联系）
厂　　址：长沙县黄花镇工业园 3 号
邮　　编：410137
版　　次：2023 年 12 月第 1 版
印　　次：2023 年 12 月第 1 次印刷
开　　本：889mm×1194mm　1/16
印　　张：20.25
字　　数：359 千字
书　　号：ISBN 978-7-5710-2533-5
定　　价：2580.00 元(共十册)